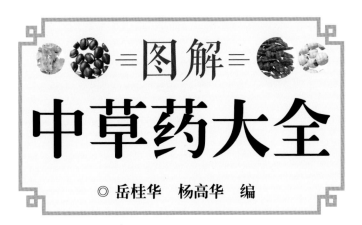

=图解=
中草药大全

◎ 岳桂华　杨高华　编

化学工业出版社

·北京·

本书参照最新版《中华人民共和国药典（一部）》及《中药学》教材收录的品种，筛选分布广、容易获得、疗效确切的400多种中药，按照中药主要功效分类。每一品种以别名、来源、采集加工、植物识别、中药识别、选购贮藏、现代研究、性味归经、功能主治、用法用量、用药禁忌、饮食禁忌、验方、药茶、药酒、药膳的顺序阐述。配有药材、植物彩图。并附有药名索引、病症索引、验方索引及药茶、药酒、药膳索引等，便于读者查阅。该书内容全面、系统、实用，图文结合，便于查阅。本书适合作为家庭藏书，供中医药学专业人士及中医药爱好者参考阅读。

图书在版编目（CIP）数据

图解中草药大全/岳桂华，杨高华编． —北京：化学工业出版社，2016.7（2024.5重印）

ISBN 978-7-122-27293-5

Ⅰ．①图⋯ Ⅱ．①岳⋯②杨⋯ Ⅲ．①中草药-图解 Ⅳ．①R282-64

中国版本图书馆CIP数据核字（2016）第126510号

责任编辑：赵兰江　　　　　　　　　　　　　装帧设计：韩　飞
责任校对：王素芹

出版发行：化学工业出版社（北京市东城区青年湖南街13号　邮政编码100011）
印　　装：北京瑞禾彩色印刷有限公司
710mm×1000mm　1/16　印张23¾　字数585千字　　2024年5月北京第1版第14次印刷

购书咨询：010-64518888　　　　　　　　　售后服务：010-64518899
网　　址：http://www.cip.com.cn
凡购买本书，如有缺损质量问题，本社销售中心负责调换。

定　　价：88.00元

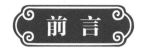

前　言

　　随着人们对健康、养生的重视，电视台、广播电台、报纸杂志也加大了中药养生保健内容的推广。然而非专业人士，没有受过系统的中医药学教育，对通过电视台节目、广播、报纸期刊得来的中药学知识了解比较片面，容易对有些内容理解产生偏差。目前已经出版的中药学方面的图书，针对专业人士的多偏重于基础研究和治疗内容，针对于大众的则偏重于养生、食疗等，尚缺乏将适合大众阅读的规范的专业知识和大众关心的防病、保健、养生知识等知识有效整合的大型参考书。

　　基于上述原因，我们编写了这本《图解中草药大全》。本书参照最新版《中华人民共和国药典（一部）》及《中药学》教材收录的品种，筛选分布广、容易获得、疗效确切的400多种中药，按照中药主要功效分类。全面系统地介绍了中药的采集加工、炮制、识别、购买贮藏、用药禁忌、煎煮方法、服药方法及简便实用的治病、防病、养生保健验方等。并配有药材、饮片、植物、动物彩图。期望这些内容能对大众正确使用中药有所帮助。

　　在本书的编写过程中得到了许多专家和学者的帮助，感谢于爱华、黄克南、赵瑞、张爱珍、李泉、朱意麟、陈又生、李光波、周繇、周建军、刘军、宋鼎、朱强、徐克学、施忠辉、林秦文、沈文森、周重建等老师为本书提供了部分图片或帮助审查整理资料。

　　由于编者学识所限，书中难免存在疏漏及不妥之处，敬请各位读者批评指正。

编　者

2016年5月

目录

第三章　解表药

第四章　清热药

第一章 中药基本知识

一、中药采收

1.全草

多在枝叶茂盛，花朵初开时采收。有的需要在花未开前采收，如薄荷、青蒿、佩兰等；有的则需要在嫩苗时采收如茵陈。

2.叶类

通常在花蕾将开放或盛开的时候采收。有些特定的药物如桑叶，则需在深秋经霜后才能采收。

3.花、花粉

花类药材一般在含苞未放时采摘花蕾，有的花半开时采摘为好，如月季花、木槿花、扁豆花等；有的需花正开时采摘，如菊花、旋覆花等。红花则宜花冠由黄色变成橙红色时采收；蒲黄、松花粉之类以花粉入药的药材，应在花盛开时采收。

4.果实、种子

大多都要在成熟时采收，有的需要在果实未成熟时采收，如枳实、青皮、乌梅等。

5.根、根茎

一般以春初或秋末即二月、八月采收为佳。

6.树皮、根皮

树皮类药材通常在春夏之间采剥。根皮则以春秋采剥为宜。

7.动物类药材

石决明、牡蛎、蛤壳、瓦楞子等贝壳类药材多在夏秋季捕采；桑螵蛸、露蜂房多在秋季卵鞘、蜂巢形成后采集，并应立即用水烫煮的方法杀死虫卵；全蝎、土鳖虫、蟋蟀、斑蝥等虫类药材，大多在夏末秋初捕捉成虫。

8.矿物类药材

全年皆可采收，不拘时间。

二、中药炮制

1.切制

切制时，除鲜切、干切外，均须进行软化处理。切后应及时干燥，以保证质量。切制品有片、段、块、丝等，其厚度规格如下：

（1）片：极薄片0.5mm以下，薄片1～2mm，厚片2～4mm。

（2）段：短段5～10mm，长段10～15mm。

（3）块：8～12mm的方块。

（4）丝：细丝2～3mm，宽丝5～10mm。

2.炮炙

（1）炒法：需炒制者应为干燥品，且大小分档；炒时火力应均匀，不断翻动。应掌握加热温度、炒制时间及程度要求。

① 单炒（清炒）：取待炮炙品，置炒制容器内，用文火加热至规定程度时，取出，放凉。需炒焦者，一般用中火炒至表面焦褐色、断面焦黄色为度，取出，放凉；炒焦时易燃者，可喷淋清水少许，再炒干。

② 麸炒：先将炒制容器加热，至撒入麸皮即刻烟起，随即投入待炮炙品，迅速翻动，炒至表面呈黄色或深黄色时，取出，筛去麸皮，放凉。每100kg待炮炙品用麸皮10～15kg。

③ 砂炒：取洁净河砂置炒制容器内，用武火加热至滑利状态时，投入待炮炙品，不断翻动，炒至表面鼓起、酥脆或至规定的程度时，取出，筛去河砂，放凉。河砂以掩埋待炮炙品为度。

（2）炙法：是将待炮炙品与液体辅料共同拌润，并炒至一定程度的方法。

① 酒炙：取待炮炙品，加黄酒拌匀，闷透，置炒制容器内，用文火炒至规定的程度时，取出，放凉。除另有规定外，每100kg待炮炙品用黄酒10～20kg。

② 醋炙：取待炮炙品，加醋拌匀，闷透，置炒制容器内，炒至规定的程度时，取出，放凉。醋炙时，用米醋。除另有规定外，每100kg待炮炙品用米醋20kg。

③ 盐炙：取待炮炙品，加盐水拌匀，闷透，置炒制容器内，以文火加热，炒至规定的程度时，取出，放凉。盐炙时，用食盐，应先加适量水溶解后，滤过，备用。除另有规定外，每100kg待炮炙品用食盐2kg。

④ 姜炙：姜炙时，应先将生姜洗净，捣烂，加水适量，压榨取汁，姜渣再加水适量重复压榨一次，合并汁液，即为"姜汁"。姜汁与生姜的比例为1：1。取待炮炙品，加姜汁拌匀，置锅内，用文火炒至姜汁被吸，或至规定的程度时，取出，晾干。除另有规定外，每100kg待炮炙品用生姜10kg。

⑤ 蜜炙：蜜炙时，应先将炼蜜加适量沸水稀释后，加入待炮炙品中拌匀，闷透，置炒制容器内，用文火炒至规定程度时，取出，放凉。蜜炙时，用炼蜜。除另有规定外，每100kg待炮炙品用炼蜜25kg。

⑥ 油炙：羊脂油炙时，先将羊脂油置锅内加热溶化后去渣，加入待炮炙品拌匀，用文火炒至油被吸尽，表面光亮时，摊开，放凉。

（3）制炭：制炭时应"存性"，并防止灰化，更要避免复燃。

① 炒炭：取待炮炙品，置热锅内，用武火炒至表面焦黑色、内部焦褐色或至规定程度时，喷淋清水少许，熄灭火星，取出，晾干。

② 煅炭：取待炮炙品，置煅锅内，密封，加热至所需程度，放凉，取出。

（4）煅：煅制时应注意煅透，使酥脆易碎。

① 明煅：取待炮炙品，砸成小块，置适宜的容器内，煅至酥脆或红透时，取出，放凉，碾碎。

② 煅淬：将待炮炙品煅至红透时，立即投入规定的液体辅料中，淬酥（若不酥，可反复煅淬至酥），取出，干燥，打碎或研粉。

（5）蒸：取待炮炙品，大小分档，加清水或液体辅料拌匀、润透，置适宜的蒸制容器内，用蒸汽加热至规定程度，取出，稍晾，拌回蒸液，再晾至六成干，切片或段，干燥。

（6）煮：取待炮炙品大小分档，加清水或规定的辅料共煮透，至切开内无白心时，取出，晾至六成干，切片，干燥。

（7）炖：取待炮炙品，加入液体辅料，置适宜的容器内，密闭，隔水或用蒸汽加热炖透，或炖至辅料完全被吸尽时，放凉，取出，晾至六成干，切片，干燥。

（8）煨：取待炮炙品用面皮或湿纸包裹，或用吸油纸均匀地隔层分放，进行加热处理；或将其与麸皮同置炒制容器内，用文火炒至规定程度取出，放凉。除另有规定外，每100kg待炮炙品用麸皮50kg。

3.其他

（1）焯：取待炮制品投入沸水中，翻动片刻，捞出。有的种子类药材，至种皮由皱缩至舒展、易搓去时，捞出，放入冷水中，除去种皮，晒干。

（2）制霜（去油成霜）：除另有规定外，取待炮制品碾碎如泥，经微热，压榨除去大部分油脂，含油量符合要求后，取残渣研制成符合规定的松散粉末。

（3）水飞：取待炮制品，置容器内，加适量水共研成糊状，再加水，搅拌，倾出混悬液。残渣再按上法反复操作数次，合并混悬液，静置，分取沉淀，干燥，研散。

（4）发芽：取待炮制品，置容器内，加适量水浸泡后，取出，在适宜的湿度和温度下使其发芽至规定程度，晒干或低温干燥。一般芽长不超过1cm。

（5）发酵：取待炮制品加规定的辅料拌匀后，制成一定形状，置适宜的湿度和温度下，使微生物生长至其中酶含量达到规定程度，晒干或低温干燥。注意发酵过程中，发现有黄曲霉菌，应禁用。

三、煎药法

1.煎药用具
以砂锅、瓦罐为好，铝锅、搪瓷罐次之，忌用钢铁锅。

2.煎药用水
以水质洁净新鲜为好。

3.煎药火候
文火是指使温度上升及水液蒸发缓慢的火候；武火是指使温度上升及水液蒸发迅速的火候。一般来讲，解表药、清热药宜武火煎煮，时间宜短，煮沸后煎3～5分钟即可；补养药需用文火慢煎，时间宜长，煮沸后再续煎30～60分钟。

4.煎煮方法
先将药材浸泡30～60分钟，用水量以高出药面为度，一般中药煎煮两次，第二煎加水量为第一煎的1/3～1/2，两次煎液去渣滤净，混合后分两次服用。

5.特殊煎法
（1）先煎：主要指一些有效成分难溶于水的金石、矿物、介壳类药物，应打碎先煎，煮沸20～30分钟，再下其他药物同煎，以使有效成分充分析出。

（2）后下：主要指一些气味芳香的药物，久煎其有效成分易于挥发而降低药效，须在其他药物煎沸5～10分钟后放入。

（3）包煎：主要指那些黏性强、粉末状及带有绒毛的药物，宜先用纱布袋装好，再与其他药物同煎。

（4）另煎：又称另炖，主要是指某些贵重药材，为了更好地煎出有效成分还应单独另煎，即另炖2～3小时。

（5）熔化：又称烊化，主要是指某些胶类药物及黏性大而易溶的药物，单用水或黄酒将此类药加热熔化即烊化后，用煎好的药液冲服。

（6）泡服：用少量开水或复方中其他药物滚烫的煎出液趁热浸泡，加盖闷润，减少挥发，半小时后去渣即可服用。

（7）冲服：主要指某些药研成细末制成散剂用温开水或复方其他药物煎液冲服。

（8）煎汤代水：先煎后取其上清液代水再煎煮其他药物。

四、服药法

1.服药时间

汤剂一般每日1剂，煎2次分服，2次间隔时间为4～6小时。

2.服药方法

① 汤剂：一般宜温服。

② 丸剂：颗粒较小者，可直接用温开水送服；大蜜丸者，可以分成小粒吞服；若水丸质硬，可用开水溶化后服。

③ 散剂、粉剂：可用蜂蜜调合送服，或装入胶囊中吞服。

④ 膏剂：即蜜膏剂，宜用开水冲服。

⑤ 冲剂、糖浆剂：冲剂宜用开水冲服；糖浆剂可直接吞服。

五、四气、五味、升降浮沉

1.四气

四气是指药物有寒、热、温、凉四种不同的药性，又称四性。寒凉属阴，温热属阳。寒凉药分别具有清热泻火、凉血解毒、清退虚热、清化热痰、泻热通便、清热利尿、清心开窍、滋阴潜阳、凉肝息风等作用；温热药则分别具有温里散寒、暖肝散结、温肺化痰、助阳化气、峻下冷积、温经通络、补火助阳、引火归源、回阳救逆、温宣开窍等作用。

2.五味

五味是指药物有酸、苦、甘、辛、咸五种不同味道。

（1）辛："能散能行"，即有发散、行气、行血的作用。辛味药多用治表证及气血阻滞的病证。

（2）甘："能补能和能缓"，即有补益、和中、调和药性和缓急止痛的作用。甘味药多用治正气虚弱、脾胃失和、身体诸痛等证以及调和药性、中毒解救等方面。

（3）酸："能收能涩"，即具有收敛、固涩的作用。酸味药多用治体虚多汗、肺虚久咳、久泻肠滑、遗精滑精、遗尿尿频、崩带不止等证。

（4）苦："能泄能燥能坚"，即具有清泄火热、泄降气逆、通泄大便、破泄结聚、燥湿、坚阴等作用。

（5）咸："能下、能软"，即具有泻下通便、软坚散结的作用。咸味药多用治大便燥结、瘰疬瘿瘤、瘕癥痞块等证。

3.升降浮沉

升降浮沉是指药物对人体的作用有不同的趋向性。升，即上升提举，趋向于上；降，即下达降逆，趋向于下；浮，即向外发散，趋向于外；沉，即向内收敛，趋向于内。升降浮沉也就是指药物对机体有向上、向下、内外、向内四种不同作用趋向。病势上逆者，宜降不宜升；病势下陷者，宜升不宜降。病变部位在上在表者，宜升浮不宜沉降；病变部位在下在里者，宜沉降不宜升浮。

六、配伍禁忌

1.药物的七情

（1）单行：是指单用一味药来治疗某种病情单一的疾病，对那些病情比较单纯的病证，往往选择一种针对性较强的药物即可达到治疗目的的用药方法。

（2）相须：是指两种性能、功效、应用相同或类似的药物配合应用，可以增强原有药物的功效的配伍方法。

（3）相使：是指以一种药物为主，另一种药物为辅，两药合用，辅药可以提高主药的功效的配伍用药方法。

（4）相畏：是指一种药物的毒性或副作用，能被另一种药物所抑制，使其减轻或消除。

（5）相杀：是指一种药物能减轻或消除另一种药物的毒性或副作用。

（6）相恶：是指一种药物的功效，受到另一种药物的牵制使其降低，甚至消失，就是指一种药物能破坏另一种药物的功效。

（7）相反：也就是两种药物同用能产生剧烈的毒性或副作用的配伍方法。

2.十八反、十九畏歌

（1）十八反歌（本草明言十八反，半蒌贝蔹及攻乌。藻戟遂芫俱战草，诸参辛芍叛藜芦）：甘草（炙甘草）反甘遂、大戟（京大戟、红大戟）、海藻、芫花；乌头（川乌、制川乌、草乌、制草乌、附子）反贝母（川贝母、浙贝母、平贝母、伊贝母、湖北贝母）、瓜蒌（瓜蒌子、瓜蒌皮、天花粉）、半夏、白蔹、白及；藜芦反人参、红参、人参叶、西洋参、党参、北沙参、丹参、南沙参、玄参、苦参、细辛、赤芍、白芍。

（2）十九畏歌（硫黄原是火中精，朴硝一见便相争。水银莫与砒霜见，狼毒最怕密陀僧。巴豆性烈最为上，偏与牵牛不顺情，丁香莫与郁金见，牙硝难合京三棱。川乌草乌不顺犀，人参最怕五灵脂。官桂善能调冷气，若逢石脂便相欺。大凡修合看顺逆，炮爁炙煿莫相依）：硫黄畏朴硝（芒硝、玄明粉），水银畏砒霜，狼毒畏密陀僧，巴豆（巴豆霜）畏牵牛，丁香（母丁香）畏郁金，川乌、草乌畏犀角，牙硝（芒硝、玄明粉）畏三棱，官桂畏赤石脂，人参（红参、人参叶）畏五灵脂。

第二章 补虚药

一、补气药

人参 Renshen

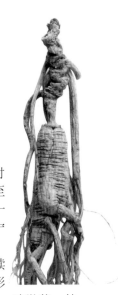

别名 人衔、鬼盖、地精。

来源 本品为五加科植物人参的干燥根和根茎。

采集加工 多于秋季采挖，洗净，晒干或烘干。

植物识别 多年生草本。叶轮生于茎端，数目依生长年限而不同，初生时为1枚3出复叶，二年生者为1枚5出掌状复叶，以后逐年增多，最后增至6枚；小叶边缘具细锯齿，上面沿叶脉有直立刺毛。顶生伞形花序，数十朵淡黄绿色的小花。浆果状核果，成熟时鲜红色。分布黑龙江、吉林、辽宁和河北北部的深山中。辽宁和吉林有大量栽培。

中药识别 主根呈纺锤形或圆柱形。表面灰黄色，上部或全体有疏浅断续的粗横纹及明显的纵皱，下部有支根2～3。断面淡黄白色，显粉性，形成层环纹，棕黄色，皮部有黄棕色的点状树脂道及放射状裂隙。香气特异，味微苦、甘。

选购贮藏 以切面色淡黄白、点状树脂道多者为佳。置阴凉干燥处，密闭保存，防蛀。

现代研究 有增强免疫、增强非特异性抵抗力、促进食欲和蛋白合成、性激素样作用及促进造血、降血糖、提高记忆、延缓衰老、抗骨质疏松、抗肿瘤等作用。

性味归经 甘、微苦，微温。归脾、肺、心、肾经。

功能主治 大补元气，复脉固脱，补脾益肺，生津养血，安神益智。用于体虚欲脱，肢冷脉微，脾虚食少，肺虚喘咳，津伤口渴，内热消渴，气血亏虚，久病虚羸，惊悸失眠，阳痿宫冷。

用法用量 煎服，3～9g；挽救虚脱可用15～30g。宜文火另煎分次兑服。野山参研末吞服，每次2g，日服2次。

用药禁忌 实证、热证而正气不虚者忌服。不宜与藜芦、五灵脂同用。

饮食禁忌 忌同时食用萝卜。

验方 ①大出血、大吐血或大汗后虚脱，呼吸微弱，肢冷脉微：人参15g，水煎服，或研细粉吞服。②神经衰弱，失眠，健忘，心跳，自汗：人参10g，酸枣仁（炒）15g，水煎服。

药茶 大补元气，固脱生津，安神益智。人参10g，花茶3g。开水冲泡后饮用。

药酒 补益中气，温通血脉。人参30g，白酒1200ml。浸泡数日后在微火上煮，将酒煮至500～700ml，将酒倒入瓶内存放。每次服10～30ml，每日1次，上午服用为佳。

药膳 补元气，益脾肺，生津安神。人参3g，粳米100g，一起放入砂锅内，加水适量，煮至粥熟，再将化好的冰糖汁加入，拌匀，即可食用。

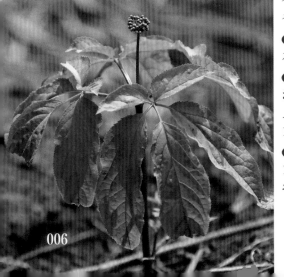

西洋参 Xiyangshen

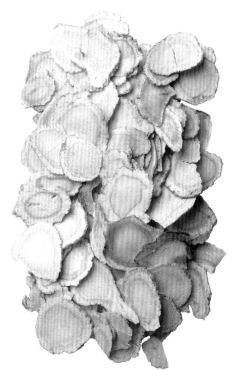

别名 洋参、西参、花旗参、广东人参。

来源 本品为五加科植物西洋参的干燥根。

采集加工 均系栽培品，秋季采挖，洗净，晒干或低温干燥。

植物识别 多年生草本。掌状复叶，通常3～4枚轮生茎顶；小叶片边缘具粗锯齿，上面叶脉有稀疏细刺毛。伞形花序单一顶生，花冠绿白色。核果状浆果，扁球形。花期5～6月，果期6～9月。主产于美国、加拿大。我国北京、吉林、辽宁等地亦有栽培。

中药识别 本品呈长圆形或类圆形薄片。外表皮浅黄褐色。切面淡黄白至黄白色，形成层环棕黄色，皮部有黄棕色点状树脂道。气微而特异，味微苦、甘。

选购贮藏 以表面横纹紧密、气清香、味浓者为佳。置阴凉干燥处，密闭，防蛀。

现代研究 有增强免疫、降血糖、降血脂、增强机体非特异性抵抗力、养阴生津等作用。

性味归经 甘、微苦，凉。归心、肺、肾经。

功能主治 补气养阴，清热生津。用于气虚阴亏，虚热烦倦，咳喘痰血，内热消渴，口燥咽干。

用法用量 另煎兑服，3～6g。

用药禁忌 不宜与藜芦同用。中阳虚衰、寒湿中阻及气郁化火者忌服。

饮食禁忌 忌同时食用萝卜。

验方 ①长期低热：西洋参3g，地骨皮6g，甘草6g。每剂浓煎2次，每日1剂。②过度体力劳伤，疲乏难复：仙鹤草30g，红枣7枚，浓煎；另煎西洋参3g，合兑服。③食欲不振，体倦神疲：西洋参10g，白术10g，云苓10g。水煎服。

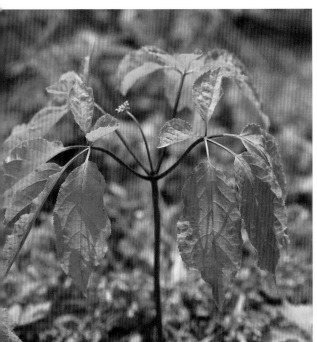

药茶 补益美颜，润泽肌肤。适用于年老肌肤失润枯燥。用西洋参2g、当归2g、枸杞2g、合欢花2g、佛手2g的煎煮液泡绿茶饮用。

药酒 益气生津，清虚火。适用于气阴不足，咽干口燥，肺虚久咳，虚热疲倦。西洋参50g粉碎，用白酒1000ml浸泡1日后即可饮用。每次服15ml，每日1～2次。

药膳 补气润肺，滋阴润燥。适用于阴虚肺燥，咳喘少气，或咳痰带血，咽干。西洋参片15g，雪耳15g，燕窝30g。一齐放入炖盅内，加开水适量，文火隔水炖2小时，调味即可。随量饮用。

党参 Dangshen

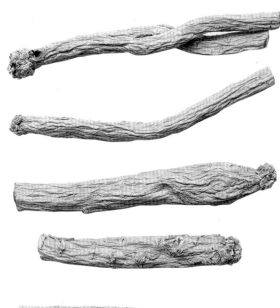

别名 潞党、台党、防党、狮头参。

来源 本品为桔梗科植物党参的干燥根。

采集加工 秋季采挖，洗净，晒干。

植物识别 多年生草本。茎缠绕。叶对生、互生或假轮生；叶片卵形，全缘或微波状。花单生，花冠阔钟形，淡黄绿，有淡紫堇色斑点，先端5裂，裂片三角形至广三角形。花期8～9月，果期9～10月。分布东北及河北、河南、山西、陕西、甘肃、内蒙古、青海等地。

中药识别 外表皮灰黄色至黄棕色。切面皮部淡黄色至淡棕色，木部淡黄色，有裂隙或放射状纹理。有特殊香气，味微甜。

选购贮藏 以质柔润、味甜者为佳。置通风干燥处，防蛀。

现代研究 有提高免疫功能、改善肺功能、改善胃肠功能、提高学习记忆力、抗缺氧、抗疲劳、延缓衰老、降血糖、调节血脂等作用。

性味归经 甘，平。归脾、肺经。

功能主治 健脾益肺，养血生津。用于脾肺气虚，食少倦怠，咳嗽虚喘，气血不足，面色萎黄，心悸气短，津伤口渴，内热消渴。

用法用量 煎服，9～30g。

用药禁忌 不宜与藜芦同用。实证、热证而正气不虚者不宜使用

验方 ①肺虚咳喘，不能平卧：党参10g，核桃仁30g，五味子6g。水煎服。②贫血：党参10g，黄芪15g，枸杞子10g，当归10g。水煎服。③血虚心悸，健忘失眠：党参10g，熟地15g，当归10g，远志3g。水煎服。④体虚无力，胃口不好，大便稀薄：党参10g，黄芪15g，白术10g，陈皮10g，甘草6g。水煎服。

药茶 补中益气，生津；升红细胞，升血糖，降血压。适用于气血两亏，体倦无力、食少口渴。党参10g、花茶3g。开水冲泡后饮用。

药酒 补气健脾。适用于脘腹胀满，不思饮食。党参60g，炒白术40g，茯苓40g，炙甘草20g。上药用白酒1000ml浸泡7日，去渣留液。每次温服20ml，每日2次。

药膳 益气健脾。适用于脾胃气虚，食少便溏，面色萎黄，语声低微，四肢无力。将党参30g、白术15g、茯苓20g（切片）放入鸭腹；将鸭子置蒸碗内，加入调料适量，用湿绵纸封住碗口，上屉武火蒸约3小时。饮汤食肉。

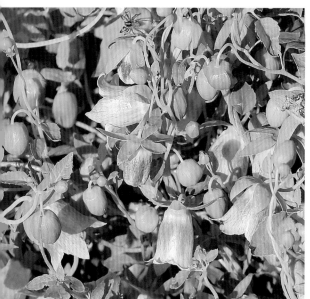

太子参 Taizishen

别名 孩儿参、童参。

来源 本品为石竹科植物孩儿参的干燥块根。

采集加工 夏季茎叶大部分枯萎时采挖，洗净，除去须根，置沸水中略烫后晒干或直接晒干。

植物识别 多年生草本。单叶对生；茎下部的叶最小，向上渐大，在茎顶的叶最大，通常两对密接成4叶轮生状，长卵形或卵状披针形。花顶生，花瓣5，白色，先端呈浅齿状2裂。蒴果近球形，熟时5瓣裂。花期4～5月，果期5～6月。分布华东、华中、华北、东北和西北等地。

中药识别 本品呈细长纺锤形或细长条形。表面黄白色，较光滑，微有纵皱纹。断面平坦，淡黄白色，角质样或类白色，有粉性。气微，味微甘。

选购贮藏 以肥厚、黄白色、无须根者为佳。置通风干燥处，防潮，防蛀。

现代研究 有提高免疫、延缓衰老、保肺、降血糖等作用。

性味归经 甘、微苦，平。归脾、肺经。

功能主治 益气健脾，生津润肺。用于脾虚体倦，食欲不振，病后虚弱，气阴不足，自汗口渴，肺燥干咳。

用法用量 煎服，9～30g。

用药禁忌 邪实而正气不虚者慎用。

验方 ①肺虚咳嗽：太子参15g，麦冬12g，甘草6g。水煎服。②病后虚弱，伤津口干：太子参、生地黄、白芍、生玉竹各9g。水煎服。③心悸：太子参9g，南沙参9g，丹参9g，苦参9g。水煎服，每日1剂。④神经衰弱：太子参15g，当归、酸枣仁、远志、炙甘草各9g。水煎服。

药膳 调养产后虚弱。太子参8g与老母鸡1只一起放入锅中，加清水炖约2小时，加盐调味。吃肉喝汤。

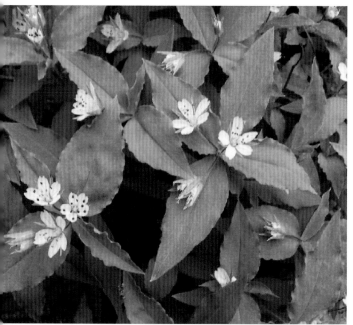

黄芪 Huangqi

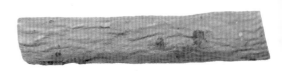
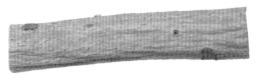
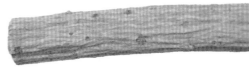
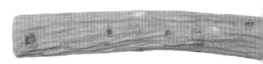

别名 绵黄芪、箭芪、口芪。

来源 本品为豆科植物蒙古黄芪或膜荚黄芪的干燥根。

采集加工 春、秋二季采挖，除去须根和根头，晒干。

植物识别 ①膜荚黄芪：多年生草本。单数羽状复叶互生，小叶13～31片。总状花序，蝶形花冠淡黄色。荚果膜质，膨胀，卵状长圆形，被黑色短柔毛。花期6～7月，果期7～9月。分布于东北、河北、山西、内蒙古、陕西、甘肃、宁夏、青海、山东、四川和西藏等省区。②蒙古黄芪：形似上种，小叶较多，25～37片。花冠黄色。荚果无毛，有显著网纹。分布于黑龙江、吉林、内蒙古、河北、山西和西藏等省区。

中药识别 本品呈圆柱形。表面灰红棕色，有纵皱纹、横长皮孔样突起及少数支根痕。断面纤维性，皮部黄白色，木部淡黄棕色，射线放射状，形成层环浅棕色。气微，味微甜，嚼之有豆腥味。

选购贮藏 以切面色淡黄、粉性足、味甜者为佳。置通风干燥处，防潮，防蛀。

现代研究 有提高免疫和机体非特异性抵抗力、促进胃肠运动、利尿与抗肾损伤、促进造血、延缓衰老、抗肝损伤、降血糖、降血脂、降血压等作用。

性味归经 甘，微温。归肺、脾经。

功能主治 补气升阳，固表止汗，利水消肿，生津养血，行滞通痹，托毒排脓，敛疮生肌。用于气虚乏力，食少便溏，中气下陷，久泻脱肛，便血崩漏，表虚自汗，气虚水肿，内热消渴，血虚萎黄，半身不遂，痹痛麻木，痈疽难溃，久溃不敛。

用法用量 煎服，9～30g。蜜炙可增强其补中益气作用。

用药禁忌 凡表实邪盛，疮疡初起，或溃后热毒尚盛者，均不宜用。

饮食禁忌 忌同时食用杏仁。

（**验方**）①体虚自汗，容易感冒：黄芪15g，墨旱莲12g，白术12g，防风10g。水煎服。②久泻脱肛：黄芪15g，党参10g，当归10g，白术10g，升麻3g。水煎服。③关节风湿酸痛麻木：黄芪15g，防风12g，桂枝10g，甘草10g，红枣10g，生姜3g。水煎服。

（**药茶**）适用于气虚自汗、盗汗，水肿。黄芪10g，花茶3g。开水冲泡后饮用。

（**药膳**）①适用于一切虚弱之症。黄芪100g，银耳、鸡肉、调料适量。同锅炖熟，吃肉喝汤。②适用于脾肺气虚、神倦乏力、食少溏、气短懒言、自汗等症。黄芪30g切片，加10倍量水煎30分钟，滤过取汁，再加同量水蒸一次，取汁去渣。粳米100g洗净，加黄芪汁及适量水煮粥。

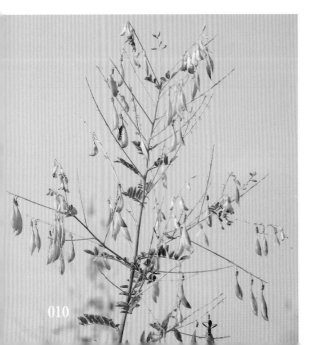

白术 Baizhu

别名 于术。

来源 本品为菊科植物白术的干燥根茎。

采集加工 冬季下部叶枯黄、上部叶变脆时采挖，除去泥沙，烘干或晒干，再除去须根。

植物识别 多年生草本。茎下部叶3裂或羽状5深裂，叶缘有刺状齿；茎上部叶分裂或不分裂。总苞钟状，总苞片覆瓦状排列；花多数，花冠管状，淡黄色，上部稍膨大，紫色。瘦果长圆状椭圆形，密被黄白色绒毛。现广为栽培，安徽、江苏、浙江、福建、江西、湖南、湖北、四川、贵州等地均有分布。

中药识别 外表皮灰黄色或灰棕色。切面黄白色至淡棕色，散生棕黄色的点状油室，木部具放射状纹理。气清香，味甘、微辛，嚼之略带黏性。

选购贮藏 以切面黄白色、香气浓者为佳。置阴凉干燥处，防蛀。

现代研究 有促进胃肠运动、提高免疫功能、抑制子宫平滑肌收缩、利尿等作用。

性味归经 苦、甘，温。归脾、胃经。

功能主治 健脾益气，燥湿利水，止汗，安胎。用于脾虚食少，腹胀泄泻，痰饮眩悸，水肿，自汗，胎动不安。

用法用量 煎服，6～12g。炒用可增强补气健脾止泻作用。

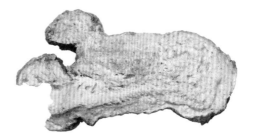

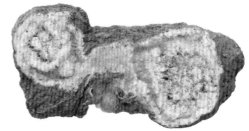

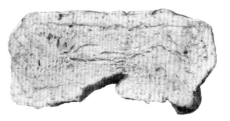

用药禁忌 本品性偏温燥，热病伤津及阴虚燥渴者不宜用。

饮食禁忌 忌同时食用白菜、大蒜、胡荽、桃。

验方 ①全身水肿：白术10g，香薷6g，猪苓10g。水煎服。②脾虚食欲不振，腹痛泄泻，咳嗽痰多：白术6g，砂仁3g，党参6g，茯苓6g，制半夏6g，木香3g（后下），陈皮3g，甘草3g。水煎服。③脾虚腹泻：白术15g，薏苡仁15g，茯苓15g，党参15g。水煎服。

药茶 益气固表。适用于气虚自汗盗汗。白术5g、黄芪3g、乌龙茶3g。开水冲泡后饮用。

药酒 适用于脾胃虚弱，食欲不振，消化不良，胸腹胀满，泄泻。白术、苍术各100g，置容器中，加清水400ml，文火煮取300ml，候冷，添加白酒400ml，密封浸泡7日，去渣留液。每日3次，每次服30～50ml。

药膳 适用于脾胃寒湿所致纳食减少，大便溏泄等病症。白术30g、干姜6g，布包，与红枣250g同入锅，加水1000ml，武火煮沸，改用文火熬1小时，红枣去核，枣肉捣泥。鸡内金15g研成细粉，与面粉500g混匀，倒入枣泥，加面粉与少量食盐，和成面团，制成薄饼烙熟。空腹食用。

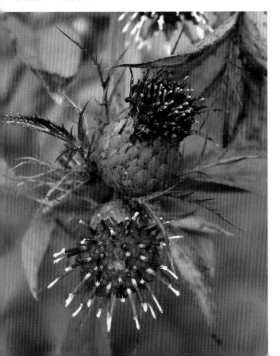

山药 Shanyao

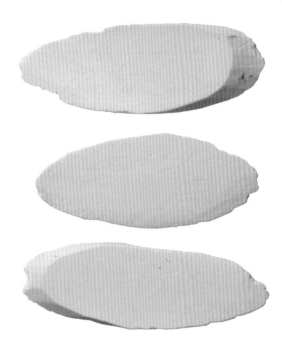

别名 怀山药、淮山药、淮山。

来源 本品为薯蓣科植物薯蓣的干燥根茎。

采集加工 冬季茎叶枯萎后采挖，切去根头，洗净，除去外皮和须根，干燥。

植物识别 缠绕草质藤本。单叶，在茎下部的互生，中部以上的对生；叶片边缘常3浅裂至3深裂。叶腋内常有珠芽。雄花序为穗状花序。蒴果三棱状扁圆形或三棱状圆形。花期6～9月，果期7～11月。主产于河南、河北。

中药识别 切片者呈类圆形的厚片。表面类白色或淡黄白色，质脆，易折断，断面类白色，富粉性。

选购贮藏 以粉性足、色白者为佳。置通风干燥处，防蛀。

现代研究 有调节胃肠功能和降血糖、增强免疫、延缓衰老、保肝等作用。

性味归经 甘，平。归脾、肺、肾经。

功能主治 补脾养胃，生津益肺，补肾涩精。用于脾虚食少，久泻不止，肺虚喘咳，肾虚遗精，带下，尿频，虚热消渴。

用法用量 煎服，15～30g。

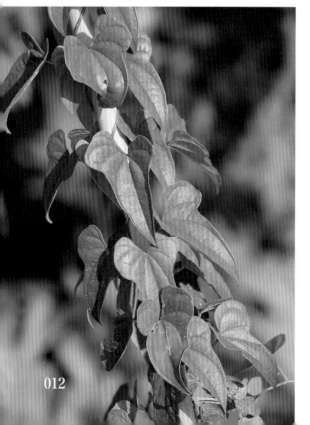

饮食禁忌 忌同时食用菠菜、黄瓜。

验方 ①糖尿病：山药、天花粉、沙参各15g，知母、五味子各10g。水煎服。②肝肾虚弱，喘嗽，遗精，遗尿，小便频数：山药20g，熟地黄15g，山茱萸6g，五味子3g。水煎服。③脾胃虚弱，气短，乏力：山药30g，黄芪15g，党参159，白鸽1只（去毛和内脏）。共煮熟食。

药茶 健脾补肺，固肾益精。适用于脾胃虚弱，泄泻、食欲不振；虚劳咳嗽；遗精；带下；尿多；久痢。山药10g、花茶3g。用山药的煎煮液泡茶饮用。

药酒 健脾补肺，固肾益精。适用于脾、肺、肾不足，虚劳咳嗽，痰湿咳嗽，脾虚泄泻，消渴，小便频数，腰酸，下肢乏力。黄酒2L置容器中，密封，武火煮沸，入鲜山药350g煮沸，改文火，待山药熟后去山药，加蜂蜜，再文火煮沸。不拘时候，随量饮用。

药膳 健脾益气，补肺润燥。适用于久病之后脾胃虚弱、倦怠乏力、食欲不振、久泄久痢、痰喘咳嗽、皮肤干燥等症。将鲜山药150g蒸熟去皮，放入大碗中加白糖、桂花卤，拌匀成馅泥。糯米粉300g揉软，将山药馅泥包在里面成汤圆，煮熟即成。佐餐食用。

白扁豆 Baibiandou

别名 扁豆。

来源 本品为豆科植物扁豆的干燥成熟种子。

采集加工 秋、冬季采收成熟果实，晒干，取出种子，再晒干。

植物识别 一年生缠绕草质藤本。三出复叶；顶生小叶柄长，两侧小叶柄较短。总状花序腋生；花冠蝶形，白色或淡紫色。荚果镰形或倒卵状长椭圆形，扁平。花期6～8月，果期9月。全国各地均有栽培。

中药识别 本品呈扁椭圆形或扁卵圆形。表画淡黄白色或淡黄色，平滑一侧边缘有隆起的白色眉状种阜。质坚硬。气微，味淡，嚼之有豆腥气。

选购贮藏 以粒大、饱满、色白者为佳。置干燥处，防蛀。

现代研究 有抑菌、抗病毒作用，对食物中毒引起的呕吐、急性胃炎等有解毒作用。

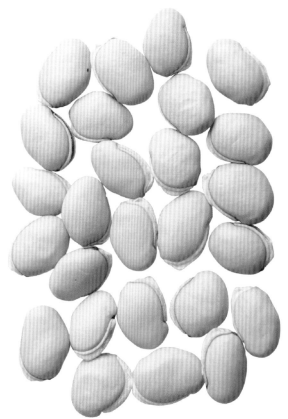

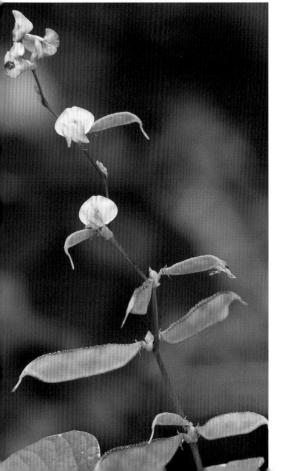

性味归经 甘，微温。归脾、胃经。

功能主治 健脾化湿，和中消暑。用于脾胃虚弱，食欲不振，大便溏泻，白带过多，暑湿吐泻，胸闷腹胀。炒白扁豆健脾化湿。用于脾虚泄泻，白带过多。

用法用量 煎服，10～15g。炒白扁豆长于健脾止泻，主要用于脾虚泄泻，白带过多。

验方 ①慢性肾炎，贫血：白扁豆30g，红枣20粒。水煎服。②疖肿：鲜白扁豆适量。加冬蜜少许，同捣烂敷患处。

药茶 散寒运湿。适用于脾胃不和湿滞、外感寒邪、发热身疼、肢节倦怠、呕吐。用250ml水煎煮白扁豆3g、香薷5g、厚朴3g、茯神3g至水沸后，冲泡甘草3g、绿茶3g后饮用。

药膳 适用于脾胃虚弱、食少呃逆、暑温泻痢、夏季烦渴等症。白扁豆60g（鲜品加倍），粳米100g。将白扁豆、粳米同煮成粥。佐餐食用。

甘草 Gancao

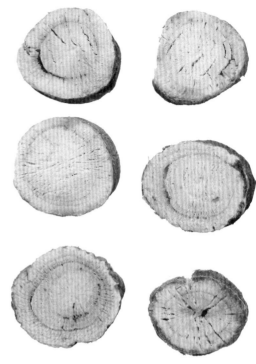

别名 国老、粉草、甜草。

来源 本品为豆科植物甘草、胀果甘草或光果甘草的干燥根和根茎。

采集加工 春、秋季采挖，除去须根，晒干。

植物识别 甘草：多年生草本。单数羽状复叶，小叶9～17，小叶片卵圆形、卵状椭圆形。总状花序腋生，花冠淡紫堇色。荚果线状长圆形，镰刀状或弯曲呈环状，密被褐色的刺状腺毛。花期6～7月，果期7～9月。分布东北、西北、华北等地。

中药识别 表面红棕色或灰棕色，具显著的纵皱纹、沟纹、皮孔。断面黄白色，粉性，形成层环明显。气微，味甜而特殊。

选购贮藏 以皮细而紧、外皮色红棕、粉性足、味甜者为佳。置通风干燥处，防蛀。

现代研究 有抗消化道溃疡、调整胃肠蠕动、抗肝损伤、增强免疫、延缓衰老、抗病毒、抗菌、解毒、抗肺损伤、抑制子宫平滑肌收缩等作用。

性味归经 甘，平。归心、肺、脾、胃经。

功能主治 补脾益气，清热解毒，祛痰止咳，缓急止痛，调和诸药。用于脾胃虚弱，倦怠乏力，心悸气短，咳嗽痰多，脘腹、四肢挛急疼痛，痈肿疮毒，缓解药物毒性、烈性。

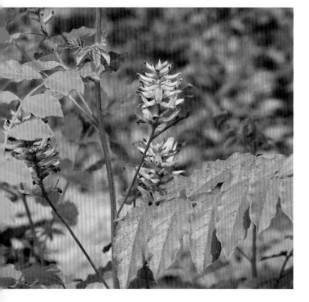

用法用量 煎服，2～10g。

用药禁忌 不宜与京大戟、芫花、甘遂同用。湿盛胀满、水肿者不宜用。大剂量久服可导致水钠潴留，引起水肿。

饮食禁忌 忌同时食用白菜、猪肉、鲤鱼、鲢鱼、海带。

验方 ①脾虚气弱，食少便溏：甘草10g，党参10g，白术10g，茯苓10g。水煎服。②气管炎，咳嗽痰多：甘草10g，制半夏10g，杏仁10g，紫菀10g，麻黄6g，水煎服。③食物中毒：甘草10g，绿豆60g。水煎服。

药茶 大补元气，生津。适用于脾胃气虚、精神欠佳，伤神耗气者，暑热伤津耗气。人参3g、甘草3g、花茶3g。开水冲泡后饮用。

药酒 引吐解毒。适用于食物中毒。苦参45g，生甘草15g，白酒500ml。置容器中，煎至减半，去渣留液。不拘时候，随量饮用，不吐再饮或探喉引吐。

药膳 养心安神，和中缓急。适用于心虚肝郁引起的心神不宁，精神恍惚，失眠等。将甘草20g加清水500ml，煎至剩200ml，去渣留液；大枣10枚、小麦10g用慢火煮至麦熟时，加入甘草汁，再煮沸后即可食用。空腹温热服。

大枣 Dazao

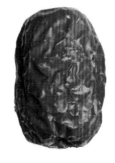
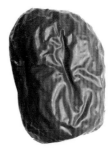
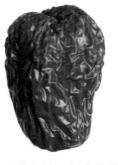
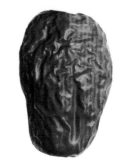

别名 红枣、枣。

来源 本品为鼠李科植物枣的干燥成熟果实。

采集加工 秋季果实成熟时采收，晒干。

植物识别 落叶灌木或小乔木。幼枝纤细略呈"之"形弯曲，紫红色或灰褐色，具2个粗直托叶刺；当年生小枝绿色。单叶互生，纸质，边缘具细锯齿，基生三出脉。花黄绿色，生于叶腋，花瓣5。核果长圆形或长卵圆形。花期5～7月，果期8～9月。分布全国各地。

中药识别 本品呈椭圆形或球形，表面暗红色，略带光泽，有不规则皱纹。气微香，味甜。

选购贮藏 以个大、色红、肉厚、味甜者为佳。置干燥处，防蛀。

现代研究 有提高免疫功能和延缓衰老等作用。

性味归经 甘，温。归脾、胃、心经。

功能主治 补中益气，养血安神。用于脾虚食少，乏力便溏，妇人脏躁。

用法用量 劈破煎服，6～15g。

用药禁忌 湿盛脘腹胀满、食积、虫积、龋齿作痛以及痰热咳嗽者慎用。

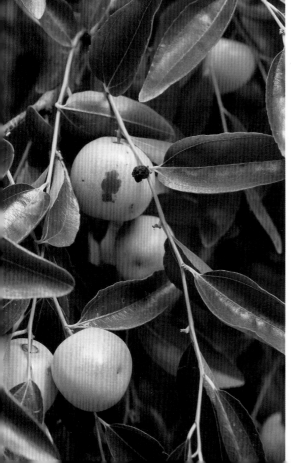

饮食禁忌 忌同时食用鲤鱼、鲢鱼、大葱。

验方 ①脾虚食少：大枣10只（剖开），党参15g，白术12g，陈皮10g。水煎服。②妇女贫血，体虚，白带，崩漏：大枣30枚，木耳30g，黄糖少许。共煮食。③盗汗：大枣10枚，仙鹤草30g。水煎服。④胃寒痛：大枣10枚，白胡椒10粒。水煎服。

药茶 温补脾胃，生津。适用于脾胃虚弱者。大枣5枚、红茶3g、红糖5g。用大枣的煎煮液泡茶饮用。

药酒 养心安神。适用于失眠，心悸，多梦，体虚自汗。大枣500g，酸枣仁250g，白酒1500ml，浸泡2周，去渣留液。每晚饮用15ml，并食用2～3颗酒枣。

药膳 补中益气，养血宁神。适用于脾虚气弱，倦怠乏力，食少便溏，以及血虚所致面色萎黄、头晕、心悸、失眠、水肿等症。先煎党参15g、大枣30g。取药汁备用，再取糯米250g煮熟，最后加白糖于药汁内，煎成浓汁，浇在枣饭上。空腹食用。

刺五加 Ciwujia

别名 刺拐棒。

来源 本品为五加科植物刺五加的干燥根和根茎或茎。

采集加工 春、秋季采收，洗净，干燥。

植物识别 落叶灌木。茎密生细长倒刺。掌状复叶，互生，小叶5，叶片椭圆状倒卵形至长圆形，边缘具重锯齿或锯齿。伞形花序顶生，花瓣5，黄色带紫。核果浆果状，紫黑色，近球形。花期6～7月，果期7～9月。分布于东北及河北、山西等地。

中药识别 根外表皮灰褐色或黑褐色，茎外表皮浅灰色或灰褐色。切面黄白色，中心有髓。根和根茎有特异香气，味微辛、稍苦、涩；茎气微，味微辛。

选购贮藏 以香气浓者为佳。置通风干燥处，防潮。

现代研究 有抗疲劳、提高免疫功能、抗氧化、抗肿瘤等作用。

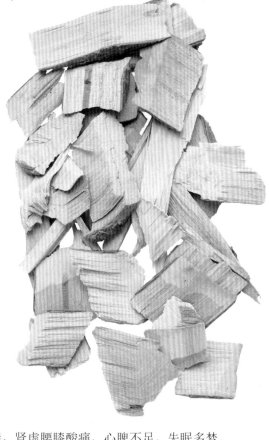

性味归经 辛、微苦，温。归脾、肾、心经。

功能主治 益气健脾，补肾安神。用于脾肺气虚，体虚乏力，食欲不振，肺肾两虚，久咳虚喘，肾虚腰膝酸痛，心脾不足，失眠多梦。

用法用量 煎服，9～27g。目前多作片剂、颗粒剂、口服液及注射剂使用。

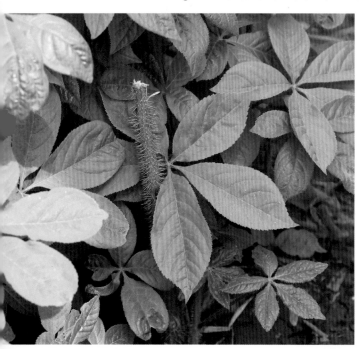

用药禁忌 实证、热证者忌服。

(验方) ①肾虚阳痿，早泄，遗精：刺五加15g，肉苁蓉10g，山药10g，熟地黄10g。水煎服。②脾胃虚弱，食欲不振：刺五加15g，茯苓30g，白术10g，陈皮6g。水煎服。③肾虚腰痛：刺五加30g，杜仲15g。水煎服。④风湿疼痛：刺五加15g，鸡血藤15g，海风藤15g，威灵仙10g，两面针根6g。水煎服。⑤神经衰弱，心悸失眠：刺五加15g，五味子10g，水煎服。

(药酒) 益气强身，延年益寿。用于体质虚弱、机体抗病能力和应变能力差者。刺五加120g粉碎成粗末，用白酒1000ml浸泡14日，去渣留液。每次服20～30ml，每日1次。

绞股蓝 Jiaogulan

别名 七叶胆。

来源 本品为葫芦科植物绞股蓝的根茎或全草。

采集加工 秋季采收，洗净，晒干，切段，生用。

植物识别 多年生攀援草本。叶互生；卷须纤细，2歧；叶鸟足状，具5～7小叶，边缘具波状齿或圆齿状牙齿。圆锥花序，花冠淡绿色，5深裂，裂片卵状披针形。果实球形，成熟后为黑色。花期3～11月，果期4～12月。分布于陕西、甘肃和长江以南各地。

中药识别 本品为干燥皱缩的全草，茎纤细灰棕色或暗棕色，表面具纵沟纹，被稀疏毛茸。叶为复叶，通常5～7枚，叶缘有锯齿。味苦，具草腥气。

选购贮藏 以叶多、气香者为佳。低温密封，避光。

现代研究 有降血脂、延缓衰老、提高免疫、提高机体非特异性抵抗力、调节血糖、抗胃溃疡、抗肿瘤、抗肝损伤、抗肾损伤、抗缺血缺氧、抗血栓、提高学习记忆等作用。

性味归经 甘、苦，微寒。归脾、肺经。

功能主治 益气健脾，化痰止咳，清热解毒，

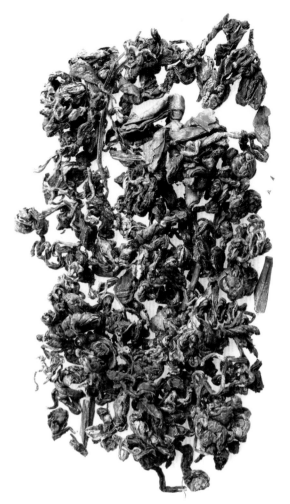

化浊降脂。用于脾胃气虚，倦怠食少，肺虚爆咳，咽喉疼痛，高脂血症。

用法用量 煎服，10～20g；亦可泡服。

验方 ①高血脂症，动脉硬化：绞股蓝30g，山楂15g，决明子15g。水煎服。②糖尿病：绞股蓝15g，黄精15g，地骨皮15g，太子参15g，天花粉15g，山茱萸10g，玄参10g。水煎服。③胃肠炎：绞股蓝15g，墨旱莲15g，一点红10g。水煎服。④老年慢性气管炎：绞股蓝15g，水煎代茶饮。⑤放疗或化疗引起白细胞减少：绞股蓝30g，鸡血藤30g，女贞子30g，补骨脂15g。水煎服。

药酒 抗衰老，延年益寿。适用于中老年人延年益寿。绞股蓝50g，枸杞子100g，生姜50g切薄片。上药用38度白酒1000ml泡7天。每日服50ml，分3次饭后30分钟服。

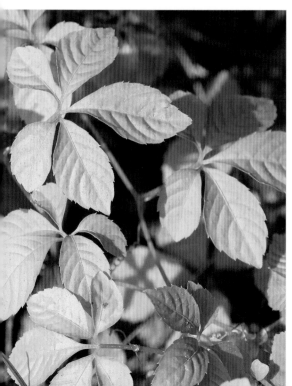

沙棘 Shaji

别名 沙枣、酸柳果、黄酸刺。

来源 为胡颓子科植物沙棘的干燥成熟果实。

采集加工 秋、冬季果实成熟或冻硬时采收，除去杂质，干燥或蒸后干燥。

植物识别 落叶灌木或乔木。棘刺较多，粗壮；嫩枝褐绿色，密被银白色而带褐色鳞片。单叶近对生；叶柄极短；叶片纸质，狭披针形或长圆状披针形，上面绿色，初被白色盾形毛或星状毛，下面银白色或淡白色，被鳞片。果实圆球形，橙黄色或橘红色。花期4～5月，果期9～10月。分布于华北、西北及四川等地。

中药识别 本品呈类球形或扁球形。表面橙黄色或棕红色，皱缩。果肉油润，质柔软。气微，味酸、涩。

选购贮藏 以粒大、肉厚、油润者为佳。置通风干燥处，防霉，防蛀。

现代研究 有抗胃溃疡、调节血糖、降血脂、提高免疫、抗氧化、抗肝损伤、抗肿瘤、降低血黏度等作用。

性味归经 酸、涩，温。归脾、胃、肺、心经。

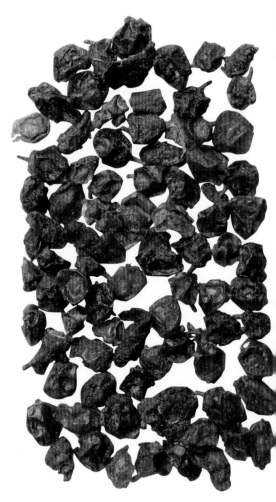

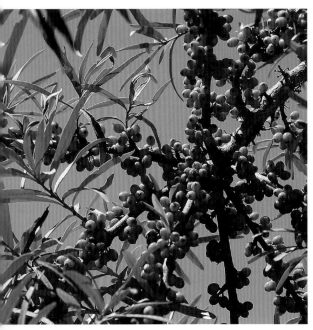

功能主治 健脾消食，止咳祛痰，活血散瘀。用于脾虚食少，食积腹痛，咳嗽痰多，胸痹心痛，瘀血经闭，跌扑瘀肿。

用法用量 煎服，3～10g。

验方 ①咳嗽痰多：沙棘、甘草、白葡萄干、栀子、广木香各等分。研为末，加冰片少许。每次1.5～3g，温开水送服。②咽疼痛：沙棘鲜果揉烂，用纱布包，挤压其汁液，加白糖，用温开水冲服。③闭经：天花粉18g，芒硝15g，沙棘、大黄各9g，全蝎6g，山柰1.5g，碱面1.5g。共为细末，每次1.5～3g，温开水送下。④胃痛，消化不良，胃溃疡，月经不调：沙棘干品3～9g。水煎服。

药膳 适用于咳嗽喘逆，冠心病、心绞痛。沙棘果鲜食或榨汁饮食。

红景天 Hongjingtian

别名　锁罗玛布、红苁蔽。

来源　为景天科植物大花红景天的干燥根和根茎。

采集加工　秋季花茎凋枯后采挖，除去粗皮，洗净，晒干。切片。

中药识别　表面棕色或褐色，粗糙有褶皱，剥开外表皮有一层膜质黄色表皮且具粉红色花纹。断面粉红色至紫红色，有一环纹，质轻，疏松。气芳香，味微苦涩、后甜。

选购贮藏　以切面粉红色、气芳香者为佳。置通风干燥处，防潮，防蛀。

现代研究　有提高免疫功能、增强机体非特异性抵抗力、抗脑缺血、降血脂等作用。

性味归经　甘、苦、平。归肺、心经。

功能主治　益气活血，通脉平喘。用于气虚血瘀，胸痹心痛，中风偏瘫，倦怠气喘。

用法用量　煎服，3～6g。

验方　①低血压：红景天10g。水煎服。②缓解疲劳，健脾益气：红景天10g。研成粗末，冲入沸水，加盖泡15分钟，调入蜂蜜10g。上午、下午各饮1杯。

药膳　抗老防衰，保健用。取红景天6g水煎取汁，再加大米50g煮粥，食用前加适量砂糖调味。

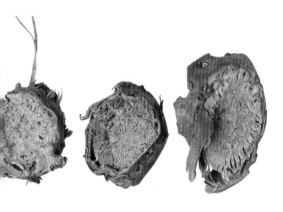

蜂蜜 Fengmi

别名　白蜜、蜜。

来源　本品为蜜蜂科昆虫中华蜜蜂或意大利蜂所酿的蜜。

采集加工　春至秋季采收，过滤。

中药识别　本品为半透明、带光泽、浓稠的液体，白色至淡黄色或橘黄色至黄褐色，放久或遇冷渐有白色颗粒状结晶析出。气芳香，味极甜。

选购贮藏　以稠如凝脂、味甜纯正者为佳。置阴凉处。

现代研究　有促进肠运动、抗菌、抗氧化等作用。

性味归经　甘，平。归肺、脾、大肠经。

功能主治　补中，润燥，止痛，解毒；外用生肌敛疮。用于脘腹虚痛，肺燥干咳，肠燥便秘，解乌头类药毒；外治疮疡不敛，水火烫伤。

用法用量　煎服或冲服，15～30g，大剂量30～60g。外用适量，本品作栓剂肛内给药，通便效果较口服更捷。

用药禁忌　湿阻中满及便糖泄泻者慎用。过敏体质者慎用。

饮食禁忌　忌同时食用莴苣、豆腐、洋葱、鲫鱼。

验方　①肠燥便秘，干咳无痰：蜂蜜适量，开水冲服，每日早、晚各1次。②十二指肠溃疡：蜂蜜30g，甘草15g。水煎甘草取汁冲蜂蜜服。

药膳　①适用于干咳痰少且黏稠者。鲜藕250g、生梨2只、生萝卜250g。切碎绞汁，加蜂蜜250g，隔水蒸熟。每日2次，每次2匙，开水化服。②用于大便秘结者。蜂蜜60g、香油30g。用开水将蜂蜜和香油调和，温服，早晚各1次。

二、补阳药

鹿茸 Lurong

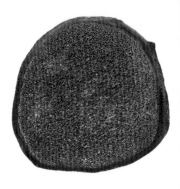

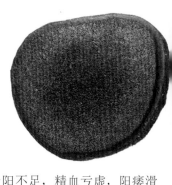

别名 斑龙珠。

来源 为鹿科动物梅花鹿或马鹿的雄鹿未骨化密生茸毛的幼角。主产于吉林、辽宁、黑龙江、新疆。前者习称"花鹿茸",后者习称"马鹿茸"。

中药识别 外皮红棕色或棕色,多光润,表面密生红黄色或棕黄色细茸毛。锯口黄白色,外围无骨质,中部密布细孔。气微腥,味微咸。

采集加工 夏、秋季锯取鹿茸,经加工后,阴干或烘干。横切薄片。

选购贮藏 以质嫩、油润者为佳。置阴凉干燥处,密闭,防蛀。

现代研究 有抗骨质疏松、抗缺氧、抗疲劳、提高免疫和延缓衰老等作用。有性激素样作用。

性味归经 甘、咸,温。归肾、肝经。

功能主治 壮肾阳,益精血,强筋骨,调冲任,托疮毒。用于肾阳不足,精血亏虚,阳痿滑精,宫冷不孕,羸瘦,神疲,畏寒眩晕,耳鸣,耳聋,腰脊冷痛,筋骨痿软,崩漏带下,阴疽不敛。

用法用量 研末吞服,1～2g,或入丸、散。

用药禁忌 服用本品宜从小量开始,缓缓增加,不可骤用大量,以免阳升风动,头晕目赤,或伤阴动血。凡阴虚阳亢,血分有热,胃火炽盛,肺有痰热,外感热病者忌服。

验方 ①贫血:鹿茸9g。党参90g。共研成细粉,每次服3g,日服2次,开水冲服。②肾虚阳痿:鹿茸3g,肉苁蓉30g,狗肾1只。共研成细粉,每次服6g,日服2次,黄酒送服。③虚寒崩漏:鹿茸粉1.5g(另包冲服),阿胶15g(烊化冲服),艾叶炭10g,当归10g。水煎服。④久病体弱,乏力倦怠:鹿茸5g,加入米酒1000ml浸泡30日,每次服10ml,日服2次。

药酒 益精生髓,温补肾阳,强健筋骨。适用于肾阳虚衰,精血不足,男子阳痿不举、早泄精冷,女子宫冷不孕、畏寒肢冷、神疲乏力,以及肾虚骨痿等。将鹿茸片15g研成粗末,用500ml白酒浸泡10天,去渣留液。每日2次,每次服10ml。药渣细末可用温酒送服,每日1次,每次1g。

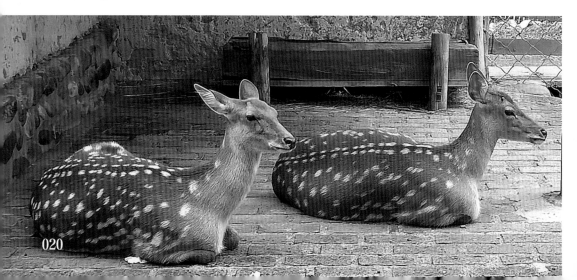

冬虫夏草 Dongchongxiacao

别名 虫草、冬虫草、夏草冬虫。

来源 为麦角菌科真菌冬虫夏草菌寄生在蝙蝠蛾科昆虫幼虫上的子座和幼虫尸体的干燥复合体。主产于四川、西藏、青海。

采集加工 夏至前后，在积雪尚未溶化时入山采集，挖出后，在虫体潮湿未干时，除去外层泥土及膜皮，晒干；或黄酒喷使之软，整理平直，微火烘干。生用。

中药识别 本品由虫体与从虫头部长出的真菌子座相连而成。虫体似蚕，表面深黄色至黄棕色，有环纹20～30个。质脆，易折断，断面略平坦，淡黄白色。子座细长圆柱形，表面深棕色至棕褐色。气微腥，味微苦。

选购贮藏 以虫体色黄发亮、丰满肥壮、断面淡黄白色、子座短者为佳。置阴凉干燥处，防蛀。

现代研究 有调节免疫、抗肝肾损伤、降血糖、降血脂及性激素样作用。

性味归经 甘，平。归肺、肾经。

功能主治 补肾益肺，止血化痰。用于肾虚精亏，阳痿遗精，腰膝酸痛，久咳虚喘，劳嗽咯血。

用法用量 煎服，5～15g。也可入丸、散。

用药禁忌 有表邪者不宜用。阴虚火旺者，不宜单独使用。

验方 ①肺结核，咳嗽、咯血，老年虚喘：冬虫夏草30g，贝母15g，百合12g。水煎服。②贫血，病后虚弱，阳痿，遗精：黄芪30g，冬虫夏草15g。水煎服。

药茶 补虚益精，止咳化痰。适用于阳痿、遗精；自汗；盗汗；痰饮喘嗽；腰膝酸痛。冬虫夏草3g，红茶3g。用冬虫夏草的煎煮液泡茶饮用。

药酒 ①补肺益肾，增强气力，止咳化痰，平喘。冬虫夏草40g捣碎，白酒500ml。浸泡7日，去渣留液。每次服10～20ml，每日3次，空腹服用。②适用于肾虚腰痛。冬虫夏草30g，枸杞子30g。黄酒1L，浸泡7日。每次1小盅，日服2次。

药膳 ①补虚损，益肺肾，止咳喘。适用于病后虚损，身体羸弱，腰膝酸痛，阳痿遗精以及久咳虚喘，劳嗽痰血等。冬虫夏草5枚，老雄鸭一只，去肚杂，将鸭头劈开，纳药于中，仍以线扎好，入酱油、酒调味，将鸭蒸烂，食之。②补精益气。适用于肝肾阴虚的贫血、目眩眼花、健忘耳鸣、五心烦热、低热盗汗、男子遗精、女子经量少等症。乌骨鸡1只切块，与冬虫夏草10g，黄精5g，熟地黄5g，党参10g，香菇、绍酒、盐适量放入锅里，加少许清汤，置蒸锅中，蒸鸡熟烂。佐餐食用

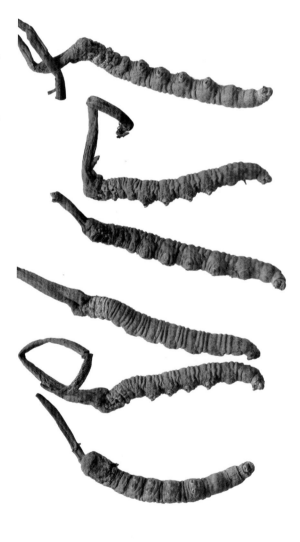

淫羊藿 Yinyanghuo

别名 仙灵脾。

来源 本品为小檗科植物淫羊藿、箭叶淫羊藿的干燥叶。

采集加工 夏、秋季茎叶茂盛时采收，晒干或阴干。

植物识别 ①淫羊藿：多年生草本。茎生叶2，有长柄；二回三出复叶，小叶9。圆锥花序顶生，花白色，花瓣4，近圆形。蓇葖果纺锤形，成熟时2裂。花期4～5月，果期5～6月。分布于东北、山东、江苏、江西、湖南、广西、四川、贵州、陕西、甘肃。②箭叶淫羊藿：基生叶为一回三出复叶；侧生小叶基部裂片不对称，内侧裂片较小，圆形，外侧裂片较大，三角形，急尖。花期2～3月，果期5～6月。分布浙江、安徽、江西、湖北、四川、台湾、福建、广东、广西等地。

中药识别 三出复叶；小叶片卵圆形，顶生小叶基部心形，两侧小叶较小，偏心形，边缘具黄色刺毛状细锯齿。气微，味微苦。

选购贮藏 以叶色黄绿者为佳。置通风干燥处。

现代研究 有性激素样作用，有增强免疫、保肝肾、改善心脑功能、延缓衰老等作用。

性味归经 辛、甘，温。归肝、肾经。

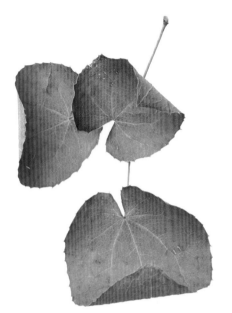

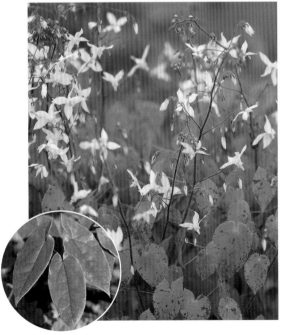

功能主治 补肾阳，强筋骨，祛风湿。用于肾阳虚衰，阳痿遗精，筋骨痿软，风湿痹痛，麻木拘挛。

用法用量 煎服，6～10g。炙淫羊藿能增强温肾助阳之功，常用治肾阳不足，阳痿。

用药禁忌 阴虚火旺者不宜服。

验方 ①男子精少不育：淫羊藿10g，巴戟天15g，枸杞子15g，黄精15g，补骨脂10g，菟丝子6g。水煎服。②肾虚阳痿：淫羊藿15g，熟地黄30g，韭菜子15g，枸杞子10g。水煎服。③肾虚腰痛：淫羊藿10g，制何首乌30g，巴戟天10g，墨旱莲15g。水煎服。④风湿性关节炎，四肢拘挛麻木：淫羊藿10g，威灵仙10g，桑寄生10g。水煎服。

药茶 补肾壮阳，祛风除湿。适用于男子阳痿不举，遗精，小便淋漓，筋脉拘挛、腰膝无力，风湿痹痛。淫羊藿5g、红茶3g。开水冲泡后饮用。

药酒 祛风除湿，温肾强筋。适用于膀胱癌等癌症术后治疗；风湿关节疼痛，筋骨冷痛，腰膝乏力，阳痿，遗精。淫羊藿500g，白酒5L。密封浸泡10日，去渣留液。每日2次，每次服40～50ml。

药膳 温肾壮阳。羊肉250g，淫羊藿15g，仙茅10g，龙眼肉10g。放入砂锅内，加清水适量，大火煮沸后，小火煮3小时，入调味品调味。早晚服用。

巴戟天 Bajitian

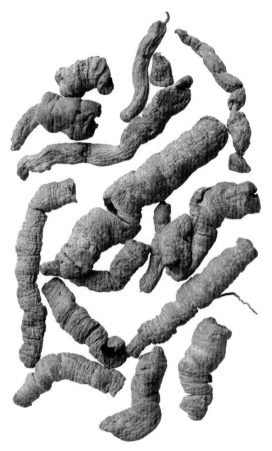

别名 巴戟、戟天。

来源 本品为茜草科植物巴戟天的干燥根。

采集加工 全年均可采挖，洗净，除去须根，晒至六七成干，轻轻捶扁，晒干。

植物识别 藤状灌木。茎有细纵条棱。叶对生，叶片长椭圆形，全缘。花序头状，生于小枝的顶端，花冠白色，肉质，花冠管的喉部收缩，内面密生短粗毛。核果近球形。花期4～7月，果期9～10月。分布于福建、广东、海南、广西等地。

中药识别 本品为扁圆柱形，略弯曲。表面灰黄色或暗灰色，具纵纹和横裂纹。断面皮部厚，紫色或淡紫色；木部黄棕色或黄白色。气微，味甘而微涩。

选购贮藏 以肉厚、断面色紫者为佳。置通风干燥处，防霉，防蛀。

现代研究 有性激素样作用，有提高免疫、抗疲劳、耐缺氧、延缓衰老、抗抑郁等作用。

性味归经 甘、辛，微温。归肾、肝经。

功能主治 补肾阳，强筋骨，祛风湿。用于阳痿遗精，宫冷不孕，月经不调，少腹冷痛，风湿痹痛，筋骨痿软。

用法用量 水煎服，3～10g。生巴戟天长于补肝肾、祛风湿。盐巴戟天补肾助阳作用缓和，久服无伤阴之弊。制巴戟天偏于补肾助阳，强筋骨。

用药禁忌 阴虚火旺及有热者不宜服。

验方 ①宫冷不孕：巴戟天15g，鸡血藤30g，千斤拔30g。水煎服。②肾虚阳痿，早泄，遗精：巴戟天10g，熟地黄15g，金樱子10g，山茱萸10g。水煎服。③腰酸背痛，肢冷，腿膝无力：巴戟天15g，补骨脂10g，续断10g，核桃仁30g。水煎服或研细粉用淡盐汤送服。

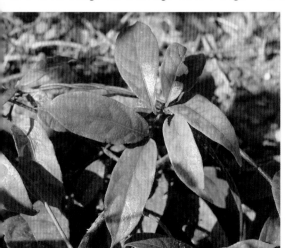

药茶 适用于阳痿；少腹冷痛；子宫虚冷，月经不调；宫寒不孕；风湿寒痹。巴戟天5g，红茶3g。开水冲泡后饮用。

药酒 ①适用于肾虚腰痛，头目眩晕，视物昏花，阳痿、遗精，身体虚弱。枸杞子30g，巴戟天30g，用白酒500ml浸泡14日，去渣留液。每次服10～15ml，每日2次。②适用于肾虚所致精液异常、滑精、小便频数、腰膝冷痛等症。巴戟天、菟丝子、覆盆子各15g，用米酒250ml浸泡7天。每日两次，每次服20ml。

仙茅 Xianmao

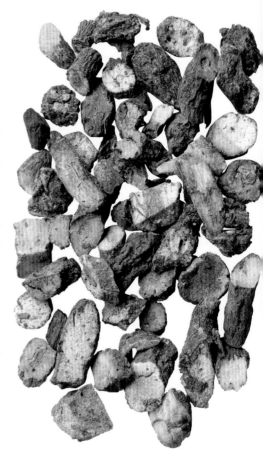

别名 独茅根、地棕根、仙茅参。

来源 本品为石蒜科植物仙茅的干燥根茎。

采集加工 秋、冬季采挖，除去根头和须根，洗净，干燥。

植物识别 多年生草本。地上茎不明显。叶基生，叶片线形、线状披针形或披针形，叶脉明显。花茎短，大部分隐藏于鞘状叶柄基部之内；总状花序呈伞房状，花黄色，上部6裂。浆果近纺锤状。花果期4～9月。分布江苏、浙江、江西、福建、台湾、湖南、广东、广西、四川、贵州、云南等地。

中药识别 外表皮棕色至褐色，粗糙。切面灰白色至棕褐色，有多数棕色小点，中间有深色环纹。气微香，味微苦、辛。

选购贮藏 以条粗、质坚、表面色黑者为佳。置干燥处，防霉，防蛀。

现代研究 有性激素样作用，能提高免疫功能。

性味归经 辛，热；有毒。归肾、肝、脾经。

功能主治 补肾阳，强筋骨，祛寒湿。用于阳痿精冷，筋骨痿软，腰膝冷痛，阳虚冷泻。

用法用量 煎服，3～10g。或酒浸服。

用药禁忌 阴虚火旺者忌服。本品燥烈有毒，不宜大量久服。

饮食禁忌 忌同时食用牛肉、牛奶。

验方 ①阳痿，遗精：仙茅10g，金樱子30g，黄精15g，狗脊15g。水煎服。②肾虚腰痛：仙茅10g，制何首乌30g，墨旱莲15g，巴戟天10g。水煎服。③老人遗尿：仙茅10g，黑豆60g，红枣60g，放入猪膀胱内蒸服。④阳痿：仙茅10g，枸杞子15g，淫羊藿10g，韭菜子6g，甘草3g。水煎服。

药茶 温肾阳，壮筋骨。适用于男子阳痿精冷；小便失禁；腰腿寒痹疼痛；女子阴冷、性欲低下。仙茅5g、红茶3g。开水冲泡后饮用。

药酒 温肾壮阳，祛寒除湿。仙茅120g，酒500ml。密封浸泡7日，去渣留液。每次服15～20ml，每日早晚2次，空腹服用。

药膳 适用于肾虚精液异常者食用。仙茅15g，瘦猪肉200g。炖肉时将仙茅放入，炖熟后食肉喝汤。

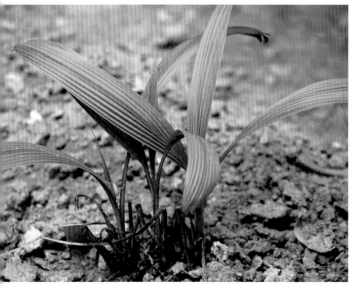

杜仲 Duzhong

别名 木棉、棉皮。

来源 本品为杜仲科植物杜仲的干燥树皮。

采集加工 4～6月剥取，刮去粗皮，堆置"发汗"至内皮呈紫褐色，晒干。

植物识别 落叶乔木。树皮灰褐色，粗糙。单叶互生，叶片椭圆形、卵形或长圆形，边缘有锯齿。花生于一年生枝基部苞片的腋内，有花柄，无花被。翅果扁平，长椭圆形，先端2裂，基部楔形，周围具薄翅。花期4～5月，果期9月。分布于陕西、甘肃、浙江、河南、湖北、四川、贵州、云南等地。

中药识别 外表面淡棕色或灰褐色，有明显的皱纹。内表面暗紫色，光滑。断面有细密、银白色、富弹性的橡胶丝相连。气微，味苦。

选购贮藏 以皮厚、断面白丝多、内表面色暗紫者为佳。置通风干燥处。

现代研究 有降血压、促进骨折愈合、抗疲劳、性激素样、增强免疫、延缓衰老等作用。

性味归经 甘，温。归肝、肾经。

功能主治 补肝肾，强筋骨，安胎。用于肝肾不足，腰膝酸痛，筋骨无力，头晕目眩，妊娠漏血，胎动不安。

用法用量 煎服，6～10g。生杜仲较少应用，一般仅用于浸酒，临床以制用为主。

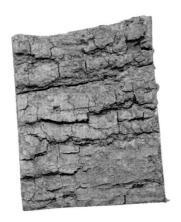

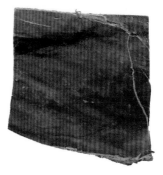

用药禁忌 炒用破坏其胶质有利于有效成分煎出，故比生用效果好。本品为温补之品，阴虚火旺者慎用。

验方 ①腰膝酸软，头目眩晕：杜仲12g，牛膝12g，楮实子12g，菊花10g，枸杞子10g。水煎服。②肾虚腰背酸痛，腿膝软弱，小便频数：杜仲12g，熟地黄15g，续断10g，菟丝子10g，核桃仁30g。水煎服。③习惯性流产：杜仲、续断各等量，共研细粉，用红枣煎汤送服，每次服10g，日服3次，连服10～20日。④早期高血压病：杜仲10g，夏枯草10g，黄芩10g，水煎服。

药茶 适用于腰脊酸疼、足膝痿弱；胎漏欲堕；高血压；小儿麻痹后遗症。杜仲10g、花茶3g。开水冲泡后饮用。

药酒 补肾益肝，活血通络。杜仲30g，丹参30g，川芎20g，江米酒750ml。密封浸泡5日。不限时，将酒温热随量服用。

药膳 补肾强腰。适用于肾气不足、虚寒腰痛等症。羊肾（或猪肾）2个，杜仲15g，盐、姜、葱调料适量。加清水适量炖，炖熟取肾，晚间作夜宵食用。

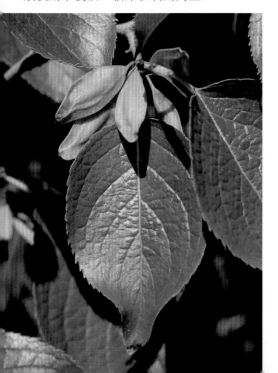

续断 Xuduan

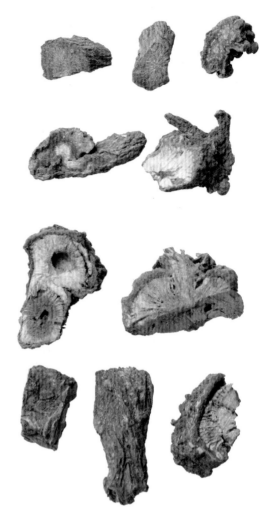

别名　接骨草、川断。

来源　本品为川续断科植物川续断的干燥根。

采集加工　秋季采挖，除去根和须根，用微火烘至半干，堆置"发汗"至内部变绿色时，再烘干。

植物识别　多年生草本。茎直立，具6～8棱，棱上有刺毛。基生叶琴状羽裂，两侧裂片3～4对，靠近中央一对裂片较大，向下渐小；茎中下部叶羽状深裂；上部叶披针形，不裂或基部3裂。花序头状球形，花冠淡黄白色。瘦果长倒卵状。花期8～9月，果期9～10月。分布于江西、湖北、湖南、广西、四川、贵州、云南、西藏等地。

中药识别　外表皮灰褐色至黄褐色，有纵皱。切面皮部墨绿色或棕褐色，木部灰黄色或黄褐色，可见放射状排列的导管束纹。气微，味苦、微甜而涩。

选购贮藏　以质软、切面色绿褐者为佳。置干燥处，防蛀。

现代研究　有促进骨折愈合、抗骨质疏松、松弛子宫平滑肌、抗炎、调节免疫等作用。

性味归经　苦、辛，微温。归肝、肾经。

功能主治　补肝肾，强筋骨，续折伤，止崩漏。用于肝肾不足，腰膝酸软，风湿痹痛，跌扑损伤，筋伤骨折，崩漏，胎漏。

用法用量　煎服，9～15g，或入丸、散。外用适量研末敷。

用药禁忌　风湿热痹者忌服。

验方 ①风湿性关节痛：续断10g，桑枝10g，当归10g，牛膝10g，防风3g。水煎服。②肾虚腰痛：续断10g，牛膝10g，桑寄生10g，当归10g，菟丝子10g。水煎服。③跌打损伤，筋骨疼痛：续断10g，当归10g，延胡索10g。水煎服。

药茶 适用于腰痛、腿脚酸软；风湿痹痛。续断5g，杜仲3g，牛膝3g，木瓜3g，花5g。用前几味药的煎煮液泡茶饮用。

药酒 适用于遗精，早泄，小便频数。金樱子500g，党参、淫羊藿、续断各50g，白酒2.5L。密封浸泡15日，去渣留液。每日2次，每次服10～20ml。

药膳 适用于肾虚致腰部酸痛，阳痿，遗精，陈旧性腰部损伤，腰腿痛。续断25g，杜仲30g，猪尾1～2条。加水煮至尾烂，放盐少许调味。温服。

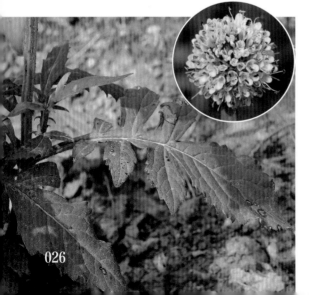

肉苁蓉 Roucongrong

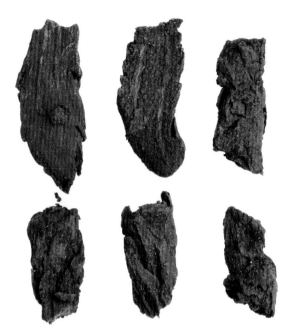

别名 淡大芸。

来源 为列当科植物肉苁蓉或管花肉苁蓉的干燥带鳞叶的肉质茎。

采集加工 春季苗刚出土时或秋季冻土之前采挖，除去茎尖，切段，晒干。

植物识别 肉苁蓉：多年生寄生草本。茎肉质肥厚，圆柱形，黄色，不分枝。被多数肉质鳞片状叶，黄色至褐黄色，覆瓦状排列，卵形至长圆状披针形。穗状花序圆柱形，花多数而密集。花期5～6月。果期6～7月。生于盐碱地、干河沟、沙地、戈壁滩。主要寄生在梭梭及白梭梭等植物的根上。分布内蒙古、陕西、甘肃、宁夏、新疆等地。

中药识别 表面棕褐色或灰棕色。切面有淡棕色或棕黄色点状维管束，排列成波状环纹。气微，味甜、微苦。

选购贮藏 以切面色棕褐、质柔润者为佳。置通风干燥处，防蛀。

现代研究 有性激素样作用，有提高胃肠功能、增强免疫、延缓衰老、抗老年痴呆等作用。

性味归经 甘、咸，温。归肾、大肠经。

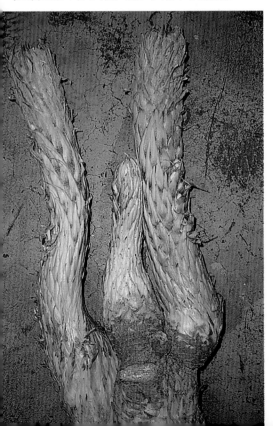

功能主治 补肾阳，益精血，润肠通便。用于肾阳不足，精血亏虚，阳痿不孕，腰膝酸软，筋骨无力，肠燥便秘。

用法用量 煎服，6～10g。生苁蓉多用于肾气不足，肠燥便秘，白浊。酒苁蓉多用于肾阳不足之阳痿，腰痛，不孕。

用药禁忌 本品能助阳、滑肠，故阴虚火旺及大便泄泻者不宜服。肠胃实热、大便秘结亦不宜服。

验方 ①习惯性便秘：肉苁蓉、紫菀、苦杏仁、当归各9g。水煎服。②阳痿，早泄：肉苁蓉10g，人参6g，巴戟天10g，枸杞子10g。水煎服。③身体虚弱：肉苁蓉6g，菟丝子12g，山药12g。水煎服。

药茶 补肾益精，润燥滑肠。适用于男子阳痿、遗精；女子不孕、阴冷；腰膝冷痛；血枯便秘；遗尿。肉苁蓉5g，红茶3g。用肉苁蓉的煎煮液泡茶饮用。

药酒 益气养阴，补肾健脾。适用于中老年体虚者。枸杞子700g，山楂300g，肉苁蓉500g，白酒7.5L。密封浸泡1个月，去渣留液。每日2次，每次服20～30ml。

药膳 适用于肾虚致腰部酸痛，阳痿，遗精，陈旧性腰部损伤，腰腿痛：续断25g，杜仲30g，猪尾1～2条。将猪尾去毛洗净，与川断、杜仲一起，加水用瓦煲明火煮熟，放盐少许调味温服。

锁阳 Suoyang

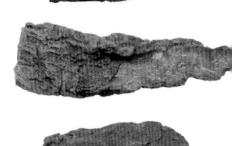

别名 不老药、羊锁不拉。

来源 本品为锁阳科植物锁阳的干燥肉质茎。

采集加工 春季采挖，除去花序，切段，晒干。

植物识别 多年生肉质寄生草本。全体呈暗紫红色或红色。茎肉质，圆柱形，下位埋于土中，顶端露于地上。鳞片状叶互生，在茎基部密集，覆瓦状排列。穗状花序顶生，肉质，棒状小花密集，花暗紫色。花期5～6月，果期8～9月。生于多沙地区，寄生于蒺藜科植物白刺的根上。分布于西北及内蒙古等地。

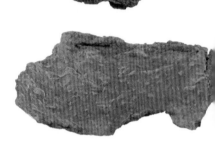

中药识别 表面棕色或棕褐色，粗糙，具明显纵沟及不规则凹陷。断面浅棕色或棕褐色，有黄色三角状维管束。气微，味甘而涩。

选购贮藏 以切面浅棕色、显油润者为佳。置通风干燥处。

现代研究 有雄激素样作用，还有提高免疫、延缓衰老、耐缺氧、抗疲劳等作用。

性味归经 甘，温。归脾、肾、大肠经。

功能主治 补肾阳，益精血，润肠通便。用于肾阳不足，精血亏虚，腰膝痿软，阳痿滑精，肠燥便秘。

用法用量 煎服，5～10g。

用药禁忌 阴虚阳亢、脾虚泄泻、实热便秘均忌服。

验方 ①阳痿：锁阳、苁蓉子、枸杞子、核桃仁各12g，菟丝子9g，淫羊藿15g。水煎服。
②肾虚滑精，腰膝软弱：锁阳、桑螵蛸、茯苓各9g，龙骨3g。水煎服。

药茶 适用于肾虚阳痿、遗精；腰膝酸软；血枯便秘。锁阳5g、红茶3g。开水冲泡后饮用。

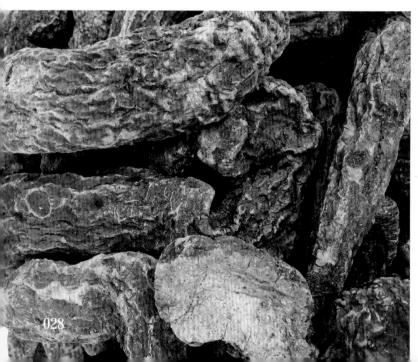

药酒 适用于腰膝酸软，眩晕耳鸣，体倦神疲，大便秘结。锁阳30g，桑椹60g，白酒1L。密封浸泡7～10日，去渣留液，加蜂蜜60g混匀。每日2次，每次空腹服10～20ml。

药膳 适用于素体阳虚，腰膝酸软，肢冷畏寒，阳痿，老年便秘。将羊肉100g洗净切细，先煎锁阳10g，去渣，后入羊肉、大米100g煮粥。空腹食。

补骨脂 Buguzhi

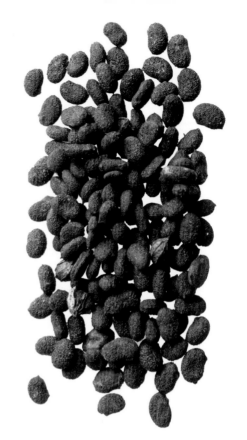

别名 破故纸、胡韭子、黑故子。

来源 本品为豆科植物补骨脂的干燥成熟果实。

采集加工 秋季果实成熟时采收果序，晒干，搓出果实，除去杂质。

植物识别 一年生草本。全株被白色柔毛和黑褐色腺点。单叶互生，叶片阔卵形，边缘具粗锯齿，两面均具显着黑色腺点。总状花序腋生；花冠蝶形，淡紫色或黄色。荚果椭圆形。花期7～8月，果期9～10月。分布于山西、陕西、安徽、浙江、江西、河南、湖北、广东、四川、贵州、云南。

中药识别 本品呈肾形，表面黑色、黑褐色或灰褐色，具细微网状皱纹。气香，味辛、微苦。

选购贮藏 以粒大、饱满、色黑者为佳。置干燥处。

现代研究 有性激素样作用，还有调节肠运动、平喘、提高免疫、抗骨质疏松、抗前列腺增生等作用。

性味归经 辛、苦，温。归肾、脾经。

功能主治 温肾助阳，纳气平喘，温脾止泻；外用消风祛斑。用于肾阳不足，阳痿遗精，遗尿尿频，腰膝冷痛，肾虚作喘，五更泄泻；外用治白癜风，斑秃。

用法用量 煎服，6～10g。

用药禁忌 阴虚火旺及大便秘结者忌服。

饮食禁忌 忌同时食用油菜、猪血。

验方 ①肾虚阳痿，早泄，遗精：补骨脂12g（炒），金樱子12g，枸杞子15g，菟丝子12g。水煎服。②肾虚小便频数，遗尿：补骨脂（炒）、菖蒲各等分，共研细粉，每次服3g，日服3次，开水送服。③脾肾虚寒，五更泄泻：补骨脂10g，五味子6g，肉豆蔻6g，吴茱萸3g。水煎服。④脾虚腰膝冷痛：补骨脂10g，牛膝6g，肉桂1.5g。

药茶 补肾活血。适用于肾虚牙痛；慢性牙周炎；骨质增生。骨碎补5g，补骨脂3g，花茶3g。用前二味药的煎煮液泡茶饮用。

药膳 温肾阳，强筋骨，定喘嗽。适用于肾阳不足，阳痿早泄，滑精尿频，腰膝冷痛，久咳虚喘等。将补骨脂100g酒拌，蒸熟，晒干研末；胡桃肉200g捣为泥状。蜂蜜100g熔化煮沸，加入胡桃泥、补骨脂粉，和匀。每次黄酒调服10g，每日2次。

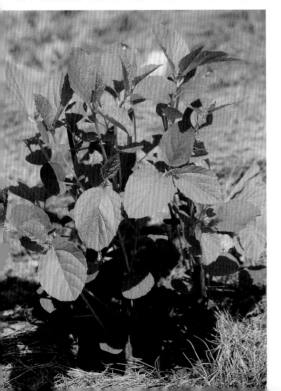

益智仁 Yizhiren

别名 益智、益智子。

来源 本品为姜科植物益智的干燥成熟果实。

采集加工 夏、秋间果实由绿变红时采收，晒干或低温干燥。

植物识别 多年生草本，高1～3m。叶柄短；叶片披针形。总状花序顶生，花冠管与萼管几等长，裂片3，长圆形，上方1片稍大，先端略呈兜状，白色，外被短柔毛；唇瓣倒卵形，粉红色，并有红色条纹，先端边缘皱波状。蒴果球形或椭圆形。花期2～4月，果期5～8月。生于林下阴湿处。分布于广东和海南，福建、广西、云南亦有栽培。

中药识别 本品呈椭圆形，两端略尖。表面棕色或灰棕色，有纵向凹凸不平的突起棱线。有特异香气，味辛、微苦。

选购贮藏 以粒大、饱满、气味浓者为佳。置阴凉干燥处。

现代研究 有抗胃溃疡、提高记忆等作用。

性味归经 辛，温。归脾、肾经。

功能主治 暖肾固精缩尿，温脾止泻摄唾。用于肾虚遗尿，小便频数，遗精白浊，脾寒泄泻，腹中冷痛，口多唾涎。

用法用量 煎服，3～10g。

用药禁忌 阴虚火旺及大便秘结者忌服。

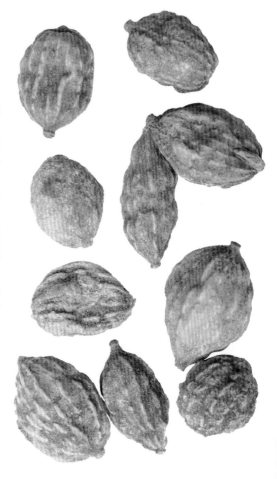

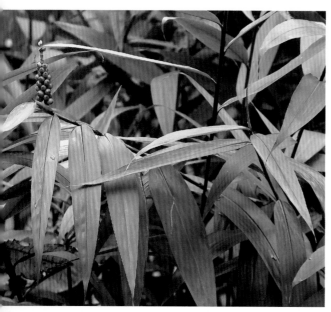

验方 ①小儿遗尿，白浊：益智仁、白茯苓各等分。上为末。每服3g，空腹米汤送下。②胎漏下血：益智仁15g，缩砂仁30g，研为末。每次取9g，空腹服，每日2次。

药茶 适用于小便赤浊淋漓。益智仁3g，远志5g，茯苓3g，大枣3枚。用300ml水煎煮至水沸后，冲泡花茶后饮用。

药酒 补肾壮阳止遗。适用于遗尿，腰膝酸软，畏寒怕冷。益智仁10g，仙茅、山药各15g，白酒500ml。密封浸泡10日，去渣留液。每日2次，每次服10～20ml。

药膳 温脾止泻，补肾固精，缩小便。先将糯米60g煮成粥，再将益智仁12g研为细末，加入粥中，加盐少许，煮沸。温热空腹食之，日服2次。

菟丝子 Tusizi

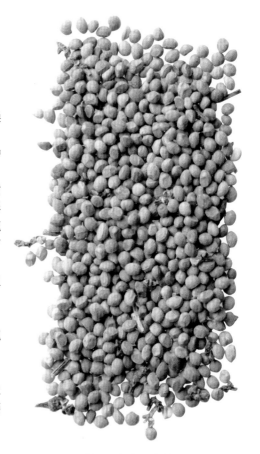

别名 龙须子、菟丝实、缠龙子、黄丝子。

来源 本品为旋花科植物南方菟丝子或菟丝子的干燥成熟种子。

采集加工 秋季果实成熟时采收植株，晒干，打下种子，除去杂质。

植物识别 菟丝子：一年生寄生草本。茎缠绕，黄色，纤细。叶稀少，鳞片状。花多数而簇生成小伞形或小团伞花序，花冠白色，5浅裂。蒴果近球形。花期7～9月，果期8～10月。我国大部分地区均有分布。

中药识别 本品呈类球形。表面灰棕色至棕褐色，粗糙，种脐线形或扁圆形。气微，味淡。

选购贮藏 以颗粒饱满者为佳。置通风干燥处。

现代研究 有性激素样作用，有延缓衰老、抗骨质疏松、提高免疫、抗心脑缺血等作用。

性味归经 辛、甘，平。归肝、肾、脾经。

功能主治 补益肝肾，固精缩尿，安胎，明目，止泻；外用消风祛斑。用于肝肾不足，腰膝酸软，阳痿遗精，遗尿尿频。肾虚胎漏，胎动不安，目昏耳鸣，脾肾虚泻；外治白癜风。

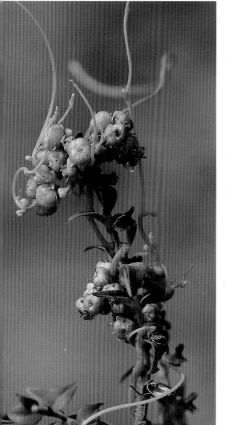

用法用量 煎服，6～12g。外用适量。生菟丝子长于养肝明目；盐菟丝子补肾固精安胎作用增强。

用药禁忌 阴虚火旺、大便燥结、小便短赤者不宜服。

验方 ①肾虚腰痛，阳痿，遗精：菟丝子10g，枸杞子10g，淫羊藿10g，金樱子10g，锁阳10g。水煎服。②肾虚遗尿，小便频数：菟丝子10g，益智仁10g，山药10g，龙骨15g。水煎服。③脂溢性脱发：菟丝子研细粉，每次吞服6g，日服3次，可连续服。

药茶 补肾强筋。适用于肾虚腰痛。菟丝子5g、杜仲3g、红茶3g。用前二味药的煎煮液泡茶饮用。

药酒 适用于容颜憔悴，眼目昏盲，腰膝酸痛，遗精，消渴，尿有余沥；白癜风。菟丝子45g，白酒600ml。密封浸泡7日，去渣留液。治肾阳虚损诸症，每日2次，每次服60ml。治白癜风，不拘时候，每次用消毒棉球蘸本酒外擦患处。

药膳 适用于肝肾亏虚所致的腰膝酸软，头晕目眩，视物不清，目昏目暗，耳鸣耳聋；妇人带下过多，胎动不安，滑胎不孕以及男子阳痿遗精，早泄不育，尿频遗尿等。菟丝子30g加水煎煮，去渣取汁，入粳米60g煮粥，待粥将成时，加入白糖稍煮即成。1日分2次食用。

沙苑子 Shayuanzi

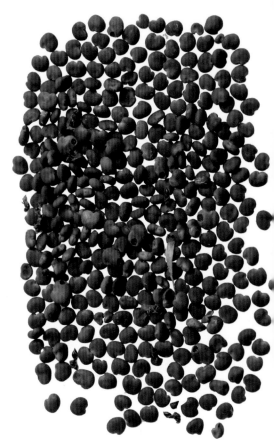

别名 沙苑蒺藜。

来源 本品为豆科植物扁茎黄芪的干燥成熟种子。

采集加工 秋末冬初果实成熟尚未开裂时采割植株，晒干，打下种子，除去杂质，晒干。

植物识别 多年生草本。茎匍匐。单数羽状复叶，具小叶9～21，小叶椭圆形或卵状椭圆形，全缘。总状花序腋生，总花梗细长，具花3～7朵；花冠蝶形，乳白色或带紫红色。荚果背腹压扁。花期8～9月，果期9～10月。分布辽宁、吉林、河北、陕西、甘肃、山西、内蒙古等地。

中药识别 本品略呈肾形而稍扁。表面光滑，褐绿色或灰褐色。边缘一侧微凹处具圆形种脐。气微，味淡，嚼之有豆腥味。

选购贮藏 以粒大、饱满、绿褐色或灰褐色者为佳。置通风干燥处。

现代研究 有抗肝损伤、降血压、降血脂、降血黏、提高免疫、抗肿瘤等作用。

性味归经 甘，温。归肝、肾经。

功能主治 补肾助阳，固精缩尿，养肝明目。用于肾虚腰痛，遗精早泄，遗尿尿频，白浊带下，眩晕，目暗昏花。

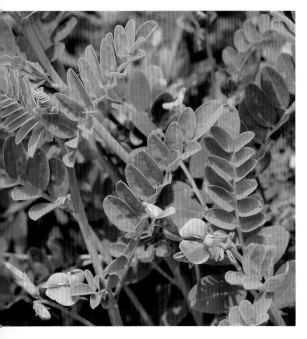

用法用量 煎服，9～15g。

用药禁忌 阴虚火旺及小便不利者忌服。

验方 ①肾虚腰痛：盐沙苑子15g，水煎服。②腰膝酸软，肾虚遗精：沙苑子15g，菟丝子15g，杜仲10g，枸杞子10g，补骨脂10g。水煎服。③尿频，遗尿：沙苑子10g，山药15g，补骨脂10g，覆盆子10g。水煎服。

药茶 补肝益肾，明目固精。适用于肝肾不足，腰膝酸痛、目昏、遗精、早泄、遗尿。沙苑子5g，红茶3g。开水冲泡后饮用。

药酒 补肝肾，明目。沙苑子30g，枸杞子60g，山茱萸30g，菊花60g，生地黄30g，白酒1500ml。密封浸泡7日。每日2次，每次服10～20ml，将酒温热空腹服用。

药膳 适用于肝肾虚所致之腰膝酸软，遗早泄，尿频尿多。将大米100g放入砂锅内，加水。再将沙苑子15g装入纱布袋内，扎口，把药包放入砂锅内，共煮待米熟烂后，取出药包。佐餐食用。

核桃仁 Hetaoren

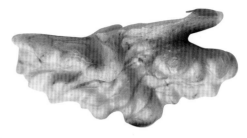

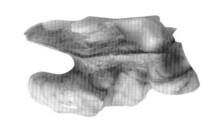

别名 胡桃仁、胡桃肉。

来源 本品为胡桃科植物胡桃的干燥成熟种子。

采集加工 秋季果实成熟时采收，除去肉质果皮，晒干，再除去核壳和木质隔膜。

植物识别 落叶乔木。小枝具明显皮孔。奇数羽状复叶互生，小叶5～9枚，先端1片常较大，椭圆状卵形至长椭圆形，全缘。花与叶同时开放，雄葇黄花序腋生，下垂，花小而密集；雌花序穗状，直立，生于幼枝顶端。果实近球形，核果状，表面有斑点。花期5～6月，果期9～10月。我国南北各地均有栽培。

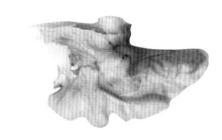

中药识别 本品为不规则的块状，有皱曲的沟槽。种皮淡黄色或黄褐色。质脆，富油性。气微，味甘。

选购贮藏 以个大、饱满、断面色白者为佳。置阴凉干燥处，防蛀。

现代研究 有延缓衰老、改善记忆、提高免疫等作用。

性味归经 甘，温。归肾、肺、大肠经。

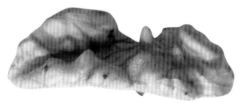

功能主治 补肾，温肺，润肠。用于肾阳不足，腰膝酸软，阳痿遗精，虚寒喘嗽，肠燥便秘。

用法用量 煎服，6～9g。

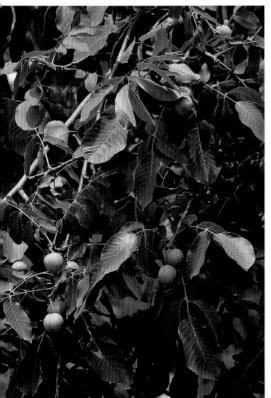

用药禁忌 阴虚火旺、痰热咳嗽及便溏者不宜服用。

饮食禁忌 忌同时食用白酒、鸡肉。

验方 ①肾虚腰痛，脚膝痿弱：核桃仁60g，杜仲30g，补骨脂15g，萆薢15g，焙干研细粉做蜜丸，每丸6g，每次1丸，日服2次，开水送服。②肺肾不足，咳嗽气喘，大便干燥：核桃仁120g，甜杏仁30g，捣烂，加蜜糖适量调匀，每服10g，睡前开水送服。③大便燥结：核桃仁30g，捣碎加蜜糖30g调服。

药膳 健脑补肾。适用于神经衰弱的健忘失眠、肾虚腰痛的患者食用。核桃仁100g捣碎，与粳米100g一起煮成粥。佐餐食用。

胡芦巴 Huluba

别名 芦巴子。

来源 本品为豆科植物胡芦巴的干燥成熟种子。

采集加工 夏季果实成熟时采割植株，晒干，打下种子，除去杂质。

植物识别 一年生草本。茎丛生。3出复叶，小叶卵状长卵圆形或宽披针形，近先端有锯齿。花腋生，花冠蝶形，初为白色，后渐变淡黄色，基部微带紫晕。荚果细长圆筒状。花期4～6月，果期7～8月。均为栽培品种。主产于河南、四川等地。

中药识别 本品略呈斜方形或矩形。表面黄绿色或黄棕色，平滑，两侧各具一深斜沟，相交处有点状种脐。质坚硬，不易破碎。气香，味微苦。

选购贮藏 以粒大、饱满、坚硬者为佳。置干燥处。

现代研究 有降血糖、降血脂、抗肝损伤、抗生育、抗肿瘤等作用。

性味归经 苦，温。归肾经。

功能主治 温肾助阳，祛寒止痛。用于肾阳不足，下元虚冷，小腹冷痛，寒疝腹痛，寒湿脚气。

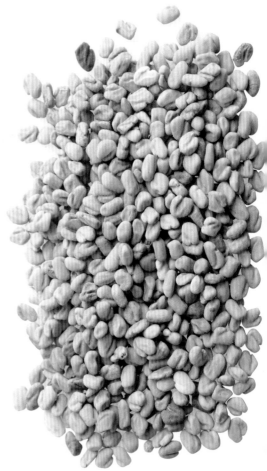

用法用量 煎服，5～10g；或入丸、散。生胡芦巴多用于寒湿脚气。盐胡芦巴常用于疝气疼痛，肾虚腰痛，阳痿遗精。

用药禁忌 阴虚火旺者忌用。

验方 ①腰痛：胡芦巴（焙研）9g，木瓜酒调服。②疝气：胡芦巴、桃仁（去皮尖，炒）等分，研为末。酒调6g。食前服。③肾虚精冷自遗：胡芦巴120g，枸杞子90g，配六味地黄丸。每早服15g，淡盐汤送下。

药茶 活血理气，散寒止痛。适用于疝气、小腹疼痛。胡芦巴2g、青皮5g、小茴香2g、当归2g、川芎2g、花茶3g。开水冲泡后饮用。

药酒 补肾壮阳。适用于肾阳虚损，腰腿疼痛，行走乏力，阳痿，寒疝。胡芦巴、补骨脂各60g，小茴香20g，白酒1L。密封浸泡7日，去渣留液。每日2次，每次服10～20ml。

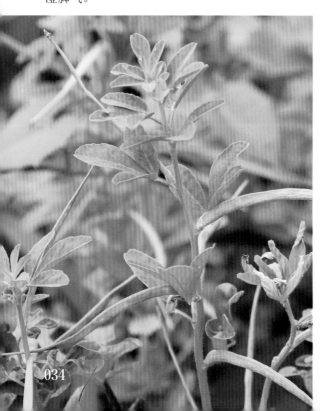

韭菜子 Jiucaizi

别名 韭子。

来源 本品为百合科植物韭菜的干燥成熟种子。

采集加工 秋季果实成熟时采收果序，晒干，搓出种子，除去杂质。

植物识别 多年生草本，全草有异臭。叶基生，扁平，狭线形。花茎长30～50cm，伞形花序顶生，花被6裂，白色，长圆状披针形。蒴果倒卵形，有三棱。花期7～8月，果期8～9月。全国各地有栽培。

中药识别 本品呈半圆形或半卵圆形，略扁。表面黑色，一面突起，粗糙，有细密的网状皱纹，另一面微凹，皱纹不甚明显。气特异，味微辛。

选购贮藏 以粒饱满、色黑者为佳。置干燥处。

现代研究 有性激素样作用。

性味归经 辛、甘，温。归肝、肾经。

功能主治 温补肝肾，壮阳固精。用于肝肾亏虚，腰膝酸痛，阳痿遗精，遗尿尿频，白浊带下。

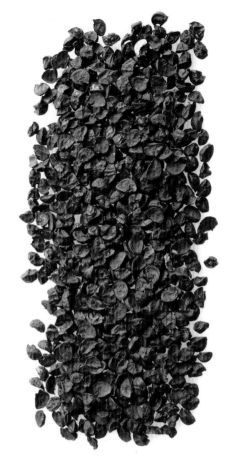

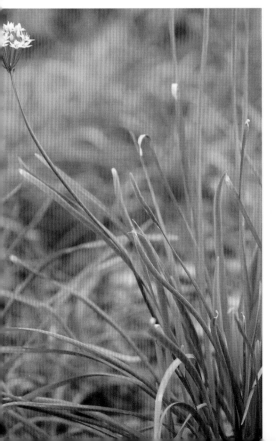

用法用量 煎服，3～9g；或入丸、散服。

用药禁忌 阴虚火旺者忌服。

验方 1.肾虚阳痿，遗精：①韭菜子、虾米各等量，研末，每服10g，日服2次，淡盐水或开水送服。②韭菜子10g，补骨脂12g，枸杞子12g，芡实12g，莲须6g。水煎服。

2.遗尿：韭菜子10g，补骨脂10g，桑螵蛸10g。水煎服。

药茶 利水消肿。适用于膀胱水蓄胀满、水肿。韭菜子3g，防己5g，车前草3g，泽泻3g，花茶3g。用开水冲泡5～10分钟饮用。

药酒 补肾壮阳，收敛固涩。适用于阳痿，早泄，腰膝冷痛。韭菜子120g，益智仁30g，白酒1L。密封浸泡7～10日，去渣留液。每日2次，每次服10～15ml。

药膳 温肾壮阳，益气和血。取鲜活龙虾200g用黄酒浸过，用姜炒熟。韭菜子12g、红枣5枚（去核）放入锅内加清水武火煮沸，用文火炖1小时，加入龙虾再炖半小时，调味。佐餐食用。

阳起石 Yangqishi

别名 白石、羊起石、石生。

来源 为硅酸盐类矿物角闪石族透闪石。主产于湖北、河南、山西。

采集加工 采挖后，除去杂石。砸成碎块。

中药识别 本品呈不规则块状、扁长条状或短柱状。白色、浅灰白色或淡绿白色，具丝绢样光泽。体较重，质较硬脆。

选购贮藏 以色淡绿、有光泽、质松软者为佳。

性味归经 咸，微温。归肾经。

功能主治 温肾壮阳。用于肾阳不足，阳痿不孕，腰膝酸软。

用法用量 煎服，3～6g，或入丸、散服。

用药禁忌 阴虚火旺者忌用。不宜久服。

验方 丹毒：阳起石适量，煅后研为细末，用水调，涂于肿处。

药茶 温补命门。适用于男子阳痿；女子宫冷不孕；女子性欲低下。阳起石10g、红茶3g。用阳起石的煎煮液泡茶饮用。

药酒 补肾气，疗虚损。适用于肾气虚损，精神萎靡，少气乏力，阳痿早泄，肢体怕冷。白石英150g，阳起石90g，磁石120g，捣碎。加入白酒1.5L中，密封浸泡7日，去渣留液。每日3次，每次空腹温饮10～20ml。

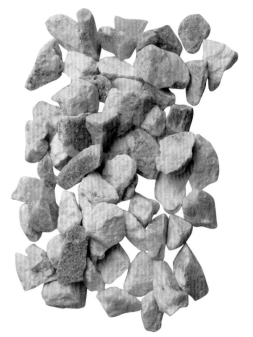

紫石英 Zishiying

别名 萤石、赤石英。

来源 为氟化物类矿物萤石族萤石。主产于山西、甘肃。

采集加工 采挖后，除去杂石。砸成碎块。

中药识别 本品为不规则碎块。紫色或绿色，半透明至透明，有玻璃样光泽。气微，味淡。

选购贮藏 以色紫、有光泽者为佳。置干燥处。

现代研究 有兴奋中枢神经和促进卵巢分泌功能等作用。

性味归经 甘，温。归肾、心、肺经.

功能主治 温肾暖宫，镇心安神，温肺平喘。用于肾阳亏虚，宫冷不孕，惊悸不安，失眠多梦，虚寒咳喘。

用法用量 煎服，9～15g。打碎先煎。紫石英多用于心悸易惊、失眠多梦。煅紫石英多用于肺虚寒咳、宫冷不孕等。

用药禁忌 阴虚火旺而不能摄精之不孕症及肺热气喘者忌用。

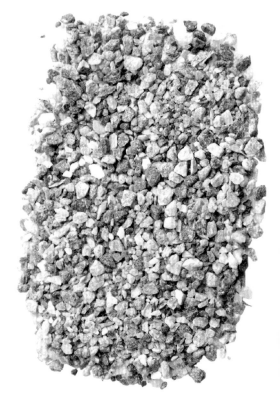

蛤蚧 Gejie

别名 仙蟾。

来源 为壁虎科动物蛤蚧的干燥体。主产于广西、广东，进口蛤蚧主产于越南。

采集加工 全年均可捕捉，除去内脏，拭净，用竹片撑开，使全体扁平顺直，低温干燥。

中药识别 背部呈灰黑色或银灰色，有黄白色或灰绿色斑点散在或密集成不显著的斑纹。气腥，味微咸。

选购贮藏 以体大、尾全、不破碎者为佳。用木箱严密封装，常用花椒拌存，置阴凉干燥处，防蛀。

现代研究 有性激素样作用及延缓衰老作用。

性味归经 咸，平。归肺、肾经。

功能主治 补肺益肾，纳气定喘，助阳益精。用于肺肾不足，虚喘气促，劳嗽咯血，阳痿，遗精。

用法用量 煎服，5～10g；研末每次1～2g，日3次；浸酒服用1～2对。

用药禁忌 风寒或实热咳喘忌服。

验方 产后气喘，气血两脱：人参60g，熟地黄60g，麦冬9g，肉桂3g，紫苏子3g，蛤蚧6g，半夏0.9g。水煎服。

药膳 补益肺肾，纳气定喘。适用于日久咳喘不愈，面浮肢肿，动则出汗，腰腿冷痛，阳痿等。蛤蚧1只置瓦片上炙熟，党参30g，共研为细末。糯米50g煮稀粥八成熟，加入蛤蚧、党参，继续煮粥熟。分2～3次食服，每日或隔日1次，5～6次为1疗程。

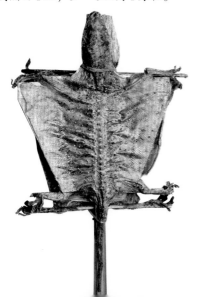

海马 Haima

别名 水马、马头鱼。

来源 本品为海龙科动物线纹海马、刺海马、大海马、三斑海马或小海马（海蛆）的干燥体。

采集加工 夏、秋季捕捞，洗净，晒干；或除去皮膜和内脏，晒干。

中药识别 线纹海马呈扁长形而弯曲。表面黄白色。头略似马头，躯干部七棱形，尾部四棱形。气微腥，味微咸。

选购贮藏 以个大、色黄白、头尾齐全者为佳。置阴凉干燥处，防蛀。

现代研究 有雄激素样作用及调节免疫、抗血栓、抗脑损伤等作用。

性味归经 甘、咸，温。归肝、肾经。

功能主治 温肾壮阳，散结消肿。用于阳痿，遗尿，肾虚作喘，癥瘕积聚，跌扑损伤；外治痈肿疔疮。

用法用量 煎服，3～9g。外用适量，研末敷患处。

用药禁忌 孕妇及阴虚火旺者忌服。

验方 男子阳痿，妇女宫冷不孕：海马1对。炙燥研细粉，每服1g，每日3次，温酒送服。

药酒 补气助阳。适用于肾虚阳痿、早泄、腰膝酸软无力。海龙15g，海马15g，人参10g，牡丹皮10g。用白酒1000ml浸泡14日。每次服10～20ml，每日1～2次。

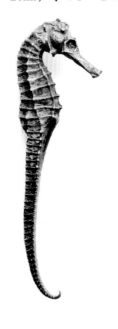

三、补血药

熟地黄 Shudihuang

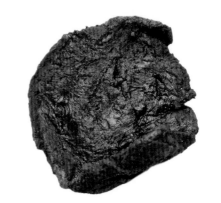

别名 熟地、大熟地。

来源 本品为玄参科植物地黄的根茎的炮制加工品。

加工 生地黄采集参见生地黄项下。取生地黄，照蒸法蒸至黑润，取出，晒至约八成干时，切厚片或块，干燥，即得。

植物识别 多年生草本，高10～40cm。全株被灰白色长柔毛及腺毛。茎直立。基生叶成丛，叶片倒卵状披针形，叶面多皱，边缘有不整齐锯齿；茎生叶较小。花茎直立，总状花序，花萼钟状，先端5裂；花冠筒状，紫红色或淡紫红色，有明显紫纹，先端5浅裂，略呈二唇形。蒴果卵形或长卵形。花期4～5月，果期5～6月。分布于河南、河北、内蒙古及东北。

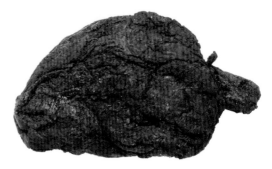

采购贮藏 以块肥大、断面乌黑色、味甜者为佳。置通风干燥处。

中药识别 表面乌黑色，有光泽，黏性大。质柔软而带韧性，不易折断，断面乌黑色，有光泽。气微，味甜。

现代研究 有促进造血、降血糖、增强记忆、增强免疫等作用。

性味归经 甘，微温。归肝、肾经。

功能主治 补血滋阴，益精填髓。用于血虚萎黄，心悸怔忡，月经不调，崩漏下血，肝肾阴虚，腰膝酸软，骨蒸潮热，盗汗遗精，内热消渴，眩晕，耳鸣，须发早白。

用法用量 煎服，9～15g。

用药禁忌 脾胃虚弱、中满便溏、气滞痰多者慎用。

饮食禁忌 忌同时食用萝卜、大蒜、大葱、洋葱、猪血。

验方 ①糖尿病：熟地黄30g，山药30g，党参15g，覆盆子15g，五倍子3g，五味子5g，水煎服。②贫血，月经不调：熟地黄15g，当归10g，白芍10g，川芎3g。水煎服。③阴虚血少：熟地黄15g，当归10g，枸杞子10g，丹参10g，白芍10g。水煎服。

药膳 健脾养血，利水减肥。适用于妇人肥胖，小便不利、头晕，四肢水肿者；也适用于心肝两虚，心烦不眠。熟地黄10g，酸枣仁10g微炒捣碎。煎取药汁，入粳米30g，煮粥。每日服3次。

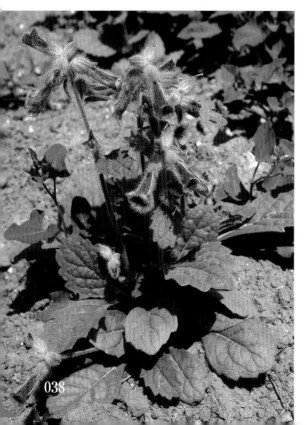

白芍 Baishao

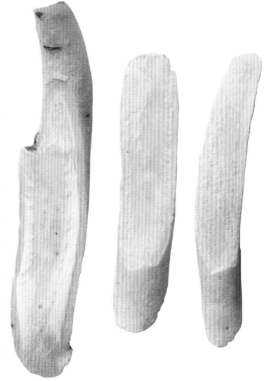

别名 白芍药。

来源 本品为毛茛科植物芍药的干燥根。

采集加工 夏、秋季采挖，洗净，除去头尾和细根，置沸水中煮后除去外皮或去皮后再煮，晒干。

植物识别 多年生草本。茎下部叶为二回三出复叶，上部叶为三出复叶；小叶边缘具白色软骨质细齿。花数朵生茎顶和叶腋，花瓣9～13，倒卵形，白色，栽培品花瓣各色并具重瓣。蓇葖果卵形或卵圆形。花期5～6月，果期6～8月。全国大部分地区均产。

中药识别 表面淡棕红色或类白色，平滑。切面类白色或微带棕红色，形成层环明显，可见稍隆起的筋脉纹呈放射状排列。气微，味微苦、酸。

选购贮藏 以质坚实、类白色、粉性足者为佳。置干燥处，防蛀。

现代研究 有抗肾损伤、抗肝损伤、镇静、抗抑郁、调节胃肠功能、抗脑缺血、调节免疫、抗炎等作用。

性味归经 苦、酸，微寒。归肝、脾经。

功能主治 养血调经，敛阴止汗，柔肝止痛，平抑肝阳。用于血虚萎黄，月经不调，自汗，盗汗，胁痛，腹痛，四肢挛痛，头痛眩晕。

用法用量 煎服，6～15g；大剂量15～30g。

用药禁忌 不宜与藜芦同用。

验方 ①月经不调：白芍10g，当归10g，熟地黄10g，香附10g，川芎3g。水煎服。②胃痉挛疼痛：白芍10g，桂枝6g，甘草10g，生姜6g，大枣5个。水煎，饴糖30g冲服。③痛经：白芍60g，干姜25g。研粉分成8包，月经来时开始服，每日服1包，黄酒为引，连服3个经期。④胸胁疼痛：白芍10g，香附12g，柴胡10g，当归10g，川楝子10g。水煎服。

药茶 温经止痛。适用于痛经，寒性胃腹疼痛。用白芍5g、干姜3g煎煮液泡茶饮用。

药酒 调经止带。白芍药100g，黄芪100g，生地黄100g，炒艾叶30g，黄酒1000ml。封口浸泡3日。每次服10～20ml，每日3次，将酒温热饭前服用。

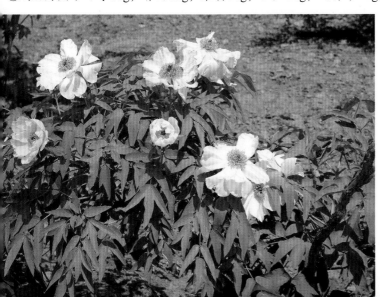

阿胶 Ejiao

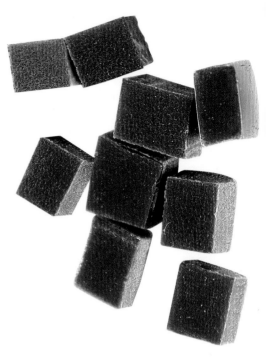

别名 驴皮胶、阿胶珠。

来源 本品为马科动物驴的干燥皮或鲜皮经煎煮、浓缩制成的固体胶。

中药识别 本品呈棕色至黑褐色，有光泽。质硬而脆，断面光亮，碎片对光照视呈棕色半透明状。气微，味微甘。

采购贮藏 以乌黑、断面光亮、质脆、味甘者为佳。密闭。

现代研究 有促进造血、降低血黏度、抗肺损伤、增强免疫等作用。

性味归经 甘，平。归肺、肝、肾经。

功能主治 补血滋阴，润燥，止血。用于血虚萎黄，眩晕心悸，肌痿无力，心烦不眠，虚风内动，肺燥咳嗽，劳嗽咯血，吐血尿血，便血崩漏，妊娠胎漏。

用法用量 3～9g。入汤剂宜烊化冲服。

用药禁忌 本品黏腻，有碍消化。脾胃虚弱者慎用。

药膳 滋阴润燥，补血止血。适用于阴血不足，虚劳咳嗽，吐血，衄血，便血，妇女月经不调，崩中，胎漏。糯米100g入锅，加清水煮至粥将熟时，放入捣碎的阿胶30g，边煮边搅，稍煮2～3沸，加入红糖搅匀。每日分两次趁热空腹食下，3日为1疗程，间断服用。

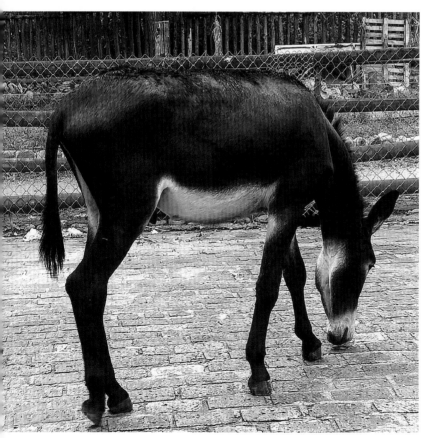

何首乌 Heshouwu

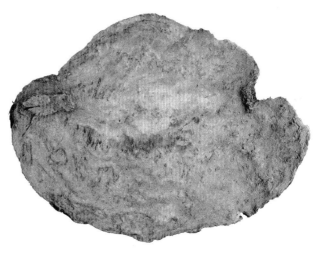

别名　生首乌、制首乌、首乌。

来源　本品为蓼科植物何首乌的干燥块根。

采集加工　秋、冬季叶枯萎时采挖，削去两端，洗净，个大的切成块，干燥。

植物识别　多年生缠绕藤本。叶互生；具长柄；叶片狭卵形或心形，先端渐尖，基部心形或箭形，全缘或微带波状，上面深绿色，下面浅绿色，两面均光滑无毛。圆锥花序；花小，花被绿白色，5裂。瘦果椭圆形，有3棱，花被具明显的3翅。花期8～10月，果期9～11月。分布于华东、中南及河北、山西、陕西、甘肃、台湾、四川、贵州、云南等地。

中药识别　本品外表皮红棕色或红褐色，皱缩不平。切面浅黄棕色或浅红棕色，显粉性。气微，味微苦而甘涩。

选购贮藏　以切面有云锦状花纹、粉性足者为佳。置干燥处，防蛀。

现代研究　有延缓衰老、增强免疫、降血脂、抗动脉粥样硬化、提高记忆等作用。

性味归经　苦、甘、涩，微温。归肝、心、肾经。

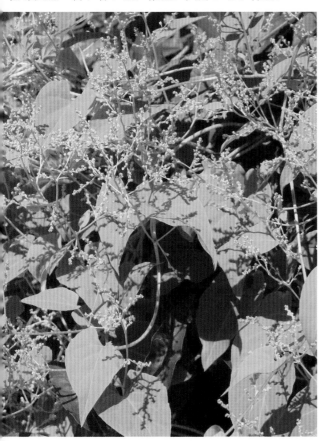

功能主治　养血滋阴，润肠通便，截疟，祛风，解毒。用于血虚头昏目眩，心悸，失眠；肝肾阴虚之腰膝酸软，须发早白，遗精，肠燥便秘，久疟体虚，风疹瘙痒，疮痈，瘰疬，痔疮。

用法用量　制何首乌6～12g，何首乌3～6g。

用药禁忌　大便溏泄及湿痰较重者不宜用。

饮食禁忌　忌同时食用萝卜、大蒜、大葱、洋葱、猪血。

验方　①血虚白发，青壮年头发早白，高胆固醇血症：制何首乌12g，熟地黄15g，水煎代茶饮，每剂可服3～4日。②痈肿，大便秘结：何首乌15g，玄参15g，水煎服。③血虚便秘：何首乌15g，桑椹15g，水煎服。

药茶　美发养颜。适用于肝肾不足脱发、白发、面容无华。何首乌2g、肉苁蓉2g、菟丝子2g、泽泻2g、枸杞2g、绿茶5g。开水冲泡后饮用。

当归 Danggui

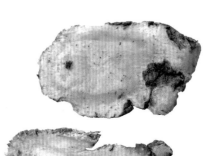

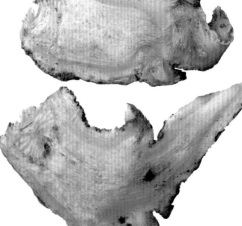

别名 秦当归、云当归、川当归。

来源 本品为伞形科植物当归的干燥根。

采集加工 秋末采挖，除去须根和泥沙，待水分稍蒸发后，捆成小把，上棚，用烟火慢慢熏干。

植物识别 多年生草本。茎带紫色，有显明的纵直槽纹。叶2～3回单数羽状分裂，小叶3对，叶片卵形，近顶端的一对无柄，呈1～2回分裂，裂片边缘有缺刻。复伞形花序顶生，花瓣5，白色，呈长卵形。双悬果椭圆形。花期6～7月，果期7～8月。分布甘肃、四川、云南、陕西、贵州、湖北等地。

中药识别 本品呈类圆形、椭圆形或不规则薄片。外表皮黄棕色至棕褐色。切面黄白色或淡棕黄色，中间有浅棕色的层环，并有多数棕色的油点。香气浓郁，味甘、辛、微苦。

选购贮藏 以主根大、身长、断面黄白色、气味浓厚者为佳。置阴凉干燥处，防潮，防蛀。

现代研究 有促进造血、调节血压、抑制子宫平滑肌收缩、抗肝损伤、抗炎镇痛、提高免疫力、抗凝血、改善微循环、降血脂等作用。

性味归经 甘、辛，温。归肝、心、脾经。

功能主治 补血活血，调经止痛，润肠通便。用于血虚萎黄，眩晕心悸，月经不调，经闭痛经，虚寒腹痛，风湿痹痛，跌扑损伤，痈疽疮疡，肠燥便秘。

用法用量 煎服，6～12g。

用药禁忌 湿热中阻、肺热痰火、阴虚阳亢者不宜应用，大便溏泻者慎用。

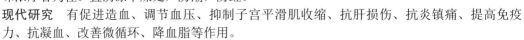

验方 ①血虚，月经不调：当归10g，地黄10g，白芍10g，川芎5g。水煎服。②血瘀经闭，痛经：当归10g，川芎6g，红花10g，牛膝10g。水煎服。③贫血：当归10g，白芍10g，桂枝5g，生姜3g，大枣10g。水煎，调饴糖适量服。④血虚肠燥便秘：当归10g，火麻仁10g。水煎，蜜糖冲服。

药茶 适用于老年咳喘，慢性支气管炎。取当归5g、紫苏子3g的煎煮液泡茶饮用。

药酒 养血活血。适用于黑色素沉着，皮肤老化，血虚诸症。当归、龙眼肉各15g，白酒500ml。密封浸泡7日，去渣留液。每日1次，每次睡前服20ml。

药膳 养血通乳。适用于产后血虚、乳腺肿胀而致乳汁不下者。猪蹄2个，当归30g。将猪蹄、当归同煮熬汤。食肉喝汤。

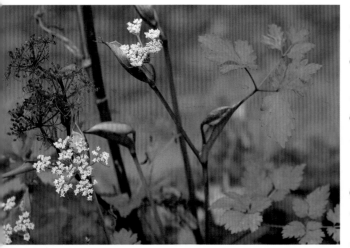

龙眼肉 Longyanrou

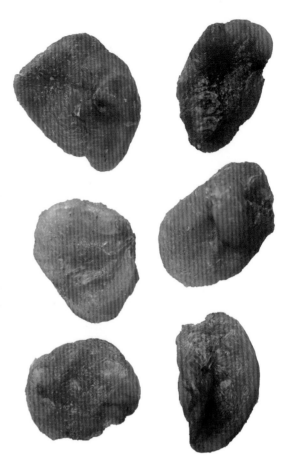

别名 桂圆肉、益智。

来源 本品为无患子科植物龙眼的假种皮。

采集加工 夏、秋季采收成熟果实，干燥，除去壳、核，晒至干爽不黏。

植物识别 常绿乔木。幼枝被锈色柔毛。偶数羽状复叶互生，小叶2～5对，全缘或波浪形，暗绿色。圆锥花序顶生或腋生；花小，黄白色，花瓣5。核果球形，外皮黄褐色，粗糙。花期3～4月，果期7～9月。分布福建、台湾、广东、广西、云南、贵州、四川等地。

中药识别 本品为纵向破裂的不规则薄片，或呈囊状。棕黄色至棕褐色，半透明。外表面皱缩不平，内表面光亮而有细纵皱纹。气微香，味甜。

选购贮藏 以肉厚、片大、色棕黄、味甜者为佳。置通风干燥处，防潮，防蛀。

性味归经 甘，温。归心、脾经。

功能主治 补益心脾，养血安神。用于气血不足，心悸怔忡，健忘失眠，血虚萎黄。

用法用量 煎服，10～25g；大剂量30～60g。

用药禁忌 湿盛中满或有停饮、痰、火者忌服。

饮食禁忌 忌同时食用黄瓜。

验方 ①气血两虚，心悸失眠：龙眼肉10g，制何首乌15g，水煎浓汁服，临睡时服1次。②贫血：龙眼肉10g，花生（保留红色外衣）15g。煮熟，加盐适量调味食。

药茶 益心脾，补气血，安神益智。龙眼肉10g、红茶3g。用龙眼肉的煎煮液泡茶饮用。

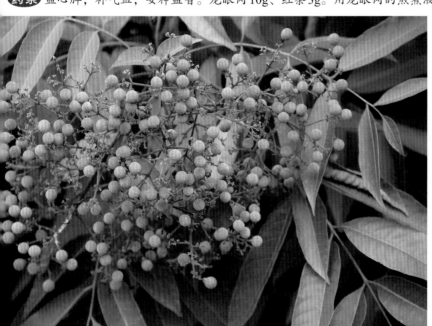

药酒 适用于脾胃虚弱，精神不振。龙眼肉适量，米酒浸过药面，浸泡2～3个月后服，日服1～2次，每次服15～30ml。

药膳 适用于贫血：龙眼肉10g，莲子10g（去心），大米100g。煮成粥食。

四、补阴药

北沙参 Beishashen

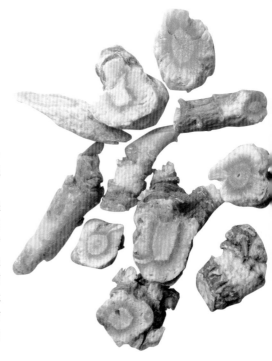

别名 莱阳沙参、辽沙参。

来源 本品为伞形科植物珊瑚菜的干燥根。

采集加工 夏、秋季采挖，除去须根，洗净，稍晾，置沸水中烫后，除去外皮，干燥。或洗净直接干燥。

植物识别 多年生草本，高5～20cm。全株被白色柔毛。基生叶三出式分裂或三出式二回羽状分裂，末回裂片倒卵形至卵圆形，边缘有缺刻状锯齿。复伞形花序顶生，密被灰褐色长柔毛，花瓣白色。双悬果圆球形或椭圆形，密被棕色长柔毛及绒毛，有5个棱角，果棱有木栓质翅。花期5～7月，果期6～8月。分布于辽宁、河北、山东、江苏、浙江、福建、台湾、广东等地。

中药识别 本品表面淡黄白色，略粗糙。断面皮部浅黄白色，木部黄色。气特异，味微甘。

选购贮藏 以色黄白者为佳。置通风干燥处，防蛀。

现代研究 有镇咳、祛痰、平喘、抗胃溃疡、调节免疫等作用。

性味归经 甘、微苦，微寒。归肺、胃经。

功能主治 养阴清肺，益胃生津。用于肺热燥咳，劳嗽痰血，胃阴不足，热病津伤，咽干口渴。

用法用量 煎服，5～12g。

用药禁忌 不宜与藜芦同用。风寒咳嗽、脾胃虚寒及寒饮喘咳者不宜服用。

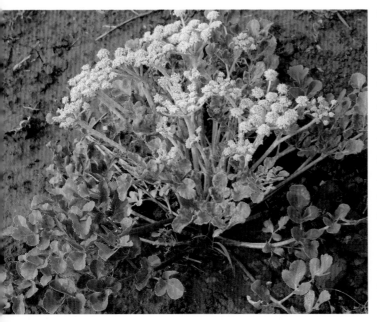

验方 ①阴虚咳嗽或久咳音哑：北沙参、玄参、知母、牛蒡子各9g，生地黄15g。水煎服。②支气管炎：北沙参、车前子各10g，生甘草5g。水煎。每日2～3次分服。③热病后干渴，食欲不振：北沙参、麦冬、石斛各12g，生地黄、玉竹各15g。水煎服。

药茶 适用于胃阴亏虚型胃痛者。北沙参、麦冬、石斛各8g。取上述药的煎煮液泡茶服用。

药膳 清热生津，健脾开胃。鹅肉250g，北沙参、玉竹各15g，山药30g。一起放入砂锅内，加水适量，煮至鹅肉熟烂，加食盐等调味。佐餐食用。

南沙参 Nanshashen

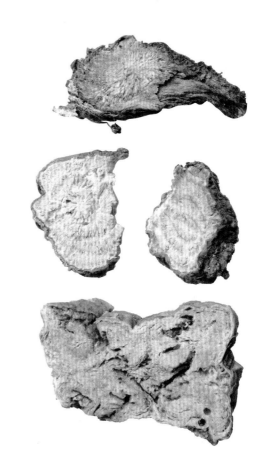

别名 白沙参、白参。

来源 本品为桔梗科植物轮叶沙参或沙参的干燥根。

采集加工 春、秋季采挖，除去须根，洗后趁鲜刮去粗皮，洗净，干燥。

植物识别 ①轮叶沙参：茎生叶3～6枚轮生，无柄或有不明显叶柄，叶片卵圆形至条状披针形，边缘有锯齿。花序狭圆锥状，花冠筒状细钟形，口部稍缢缩，蓝色、蓝紫色。蒴果球状圆锥形或卵圆状圆锥形。花期7～9月。分布于东北、内蒙古、河北、山西、华东、广东、广西、云南、四川、贵州。②沙参：叶互生，叶片卵形，边缘有重锯齿。圆锥花序少分枝；花冠宽钟形，蓝紫色。花期9～10月。分布安徽、江苏、浙江、湖南、湖北等地。

中药识别 表面黄白色或淡棕黄色，凹陷处常有残留粗皮。体轻，质松，断面黄白色，多裂隙。气微，味微甘。

选购贮藏 以色黄白者为佳。置通风干燥处，防蛀。

现代研究 有抗辐射、保护呼吸系统、抗肝

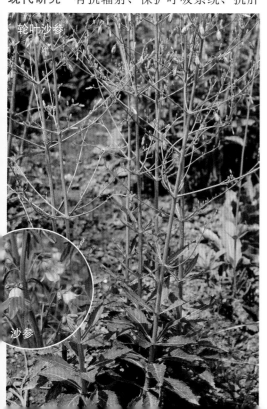

轮叶沙参

沙参

损伤、延缓衰老及提高记忆等作用。

性味归经 甘，微寒。归肺、胃经。

功能主治 养阴清肺，益胃生津，化痰，益气。用于肺热燥咳，阴虚劳嗽，干咳痰黏，胃阴不足，食少呕吐，气阴不足，烦热口干。

用法用量 煎服，9～15g。

用药禁忌 反藜芦。风寒咳嗽、脾胃虚寒及寒饮喘咳者不宜服用。

验方 ①肺燥咳嗽：南沙参12g，桑叶10g，麦冬10g，杏仁6g。水煎服。②肺虚咳嗽：鲜南沙参150g，猪瘦肉150g，水炖，服汤食肉。③产妇乳汁不足：鲜南沙参150g，猪脚1只水炖，服汤食肉。

药茶 适用于肺热燥咳，虚劳久咳，阴伤咽干喉痛。南沙参10g，绿茶3g。开水冲泡后饮用。

药膳 ①养阴清热，润肺化痰。玉竹50g，沙参50g，老鸭1只，葱、生姜、料酒、食盐各适量。置砂锅内，加水适量，武火上烧沸，再用文火煲至鸭肉熟烂。喝汤吃鸭肉。②滋阴润肺止咳。先将沙参15g煎取汁，入粳米100g煮粥，煮熟后加入冰糖调味。佐餐食用。

百合 Baihe

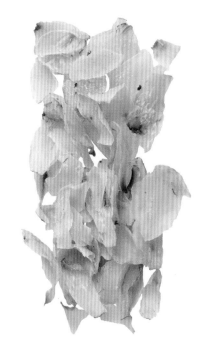

别名　韭番、百合蒜。

来源　本品为百合科植物卷丹、百合或细叶百合的干燥肉质鳞叶。

采集加工　秋季采挖，洗净，剥取鳞叶，置沸水中略烫，干燥。

植物识别　①百合：多年生草本，茎圆柱形。叶4～5列互生，叶片线状披针形至长椭圆状披针形。花单生于茎顶，花被6片，乳白色或带淡棕色。花期6～8月，果期9月。大部地区有栽培。②细叶百合：茎细。叶片窄线形。花被红色，向外反卷。分布于东北、河北、河南、山东、山西、陕西、甘肃、青海、内蒙古等地。③卷丹：上部叶腋内常有紫黑色珠芽。花橘红色，花被片披针形向外反卷，内面密被紫黑色斑点。分布于河北、陕西、甘肃、山东、江苏、华中、广东、四川、贵州、云南、西藏等地。

中药识别　表面类白色、淡棕黄色或微带紫色，有数条纵直平行的白色维管束。质硬而脆，断面较平坦，角质样。气微，味微苦。

选购贮藏　以瓣均匀、肉厚、色黄白、质坚、筋少者为佳。置通风干燥处。

现代研究　有镇咳、祛痰、镇静、提高免疫力、抗缺氧、抗疲劳等作用。

性味归经　甘，寒。归心、肺经。

功能主治　养阴润肺，清心安神。用于阴虚燥咳，劳嗽咯血，虚烦惊悸，失眠多梦，精神恍惚。

用法用量　煎服，6～12g。

用药禁忌　脾虚便溏及风寒咳嗽者不宜服。

饮食禁忌　忌同时食用猪肉、豆腐。

验方　①神经衰弱，心烦失眠：百合15g，酸枣仁15g，远志9g。水煎服。②热病后心烦不安：百合15g，知母10g。水煎服。

药茶　适用于咳痰不止，甚则痰中带血。百合5g，款冬花3g、生姜3g、绿茶3g。开水冲泡后饮用。

药膳　①宁心安神，润肺止咳。百合30g，糯米50g，冰糖适量。同入砂锅中，加水适量，煮至米烂汤稠。温热服。②安神健脑。适用于失眠多梦、焦虑健忘等症。百合、去心莲肉各50g，加水适量，煮沸，再加银耳25g，文火煨至汤汁稍黏，加冰糖，冷后即可。睡前服用。

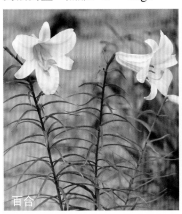
百合

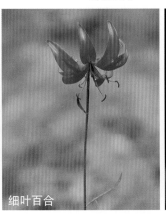
细叶百合

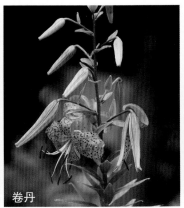
卷丹

麦冬 Maidong

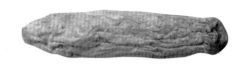

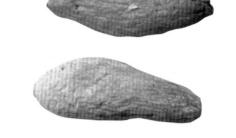

别名 寸冬、大麦冬、麦门冬。

来源 本品为百合科植物麦冬的干燥块根。

采集加工 夏季采挖，洗净，反复暴晒、堆置，至七八成干，除去须根，干燥。

植物识别 多年生草本。叶丛生，叶片窄长线形。花葶较叶短，总状花序穗状，花小，淡紫色，花被片6。浆果球形，早期绿色，成熟后暗蓝色。花期5～8月，果期7～9月。全国大部分地区有分布，或为栽培。

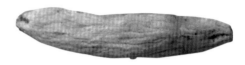

中药识别 本品呈纺锤形，两端略尖。表面黄白色或淡黄色，有细纵纹。质柔韧，断面黄白色，半透明。气微香，味甘、微苦。

选购贮藏 以肥大、色黄白、半透明、质柔者为佳。置阴凉干燥处，防潮。

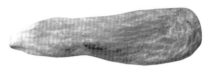

现代研究 有降血糖、镇静催眠、平喘、增强免疫、延缓衰老等作用。

性味归经 甘、微苦，微寒。归心、肺、胃经。

功能主治 养阴生津，润肺清心。用于肺燥干咳，阴虚痨嗽，喉痹咽痛，津伤口渴，内热消渴，心烦失眠，肠燥便秘。

用法用量 煎服，6～12g。

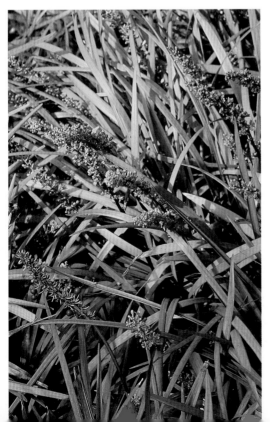

用药禁忌 脾胃虚寒泄泻、风寒感冒及痰湿咳喘者不宜用。

饮食禁忌 忌同时食用鲤鱼、鲫鱼、鲢鱼。

验方 ①阴虚心烦口燥：麦冬12g，玄参12g，玉竹12g，莲子10g，甘草6g。水煎服。②肺虚干咳痰稠：麦冬12g，沙参10g，瓜蒌10g，酸枣仁10g。水煎服。③咽喉肿痛：麦冬12g，桔梗10g，胖大海10g，甘草6g。水煎服。④肺燥，咳嗽，咽干：麦冬10g，桑叶10g，玄参10g，杏仁10g，枇杷叶10g。水煎服。

药茶 适用于骨蒸肺痿，四肢烦热、不能食、口干渴。麦冬5g，地骨皮3g，绿茶3g。用250ml开水冲泡后饮用。

药膳 ①生津止渴。适用于热病后因气津被耗而引起的气短、咽干、口渴、心烦、少寝或干咳等症。麦冬30g，白粳米50g。先将麦冬捣烂煮浓汁，去渣，用汁煮米做粥。佐餐食用。②生津润燥。凡因津液伤燥而引起的咽干、食物难咽、反胃呕逆等症，饮此汁有一定疗效。麦冬10g，生地黄15g，藕200g。先将麦冬、生地黄切碎，加10倍量水煎煮，过滤取汁。藕切碎，煮汁，两汁混合。每日饮用1次。

天冬 Tiandong

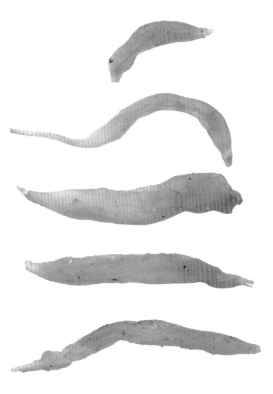

别名 天门冬、明天冬。

来源 本品为百合科植物天冬的干燥块根。

采集加工 秋、冬季采挖，洗净，除去茎基和须根，置沸水中煮或蒸至透心，趁热除去外皮，洗净，干燥。

植物识别 多年生攀援草本。茎细，分枝具棱或狭翅；叶状枝通常每3枚成簇，扁平，先端锐尖。叶退化成鳞片，先端长尖，基部有木质倒生刺。花1～3朵簇生叶腋，淡绿色，花被片6。浆果球形，成熟时红色。花期5～7月，果期8月。分布于华东、中南、西南、河北、山西、陕西、甘肃、台湾等地。

中药识别 本品呈长纺锤形，略弯曲。表面黄白色至淡黄棕色，半透明，光滑或具深浅不等的纵皱纹。质硬或柔润，有黏性，断面角质样，中柱黄白色。气微，味甜、微苦。

选购贮藏 以色黄白、半透明者为佳。置通风干燥处，防霉，防蛀。

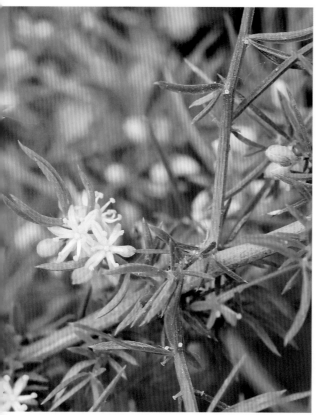

现代研究 有镇咳祛痰、平喘、降血糖、延缓衰老及抗肿瘤等作用。

性味归经 甘、苦，寒。归肺、肾经。

功能主治 养阴润燥，清肺生津。用于肺燥干咳，顿咳痰黏，腰膝酸痛，骨蒸潮热，内热消渴，热病津伤，咽干口渴，肠燥便秘。

用法用量 煎服，6～12g。

用药禁忌 脾虚泄泻、痰湿内盛者忌用。

饮食禁忌 忌同时食用鲤鱼、鲫鱼、鲢鱼。

验方 ①支气管炎，咳嗽，口干：天冬10g，麦冬10g，贝母10g。水煎服。②肺热咳嗽：天冬30g，麦冬15g，葛根15g，甘草6g。水煎服。

药茶 适用于热病发热、烦渴，咽喉肿痛，扁桃体炎，口舌生疮。天冬5g、板蓝根3g、绿茶3g。开水冲泡后饮用。

药膳 适用于肺肾阴虚，咳嗽吐血，阴虚发热，咽喉肿痛，消渴便秘。将天冬15g水煎，去渣取汁，入粳米100g煮粥，候熟，入冰糖少许，稍煮即可。空腹食用。

石斛 Shihu

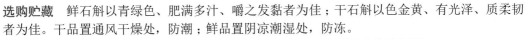

别名 金钗石斛、铁皮石斛、霍山石斛、耳环石斛。

来源 本品为兰科植物金钗石斛、鼓槌石斛或流苏石斛的栽培品及其同属植物近似种的新鲜或干燥茎。

采集加工 全年均可采收，鲜用者除去根和泥沙；干用者采收后，除去杂质，用开水略烫或烘软，再边搓边烘晒，至叶鞘搓净，干燥。

植物识别 ①金钗石斛：茎黄绿色，多节。叶常3～5片生于茎的上端。总状花序自茎节生出，花萼及花瓣白色，末端呈淡红色；花瓣卵状长圆形或椭圆形，唇瓣近圆卵形，下半部向上反卷包围蕊柱，近基部的中央有一块深紫色的斑点。花期5～6月。②鼓槌石斛：茎纺锤形，具多数圆钝的条棱。近顶端具2～5枚叶。总状花序近茎顶端发出；花瓣倒卵形，黄色。分布四川、贵州、云南、湖北、广西、台湾等地。

中药识别 表面金黄色、绿黄色或棕黄色，有光泽，有深纵沟或纵棱。切面黄白色至黄褐色，有多数散在的筋脉点。气微，味淡或微苦，嚼之有黏性。

选购贮藏 鲜石斛以青绿色、肥满多汁、嚼之发黏者为佳；干石斛以色金黄、有光泽、质柔韧者为佳。干品置通风干燥处，防潮；鲜品置阴凉潮湿处，防冻。

现代研究 有降血糖、增强免疫、抗肿瘤、抗白内障及调节胃肠功能等作用。

性味归经 甘，微寒。归胃、肾经。

功能主治 益胃生津，滋阴清热。用于热病津伤，口干烦渴，胃阴不足，食少干呕，病后虚热不退，阴虚火旺，骨蒸劳热，目暗不明，筋骨痿软。

用法用量 煎服，6～12g。鲜用，15～30g。

用药禁忌 温热病不宜早用；若温热病尚未化燥伤津者或脾胃虚寒，大便溏薄，舌苔厚腻者忌服。

验方 ①肺胃虚弱，舌红口干：石斛15g，水煎服。②热病烦渴：石斛12g，天花粉10g，金银花10g，葛根15g，甘草6g、水煎服。

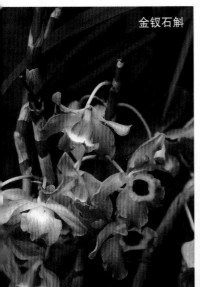

金钗石斛

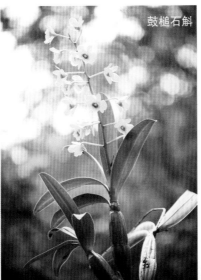

鼓槌石斛

药茶 益胃生津，清热养阴。适用于热病伤津，口干烦渴；病后虚热。石斛5g、绿茶3g。开水冲泡后饮用。

药膳 适用于热病津伤，心烦口渴；病后津亏，虚热不退；胃虚隐痛而兼干呕等。鲜石斛30g，水煮取汁，加粳米50g煮粥。日2次，稍温顿服。

玉竹 Yuzhu

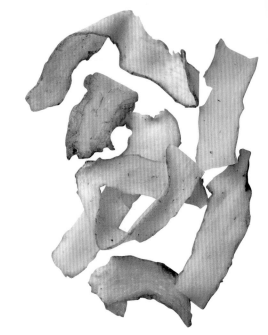

别名 萎蕤、葳蕤。

来源 本品为百合科植物玉竹的干燥根茎。

采集加工 秋季采挖，除去须根，洗净，晒至柔软后，反复揉搓、晾晒至无硬心，晒干；或蒸透后，揉至半透明，晒干。

植物识别 多年生草本。茎单一，高20～60cm。叶互生，无柄；叶片椭圆形至卵状长圆形。花腋生，通常1～3朵簇生，花被筒状，黄绿色至白色，先端6裂。浆果球形，熟时蓝黑色。花期4～6月，果期7～9月。分布于东北、华北、华东及陕西、甘肃、青海、台湾、河南、湖北、湖南、广东等地。

中药识别 外表皮黄白色至淡黄棕色，半透明。切面角质样或显颗粒性。气微，味甘，嚼之发黏。

选购贮藏 以肉厚、半透明、色黄白者为佳。置通风干燥处，防霉，防蛀。

现代研究 有降血糖、延缓衰老、增强免疫、抗缺氧等作用。

性味归经 甘，微寒。归肺、胃经。

功能主治 养阴润燥，生津止渴。用于肺胃阴伤，燥热咳嗽，咽干口渴，内热消渴。

用法用量 煎服，6～12g。

用药禁忌 脾胃虚弱、痰湿内蕴、中寒便溏者不宜服用。

验方 ①肺热伤阴干咳：玉竹10g，麦冬10g，生石膏15g，杏仁10g。水煎服。②糖尿病：玉竹100g，生地黄100g，枸杞100g，加水1.5L熬成膏，每次服1匙，日服3次。

药茶 养阴润燥，除烦止渴。玉竹10g，绿茶3g。开水冲泡后饮用。

药酒 益阴化瘀，降低血脂。适用于高甘油三酯血症、冠心病。玉竹100g，山楂100g用白酒1000ml浸泡10天。每次服10～15ml，每日2～3次。

药膳 ①适用于热病伤阴之咽干咳嗽，心烦口渴，秋冬肺燥干咳。玉竹30g，猪瘦肉100g。加清水400ml，煎至200ml，加食盐、味精调味。食肉饮汤。②适用于肺阴咳喘、糖尿病和胃阴虚的慢性胃炎、津亏肠燥引起的大便秘结等症。先将玉竹20g、沙参20g水煮取汁40ml。再将鸭子从背部劈开，鸭腹向下放在瓷盆内，加入盐料酒、葱，上屉蒸1小时左右取出。再将鸭子对脯向下放入锅内，加原汤、鸡汤、玉竹、沙参浓缩汁及调料，上火焖5分钟，取出后向上扣在圆盘内。最后将汤用鸡油加淀粉勾成汁，浇在鸭子上即成。食肉。

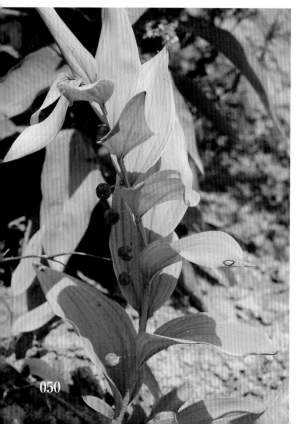

黄精 Huangjing

别名 米脯。

来源 本品为百合科植物黄精、滇黄精或多花黄精的干燥根茎。

采集加工 春、秋季采挖，除去须根，洗净，置沸水中略烫或蒸至透心，干燥。

植物识别 黄精：多年生草本。茎直立，圆柱形，单一，光滑无毛。叶4～5枚轮生；叶片线状披针形至线形，先端渐尖并卷曲。花腋生，花梗先端2歧，着生花2朵；花被筒状，白色，先端6齿裂，带绿白色。浆果球形，成熟时黑色。花期5～6月，果期6～7月。分布于东北、河北、山东、江苏、河南、山西、陕西、内蒙古等地。

中药识别 外表皮淡黄色至黄棕色。切面略呈角质样，淡黄色至黄棕色，可见多数淡黄色筋脉小点。质稍硬而韧。气微，味甜，嚼之有黏性。

选购贮藏 以色黄、切面角质样、味甜者为佳。置通风干燥处，防霉，防蛀。

现代研究 有提高免疫、抗疲劳、提高记忆、抗氧化等作用。

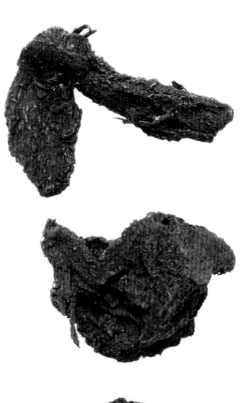

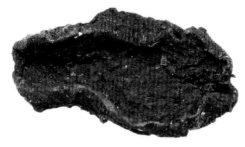

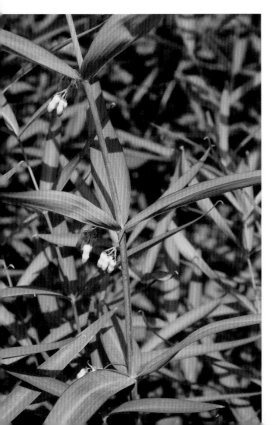

性味归经 甘，平。归脾、肺、肾经。

功能主治 补气养阴，健脾，润肺，益肾。用于脾胃气虚，体倦乏力，胃阴不足，口干食少，肺虚燥咳，劳嗽咯血，精血不足，腰膝酸软，须发早白，内热消渴。

用法用量 煎服，9～15g。

用药禁忌 痰湿壅滞、中寒便溏、气滞腹胀者不宜服用。

验方 ①肾虚腰痛：黄精15g，杜仲15g，伸筋草10g。水煎服。②肺虚咳嗽：黄精20g，百合20g，陈皮3g，水煎服。③糖尿病：黄精30g，玉竹30g。水煎服。④胃热口渴：黄精20g，山药15g，熟地黄15g，天花粉12g，麦冬12g。水煎服。

药茶 益气补血。黄精、丹参各10g，绿茶5g。用开水冲泡10分钟后服用。

枸杞子 Gouqizi

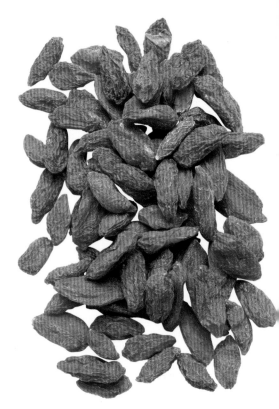

别名 枸杞果。

来源 本品为茄科植物宁夏枸杞的干燥成熟果实。

采集加工 夏、秋季果实呈红色时采收，热风烘干，除去果梗，或晾至皮皱后，晒干，除去果梗。

植物识别 ①枸杞：落叶灌木，高1m左右。茎灰色，具短棘。叶卵形、长椭圆形或卵状披针形，全缘。花腋生，花冠漏斗状，先端5裂，裂片长卵形，紫色。浆果卵形或长圆形，深红色或橘红色。花期6～9月。果期7～10月。分布于我国南北各地。②宁夏枸杞：灌木，高2～3m。分布于甘肃、宁夏、新疆、内蒙古、青海等地。

中药识别 本品呈类纺锤形或椭圆形，表面红色或暗红色。气微，味甜。

选购贮藏 以粒大、肉厚、色红、质柔润、味甜者为佳。置阴凉干燥处，防闷热，防潮，防蛀。

现代研究 有增强免疫、延缓衰老、抗肝损伤、降血糖、降血脂及抗疲劳等作用。

性味归经 甘，平。归肝、肾经。

功能主治 滋补肝肾，益精明目。用于虚劳精亏，腰膝酸痛，眩晕耳鸣，阳痿遗精，内热消渴，血虚萎黄，目昏不明。

用法用量 煎服，6～12g。

用药禁忌 脾虚便溏者慎用。

验方 ①糖尿病：枸杞子30g，西瓜皮30g，党参9g。水煎服。②肝肾不足，头晕眼花：枸杞子10g，菊花10g，熟地黄15g。水煎服。

药茶 滋肾润肺，补肝明目。适用于腰膝酸软、头晕目眩；虚劳咳嗽；消渴；遗精。枸杞10g，花茶3g，冰糖10g。开水冲泡后饮用。

药酒 适用于腰膝酸软，虚劳咳嗽，视力减退。枸杞子适量，放入白酒，密封浸泡2周后即可饮用。饮量随意，以不过量为宜。

药膳 适用于阳痿，性功能减退。取羊肉1000g切块，放入锅中煮半熟后，入枸杞子20g、姜片、盐、葱、料酒同煮，微火炖烂。食肉喝汤。

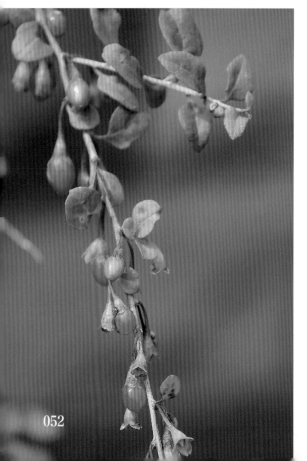

桑椹 Sangshen

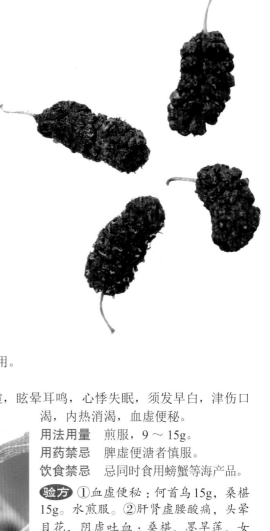

别名 桑实、桑椹子、桑果。

来源 为桑科植物桑的果穗。

采集加工 4～6月果实变红时采收，晒干，或略蒸后晒干用。

植物识别 落叶灌木或小乔木，高3～15m。树皮灰白色，有条状浅裂。单叶互生，叶片卵形或宽卵形，边缘有粗锯齿或圆齿，有时有不规则的分裂。穗状荑荑花序，花黄绿色。聚合果深紫色或黑色。花期4～5月，果期5～6月。我国各地大都有野生或栽培。

中药识别 本品为聚花果，由多数小瘦果集合而成，呈长圆形。黄棕色、棕红色至暗紫色，有短果序梗。小瘦果卵圆形，稍扁，外具肉质花被片4枚。气微，味微酸而甜。

选购贮藏 以个大、色暗紫、肉厚者为佳。置通风干燥处，防蛀。

现代研究 有延缓衰老、增强免疫、降血脂等作用。

性味归经 甘、酸，寒。归肝、肾经。

功能主治 滋阴补血，生津润燥。用于肝肾阴虚，眩晕耳鸣，心悸失眠，须发早白，津伤口渴，内热消渴，血虚便秘。

用法用量 煎服，9～15g。

用药禁忌 脾虚便溏者慎服。

饮食禁忌 忌同时食用螃蟹等海产品。

（验方）①血虚便秘：何首乌15g，桑椹15g。水煎服。②肝肾虚腰酸痛，头晕目花，阴虚吐血：桑椹、墨旱莲、女贞子各15g，水煎服。

（药茶）滋阴补肾，止咳生津。鲜桑椹30g、枸杞5g、绿茶3g、冰糖3g。开水冲泡后饮用。

（药酒）补肾养肝，益精血，润燥。桑椹60g，锁阳30g，白酒1000ml。密封浸泡7日；将蜂蜜60g炼过，倒入药酒中，拌匀。将酒温热空腹服用，每次服10～20ml，每日2次。

（药膳）滋补肝肾，利水消肿。桑椹30g，薏苡仁、葡萄干各20g，粳米100g。将上述诸物共入锅中，加适量水煮粥。佐餐服食。

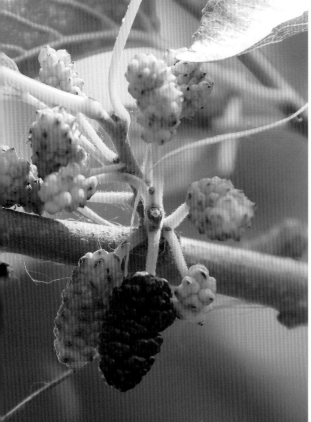

墨旱莲 Mohanlian

别名 旱莲草、鳢肠。

来源 本品为菊科植物鳢肠的干燥地上部分。

采集加工 花开时采割，晒干。

植物识别 一年生草本。全株被白色粗毛，折断后流出的汁液数分钟后呈蓝黑色。叶对生，两面均被白色粗毛。头状花序腋生或顶生，总苞钟状，花托扁平；舌状花白色，管状花墨绿色。瘦果黄黑色。花期7～9月，果期9～10月。分布于全国各地。

中药识别 茎圆柱形，表面绿褐色或墨绿色，具纵棱，有白毛，切面中空或有白色髓。叶多皱缩或破碎，墨绿色，密生白毛。头状花序。气微，味微咸。

选购贮藏 以色黑绿、叶多者为佳。置通风干燥处。

现代研究 有止血、调节免疫等作用。

性味归经 甘、酸，寒。归肾、肝经。

功能主治 滋补肝肾，凉血止血。用于肝肾阴虚，牙齿松动，须发早白，眩晕耳鸣，腰膝酸软，阴虚血热、吐血、衄血、尿血，血痢，崩漏下血，外伤出血。

用法用量 煎服，6～12g。

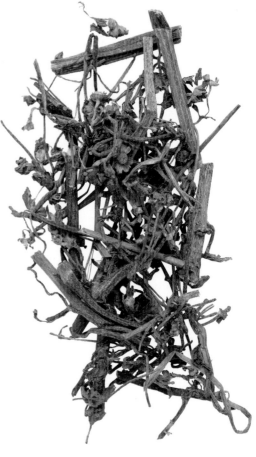

用药禁忌 脾胃虚寒者慎用。

验方 ①食管癌，胃癌，肝癌：鲜墨旱莲500g，捣烂绞汁，调糖服。②肺出血，肠出血及内伤出血：墨旱莲30g，仙鹤草10g，地榆10g，侧柏叶10g。水煎服。③咽喉炎：鲜墨旱莲适量捣汁加醋调匀，含漱或徐徐咽下。④牙龈炎：鲜墨旱莲适量，加食盐捣烂，取汁涂患处。⑤胃、十二指肠溃疡出血：墨旱莲30g，灯心草30g。水煎服。

药酒 用于须发早白。墨旱莲60g，槐角子30g，生地黄30g。用白酒500ml浸泡20日。每晚临睡前饮30ml。

药膳 凉血止血，滋阴益肾。适用于阴虚血热引起的各种出血。将墨旱莲10g、白茅根15g煎取药汁约400ml，加入粳米60g，武火煮沸，改用文火煮至米烂。佐餐食用。

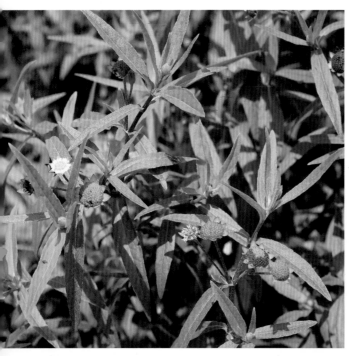

女贞子 Nüzhenzi

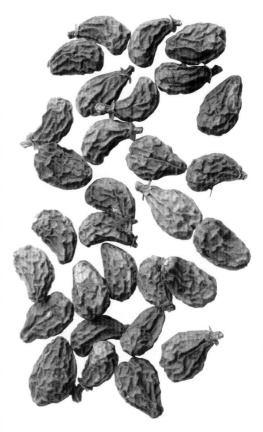

别名 女贞实。

来源 本品为木犀科植物女贞的干燥成熟果实。

采集加工 冬季果实成熟时采收，除去枝叶，稍蒸或置沸水中略烫后，干燥；或直接干燥。

植物识别 常绿灌木或乔木。树皮灰褐色，枝黄褐色、灰色或紫红色，疏生圆形或长圆形皮孔。单叶对生，叶片革质，卵形、长卵形或椭圆形至宽椭圆形，全缘。圆锥花序顶生，花冠裂片4，长方卵形，白色。果肾形或近肾形，被白粉。花期5～7月，果期7月至翌年5月。分布于陕西、甘肃及长江以南各地。

中药识别 本品呈卵形、椭圆形或肾形。表面黑紫色或灰黑色，皱缩不平。气微，味甘、微苦涩。

选购贮藏 以粒大、饱满、色黑紫者为佳。置于燥处。

现代研究 有降血糖、增强免疫、延缓衰老、降血脂及抗肿瘤等作用。

性味归经 甘、苦，凉。归肝、肾经。

功能主治 滋补肝肾，明目乌发。用于肝肾阴虚，眩晕耳鸣，腰膝酸软，须发早白，目暗不明，内热消渴，骨蒸潮热。

用法用量 煎服，6～12g。以入丸剂为佳。本品酒制后能增强滋补肝肾作用，并使苦寒之性减弱，避免滑肠。

用药禁忌 脾胃虚寒泄泻者忌服。

验方 ①身体虚弱，腰膝酸软：女贞子10g，枸杞子12g，墨旱莲15g，桑椹15g。水煎服。②脂溢性脱发：女贞子10g，制何首乌10g，当归10g，墨旱莲10g，菟丝子10g。水煎服。③虚损有热，白发：女贞子15g，墨旱莲10g，桑椹10g，当归15g，制何首乌10g，水煎服。

药酒 滋阴补肾，养肝明目。适用于阴虚火旺，腰膝酸软，头晕目眩，耳鸣，遗精，须发早白。女贞子250g，白酒750ml。密封浸泡5日。每次空腹服10～30ml，每日2次。

药膳 滋补肾阴，滋养肝血。适用于肝肾不足所致的耳鸣耳聋、头晕眼花、腰腿酸软等。鱼鳔25g，枸杞子、女贞子、黄精各25g，调料适量。共入锅中，加水适量煮汤，煮沸后，改用文火煎熬20分钟，加调料即成。内服，1日2～3次。

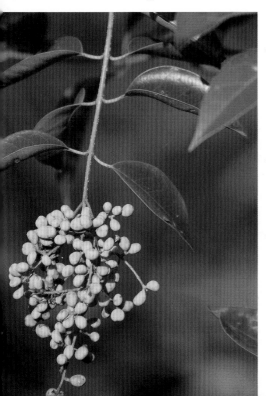

黑芝麻 Heizhima

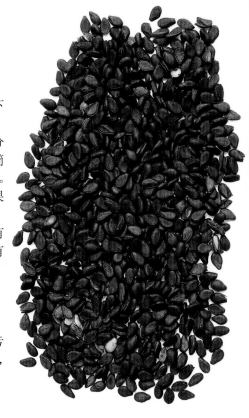

别名 巨胜、黑脂麻。

来源 本品为脂麻科植物脂麻的干燥成熟种子。

采集加工 秋季果实成熟时采割植株，晒干，打下种子，除去杂质，再晒干。

植物识别 一年生草本。茎直立，四棱形，不分枝。叶对生，或上部者互生。花生于叶腋，花冠筒状，唇形，白色，有紫色或黄色彩晕，裂片圆形。蒴果椭圆形，多4棱或6、8棱。花期5～9月，果期7～9月。我国各地有栽培。

中药识别 本品呈扁卵圆形，表面黑色，平滑或有网状皱纹。尖端有棕色点状种脐。气微，味甘，有油香气。

选购贮藏 置通风干燥处，防蛀。

现代研究 有抗动脉粥样硬化、抗肝损伤等作用。

性味归经 甘，平。归肝、肾、大肠经。

功能主治 补肝肾，益精血，润肠燥。用于精血亏虚，头晕眼花，耳鸣耳聋，须发早白，病后脱发，肠燥便秘。

用法用量 煎服，9～15g。或入丸、散剂。

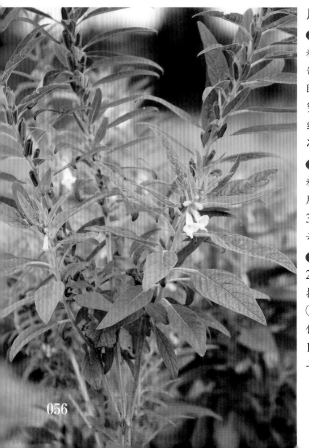

用药禁忌 脾虚大便溏泻者忌服。

验方 ①肠燥便秘：黑芝麻15g，微炒，研细粉，蜜糖30g调服。②须发早白：黑芝麻15g，制何首乌15g，水煎服。③肝肾亏虚，头昏，眼花，耳鸣：黑芝麻10g，桑叶10g，研细粉，蜜糖适量调服。④病后脱发：黑芝麻微炒，研细粉，加糖适量拌匀，每日服1～2匙，开水冲服。

药酒 补肝肾，益精血，润肠燥。适用于肝肾精血不足，须发早白，腰膝酸软，四肢无力，肠燥便秘。芝麻100g，干地黄250g，薏苡仁30g。用白酒1500ml浸泡7日。每次服20ml，每日2次，早晚各1次。

药膳 ①滋阴养血生乳。黑芝麻50g，食盐25g。将黑芝麻炒熟，待冷后，同盐用擀面杖擀成细粉备用。可蘸食，亦可撒于粥上食之。②滋阴补肾。适用于肝肾阴虚，病后体弱，大便燥结，须发早白等。淮山药15g，黑芝麻120g，粳米60g。共入锅中，加水适量煮粥。早晚各服1小碗。

龟甲 Guijia

别名 败龟板、败龟甲。

来源 为龟科动物乌龟的背甲及腹甲。

采集加工 全年均可捕捉，以秋、冬季为多，捕捉后杀死，剥取背甲及腹甲，除去残肉，称为"血板"。或用沸水烫死，剥取背甲及腹甲，除去残肉，晒干者，称为"烫板"。

中药识别 背甲呈长椭圆形拱状，外表面棕褐色或黑褐色，脊棱3条。腹甲呈板片状，外表面淡黄棕色至棕黑色，每块常具紫褐色放射状纹理。质坚硬。气微腥，味微咸。

选购贮藏 置干燥处，防蛀。

性味归经 咸、甘、微寒。归肝、肾、心经。

功能主治 滋阴潜阳，益肾强骨，养血补心。用于阴虚潮热，骨蒸盗汗，头晕目眩，虚风内动，筋骨痿软，心虚健忘，崩漏经多。

用法用量 煎服，9～24g。宜先煎。

用药禁忌 脾胃虚寒或内有寒湿者慎服。

药酒 滋阴助阳，宁心安神。适用于阳虚阴亏，心悸失眠，遗精，阳痿，腰膝酸软，两目昏花，全身瘦弱。龟甲（制）30g，鹿茸5g，人参10g，茯苓10g。用白酒500ml浸泡14日。每次服10ml，每日1～2次。

鳖甲 Biejia

别名 鳖壳、甲鱼壳、团鱼壳。

来源 为鳖科动物鳖的背甲。

采集加工 全年均可捕捉，以秋、冬季为多，捕捉后杀死，置沸水中烫至背甲上的硬皮能剥落时，取出，剥取背甲，除去残肉，晒干。

中药识别 本品呈椭圆形或卵圆形，背面隆起。外表面黑褐色或墨绿色，具细网状皱纹及灰黄色或灰白色斑点。内表面类白色，中部有突起的脊椎骨，两侧各有肋骨8条，伸出边缘。质坚硬。气微腥，味淡。

选购贮藏 置干燥处，防蛀。

现代研究 有抗肿瘤、增强免疫、抗疲劳、抗肝损伤等作用。

性味归经 咸、微寒。归肝、肾经。

功能主治 滋阴潜阳，软坚散结，退热除蒸。用于阴虚发热，劳热骨蒸，虚风内动，经闭，癥瘕。

用法用量 煎服，9～24g。宜先煎。

用药禁忌 脾胃虚寒，食少便溏者慎服。

验方 ①虚热盗汗：鳖甲30g，龟甲15g，浮小麦15g，地骨皮10g。水煎服。②单纯性肝脾肿大：炙鳖甲15g，水煎服。

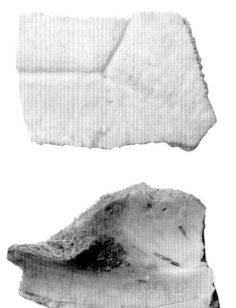

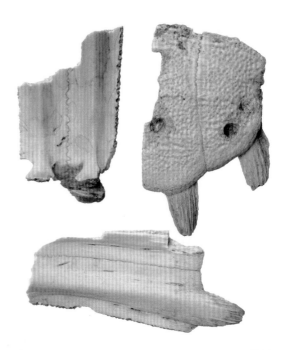

楮实子 Chushizi

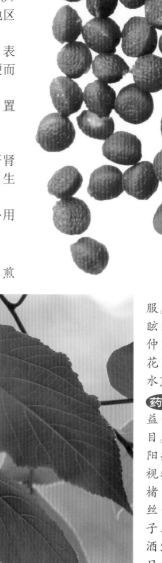

来源　本品为桑科植物构树的干燥成熟果实。

采集加工　秋季果实成熟时采收，洗净，晒干，除去灰白色膜状宿萼和杂质。

植物识别　落叶乔木。单叶互生，叶片卵形，不分裂或3～5深裂，边缘锯齿状，上面暗绿色，具粗糙伏毛，下面灰绿色，密生柔毛。雄花为腋生荑黄花序，下垂；雌花为球形头状花序，有多数棒状苞片。聚花果肉质，成球形，橙红色。花期5月，果期9月。全国大部分地区有分布。

中药识别　本品略呈球形或卵圆形，稍扁。表面红棕色，有网状皱纹或颗粒状突起。质硬而脆，易压碎。气微，味淡。

选购贮藏　以色红、子老、无杂质者为佳。置干燥处，防蛀。

性味归经　甘，寒。归肝、肾经。

功能主治　补肾清肝，明目，利尿。用于肝肾不足，腰膝酸软，虚劳骨蒸，头晕目昏，目生翳膜，水肿胀满。

用法用量　煎服，6～9g，或入丸、散。外用捣敷。

用药禁忌　虚寒证患者慎用。

验方　①水肿：楮实子6g，大腹皮9g。水煎服。②腰膝酸软，头目眩晕：楮实子12g，杜仲12g，牛膝12g，菊花10g，枸杞子10g。水煎服。

药酒　补益肝肾，填精益髓，固精缩尿，明目。适用于腰膝冷痛，阳痿滑精，小便频数，视物模糊，白带过多。楮实子、覆盆子、菟丝子、金樱子、枸杞子、桑螵蛸各12g，白酒500ml。密封浸泡14日，去渣留液。每日2次，每次服15～30ml。

第三章 解表药

一、发散风寒药

麻黄 Mahuang

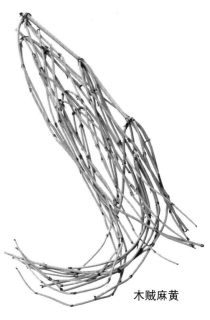

木贼麻黄

别名 龙沙、卑相、卑盐。

来源 本品为麻黄科植物草麻黄、木贼麻黄的干燥茎。主产于河北、山西、内蒙古、甘肃等地。

采集加工 秋季采割绿色的草质茎，晒干，除去木质茎、残根及杂质，切段。

植物形态 草麻黄：草本状灌木，高20～40cm。小枝绿色，长圆柱形，节明显。花成鳞球花序；雌球花成熟时苞片增大，肉质，红色。花期5～6月，种子成熟期7～8月。分布于华北及吉林、辽宁、陕西、新疆、河南等地。

中药识别 表面淡黄绿色至黄绿色，有细纵脊线，节上有细小鳞叶。切面中心显红黄色。气微香，味涩、微苦。

选购贮藏 以色淡绿、内心色红棕、味苦涩者为佳。置通风干燥处。防潮。

现代研究 有发汗、止咳、平喘、解热、镇痛及抗炎作用，并有抑菌、中枢兴奋，利尿、兴奋心脏和升高血压等作用。

性味归经 辛、微苦，温。归肺、膀胱经。

功能主治 发汗散寒，宣肺平喘，利水消肿。用于风寒感冒，胸闷喘咳，风水水肿。

用法用量 煎服，2～9g。发汗解表宜生用，止咳平喘多炙用。

用药禁忌 凡表虚自汗、阴虚盗汗及肺肾虚喘者均当慎用。

验方 ①急性荨麻疹：麻黄10g，荆芥10g，蝉蜕10g，连翘10g，浮萍10g。水煎服。②感冒风寒，咳喘无汗：麻黄3g，杏仁6g，桂枝3g，炙甘草3g，水煎服。③肺热喘咳：麻黄6g，生石膏15g，杏仁6g，炙甘草3g。水煎服。④慢性支气管炎：麻黄6g，干姜、细辛各1.5g，姜半夏10g。水煎，每天1剂，分2次温服。

药茶 适用于外感风寒表实所致头痛发热、无汗恶风而喘、身疼腰痛。用250ml水煎煮至水沸后，冲泡绿茶。

药酒 适用于酒渣鼻。生麻黄节、生麻黄根各80g，置入白酒1.5L中，武火煎30分钟。口服，每日2次，每次20～25ml。

药膳 适用于气急喘息。麻黄10g，豆腐120g。同入沙锅中煮1小时，去麻黄。饮汤、吃豆腐，每天1次。

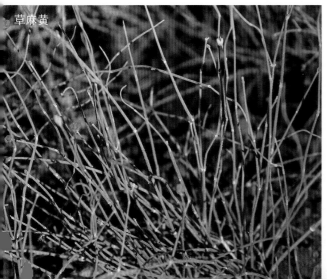

草麻黄

桂枝 Guizhi

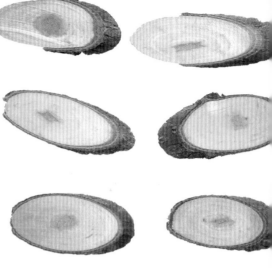

别名 柳桂。

来源 本品为樟科植物肉桂的干燥嫩枝。主产于广东、广西。

采集加工 春、夏二季采收，除去叶，晒干或切片晒干。

植物识别 常绿乔木，树皮灰褐色，芳香，幼枝略呈四棱形。叶互生，长椭圆形至近披针形，全缘，具离基3出脉。圆锥花序腋生或近顶生，花小，黄绿色。浆果椭圆形或倒卵形，暗紫色。花期5～7月，果期10～12月。分布福建、台湾、海南、广东、广西、云南等地。

中药识别 类圆形或椭圆形的厚片。表面红棕色至棕色。切面皮部红棕色，木部黄白色或浅黄棕色，髓部类圆形或略呈方形。有特异香气，味甜、微辛。

选购贮藏 以质嫩、色红棕、香气浓者为佳。置阴凉干燥处。

现代研究 有发汗、解热、镇痛、抗炎、抗病原微生物、改善心脏功能及微循环等作用。

性味归经 辛、甘、温。归心、肺、膀胱经。

功能主治 发汗解肌，温通经脉，助阳化气，平冲降气。用于风寒感冒，脘腹冷痛，血寒经闭，关节痹痛，痰饮，水肿，心悸，奔豚。

用法用量 煎服，3～9g。

用药禁忌 凡外感热病、阴虚火旺、血热妄行等证，均当忌用。孕妇及月经过多者慎用。

验方 ①闭经：桂枝3g，牡丹皮、当归、川牛膝各10g。水煎，每天1剂，分2次温服。②腹中绞痛：桂枝、白芍、当归各50g，水煎服。③风湿痹痛：桂枝、制附子各9g，姜黄、威灵仙各12g，水煎服。④感冒无汗：桂枝、麻黄各9g，荆芥、防风各6g。水煎服。

药茶 解肌表，和营卫。适用于外感风邪，营卫不和所致头项强痛、发热汗出恶风、鼻鸣干呕者。桂枝3g、白芍3g、大枣3枚、生姜3g，用250ml水煎至水沸后，冲泡甘草3g、绿茶5g后饮用。

药酒 温经通络。适用于硬皮病。红花、桂枝各10g，碾碎，置容器中，添加50度白酒30ml，浸泡7日。每次取5～10ml酒，乘热温熨、按摩患处15～30分钟，至局部皮肤发红并有灼热感，隔日1次。

药膳 温经散寒，祛风止痒。生姜9g，红枣10枚，桂枝6g。水煎。每日1剂，连服10日。

紫苏叶 Zisuye

别名 苏叶。

来源 本品为唇形科植物紫苏的干燥叶（或带嫩枝）。

采集加工 夏季枝叶茂盛时采收，除去杂质，晒干。

植物识别 一年生草本，高30～200cm。具有特殊芳香。茎直立，紫色、绿紫色，钝四棱形。叶对生，叶片阔卵形、卵状圆形，边缘具粗锯齿，两面紫色或仅下面紫色。轮伞花序，由2花组成偏向一侧成假总状花序。花冠唇形，白色或紫红色。花期6～8月，果期7～9月。全国各地广泛栽培。

中药识别 叶多皱缩卷曲、破碎，完整者展平后呈卵圆形，边缘具圆锯齿。两面紫色或上表面绿色，下表面紫色，疏生灰白色毛。气清香，味微辛。

选购贮藏 以色紫、香气浓者为佳。置阴凉干燥处。

现代研究 本品有解热、抗炎、抑菌、降血脂、保肝及抗氧化等作用。

性味归经 辛，温。归肺、脾经。

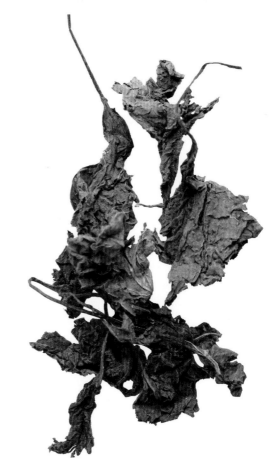

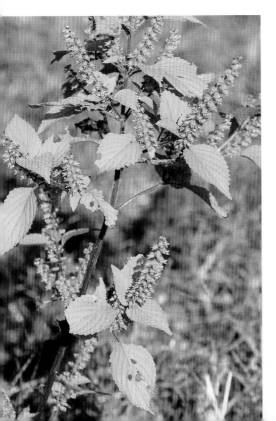

功能主治 解表散寒，行气和胃。用于风寒感冒，咳嗽呕恶，妊娠呕吐，鱼蟹中毒。

用法用量 煎服，5～10g，不宜久煎。

饮食禁忌 忌同时食用鲤鱼、鲢鱼。

验方 ①风寒感冒：紫苏叶10g，生姜5g，水煎服。②鱼蟹中毒吐泻：紫苏叶15g，水煎服。③消化不良，恶心呕吐，妊娠呕吐：紫苏叶6g，生姜3片，黄连3g，泡茶服。④荨麻疹：紫苏叶120g，水煎温洗，连洗数次。⑤疖腮：紫苏叶（研），醋调敷。

药茶 适用于胃热呕吐。紫苏叶5g、黄连1g、绿茶3g。用250ml开水泡饮。

药酒 适用于寒型感冒。紫苏叶50g入黄酒300ml中小火煎5～10min，去渣留液。生姜100g捣烂绞汁，滴入药酒中，加红糖50g搅拌溶化。每次服30～50ml，每日2～3次。饮后卧床盖被休息，见微微汗出则效佳。

药膳 适用于风寒感冒，兼咳嗽、胸闷不适者。先以粳米100g煮稀粥，粥成放入紫苏叶15g，稍煮即可。

生姜 Shengjiang

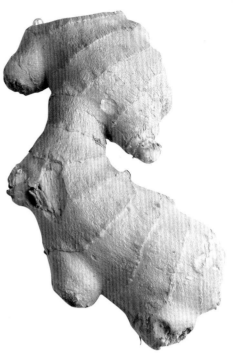

别名 生犍、母姜。

来源 本品为姜科植物姜的新鲜根茎。

采集加工 秋、冬季采挖，除去须根和泥沙。用时切厚片。

植物识别 多年生草本，高40～100cm。叶互生，2列；叶片线状披针形。花茎自根茎抽出，穗状花序椭圆形，花冠绿黄色。全国大部分地区有栽培。

中药识别 本品呈不规则块状，具指状分枝。表面黄褐色，分枝顶端有茎痕或芽。质脆，易折断，断面浅黄色。气香特异，味辛辣。

选购贮藏 以质嫩者为佳。置阴凉潮湿处，或埋入湿沙内，防冻。

现代研究 有解热、镇痛、抗炎、免疫抑制、止吐、保护胃黏膜、镇静及抗惊厥等作用。

性味归经 辛，微温。归肺、脾、胃经。

功能主治 解表散寒，温中止呕，化痰止咳，解鱼蟹毒。用于风寒感冒，胃寒呕吐，寒痰咳嗽，鱼蟹中毒。

用法用量 煎服，3～10g，或捣汁服。

用药禁忌 热盛及阴虚内热者忌服。

饮食禁忌 忌同时食用牛肉、狗肉。

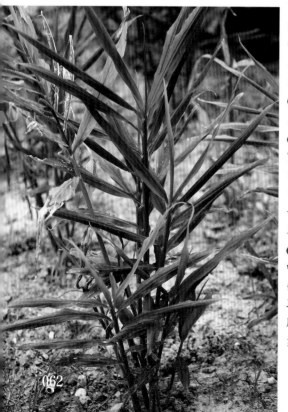

验方 ①流感：生姜片30g，大蒜20g，红糖50g，水700ml，将药放小锅内煎熬约半小时，剩下500ml，睡前1次服下，连服3～6次。②老人痰喘：生姜汁150g，黑砂糖120g。水煎服。③急性睾丸炎：生姜切成片，每次用6～10片外敷于患侧阴囊，并盖上纱布，兜起阴囊，每日或隔日更换一次，直到痊愈为止。

药茶 开胃健脾，生津。鲜橘2个去皮、生姜3g，用水煎煮至水沸后泡花茶3g饮用。

药酒 适用于手脱皮，冻疮，遗尿，斑秃。老姜7块捣烂，置容器中，添加白酒100ml，浸泡6小时。治遗尿，每日1次，睡前用姜酒擦肚脐以下正中线皮肤至稍红，连用5～7日。治冻疮、斑秃，每日4～5次，每次用棉花蘸本酒揉擦患处至皮肤发热。

药膳 ①适用于外感风寒引起的头痛身痛、无汗呕逆等症。将生姜5片捣烂，与粳米50g同煮粥，粥将熟时加入葱、醋，稍煮即成。乘热食，覆被取微汗出。②风寒感冒有恶心、呕吐、胃痛、腹胀者。将生姜15g、紫苏叶10g放入500ml水中，煮沸入红糖20g，趁热服。

香薷 Xiangru

别名 香茅、香茸、蜜蜂草。

来源 本品为唇形科植物石香薷的干燥地上部分。

采集加工 夏季茎叶茂盛、花盛时择晴天采割，除去杂质，阴干。

植物识别 直立草本。茎纤细，被白色疏柔毛。叶线状长圆形至线状披针形，边缘具疏而不明显的浅锯齿。总状花序头状，苞片覆瓦状排列。花冠紫红、淡红至白色。花期6～9月，果期7～11月。分布于山东、江苏、浙江、安徽、江西、湖南、湖北、贵州、四川、广西、广东、福建及台湾。

中药识别 全体密被白色茸毛。茎方柱形。叶对生，多皱缩或脱落，暗绿色或黄绿色，边缘有3～5疏浅锯齿。穗状花序，花萼宿存，钟状，淡紫红色或灰绿色，密被茸毛。小坚果4，近圆球形，具网纹。气清香而浓，味微辛而凉。

选购贮藏 以穗多、质嫩、叶青绿色、香气浓者为佳。置阴凉干燥处。

现代研究 本品有解热、镇静、镇痛、抗病原微生物、抑制肠道平滑肌收缩等作用。

性味归经 辛，微温。归肺、胃经。

功能主治 发汗解表，化湿和中。用于暑湿感冒，恶寒发热，头痛无汗，腹痛吐泻，水肿，小便不利。

用法用量 煎服，3～10g。用于发表，量不宜过大，且不宜久煎；用于利水消肿，量宜稍大，且须浓煎。

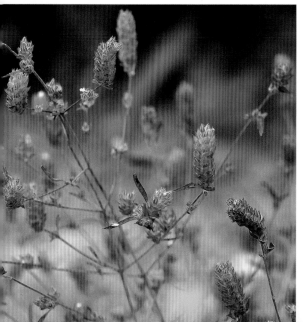

用药禁忌 表虚有汗及暑热证当忌用。

验方 ①中暑感冒，发热，头痛：香薷10g，菊花10g，绿豆衣10g，荆芥穗6g。水煎服。②中暑腹痛吐泻：香薷10g，白扁豆10g，炙甘草6g。水煎冷服。③皮肤瘙痒，阴部湿疹：鲜香薷全草适量。水煎外洗。④口臭：香薷水煎，含漱。

药茶 适用于风水所致水肿、小便不畅。香薷5g，白术3g，绿茶3g，开水冲泡后饮用。

药膳 祛暑解表，清热化湿。适用于夏月感冒。香薷6g，鲜扁豆花10g，厚朴6g，金银花10g，连翘10g。水煎，去渣留液，代茶饮。

荆芥 Jingjie

别名 假苏、姜芥。

来源 本品为唇形科植物裂叶荆芥的干燥地上部分。

采集加工 夏、秋季花开到顶、穗绿时采割，除去杂质，晒干。

植物识别 一年生草本，高60～100cm。具强烈香气。茎四棱形，基部棕紫色。全株被灰白色短柔毛。叶对生，羽状深裂。轮伞花序，密集于枝端成穗状，花冠浅红紫色，二唇形。小坚果长圆状三棱形，棕褐色，表面光滑。花期7～9月，果期9～11月。全国大部分地区有分布。

中药识别 茎呈方柱形，表面淡黄绿色或淡紫红色，被短柔毛。切面类白色。穗状轮伞花序。气芳香，味微涩而辛凉。

选购贮藏 以茎细、色紫、穗多、香气浓者为佳。置阴凉干燥处。

现代研究 有发汗、解热、抗炎、镇痛、抗病原微生物、松弛气管平滑肌等作用。

性味归经 辛，微温。归肺、肝经。

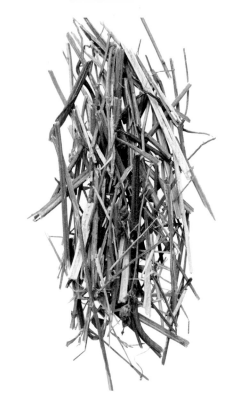

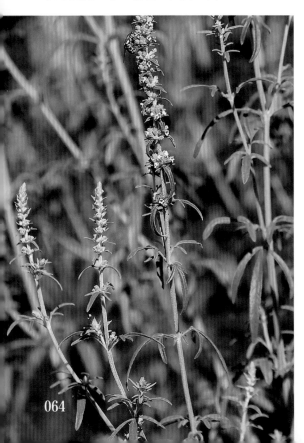

功能主治 解表散风，透疹，消疮。用于感冒，头痛，麻疹，风疹，疮疡初起。炒炭治便血，崩漏，产后血晕。

用法用量 煎服，5～10g，不宜久煎。发表透疹消疮宜生用；止血宜炒炭用。

饮食禁忌 忌同时食用黄鱼、带鱼、螃蟹。

验方 ①流感：荆芥穗6g，防风6g，柴胡6g，桔梗6g，羌活5g，甘草3g。水煎服。②隐疹：赤小豆、荆芥等份。研为末。鸡子清调，薄敷。③荨麻疹，麻疹初期：荆芥6g，防风3g，薄荷3g。甘草3g，水煎服。④脚丫湿烂：荆芥叶捣敷患处。⑤便血：荆芥炒为末，每次米汤服6g，妇人用酒下。

药茶 适用于风热壅肺之咽喉肿痛。荆芥5g、桔梗3g、甘草3g、绿茶3g，开水冲泡5～10分钟后饮用。

药酒 适用于外感风寒，发热，头痛，无汗，虚烦，呕吐，泄泻。荆芥6g，淡豆豉15g，葱白30g，置容器中，添加黄酒200ml及清水200ml，武火煎煮10分钟。趁温服，每日1次，每次1剂。

药膳 适用于风寒感冒有恶寒、身痛、无汗。荆芥、紫苏叶各10g，茶叶6g，生姜10g，加水文火煎沸，加入红糖30g搅匀。趁热饮。

防风 Fangfeng

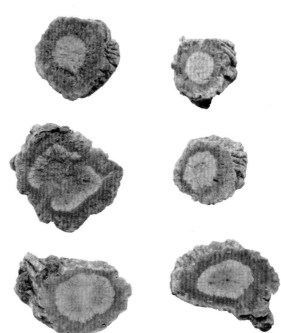

别名　屏风、回草。

来源　本品为伞形科植物防风的干燥根。主产于黑龙江、内蒙古、吉林、辽宁。

采集加工　春、秋二季采挖未抽花茎植株的根，除去须根和泥沙，晒干，切厚片。

植物识别　多年生草本。茎2歧分枝。基生叶丛生，有扁长的叶柄，2～3回羽状分裂，最终裂片条形至披针形，全缘。复伞形花序顶生；花瓣5，白色。双悬果卵形。花期8～9月，果期9～10月。分布于东北、华北及陕西、甘肃、宁夏、山东等地。

中药识别　本品为圆形或椭圆形的厚片。外表皮灰棕色，有纵皱纹。切面皮部浅棕色，木部浅黄色，具放射状纹理。气特异，味微甘。

选购贮藏　以切面皮部色浅棕、木部色黄者为佳。置阴凉干燥处，防蛀

现代研究　有镇痛、镇静、抗炎、抗过敏、调节免疫功能及抗凝血等作用。

性味归经　辛、甘，微温。归膀胱、肝、脾经。

功能主治　祛风解表，胜湿止痛，止痉。用于感冒头痛，风湿痹痛，风疹瘙痒，破伤风。

用法用量　煎服，5～10g。

用药禁忌　阴血亏虚、热病动风者不宜使用。

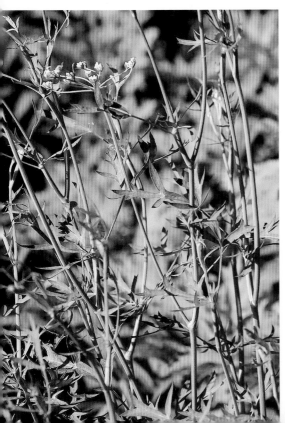

验方　①感冒风寒：防风10g，荆芥5g，紫苏叶5g，生姜5g。水煎服。②偏头痛：防风10g，白芷3g，川芎3g。水煎服。③关节炎：防风15g，威灵仙30g，赤芍15g。水煎趁热洗患处。

药茶　疏风止痛。适用于偏正头痛、痛不可忍者。防风5g、白芷3g、绿茶3g，开水冲泡后饮用。

药酒　祛风散寒解表。适用于外感风寒。防风50g，苍耳子70g，置容器中，加清水3L，武火煎取2L，去渣留液，入糯米1000g、酒曲150g。搅匀，密封，置阴凉干燥处，常规酿酒，酒熟后去糟留液。每日服2～3次，每次20～30ml。

药膳　祛风解表，散寒止痛。适用于外感风寒所致发热、畏冷、恶风、自汗、头疼、身痛等症。防风10g，葱白2根，煎煮取汁。粳米100g煮粥，待粥将熟时加入药汁，煮成稀粥。每日早、晚食用。

羌活 Qianghuo

别名 羌青、追风使者、黑药。

来源 本品为伞形科植物羌活的干燥根茎和根。主产于四川、甘肃、青海。

采集加工 春、秋季采挖，除去须根及泥沙，晒干，切厚片。

植物识别 多年生草本，高达1m以上。茎直立，表面淡紫色，有纵沟纹。基生叶及茎下部叶有长柄，叶柄由基部向两侧扩展成膜质叶鞘，抱茎；叶片为三出三回羽状复叶，小叶3～4对，末回裂片卵状披针形至长圆卵形，边缘缺刻状浅裂至羽状深裂；茎上部叶简化成鞘状，近无柄，先端有羽状分裂的小叶片。复伞形花序顶生或腋生，花瓣白色，5枚。双悬果卵圆形，背棱及中棱有翅，侧棱无翅，果实成熟时裂开成2分果，悬挂在两果柱的顶端。花期8～9月，果期9～10月。生于高山灌木林或草丛中。分布青海、四川、云南、甘肃。

中药识别 本品呈类圆形、不规则形横切或斜切片，表皮棕褐色至黑褐色，切面外侧棕褐色，木部黄白色，有的可见放射状纹理。

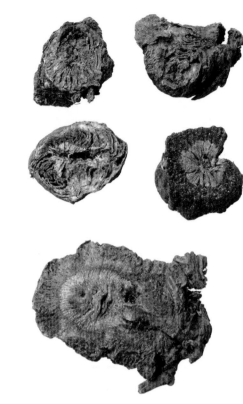

体轻，质脆。气香，味微苦而辛。

选购贮藏 以外表皮色棕褐、切面油点多、气味浓者为佳。置阴凉干燥处，防蛀。

现代研究 有解热、抗炎、镇痛、抗心律失常、抗凝血及抗病原微生物等作用。

性味归经 辛、苦，温。归膀胱、肾经。

功能主治 解表散寒，祛风除湿，止痛。用于风寒感冒，头痛项强，风湿痹痛，肩背酸痛。

用法用量 煎服，3～10g。

用药禁忌 阴血亏虚者慎用。用量过多易致呕吐，脾胃虚弱者不宜服。

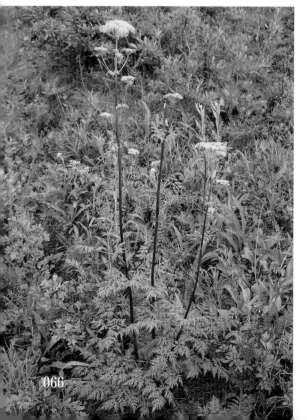

验方 ①风寒感冒：羌活、白芷各8g，紫苏、荆芥、防风各6g。水煎服。②风寒湿痹：羌活、桂枝各10g，姜黄、当归各9g。水煎服。③风湿性关节炎：羌活30g，枸骨150g。水煎服。

药茶 胜湿解表。适用于暑日受湿，全身不适。羌活5g、香薷3g、绿茶3g。用250ml开水冲泡后饮用。

药酒 解痉止痛。适用于产后中风腹痛。羌活15g，置容器中，添加白酒70ml，文火煮至35ml。趁温服。每日1次，每次1剂。

白芷 Baizhi

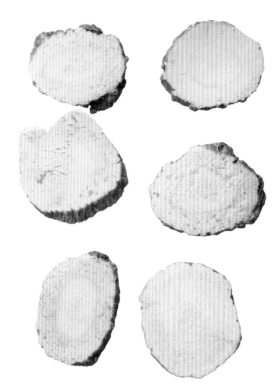

别名 香白芷、芳香。

来源 本品为伞形科植物白芷或杭白芷的干燥根。主产于浙江、四川、河南、河北。

采集加工 夏、秋间叶黄时采挖，除去须根和泥沙，晒干或低温干燥。

植物识别 多年生草本，高1～2m。叶互生，2～3回羽状分裂，最终裂片阔卵形至卵形，边缘有粗锯齿；花序下方的叶简化成膨大的囊状叶鞘。复伞形花序顶生或腋生，花瓣黄绿色。果实长圆形至卵圆形，背棱扁。花期5～6月，果期7～9月。栽培于江苏、安徽、浙江、江西、湖北、湖南、四川等地。

中药识别 外表皮灰棕色或黄棕色。切面白色或灰白色，具粉性。气芳香，味辛、微苦。

选购贮藏 以粉性足、棕色油点多、香气浓郁者为佳。置阴凉干燥处，防蛀。

现代研究 本品有解热、镇痛、抗炎、抑制病原微生物、中枢兴奋、抑制肠平滑肌及抗肿瘤等作用。

性味归经 辛，温。归胃、大肠、肺经。

功能主治 解表散寒，祛风止痛，宣通鼻窍，燥湿止带，消肿排脓。用于感冒头痛，眉棱骨痛，鼻塞流涕，鼻衄，鼻渊，牙痛，带下，疮疡肿痛。

用法用量 煎服，3～10g。外用适量。

用药禁忌 本品辛香温燥，阴虚血热者忌服。

验方 ①鼻渊头胀痛：白芷10g，苍耳子6g，薄荷5g，藿香5g，细辛1.5g。水煎服。②感冒风寒头痛：白芷10g，防风3g，川芎3g，羌活3g。水煎服。③胃痛：白芷、白芍、白及各10g，白豆蔻6g。每日1剂，水煎分服。

药茶 解毒消肿。适用于痈疽肿痛。白芷5g、大黄1g、绿茶3g。开水冲泡后饮用。

药酒 活血通络。适用于面色晦暗，黄褐斑，妊娠产后面暗，大便干燥甚至秘结。桃花250g，白芷30g，白酒1L，浸泡30日。每日2次，每次口服10～20ml。同时取酒少许置手上，合掌擦热，再涂面部患处，5分钟后用清水洗净。

药膳 活血补血，养发润肤。适用于头发早白稀少。白芷、当归、川芎、炙甘草各60g，煎煮取汁，再用药液浸泡糯米150g、甜瓜子60g、松子仁30g，晒干，再浸，直至药液用完。再将糯米、瓜子、松子仁和芝麻500g一起炒香，研为细粉。每次用沸水冲成糊，食用30g，每日2次。

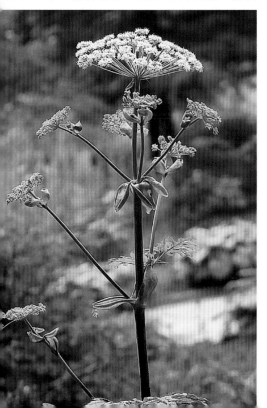

细辛 Xixin

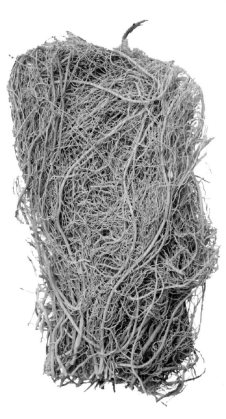

别名 少辛、独行草。

来源 本品为马兜铃科植物华细辛、辽细辛的干燥根和根茎。辽细辛主产于辽宁、吉林、黑龙江。华细辛主产于陕西。

采集加工 夏季果熟期或初秋采挖，除净地上部分和泥沙，阴干。

植物识别 多年生草本。根茎直立或横走。叶通常2枚，叶片心形或卵状心形，先端渐尖或急尖，基部深心形，上面疏生短毛。花紫黑色；花被管钟状。蒴果近球状。花期4～5月。分布于陕西、山东、安徽、浙江、江西、河南、湖北、四川等地。

中药识别 根细，表面灰黄色。断面平坦，黄白色或白色。气辛香，味辛辣，麻舌。

选购贮藏 以根色灰黄、味辛辣麻舌者为佳。置阴凉干燥处

现代研究 有解热、镇痛、抗炎、增加心肌收缩力及抗病原微生物等作用。

性味归经 辛，温。归心、肺、肾经。

功能主治 祛风散寒，祛风止痛，通窍，温肺化饮。用于风寒感冒，头痛，牙痛，鼻塞流涕，鼻衄，鼻渊，风湿痹痛，痰饮喘咳。

用法用量 煎服，1～3g；散剂每次服0.5～1g。

用药禁忌 阴虚阳亢头痛、肺燥伤阴干咳者忌用。不宜与藜芦同用。

饮食禁忌 忌同时食用生菜、茴苣。

验方 ①神经性头痛：细辛3g，川芎6g，藁本6g，全蝎3g。水煎服。②鼻炎，鼻窦炎：细辛3g，防风6g，黄芩6g，白芷5g。水煎服。③感冒风寒：细辛3g，荆芥6g，防风5g，川芎5g。

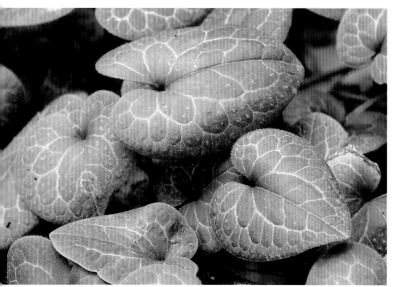

水煎服。④口臭、齿龈肿痛：细辛30g，水煎去渣留液，乘热噙漱待冷即吐，每日3次。

药茶 适用于风寒湿头痛；风湿痹痛。细辛0.3g，绿茶3g。开水冲泡后饮用。

药酒 温经通络，活血止痒。适用于神经性皮炎。细辛、高良姜、桂枝各15g，置容器中，添加95%乙醇100ml，密封浸泡7日，去渣留液，入甘油适量拌匀。每日2次，每次用消毒棉球蘸本酒涂搽患处。

藁本 Gaoben

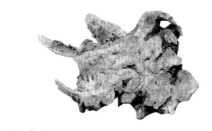

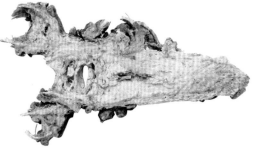

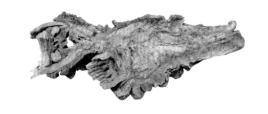

别名 藁茇、薇茎、野芹菜、山香菜。

来源 本品为伞形科植物藁本或辽藁本的干燥根茎和根。藁本主产于四川、湖北、陕西。辽藁本主产于辽宁。

采集加工 秋季茎叶枯萎或次春出苗时采挖，除去泥沙，晒干或烘干。

植物识别 ①藁本：多年生草本。叶互生，2回羽状全裂，最终裂片3～4对，小羽片卵形，边缘齿状浅裂，茎上部的叶具扩展叶鞘。复伞形花序，顶生或腋生。花小，花瓣5，白色。双悬果广卵形，分果具5条果棱。花期7～8月，果期9～10月。分布河南、陕西、甘肃、江西、湖北、湖南、四川、山东、云南等地。②辽藁本：叶2～3回3出羽状全裂，最终裂片卵形或广卵形，边缘有少数3～5浅裂，裂片具齿。分布吉林、辽宁、河北、山东、山西等地。

中药识别 外表皮棕褐色至黑褐色。切面黄白色至浅黄褐色，具裂隙或孔洞。气浓香，味辛、苦、微麻。

选购贮藏 以外表皮色棕褐、切面黄色、香气浓者为佳。置阴凉干燥处，防潮，防蛀。

现代研究 有解热、镇痛，抗炎、提高耐缺氧、止泻及抗血小板聚集等作用。

性味归经 辛，温。归膀胱经。

功能主治 祛风，散寒，除湿，止痛。用于风寒感冒，巅顶疼痛，风湿痹痛。

用法用量 煎服，3～10g。

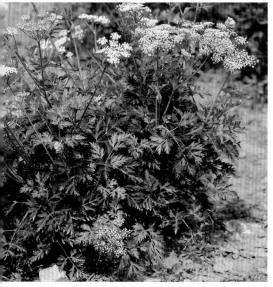

用药禁忌 本品辛温香燥，凡阴血亏虚、肝阳上亢、火热内盛之头痛者忌服。

验方 ①风湿关节痛：藁本、苍术、防风各9g，牛膝12g。水煎服。②头屑：藁本、白芷等分为末，夜擦旦梳。③风寒头痛：藁本、川芎各10g，细辛5g，葱白5根，水煎温服。④疥癣瘙痒：藁本、苦参各30g。煎汤洗浴。

药茶 散风寒湿邪。适用于风寒头痛、巅顶痛、寒湿腹痛、泄泻、疥癣。藁本10g、绿茶3g。用开水冲泡后饮用。

药酒 芳香避臭。适用于狐臭。藁本、川芎、细辛、杜蘅、辛夷各3g，置容器中，添加白酒100ml，密封浸泡1日，文火煎10分钟，去渣留液。不拘时候，每次用消毒棉球蘸本酒涂擦患处。

苍耳子 Cangerzi

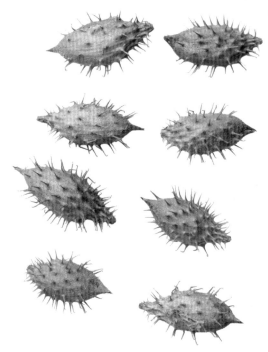

别名 胡苍子、牛虱子、苍棵子、羊带归。

来源 本品为菊科植物苍耳的干燥成熟带总苞的果实。主产于山东、江苏、湖北。

采集加工 秋季果实成熟时采收，干燥，除去梗、叶等杂质。

植物识别 一年生草本，高20～90cm。茎直立，下部圆柱形，上部有纵沟。叶互生；有长柄，叶片三角状卵形或心形，全缘，基出三脉。头状花序，雄花序球形，雌花序卵形。瘦果倒卵形，包藏在有刺的总苞内。花期5～6月，果期6～8月。分布于全国各地。

中药识别 本品呈纺锤形或卵圆形。表面黄棕色或黄绿色，全体有钩刺，顶端有2枚较粗的刺。气微，味微苦。

选购贮藏 以粒大、饱满、色黄绿者为佳。置干燥处。

现代研究 有抗炎、镇痛、免疫抑制、抗病原微生物及抗氧化等作用。

性味归经 辛、苦，温；有毒。归肺经。

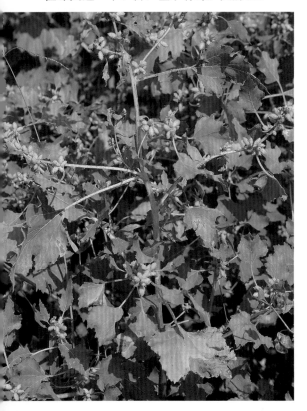

功能主治 散风寒，通鼻窍，祛风湿。用于风寒头痛，鼻塞流涕，鼻鼽，鼻渊，风疹瘙痒，湿痹拘挛。炒苍耳子可降低毒性，偏于通鼻窍，祛风湿，止痛，常用于鼻渊头痛，风湿痹痛。

用法用量 煎服，3～10g。或入丸、散。

用药禁忌 血虚头痛不宜服用。过量服用易致中毒。

饮食禁忌 忌同时食用猪肉。

验方 ①慢性鼻炎，鼻窦炎：苍耳子10g，辛夷6g，白芷6g，薄荷6g，细辛3g。水煎服。②风湿关节炎、关节痛：苍耳子10g，豨莶草15g，威灵仙10g。水煎服。③荨麻疹：苍耳子适量，水煎洗患处。

药茶 祛风止痛。适用于外感风寒头痛；鼻炎，鼻窦炎；风湿痹痛。苍耳子1g、绿豆5g，水煮去渣留液，冲泡绿茶3g饮用。

药酒 软化瘰子。苍耳子30g置容器中，添加75%乙醇100ml。密封浸泡7日，去渣留液。每日2～3次，每次用消毒棉球蘸本酒外擦患处。

药膳 散风除湿。适用于因风湿上扰引起的头痛、鼻渊。苍耳子10g煎煮，去渣留液，再入粳米50g煮粥。

辛夷 Xinyi

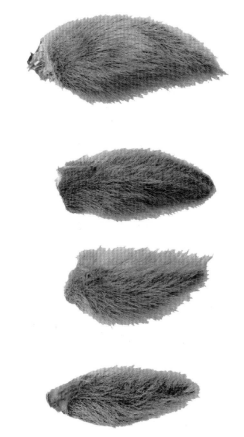

别名　木笔花。

来源　本品为木兰科植物望春花、玉兰的干燥花蕾。主产于河南，四川、陕西、湖北、安徽。

采集加工　冬末春初花未开放时采收，除去枝梗，阴干。

植物识别　①望春花：落叶乔木，高6～12m。冬芽卵形，苞片密生淡黄色茸毛。单叶互生，全缘。花先叶开放，单生枝顶，呈钟状，白色，外面基部带紫红色，外轮花被3，中、内轮花被各3。聚合果圆筒形，稍扭曲。花期2～3月，果期9月。分布于陕西南部、甘肃、河南西部、湖北西部及四川等地。②玉兰：花被片白色。全国各大城市园林广泛栽培。

中药识别　呈长卵形，似毛笔头，梗上有类白色点状皮孔。苞片外表面密被灰白色或灰绿色茸毛，内表面类棕色。气芳香，味辛凉而稍苦。

选购贮藏　以完整、花蕾未开放、色黄绿者为佳。置阴凉干燥处。

现代研究　有抗过敏、抗炎、降血压及兴奋子宫等作用。

性味归经　辛，温。归肺、胃经。

功能主治　散风寒，通鼻窍。用于风寒头痛，鼻塞流涕，鼻鼽，鼻渊。

用法用量　煎服，3～10g；本品有毛，易刺激咽喉，入汤剂宜用纱布包煎。外用适量。

用药禁忌　鼻病因阴虚火旺者忌服。

（**验方**）①风寒感冒头痛：辛夷3g，紫苏叶6g。开水泡服。②慢性鼻窦炎：辛夷6g，苍耳子10g，白芷10g，薄荷10g。水煎服。③过敏性鼻炎、喷嚏不止：辛夷3g，藿香10g。开水泡服。

（**药茶**）祛风，通窍，降压。适用于头痛、鼻渊、鼻塞。辛夷10g、绿茶3g，开水冲泡后饮用。

（**药酒**）祛风止咳。适用于慢性支气管炎。苍耳子50g炒黄、轧碎，与辛夷30g同置容器中，加冷开水100ml，浸泡4～6小时，再加95%乙醇50ml，温浸（60～80℃）2日，去渣留液。药渣再加适量水，文火煎煮30分钟，去渣留液。混合上述滤液，静置12～24小时，加冷开水至100ml。每日2次，每次空腹服10ml。

（**药膳**）疏散风寒，宣通鼻窍。适用于慢性鼻炎、鼻窦炎。辛夷6g、紫苏叶9g，以沸水冲泡。代茶频饮。

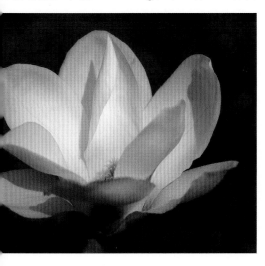

葱白 Congbai

别名 葱茎白、葱白头。

来源 为百合科植物葱近根部的鳞茎。

采集加工 采挖后，切去须根及叶，剥去外膜，鲜用。

植物识别 鳞茎圆柱形，先端稍肥大，鳞叶成层，白色。叶基生，圆柱形，中空。花茎自叶丛抽出，伞形花序圆球状。花白色。我国各地均有栽植。

现代研究 有抗病原微生物、发汗解热、利尿、健胃、祛痰等作用。

性味归经 辛，温。归肺、胃经。

功能主治 发汗解表，散寒通阳。用于风寒感冒。外敷可治乳汁瘀滞不下，乳房胀痛。

用法用量 煎服，3～9g。外用适量。

饮食禁忌 忌同时食用豆腐、狗肉。

（验方）①预防流感：葱白3根，连服3天。②流感：葱白2根，煎汤热服，取透汗即愈。③感冒初起：淡豆豉半合（50ml），葱白1把，煎服，取汗即愈。

（药酒）适用于风寒感冒、头痛无汗、心烦者。连须葱白30g，淡豆豉10g，生姜3片，加水500ml煎煮，再加黄酒约30ml煎煮，服后盖被出汗。

胡荽 Husui

别名 芫荽、香菜、香荽。

来源 为伞形科植物芫荽的全草。

采集加工 8月果实成熟时连根挖起，去净泥土。鲜用或晒干切段生用。

植物识别 全株有强烈香气。根生叶具长柄，1～2回羽状分裂，裂片广卵形或扇形；茎生叶互生，2～3回羽状全裂，最终裂片狭线形。伞形花序，花白色，花瓣倒卵形。果实近球形，有棱。我国各地均有栽培。

现代研究 有改善外周血液循环的作用。

性味归经 辛，温。归肺、胃经。

功能主治 发表透疹，开胃消食。用于麻疹不透，饮食不消，纳食不佳。

用法用量 煎服，3～6g。外用适量。

用药禁忌 热毒壅盛而疹出不畅者忌服。

饮食禁忌 忌同时食用大蒜。

（验方）①麻疹初起，疹出不透：胡荽6g，蝉蜕6g，薄荷2g，水煎服；另取鲜胡荽60g，捣烂，搓前胸及后背，注意避风。②消化不良，腹胀：鲜胡荽全草30g。水煎服。③厌食、食后腹胀：胡荽6g，木香3g，麦芽15g，水煎服。

（药膳）透疹清热。主要适用于小儿麻疹初起，疹出不畅。先将胡萝卜100g、荸荠40g放入锅内，加水1200ml，煎至600ml，再加胡荽60g稍煮即可。趁温饮用，连服3～5天。

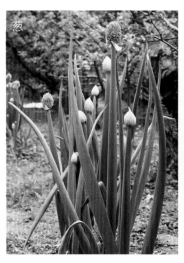

葱

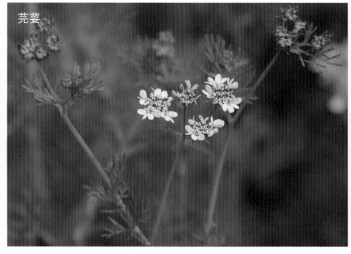

芫荽

柽柳 Chengliu

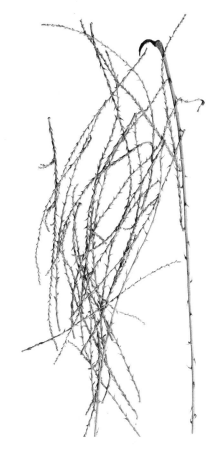

别名 西河柳、赤柽柳、观音柳。

来源 本品为柽柳科植物柽柳的干燥细嫩枝叶。全国大部分地区均产。

采集加工 5～6月花未开时割取细嫩枝叶，阴干。切段，生用。

植物识别 灌木。树皮及枝条均为红褐色。茎多分枝，枝条柔弱，扩张或下垂；叶片细小，鳞片状，蓝绿色。圆锥状复总状花序，顶生，花小，粉红色。蒴果狭小，先端具毛。花期6～7月，果期8～9月。生于河流冲积地、潮湿盐碱地和沙荒地。全国各地均有分布，野生或栽培。

中药识别 本品茎枝呈细圆柱形，表面灰绿色，有多数互生的鳞片状小叶。断面黄白色，中心有髓。气微，味淡。

选购贮藏 以色绿、枝叶细嫩者为佳。置干燥处。

现代研究 本品有解热、抗炎、镇痛、止咳、抗病原微生物等作用。

性味归经 甘、辛，平。归心、肺、胃经。

功能主治 发表透疹，祛风除湿。用于麻疹不透，风湿痹痛。

用法用量 煎服，3～6g。外用适量，煎汤擦洗。

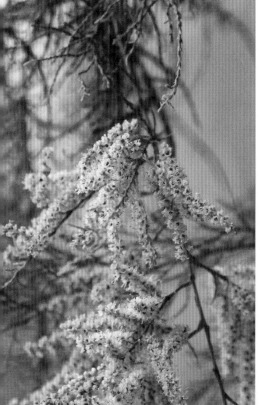

用药禁忌 麻疹已透者不宜使用。用量过大易致心烦、呕吐。

（**验方**）①风湿关节酸痛：柽柳12g，威灵仙12g，豨莶草15g，穿山龙10g。水煎服。②皮肤瘙痒：柽柳10g，当归10g，甘草3g。水煎服。③荨麻疹：柽柳100g，水煎洗患处。④麻疹初期，疹透不快：柽柳6g，升麻3g，牛蒡子10g，荆芥3g。水煎服。

（**药茶**）解毒消斑。适用于过敏性紫癜。紫草2g、蝉蜕3g、当归3g、柽柳3g、牛蒡子3g、绿茶5g。将以上诸药用400ml水煮开后，冲泡绿茶。

（**药酒**）解表透疹止痒。适用于麻疹发热，或湿郁热闭，经络阻滞，身起红斑热痱，瘙痒难耐。紫背浮萍、臭牡丹、胡荽各30g，柽柳10g，水煎，去渣留液，入白酒100ml混匀。不拘时候，每次趁热抹洗全身。

（**药膳**）祛风凉血，抗过敏。适用于荨麻疹。柽柳20g，浮萍、紫草各15g，水煎取汁，用红糖调味。代茶频饮。

073

二、发散风热药

薄荷 Bohe

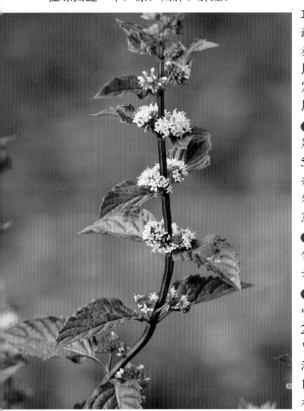

别名 夜息花、仁丹草、见肿消。

来源 本品为唇形科植物薄荷的干燥地上部分。主产于江苏、浙江。

采集加工 夏、秋季茎叶茂盛或花开至三轮时，选晴天，分次采割，晒干或阴干。

植物识别 多年生芳香草本，高30～80cm。单叶对生，叶片长卵形至椭圆状披针形，边缘具细尖锯齿。轮伞花序腋生，花冠二唇形，淡紫色至白色。分布华北、华东、华南、华中及西南各地。

中药识别 茎方柱形，表面紫棕色或淡绿色。切面白色，中空。叶上表面深绿色，下表面灰绿色。轮伞花序腋生，花冠淡紫色。揉搓后有特殊清凉香气，味辛凉。

选购贮藏 以叶多、色绿、气味浓者为佳。置阴凉干燥处。

现代研究 有发汗、解热、镇痛、镇静、抗病原体、解痉、利胆及排石、抗早孕和抗着床等作用。

性味归经 辛，凉。归肺、肝经。

功能主治 疏散风热，清利头目，利咽，透疹，疏肝行气。用于风热感冒，风温初起，头痛，目赤，喉痹，口疮，风疹，麻疹，胸胁胀闷。

用法用量 煎服，3～6g；宜后下。薄荷叶长于发汗解表，薄荷梗偏于疏肝行气。

用药禁忌 体虚多汗者不宜使用。

验方 ①感冒风热：薄荷6g，金银花10g，连翘10g，荆芥3g。水煎服。②急性结膜炎：薄荷5g，黄芩10g，金银花15g。水煎服。③皮肤瘙痒：薄荷、野菊花、千里光各适量，水煎洗患处。④慢性荨麻疹：薄荷15g，桂圆6粒。一起煎服，每天2次，连服2～4周。

药茶 适用于外感风热头痛咽痛、目赤等症；可作为夏季消暑饮料。薄荷5g，绿茶3g。用200ml开水冲泡后饮用。

药膳 ①适用于体虚或年老者风热感冒。薄荷叶30片，生姜2片，人参5g，生石膏30g，麻黄2g。水煎滤汁。分数次代茶温饮。②对风热型感冒发热较重者有明显效果，对温病初起、高热烦渴患者最宜。先将金银花30g、鲜芦根60g水煎15分钟，后下薄荷10g煮沸3分钟，去渣留液，加适量白糖。温服。

牛蒡子 Niubangzi

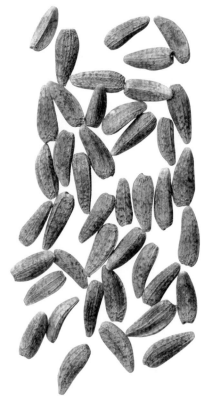

别名 恶实、大力子、鼠黏子。

来源 本品为菊科植物牛蒡的干燥成熟果实。主产于河北、吉林、辽宁、浙江。

采集加工 秋季果实成熟时采收果序，晒干，打下果实，除去杂质，再晒干。

植物识别 二年生草本，高1～2m。茎带紫褐色，有纵条棱。根生叶丛生，茎生叶互生；叶片长卵形或广卵形，全缘，边缘稍带波状。头状花序，总苞球形，由多数覆瓦状排列之苞片组成，苞片先端成针状，末端钩曲；管状花红紫色。花期6～8月，果期8～10月。分布全国各地。

中药识别 本品呈长倒卵形。表面灰褐色，带紫黑色斑点，有数条纵棱。气微，味苦后微辛而稍麻舌。

选购贮藏 以粒大、饱满、色灰褐者为佳。置通风干燥处。

现代研究 有抗病原微生物、调节免疫、降血糖及抗肿瘤等作用。

性味归经 辛、苦，寒。归肺、胃经。

功能主治 疏散风热，宣肺透疹，解毒利咽。用于风热感冒，咳嗽痰多，麻疹，风疹，咽喉肿痛，痄腮，丹毒，痈肿疮毒。

用法用量 煎服，6～12g。生牛蒡子多用于风温初起，痄腮丹毒、痈肿疮疡。炒牛蒡子多用于麻疹不透，咽喉肿痛，风热咳嗽。

用药禁忌 气虚便溏者慎用。脾虚腹泻者忌用；痈疽已溃、脓水清稀者也不宜应用。

验方 ①风热感冒，咽喉肿痛：牛蒡子10g，连翘10g，金银花10g，薄荷3g，甘草3g，水煎服。②风热咳嗽：牛蒡子10g，桑叶159，连钱草15g，水煎服。③痄腮肿痛：牛蒡子、柴胡、连翘、川贝母、荆芥各6g。水煎服。

药茶 适用于风热侵肺咳喘、咽膈不利。牛蒡子5g，荆芥3g，甘草3g、绿茶3g。开水冲泡后饮用。

药酒 适用于风毒疮痈不瘥，齿痛，口舌生疮。牛蒡子、生地黄、枸杞子各100g，牛膝20g，置容器中，添加白酒1.5L，浸泡14日，去渣留液。每日1次，每次晚饭后温饮10～20ml。

药膳 宣肺散邪，清热解毒。将葛根30g、牛蒡子10g水煎取汁，入粳米60g煮成稀粥。佐餐食用。

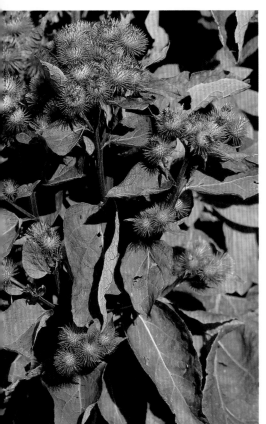

蝉蜕 Chantui

别名 蝉退、蝉衣。

来源 本品蝉科昆虫黑蚱的若虫羽化时脱落的皮壳。主产于山东、河北、河南、江苏、浙江。

采集加工 夏、秋季收集,除去泥沙,晒干。

选购贮藏 以体轻、色黄亮者为佳。置干燥处,防压。

现代研究 有解热、镇痛、镇静、抗惊厥、镇咳祛痰、平喘、调节免疫、降血脂等作用。

性味归经 甘,寒。归肺、肝经。

功能主治 疏散风热,利咽,透疹,明目退翳,解痉。用于风热感冒,咽痛音哑,麻疹不透,风疹瘙痒,目赤翳障,惊风抽搐,破伤风。

用法用量 煎服,3～6g,或单味研末冲服。一般病证用量宜小;止痉则需大量。

用药禁忌 孕妇当慎用。

验方 ①风热感冒:蝉蜕、薄荷各等量,研细粉,每次服3g,日服3次,开水冲服。②荨麻疹:蝉蜕6g,僵蚕6g,薄荷10g。水煎服。

药酒 疏风散热,透疹解痉。适用于荨麻疹。糯米甜酒500ml置容器中,添加清水250ml,文火煮沸,入蝉蜕粉30g搅匀。每日3次,每次趁温饮10～15ml。

药膳 清热抗炎,抗过敏。土茯苓、蝉蜕各10g,乌梢蛇1条,调料少许。将上述诸物共入锅中,加适量水,用小火煮成汤。每日2次,喝汤。

淡豆豉 Dandouchi

别名 香豉、大豆豉、淡豉。

来源 本品为豆科植物大豆的成熟种子的发酵加工品。全国大部分地区均产。

加工 取桑叶、青蒿各70～100g,加水煎煮,滤过,煎液拌入净大豆1000g中,俟吸尽后,蒸透,取出,稍晾,再置容器内,用煎过的桑叶、青蒿渣覆盖,闷使发酵至黄衣上遍时,取出,除去药渣,洗净,置容器内再闷15～20天,至充分发酵、香气溢出时,取出,略蒸,干燥,即得。

中药识别 本品呈椭圆形,表面黑色,皱缩不平。质柔软,断面棕黑色。气香,味微甘。

采购贮藏 以色黑、质柔、气香者为佳。置通风干燥处,防蛀。

现代研究 有抗动脉硬化、降血糖、抗骨质疏松、抗肝癌、抗心肌缺血等作用。

性味归经 苦、辛,凉。归肺、胃经。

功能主治 解表,除烦,宣发郁热。用于感冒,寒热头痛,烦躁胸闷,虚烦不眠。

用法用量 煎服,6～12g。

验方 ①糖尿病:淡豆豉煮汁,任饮。②急心疼:淡豆豉15g,煎汤250ml服。③胃脘痛:淡豆豉15g,煎汤服。

药酒 发汗解表,止汗除烦。淡豆豉200g炒至微香,趁热投入黄酒1L中,密封浸泡3日,去渣留液。每日3次,每次空腹温饮10～20ml。

药膳 益气健脾,疏散表邪。主治年老体虚者之风寒感冒或风温初起。豆腐200g加水1.5碗,略煎,加入豆豉12g,煎取大半碗,再入葱白15g,水沸即可。趁热服食,服后盖被取微汗。

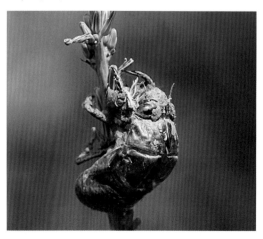

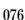

桑叶 Sangye

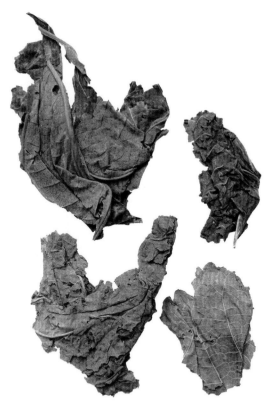

别名 铁扇子、蚕叶。

来源 本品为桑科植物桑的干燥叶。全国大部分地区均产。

采集加工 初霜后采收，除去杂质，晒干。

植物识别 参见桑椹项下。

中药识别 本品多皱缩、破碎。叶片上表面黄绿色或浅黄棕色；下表面颜色稍浅，叶脉突出。质脆。气微，味淡、微苦涩。

选购贮藏 以色黄绿者为佳。置干燥处。

炮制 蜜桑叶：净桑叶加入炼熟的蜂蜜与少许开水，拌匀稍闷，炒至不粘手，取出晾凉。

现代研究 有抗炎、抗凝血、降血糖、降血压、抗动脉粥样硬化、抗氧化、抗应激反应及抗疲劳等作用。

性味归经 甘、苦，寒。归肺、肝经。

功能主治 疏散风热，清肺润燥，清肝明目。用于风热感冒，肺热燥咳，头晕头痛，目赤昏花。

用法用量 煎服，5～10g；或入丸、散。外用煎水洗眼。肺燥咳嗽多用蜜桑叶。

验方 ①风热感冒，头痛、咳嗽口渴：桑叶10g，菊花10g，金银花10g。水煎服。②肺热咳嗽：桑叶30g，枇杷叶30g，积雪草15g，墨旱莲15g。水煎服。③急性眼结膜炎：桑叶30g，水煎熏洗患处。

药茶 ①祛风清热，凉血明目。适用于外感风热，身热头痛、目赤口渴；肺热咳嗽；皮下隐疹。桑叶10g、绿茶3g。开水冲泡后饮用。②疏风热，降血压。适用于头晕，高血压病。菊花5g、金银花3g、桑叶3g、绿茶3g。开水冲泡后饮用。

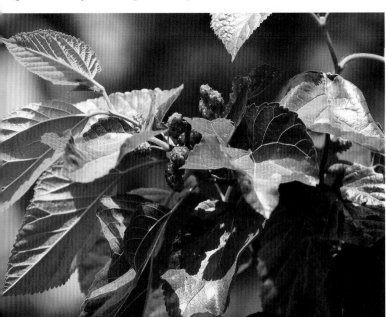

药酒 祛风清热，凉血明目。适用于劳伤咳嗽；肝肾亏虚，头晕目眩。霜桑叶500g晾干、研末。每日3次，每次取药末4～5g，用黄酒送下。

药膳 辛凉解表。对风热型感冒，药力甚久，效果更佳。桑叶、菊花、薄荷、甘草各10g。将各药混合后用开水冲泡，代茶频服。

菊花 Juhua

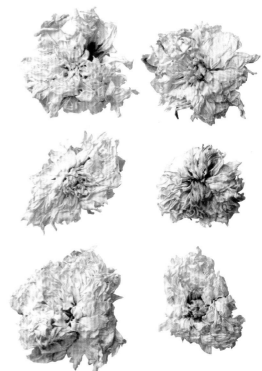

别名　甘菊、金蕊、药菊。

来源　本品为菊科植物菊的干燥头状花序。

采集加工　9～11月花盛开时分批采收，阴干或焙干，或熏、蒸后晒干。药材按产地和加工方法不同，分为"亳菊"、"滁菊"、"贡菊"、"杭菊"。

植物识别　多年生草本，茎密被白色绒毛。叶互生，卵形或卵状披针形，羽状浅裂或半裂，两面密被白绒毛。头状花序；舌状花位于边缘，白色、黄色、淡红色或淡紫色；管状花位于中央，黄色。花期9～11月。我国大部分地区有栽培。

选购贮藏　以花朵完整、色鲜艳、香气浓郁者为佳。置阴凉干燥处，密闭保存，防霉，防蛀。

现代研究　有抗炎、调节免疫、增加冠脉血流量、抗氧化、抗肿瘤等作用。

性味归经　甘、苦，微寒。归肺、肝经。

功能主治　散风清热，平肝明目，清热解毒。用于风热感冒，头痛眩晕，目赤肿痛，眼目昏花，疮痈肿毒。

用法用量　煎服，5～10g。疏散风热宜用黄菊花，平肝、清肝明目宜用白菊花。

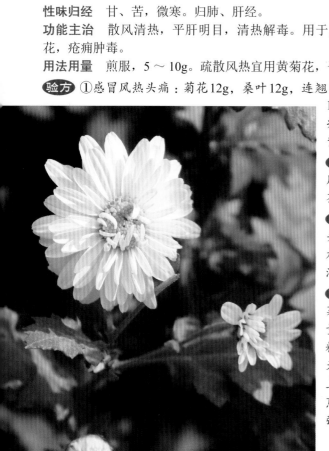

验方　①感冒风热头痛：菊花12g，桑叶12g，连翘6g，薄荷6g。水煎服。②风热眼痛：菊花10g，蒺藜10g，防风5g。水煎服。③痈疮疖肿：菊花15g，金银花30g，蒲公英30g，紫花地丁30g。水煎服。

药茶　疏风清热，解毒明目。适用于外感风热，头痛目赤、羞明流泪。菊花5g，绿茶3g。开水冲泡后饮用。

药酒　平肝明目，补肾益阴。适用于久患头风头痛、眩晕。杭菊花60g、枸杞子60g加黄酒500ml，浸泡10～20日，去渣留液，再加蜂蜜适量。每日早晚各服1小杯。

药膳　①适用于肝火上扰所致的鼻衄。将菊花10g、墨旱莲15g放入锅中，加水适量，煎约15分钟，去渣取汁，趁热冲熟藕粉30g，放入白糖调味。每日1剂，连用4天。②适用于疔疮，肿毒，或风热、肝热上攻之头痛、眩晕、目赤、心胸烦热。先煎菊花10g，去渣取汁，后入粳米50g煮粥。空腹食。

蔓荆子 Manjingzi

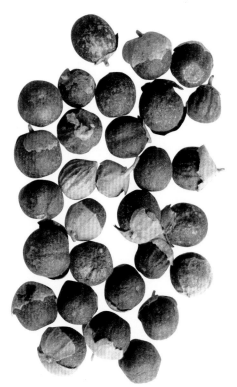

别名 蔓荆实、荆子。

来源 本品为马鞭草科植物单叶蔓荆或蔓荆的干燥成熟果实。主产于山东、浙江、福建、江西。

采集加工 秋季果实成熟时采收，除去杂质，晒干。

植物识别 ①单叶蔓荆：落叶灌木或小乔木。幼枝密生细柔毛。单叶，叶片卵形或倒卵形，全缘。圆锥花序顶生，花冠淡紫色，5裂。浆果球形。花期7月，果期9月。分布辽宁、河北、河南、山东、安徽、江苏、浙江、福建、台湾、江西、湖南、湖北、云南、广东等地。②蔓荆：形态与单叶蔓荆相似，所异者为叶通常为3小叶的复叶，在同一枝条的上部或下部有时为单叶。分布于福建、台湾、广东、广西、云南。

中药识别 本品呈球形，表面灰黑色或黑褐色，被灰白色粉霜状茸毛，有纵向浅沟4条，顶端微凹，基部有灰白色宿萼及短果梗。气特异而芳香，味淡、微辛。

选购贮藏 以粒大、饱满、气味浓者为佳。置阴凉干燥处。

现代研究 有解热、镇痛、抗炎、降压和祛痰平喘、抗病原体等作用。

性味归经 辛、苦，微寒。归膀胱、肝、胃经。

功能主治 疏散风热，清利头目。用于风热感冒头痛，齿龈肿痛，目赤多泪，目暗不明，头晕目眩。

用法用量 煎服，5～10g。生蔓荆子常用于风热头痛，鼻塞，目赤肿痛。炒蔓荆子多用于耳目失聪，风湿痹痛，偏正头痛。

验方 ①风热感冒：蔓荆子10g，桑叶、菊花各8g。水煎服。②感冒头痛：蔓荆子、紫苏叶、薄荷、白芷、菊花各9g。水煎服。③高血压头晕头痛：蔓荆子9g，野菊花、钩藤、决明子各12g。水煎服。④风湿痹痛：蔓荆子10g，羌活、防风各12g。水煎服。

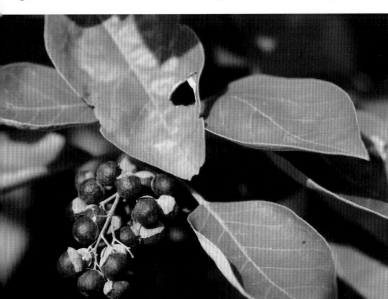

药茶 适用于外感风热，头痛头昏、目赤齿痛。蔓荆子5g、绿茶3g。开水冲泡后饮用。

药酒 适用于三叉神经痛。取蔓荆子60g，炒至焦黄，研为粗末，用白酒500ml浸泡3～7日，去渣留液。每次取30ml药酒，兑入凉开水20ml服，每日2次。7天为1个疗程。

柴胡 Chaihu

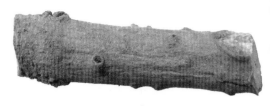

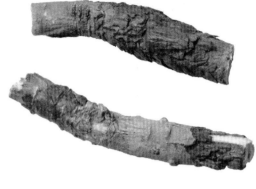

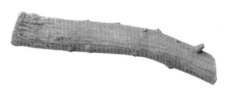

别名 茈胡、地熏、柴草。

来源 为伞形科植物柴胡的干燥根。按性状不同，分别习称"北柴胡"及"南柴胡"。北柴胡主产于河南、河北、辽宁。南柴胡主产于湖北、江苏、四川。

采集加工 春、秋季采挖，除去茎叶和泥沙，干燥。

植物识别 多年生草本，高40～85cm。茎直立，丛生，上部多分枝，并略作"之"字形弯曲。叶互生，茎生叶长圆状披针形，全缘。复伞形花序顶生或侧生，花瓣鲜黄色。双悬果广椭圆形，棱狭翼状。花期7～9月，果期9～11月。分布于东北、华北及陕西、甘肃、山东、江苏、安徽、广西等地。

选购贮藏 以外表皮黑褐、切面黄白色者为佳。

现代研究 本品有解热、抗炎、抗病毒、抗惊厥、调节免疫、保肝、抗肿瘤等作用。

性味归经 辛、苦，微寒。归肝、胆、肺经。

功能主治 疏散退热，疏肝解郁，升举阳气。用于感冒发热，寒热往来，胸胁胀痛，月经不调，子宫脱垂，脱肛。

用法用量 煎服，3～10g。生柴胡多用治感冒发热，寒热往来。醋柴胡多用于肝郁气滞的胸胁胀痛，腹痛，月经不调。

用药禁忌 阴虚阳亢，肝风内动，阴虚火旺及气机上逆者忌用或慎用。

验方 ①月经不调，经来胸腹胀痛：柴胡、当归、白芍、白术（炒）各10g。水煎服。②子宫下垂，脱肛：柴胡6g，党参12g，黄芪15g，升麻5g。水煎服。③急性胆囊炎：柴胡、黄芩、法半夏、党参各10g，甘草6g。煎服。④肝郁胸胁脐腹胀痛：柴胡10g，白芍12g，当归10g，枳壳10g，青皮10g。水煎服。

药酒 适用于肝郁脾虚型产后胁痛。柴胡3g，制香附12g，木香、青皮、党参各6g，牡丹皮10g，白术5g，茯苓9g，置容器中，添加黄酒150ml及清水200ml，文火煎至150ml，去渣留液。每日3次，每次趁温饮1/3剂。

药膳 适用于慢性肝炎、肝郁气滞之胁痛低热等症。取柴胡、白芍、香附子、枳壳、生麦芽各30g，甘草、川芎各10g，加水2000ml，煮汁去渣，取汁1500ml，加白糖250g制成糖浆饮用。

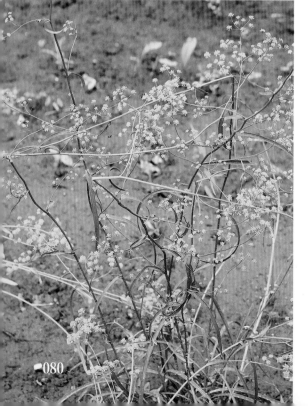

升麻 Shengma

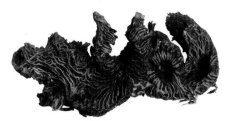

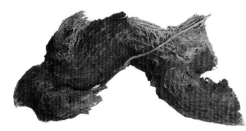

别名 周麻、鸡骨升麻、鬼脸升麻。

来源 本品为毛茛科植物兴安升麻的干燥根茎。主产于辽宁、黑龙江、河北、山西、四川。

采集加工 秋季采挖，除去泥沙，晒至须根干时，燎去或除去须根，晒干。

植物识别 多年生草本，高达1m余。茎直立，单一。2回3出复叶，小叶片卵形至卵圆形，中央小叶片再3深裂或浅裂，边缘有深锯齿。复总状花序；萼片花瓣状，白色，花瓣无。分布东北、河北、湖北、四川、山西、内蒙古等地。

中药识别 表面黑褐色或棕褐色，粗糙不平，断面不平坦，有裂隙，黄绿色或淡黄白色。气微，味微苦而涩。

选购贮藏 以外表皮色黑褐、切面黄绿色者为佳。置通风干燥处。

现代研究 有解热、抗炎、镇痛、抗过敏、降血脂、抗肿瘤、抗病原体等作用。

性味归经 辛、微甘、微寒。归肺、脾、胃、大肠经。

功能主治 发表透疹，清热解毒，升举阳气。用于风热头痛，齿痛，口疮，咽喉肿痛，麻疹不透，阳毒发斑，脱肛，子宫脱垂。

用法用量 煎服，3～10g。生升麻多用于疹出不透及热毒诸证。蜜炙升麻常用于气虚下陷、久泻脱肛、子宫脱垂等。

用药禁忌 麻疹已透、阴虚火旺以及阴虚阳亢者，均当忌用。

（验方）①感冒头痛：升麻10g，马鞭草15g，黄荆15g。水煎服。②麻疹初期：升麻、赤芍各6g，葛根9g，甘草4.5g。水煎服。③口疮：升麻、黄柏、大青。上三味切，以水煮含之。④脱肛，子宫下垂：升麻6g，党参10g，当归10g，柴胡3g。水煎服。⑤胃火牙痛，咽喉肿痛：升麻5g，生石膏15g，生地黄10g，玄参10g。水煎服。

（药茶）适用于寒热头痛、口疮、斑疹不透、久泻久痢脱肛、妇女崩漏、子宫下坠。升麻10g、绿茶3g。开水冲泡后饮用。

（药酒）适用于子宫脱垂。升麻90g，牡蛎180g碾碎。上药用白酒1000ml浸泡2周，去渣留液。每次服15ml，每日2次。1个月为1个疗程。

（药膳）适用于肠虚便秘，兼有脱肛、子宫脱垂等症。黑芝麻100g，升麻15g，猪大肠一段（长30cm）。将升麻、黑芝麻装入洗净的猪大肠内，两头扎紧，放入砂锅内，加调料适量，文火炖3小时，至猪大肠熟透，取出晾凉，切片食用。

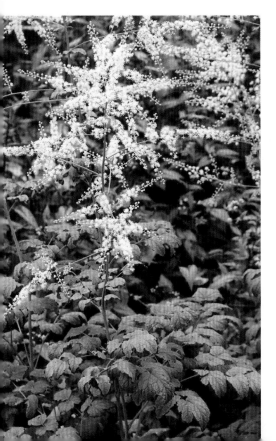

葛根 Gegen

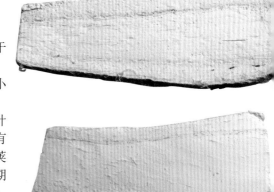

别名 干葛、粉葛、葛子根。

来源 本品为豆科植物野葛的干燥根。主产于河南、湖南、浙江、四川。

采集加工 秋、冬季采挖，趁鲜切成厚片或小块，干燥。

植物识别 落叶藤本，全株被黄褐色粗毛。叶互生，具长柄，三出复叶，叶片菱状圆形，有时浅裂。总状花序，蝶形花蓝紫色或紫色。荚果线形，扁平，密被黄褐色的长硬毛。花期4～8月，果期8～10月。除新疆、西藏外，全国各地均有分布。

中药识别 本品呈纵切的长方形厚片或小方块。外皮淡棕色，有纵皱纹，粗糙。切面黄白色，纹理不明显。质韧，纤维性强。气微，味微甜。

选购贮藏 以质疏松、切面纤维性强者为佳。置通风干燥处，防蛀。

现代研究 有解热、抗动脉硬化、降血压、改善脑缺血、抗氧化、降血糖、抗肿瘤、保肝、促进骨骼生长及抗骨质疏松等作用。

性味归经 甘、辛，凉。归脾、胃、肺经。

功能主治 解肌退热，生津止渴，透疹，升阳止泻，通经活络，解酒毒。用于外感发热头痛，项背强痛，口渴，消渴，麻疹不透，热痢，泄泻，眩晕头痛，中风偏瘫，胸痹心痛，酒毒伤中。

用法用量 煎服，10～15g。解肌退热、透疹、生津宜生用，升阳止泻宜煨用。

验方 ①热病初起，无汗，恶风，项背强直：葛根15g，白芍6g，桂枝6g，甘草6g，水煎服。②醉酒：葛花10g，枳椇子12g。水煎服。③热证烦渴：葛根10g，生石膏15g，知母10g，甘草3g。水煎服。

药茶 疏经气，祛风湿，升阳。适用于风湿痹痛。葛根5g、苍耳3g、绿茶3g。开水冲泡后饮用。

药酒 活血化瘀，解痉止痛。适用于冠心病，心绞痛。葛根500g打碎，用低度白酒2000ml浸泡10天，去渣留液。每次口服10ml，每日3次。

药膳 平肝潜阳。适用于高血压。葛根100g、猪瘦肉50g、花生米50g入锅加水适量，煲1个多小时，加盐调味。分次服用。

一、清热泻火药

石膏 Shigao

别名 软石膏、白虎。

来源 本品为硫酸盐类矿物硬石膏族石膏。主产于湖北、安徽、山东。

中药识别 本品呈长块状、板块状或不规则块状。白色、灰白色或淡黄色,有的半透明。体重,质软,纵断面具绢丝样光泽。气微,味淡。

选购贮藏 以色白、半透明、纵断面如丝者为佳。置干燥处。

现代研究 有解热、降血糖及生肌等作用。

性味归经 甘、辛,大寒。归肺、胃经。

功能主治 清热泻火,除烦止渴。用于外感热病,高热烦渴,肺热喘咳,胃火亢盛,头痛,牙痛。

用法用量 生石膏煎服,15~60g,宜先煎。

用药禁忌 脾胃虚寒及阴虚内热者忌用。

验方 ①肺热咳喘:生石膏15g,麻黄10g,杏仁10g,甘草3g。水煎服。②胃热口臭,牙龈肿痛:生石膏15g,知母10g,熟地黄10g,牛膝10g,麦冬10g。水煎服。

药茶 适用于温病初起。石膏3g、粳米5g、绿茶3g。用250ml水煎煮石膏、粳米至水沸后,冲泡绿茶5~10分钟后饮用。

药膳 适用于外感寒邪入里化热,或温热病邪在气分所致壮热头痛、面赤心烦、汗出口渴、脉洪等症。取生石膏60g,粳米60g,加水煮至米熟烂,去渣取汁,乘热顿服。1日1~2剂。

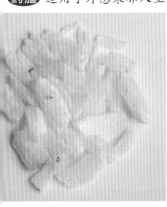

南寒水石 Nanhanshuishi

别名 凝水石。

来源 为碳酸盐类矿物方解石族方解石,主含碳酸钙。主产于河南、安徽、江苏。

采集加工 采挖后,除去泥沙及杂石。

中药识别 本品呈块状。白色或黄白色,透明至不透明,表面平滑,有玻璃样光泽。气微,味淡。

选购贮藏 以色白透明、有光泽者为佳。

性味归经 辛、咸,寒。归心、胃、肾经。

功能主治 清热泻火,除烦止渴。用于壮热烦渴,口干舌燥,牙痛,小便不利。

用法用量 煎服,3~30g,先煎。

用药禁忌 本品性寒伤阳,脾胃虚寒者禁服。

验方 ①热油火伤:寒水石为末,油调涂患处。②胃、十二指肠溃疡:寒水石,研极细末,每服6g,开水送下。③足癣:寒水石、滑石、炉甘石、煅石膏各20g。共研细末,涂抹全足,每天2次。④风热赤眼、目赤肿痛:寒水石15g,黄连5g。水煎服。

药茶 清热涤痰。适用于痰热咳喘。用250ml水煎煮石膏3g,寒水石3g至水沸后,冲泡绿茶5~10分钟后饮用。

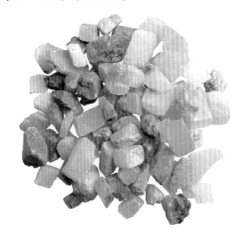

知母 Zhimu

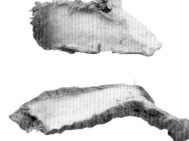

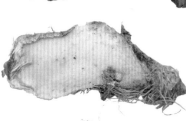

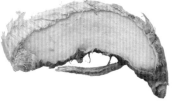

别名 地参、水参、芪母。

来源 本品为百合科植物知母的干燥根茎。主产于河北、山西、陕西、内蒙古。

采集加工 春、秋季采挖，除去须根和泥沙，晒干，习称毛知母；或除去外皮，晒干，习称知母肉。

植物识别 多年生草本。叶基生，丛出，线形。花葶直立，不分枝，高50～120cm；花散生在花葶上部呈总状花序；花黄白色，多于夜间开放。蒴果卵圆形。花期5～8月，果期7～9月。分布于东北、华北及陕西、宁夏、甘肃、山东、江苏等地。

中药识别 外表皮黄棕色或棕色，切面黄白色至黄色。气微，味微甜、略苦，嚼之带黏性。

选购贮藏 以切面色黄白者为佳。置通风干燥处，防潮。

现代研究 有抗病原微生物、解热、抗炎、抑制钠泵、降血糖、改善学习记忆能力及抗肿瘤等作用。

性味归经 苦、甘，寒。归肺、胃、肾经。

功能主治 清热泻火，滋阴润燥。用于外感热病，高热烦渴，肺热燥咳，骨蒸潮热，内热消渴，肠燥便秘。

用法用量 煎服，6～12g。生知母多用于外感热病，高热烦渴，肺热燥咳，内热消渴，肠燥便秘。盐知母常用于骨蒸潮热，盗汗遗精。

用药禁忌 脾虚便溏者不宜用。

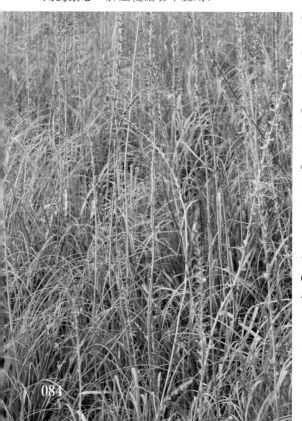

验方 ①热病烦渴，小便不利：知母10g，金银花25g，枳椇子10g，灯心草3g。水煎服。②急性支气管炎：知母24g，黄芩18g。水煎服。③感冒咳嗽：知母10g，桑叶10g，苦杏仁10g，浙贝母10g，紫苏叶6g。水煎服。

药茶 清热除湿、养阴降火。适用于痢疾、遗精、赤白带下。将知母3g、黄柏0.5g用250ml水煎沸后，冲泡茉莉花茶3g。

药酒 滋阴润燥，补血填精。适用于阴虚火旺，骨蒸潮热，足膝酸痛，软弱乏力。黄柏40g炒至褐色，知母40g炒10分钟，熟地黄45g蒸熟，龟甲40g炙酥，碾碎，同置容器中，添加黄酒1.5L，浸泡5日，去渣留液。午饭后口服10ml，每日1次。

药膳 滋阴化液。适用于精液异常。甲鱼1只，把甲鱼肉放入锅内，加水、姜片、葱段，用武火烧开后，改文火煨，至肉将熟时放入知母10g、黄柏10g、天冬10g、女贞子10g、银耳15g。肉烂时出锅。吃肉喝汤。

芦根 Lugen

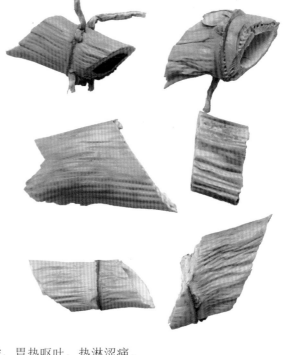

别名 苇根、芦头。

来源 本品为禾本科植物芦苇的新鲜或干燥根茎。

采集加工 全年均可采挖，除去芽、须根及膜状叶，鲜用或晒干。

植物识别 多年生高大草本，高1～3m。茎直立，中空。叶2列，互生，叶片扁平。穗状花序排列成大型圆锥花序，顶生，小穗暗紫色或褐紫色。花、果期7～10月。生于河流、池沼岸边浅水中。全国大部分地区都有分布。

中药识别 表面黄白色，有光泽，节呈环状。切面黄白色，中空。气微，味甘。

选购贮藏 以色黄白，有光泽者为佳。干芦根置干燥处；鲜芦根埋于湿沙中。

现代研究 有保肝、解热、镇痛等作用。

性味归经 甘，寒。归肺、胃经。

功能主治 清热泻火，生津止渴，除烦，止呕，利尿。用于热病烦渴，肺热咳嗽，肺痈吐脓，胃热呕吐，热淋涩痛。

用法用量 煎服，干品15～30g；鲜品加倍，或捣汁用。

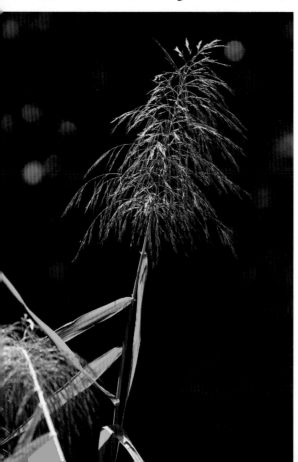

用药禁忌 脾胃虚寒者忌服。

(验方) ①胃热呕吐，呃逆：芦根15g，白茅根15g，枇杷叶10g。水煎服。②呃逆，恶心呕吐：煮芦根取汁，饮之。③口臭：鲜芦根、冰糖适量，水煎服，每日1剂，连服1周。④热病口渴：鲜芦根60g，葛根60g，狗肝菜30g。水煎服。⑤热病咳嗽，痰黄稠黏：芦根15g，枇杷叶10g，杏仁10g。水煎服。

(药茶) 清热生津，除烦止呕。适用于热病烦渴；胃热呕吐泛酸，肺痈。芦根10g、绿茶3g，用300ml开水冲泡后饮用。

(药酒) 解毒杀虫，利小便。适用于食用鱼蟹中毒者。芦根250g切碎，置容器中，添加黄酒180ml、水60ml，煎至60ml，去渣留液。每日1次，每次趁温饮1剂。

(药膳) 清热、除烦、止呕。适用于小儿胃热而引起的呕吐等症。先水煮生芦根30g，取汁去渣，用汁煮粳米50g做粥。趁温食用。

天花粉 Tianhuafen

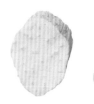
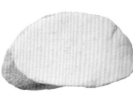
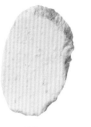
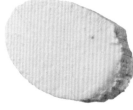
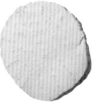

别名 花粉、瓜蒌根、天瓜粉。

来源 本品为葫芦科植物栝楼或双边栝楼的干燥根。

采集加工 秋、冬季采挖，洗净，除去外皮，切段或纵剖成瓣，干燥。

植物识别 栝楼：攀援藤本。茎具纵棱及槽。叶互生，常3～5浅裂至中裂，裂片边缘常再浅裂，基部心形。花冠白色，裂片倒卵形，两侧具丝状流苏。果实椭圆形。花期5～8月，果期8～10月。全国大部分地区有产。

中药识别 外表皮黄白色或淡棕黄色。切面可见黄色木质部小孔，略呈放射状排列。气微，味微苦。

选购贮藏 以色白、粉性足、质坚细腻者为佳。置干燥处，防蛀。

现代研究 有抗病毒、抗肿瘤、致流产及抗早孕等作用。

性味归经 甘、微苦，微寒。归肺、胃经。

功能主治 清热泻火，生津止渴，消肿排脓。用于热病烦渴，肺热燥咳，内热消渴，疮疡肿毒。

用法用量 煎服，10～15g。

用药禁忌 不宜与乌头类药材同用。孕妇慎用。

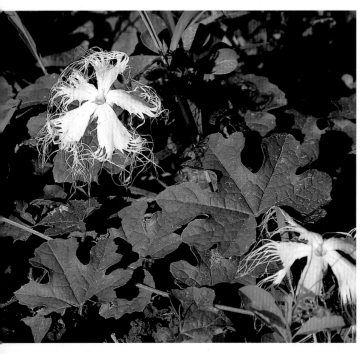

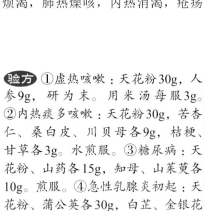

验方 ①虚热咳嗽：天花粉30g，人参9g，研为末。用米汤每服3g。②内热痰多咳嗽：天花粉30g，苦杏仁、桑白皮、川贝母各9g，桔梗、甘草各3g。水煎服。③糖尿病：天花粉、山药各15g，知母、山茱萸各10g。煎服。④急性乳腺炎初起：天花粉、蒲公英各30g，白芷、金银花各15g，水煎服。

药茶 ①适用于热病口渴、消渴、肺燥咯血、痈疽肿毒。天花粉10g、绿茶3g。开水冲泡后饮用。②适用于肝经热盛口苦咽干、黄疸。金银花5g、天花粉3g、绿茶3g。开水冲饮。

药酒 适用于耳聋、产后缺乳。天花粉100g碾碎，置容器中，添加白酒1L。文火煮2～3沸，候温，去渣留液。不拘时候，随量饮用。

竹叶 Zhuye

别名 鲜竹叶、竹叶卷心。

来源 为禾本科植物淡竹、青杆竹等的叶。其卷而未放的幼叶，称竹叶卷心。

采集加工 随时可采，宜用鲜品。

植物识别 ①淡竹：竿高6～18m，中部节间长30～40cm；新竿蓝绿色，密被白粉；老竿绿色或黄绿色，节下有白粉环。竿环及箨环均稍隆起，箨鞘淡红褐色或淡绿色，有紫褐色斑点，无箨耳及遂毛。箨舌紫色。竿的节上多2分枝。末级小枝具2或3叶；叶舌紫褐色。笋期4月中旬至5月下旬。分布于黄河流域至长江流域各地。②青杆竹：竿高6～10m，节间长30～36cm，幼时薄被白蜡粉；节处微隆起，基部第一至二节于箨环之上下方各环生一圈灰白色绢毛；分枝常自竿基第一或第二节开始，以数枝乃至多枝簇生，主枝较粗长。叶片披针形至狭披针形。分布于广东、广西。

中药识别 叶呈狭披针形，边缘一侧较平滑，另一侧具小锯齿。叶面深绿色，背面色较淡。气微，味淡。

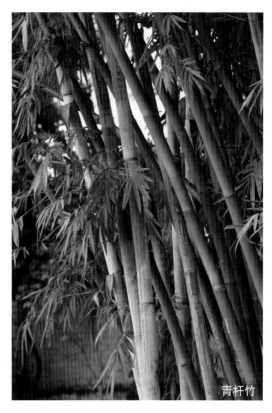

青杆竹

选购贮藏 以色绿、完整、无枝梗者为佳。置干燥处。

性味归经 甘、辛、淡，寒。归心、胃、小肠经。

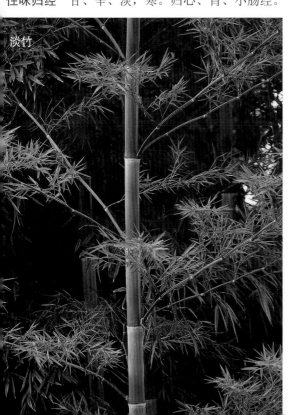

淡竹

功能主治 清热泻火，除烦，生津，利尿。用于热病烦渴，口疮尿赤。

用法用量 煎服，6～15g；鲜品15～30g。

用药禁忌 阴虚火旺，骨蒸潮热者忌用。

（验方） ①热病烦渴：竹叶、麦冬各12g，石膏30g。水煎服。②暑热气虚心烦：鲜竹叶、太子参各9g，扁豆花6g，鲜荷叶半张。水煎服。

（药茶） ①清热润喉。适于夏季炎热时饮用。竹叶5g、甘草3g、绿茶3g。开水冲泡后饮用。②清热利尿。适用于小便赤热灼痛。竹叶5g、车前草3g、大枣2枚煎液250ml，冲泡甘草3g、绿茶3g饮用。

（药膳） 清热泻火，清心利尿。适用于温热病见发热口渴、心烦尿赤、口舌生疮等症。生石膏45g，鲜竹叶10g，水煎煮，去渣取汁，放入粳米100g煮成稀粥，入白砂糖5g调味。每日分2～3次食用。

淡竹叶 Danzhuye

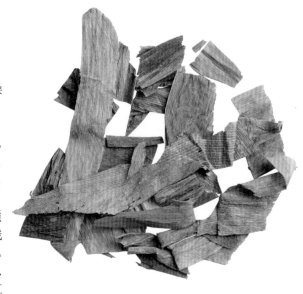

别名 竹叶麦冬、水竹子。

来源 本品为禾本科植物淡竹叶的干燥茎叶。

采集加工 夏季未抽花穗前采割，晒干。

植物识别 多年生草本，高40～90cm。须根中部膨大呈纺锤形小块根。茎丛生，细长直立，中空。叶互生，叶片披针形，全缘，脉平行，中脉在背面明显突起；叶鞘光滑或一边有纤毛；叶舌截形，质硬，边缘有毛。圆锥花序顶生，小穗线状披针形，疏生。颖果纺锤形，深褐色。花期7～9月，果期10月。生于山坡、林地或林缘、道旁蔽荫处。分布于长江流域以南和西南等地。

中药识别 茎呈圆柱形，有节，表面淡黄绿色，中空。叶片披针形，表面浅绿色或黄绿色，叶脉平行，具横行小脉，形成长方形的网格状。气微，味淡。

选购贮藏 以叶多、色绿者为佳。置干燥处。

现代研究 有抗病原体、抗肿瘤及退热作用。

性味归经 甘、淡，寒。归心、胃、小肠经。

功能主治 清热泻火，除烦止渴，利尿通淋。用于热病烦渴，小便短赤涩痛，口舌生疮。

用法用量 煎服，6～10g。

用药禁忌 阴虚火旺、骨蒸潮热者慎用。

验方 ①热病烦渴：淡竹叶15g，麦冬15g，水煎服。②小便不利，尿而红，口舌生疮：淡竹叶15g，生地黄10g，木通5g，甘草梢10g。水煎服。③咽喉肿痛：淡竹叶30g，栀子根15g。水煎服。

药茶 清心泄热。适用于疱疹口腔炎、口腔溃疡。淡竹叶3g、木通1g、甘草梢3g、生地黄3g，水煎煮，取液300ml冲泡绿茶后饮用。

鸭跖草 Yazhicao

别名 鸭脚掌、鸭食草、竹叶菜、鸡舌草。

来源 本品为鸭跖草科植物鸭跖草的干燥地上部分。

采集加工 夏、秋季采收，晒干。

植物识别 一年生草本，高15～60cm。茎圆柱形，肉质，表面呈绿色或暗紫色。单叶互生，叶片卵圆状披针形或披针形，全缘。总状花序，花瓣3，深蓝色。花期7～9月，果期9～10月。生田野间。全国大部分地区有分布。

选购贮藏 以色黄绿者为佳。置通风干燥处，防霉。

现代研究 有抗病原体、保肝及解热等作用。

性味归经 甘、淡，寒。归肺、胃、小肠经。

功能主治 清热泻火，解毒，利水消肿。用于感冒发热，热病烦渴，咽喉肿痛，水肿尿少，热淋涩痛，痈肿疔毒。

用法用量 煎服，15～30g。鲜品60～90g。

用药禁忌 脾胃虚弱者，用量宜少。

验方 ①外感发热，咽喉肿痛：鸭跖草30g，柴胡、黄芩各12g，忍冬藤、千里光各25g，甘草6g。水煎服。②喉痹肿痛：鸭跖草60g。洗净捣汁，频含服。③扁桃体炎：鲜鸭跖草60g，

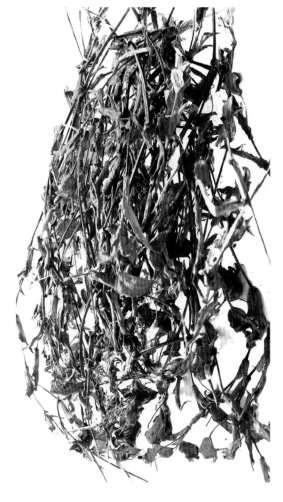

水煎冲蜜糖服，或捣汁服。④尿路感染，急性肾炎，小便不利：鸭跖草20g，水煎服。

药膳 利湿去浊。适用于尿频、尿急、尿痛。鸭跖草干品30g，蒲公英50g，用淘米水煮10～20分钟。分次饮用。

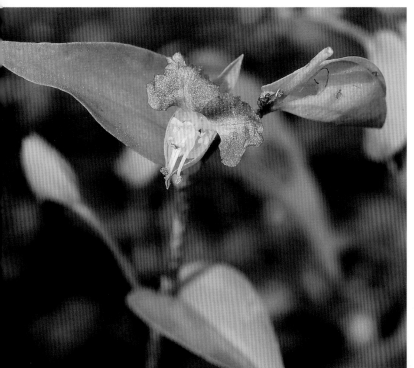

栀子 Zhizi

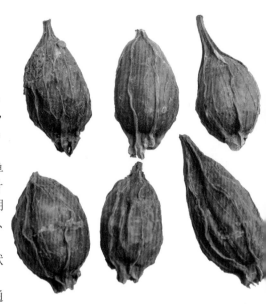

别名 厄子、山栀、越桃、黄栀子。

来源 本品为茜草科植物栀子的干燥成熟果实。

采集加工 9～11月果实成熟呈红黄色时采收，除去果梗和杂质，置沸水中略烫，取出，干燥。

植物识别 常绿灌木，高1～2m。单叶对生；叶椭圆形、阔倒披针形或倒卵形，全缘。花单生，花冠高脚碟状，白色，后变乳黄色，裂片5或更多，倒卵状长圆形。花期5～7月，果期8～11月。分布于中南、西南及江苏、安徽、浙江、江西、福建、台湾等地。

中药识别 表面红黄色或棕红色，具6条翅状纵棱。气微，味微酸而苦。

选购贮藏 以皮薄、饱满、色黄者为佳。置通风干燥处。

现代研究 有抗病毒、抗内毒素、解热、抗炎、镇痛、镇静催眠、保肝利胆、抗胰腺炎等作用。

性味归经 苦，寒。归心、肺、三焦经。

功能主治 泻火除烦，清热利湿，凉血解毒；外用消肿止痛。用于热病心烦，湿热黄疸，淋证涩痛，血热吐衄，目赤肿痛，火毒疮疡；外治扭挫伤痛。

用法用量 煎服，5～10g。外用生品适量，研末调敷。

用药禁忌 本品苦寒伤胃，脾虚便溏者不宜用。

验方 ①扭伤：生栀子末30g，鸡蛋清1个，面粉、白酒适量。共调成糊状，贴在扭伤部位，干后换。②噎膈反胃：焦栀子去皮20粒，水煎服。③急性支气管炎，伤风咳嗽：栀子根30g，车前草30g，桑叶10g，枇杷叶10g。水煎服。

药茶 清热疏风。适用于一切外感热病。连翘5g、防风3g、栀子3g、甘草3g、绿茶5g。开水冲泡10分钟后饮用。

药酒 凉血活血，化瘀止痛。适用于各种闭合性软组织损伤。栀子60g，大黄30g，乳香30g，没药30g，一枝蒿30g，樟脑7g，置容器中，再加入白酒适量浸泡2周，去渣留液，不足200ml者，加适量白酒至200ml。用敷料块浸入药液，拧成半干状，敷贴于患处，再盖以干敷料，用胶布固定，24h换药1次。轻者用药1～2次，重者2～4次即愈。用药4次以上无效者则停用。

药膳 清热降火、凉血解毒。适用于热病烦闷不安，目赤肿痛，口渴咽干；血热妄行之衄血、吐血、尿血。取粳米放入瓦煲内，加水煮粥至八成熟时，取栀子粉10g调入粥内继续熬煮，待粥熟，调入冰糖，煮至溶化即成。每日2次，趁温服，3天为1疗程。

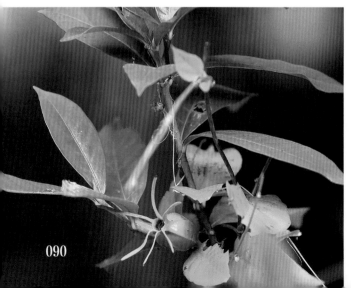

夏枯草 Xiakucao

别名 夏枯花、大头花、铁色草、棒槌草。

来源 本品为唇形科植物夏枯草的干燥果穗。主产于江苏、浙江、安徽、河南、湖北。

采集加工 夏季果穗呈棕红色时采收，除去杂质，晒干。

植物识别 多年生草本。茎方形，紫红色。叶对生，叶片椭圆状披针形，全缘。轮伞花序顶生，呈穗状；花冠紫色或白色，唇形，下部管状，上唇作风帽状，2裂，下唇平展，3裂。花期5～6月，果期6～7月。全国大部地区均有分布。

中药识别 本品呈圆柱形，淡棕色至棕红色。体轻。气微，味淡。

选购贮藏 以穗大、色棕红者为佳。置干燥处。

现代研究 有抗病原体、降血糖、降血压、抗肿瘤、抗心肌缺血及抗凝血等作用。

性味归经 辛、苦，寒。归肝、胆经。

功能主治 清肝泻火，明目，散结消肿。用于目赤肿痛，目珠夜痛，头痛眩晕，瘰疬，瘿瘤，乳痈，乳癖，乳房胀痛。

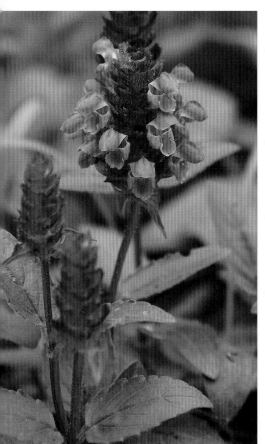

用法用量 煎服，9～15g。或熬膏服。

用药禁忌 脾胃寒弱者慎用。

验方 ①目赤肿痛：夏枯草15g，马兰15g，水煎服。②泌尿系感染：夏枯草9g，水煎，分3次服，连服5天。③甲状腺肿大：夏枯草15g，水煎服，连服15天。④乳痈：夏枯草50g，蒲公英100g。共捣烂，成糊状，取适量敷患处。

药茶 ①清利头目。适用于头目眩晕。夏枯草5g、冰糖10g。开水冲泡后饮用。②清热消痈。适用于乳痈初起。夏枯草10g、蒲公英3g、绿茶3g。开水冲泡后饮用。

药酒 清热止血。适用于肺结核咯血。夏枯草500g置容器中，添加黄酒1L，文火蒸至无酒味，去渣留液。每日3次，每次空腹温饮15～30ml。

药膳 平肝清热，疏肝解郁。适用于头痛、眩晕、目疼、耳鸣、烦躁、瘰疬、痰核等。将猪肉50g切薄片，夏枯草20g装纱布袋中、扎口，同放入砂锅内，加水适量，文火炖至肉熟烂，弃药袋，加食盐、味精调味。每日1剂，吃肉喝汤。

决明子 Juemingzi

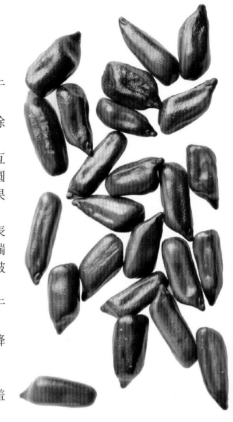

别名 草决明、假绿豆、羊角豆。

来源 本品为豆科植物决明的干燥成熟种子。主产于安徽、广西、四川。

采集加工 秋季采收成熟果实，晒干，打下种子，除去杂质。用时捣碎。

植物识别 一年生半灌木状草本，高0.5～2m。叶互生，羽状复叶，小叶3对，叶片倒卵形或倒卵状长圆形。花成对腋生，花冠黄色，花瓣5，倒卵形。荚果细长，近四棱形。花期6～8月，果期8～10月。

中药识别 呈菱方形或短圆柱形，两端平行倾斜。表面绿棕色或暗棕色，平滑有光泽。一端较平坦，另端斜尖，背腹面各有1条突起的棱线。质坚硬，不易破碎。气微，味微苦。

选购贮藏 以颗粒均匀、饱满、色绿棕者为佳。置干燥处。

现代研究 有缓泻、抗病原体、抗动脉粥样硬化、降血脂、减肥、护肝、保肾及抗血小板聚集等作用。

性味归经 甘、苦、咸，微寒。归肝、大肠经。

功能主治 清热明目，润肠通便。用于目赤涩痛，羞明多泪，头痛眩晕，目暗不明，大便秘结。

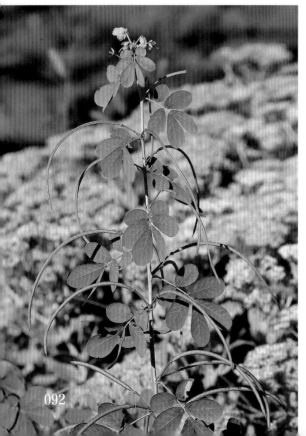

用法用量 煎服，9～15g；用于润肠通便，不宜久煎。生决明子常用于目赤肿痛，大便秘结。炒决明子常用于头痛、头晕、青盲内障。

用药禁忌 气虚便溏者不宜用。

（**验方**）①高血脂：决明子50g，水煎服，连服1～2周。②胃、十二指肠溃疡：决明子适量，共研细末，每次1.5～3g，日服3次。③目赤肿痛：决明子10g，菊花10g，夏枯草15g。水煎服。④便秘：决明子10g，火麻仁10g，瓜蒌子10g。水煎服。

（**药茶**）清肝消积，化瘀消脂。适用于高血压，高血脂症，冠心病，胆囊炎，脂肪肝。山楂5g、决明子3g、花茶3g。开水冲泡后饮用。

（**药膳**）润肠通便。适用于习惯性便秘。将决明子10～30g捣碎，加水200～300ml，煎煮5分钟，冲入适量蜂蜜，搅匀后当茶饮用。

密蒙花 Mimenghua

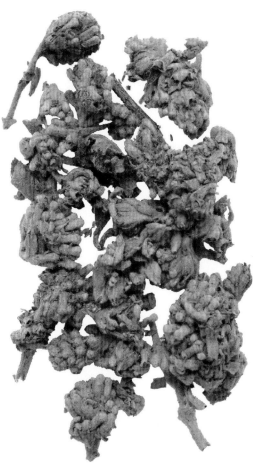

别名 蒙花、黄饭花。

来源 本品为马钱科植物密蒙花的干燥花蕾和花序。主产于湖北、四川、陕西、河南。

采集加工 春季花未开放时采收，除去杂质，干燥。

植物识别 落叶灌木，高1～3m。小枝灰褐色，小枝、叶下面、叶柄和花序均密被灰白色星状短绒毛。叶对生，叶片纸质，狭椭圆形、长卵形、卵状披针形或长圆状披针形，通常全缘。花多而密集，组成顶生聚伞圆锥花序；花冠紫堇色，后变白色或淡黄白色，喉部橘黄色，花冠管圆筒形，内面黄色，花冠裂片卵形。花期2～3月，果期7～8月。分布于山西、陕西、甘肃、江苏、安徽、福建、河南、湖北、湖南、广东、广西、四川、贵州、云南和西藏等省区。

中药识别 本品表面灰黄色或棕黄色，密被茸毛。花蕾呈短棒状，花萼钟状，花冠筒状。质柔软。气微香，味微苦、辛。

选购贮藏 以色灰黄、花蕾密聚、茸毛多者为佳。置通风干燥处，防潮。

现代研究 有抗病原体、降血糖等作用。

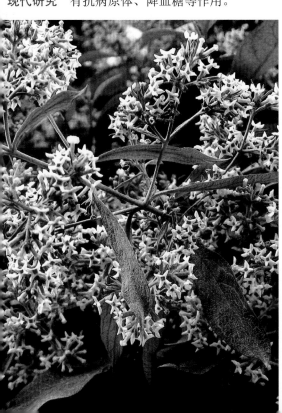

性味归经 甘，微寒。归肝经。

功能主治 清热泻火，养肝明目，退翳。用于目赤肿痛，多泪羞明，目生翳膜，肝虚目暗，视物昏花。

用法用量 煎服，3～9g。

验方 ①一切目病：密蒙花15g，甘菊花6g，麦冬（去心）24g，当归身4.5g，玉竹12g。水煎服。②肝虚，视力减退：密蒙花12g，枸杞子12g，菊花12g，生地黄12g，楮实子12g，木瓜6g，秦皮6g。炼蜜为丸，每服9g，日服3次。③肝火目赤、角膜生翳：密蒙花、石决明各12g，木贼、菊花、蕤藜各10g。水煎服。

药膳 ①清热养肝、明目退翳。鸡肝1个，密蒙花9g。加水150ml炖煮。喝汤吃鸡肝。②适用于头晕：密蒙花蒸小鸡，去渣服汤与肉。

青葙子 Qingxiangzi

别名 草决明、野鸡冠花子。

来源 本品为苋科植物青葙的干燥成熟种子。全国大部分地区均产。

采集加工 秋季果实成熟时采割植株或摘取果穗，晒干，收集种子，除去杂质。

植物识别 一年生草本，高30～90cm。茎直立，绿色或红紫色。单叶互生，叶披针形或长圆状披针形，全缘。穗状花序单生于茎顶，呈圆柱形或圆锥形，花被片5，白色或粉红色，披针形。种子扁圆形，黑色，光亮。花期5～8月，果期6～10月。全国大部分地区均有野生或栽培。

中药识别 本品呈扁圆形，表面黑色或红黑色，光亮，中间微隆起，侧边微凹处有种脐。气微，味淡。

选购贮藏 以粒饱满、色黑、光亮者为佳。置干燥处。

现代研究 有降血糖、保肝及保护晶状体等作用。

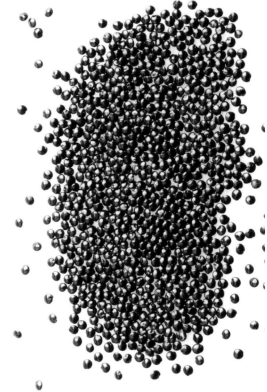

性味归经 苦，微寒。归肝经。

功能主治 清肝泻火，明目退翳。用于肝热目赤，目生翳膜，视物昏花，肝火眩晕。

用法用量 煎服，9～15g。

用药禁忌 本品有扩散瞳孔作用，青光眼患者禁用。

验方 ①风火赤眼，眼生白翳：青葙子15g，白菊花10g，蝉衣3g。水煎服。②急性结膜炎：菊花、蝉蜕、青葙子、决明子各15g。水煎服。③头痛眼花，眉棱骨痛：青葙子10g，莲蓬3个，夏枯草15g，野菊花6g。水煎，分2次服。

药膳 ①补气养血，清肝明目。黑枣（去核）500g，青葙子100g，蜂蜜500g。将青葙子放入砂罐，加适量水煎煮，每20分钟取煎汁1次，加水再煮，共取煎汁3次；再以合并液煮黑枣，至枣熟烂，余汁将干时，加入蜂蜜，调匀，待冷，装瓶罐备用。经常食用，不拘量。②适用于月经过多：青葙子60g，猪瘦肉90g。水煮至肉熟烂，喝汤食肉。

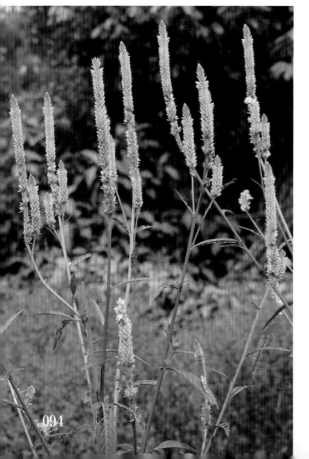

二、清热燥湿药

黄芩 Huangqin

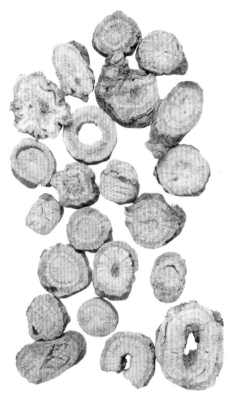

别名 腐肠、空肠，元芩。

来源 本品为唇形科植物黄芩的干燥根。主产于河北、山西、内蒙古、陕西。

采集加工 春、秋季采挖，除去须根和泥沙，晒后撞去粗皮，晒干。

植物识别 多年生草本，高30～80cm。茎四棱形。叶对生，无柄或几无柄；叶片卵状披针形至线状披针形，全缘。总状花序顶生或腋生，花偏向一侧，花冠二唇形，蓝紫色或紫红色，上唇盔状，先端微缺，下唇宽，中裂片三角状卵圆形。小坚果卵球形，黑褐色。花期6～9月，果期8～10月。主产于河北、山西、内蒙古、河南、陕西等地。

中药识别 本品外表皮黄棕色或棕褐色。切面黄棕色或黄绿色，具放射状纹理。

选购贮藏 以外表皮棕黄色、切面色黄者为佳。置通风干燥处，防潮。

现代研究 有抗病原体、抗内毒素、解热、抗炎、抗过敏、保肝、抗肿瘤、抗氧化、降血糖、防治白内障等作用。

性味归经 苦，寒。归肺、胆、脾、大肠、小肠经。

功能主治 清热燥湿，泻火解毒，止血，安胎。用于湿温、暑湿，胸闷呕恶，湿热痞满，泻痢，黄疸，肺热咳嗽，高热烦渴，血热吐衄，痈肿疮毒，胎动不安。

用法用量 煎服，3～10g。清热多生用，安胎多炒用，清上焦热可酒炙用，止血可炒炭用。

用药禁忌 本品苦寒伤胃，脾胃虚寒者不宜使用。

饮食禁忌 忌同时食用杏仁。

验方 ①肺热咳嗽，鼻出血：黄芩10g，白茅根30g，水煎服。②肺热咳喘：黄芩8g，瓜蒌、鱼腥草各15g。水煎服。③少阳头痛：黄芩晒干为末，每服6g，用茶水或酒送下。

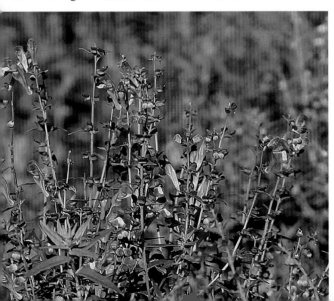

药茶 ①清热疏风。适用于风热所致眉眶痛。黄芩5g、白芷5g、茉莉花茶3g。开水冲泡10分钟饮用。②清热除烦。适用于小儿心热夜啼惊啼。黄芩5g、竹叶5片、人参3g。开水冲泡5～10分钟饮用。

药酒 退热定喘。适用于小儿肺炎。黄芩、黄连、大黄各10g，置容器中，添加热酒适量，调成糊膏状。每日1次，每次取酒敷于前胸剑突部，约2小时后去药。

黄连 Huanglian

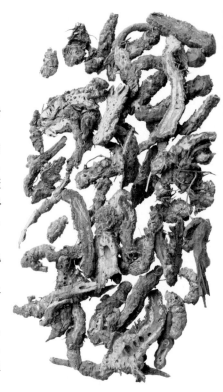

别名　川连、雅连、味连、鸡爪连。

来源　本品为毛茛科植物黄连的干燥根茎。

采集加工　秋季采挖，除去须根和泥沙，干燥，撞去残留须根，切薄片。

植物识别　多年生草本。叶全部基生；叶片卵状三角形，3全裂；中央裂片有细柄，卵状菱形，顶端急尖，羽状深裂，边缘有锐锯齿，侧生裂片不等2深裂。聚伞花序，花瓣线形或线状披针形。蓇葖果。花期2～4月，果期3～6月。分布于陕西、湖北、湖南、四川、贵州等地。

中药识别　本品外表皮灰黄色或黄褐色，切面鲜黄色或红黄色，具放射状纹理。气微，味极苦。

选购贮藏　以切面鲜黄、味极苦者为佳。置通风干燥处。

现代研究　有抗病原体、抗细菌毒素、解热、抗炎、抗肿瘤、抗动脉粥样硬化、抗心肌缺血、抗心律失常、抗脑缺血、抗腹泻、抗消化道溃疡、利胆保肝及降血糖等作用。

性味归经　苦，寒。归心、脾、胃、肝、胆、大肠经。

功能主治　清热燥湿，泻火解毒。用于湿热痞满，呕吐吞酸，泻痢，黄疸，高热神昏，心火亢盛，心烦不寐，心悸不宁，血热吐衄，目赤，牙痛，消渴，痈肿疔疮；外治湿疹，湿疮，耳道流脓。

用法用量　煎服，2～5g。外用适量，涂口可治口舌生疮。

用药禁忌　脾胃虚寒者忌用；阴虚津伤者慎用。

饮食禁忌　忌同时食用猪肉。

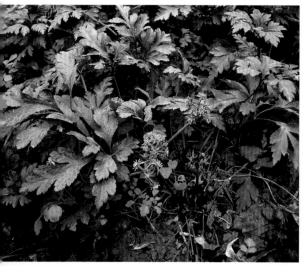

验方　①鹅口疮：黄连6g，菖蒲3g，水煎服。②血热吐血，鼻衄：黄连6g，黄芩10g，大黄10g，水煎服。③痢疾：黄连研细粉，每次服6g，每日服3次，吞服。④麦粒肿：黄连15g，用乳汁浸泡1天后，点涂患处，每天3～4次。

药茶　适用于心肾不交怔忡无眠。黄连0.5g、肉桂心3g、茉莉花茶3g。加适量白糖或蜂蜜，用开水冲泡饮用。

药酒　适用于顽固性神经性头痛，咽喉肿痛，热盛心烦，目赤头痛。黄连30g置容器中，添加白酒180ml，文火煎至60ml，去渣留液。每日3次，每次服1/3剂。

药膳　适用于肠癌、肛门癌里急后重明显者。木香10g，黄连5g，肥猪大肠30cm。将木香、黄连研末装入洗净的大肠内，两头扎紧，炖肠至烂，去药。饮汤食肠。

黄柏 Huangbo

别名 黄檗、柏皮。

来源 本品为芸香科植物黄皮树的干燥树皮。习称"川黄柏"。主产于四川、贵州。

采集加工 剥取树皮后，除去粗皮，晒干。

植物识别 落叶乔木，高10～12m。奇数羽状复叶对生；小叶7～15，近全缘。圆锥花序，花瓣6，紫色，长圆形。浆果状核果近球形，密集成团，熟后黑色。花期5～6月，果期10～11月。分布四川、湖北、贵州、云南、江西、浙江等地。

中药识别 本品外表面黄褐色或黄棕色。内表面暗黄色或淡棕色，具纵棱纹。切面纤维性，呈裂片状分层，深黄色。味极苦。

选购贮藏 以皮厚、色鲜黄、味极苦者为佳。置通风干燥处，防潮。

现代研究 有抗病原体、抗炎、抗变态反应、降血压、抗痛风等作用。

性味归经 苦，寒。归肾、膀胱经。

功能主治 清热燥湿，泻火除蒸，解毒疗疮。用于湿热泻痢，黄疸尿赤，带下阴痒，热淋涩痛，脚气痿躄，骨蒸劳热，盗汗，遗精，疮疡肿毒，湿疹湿疮。

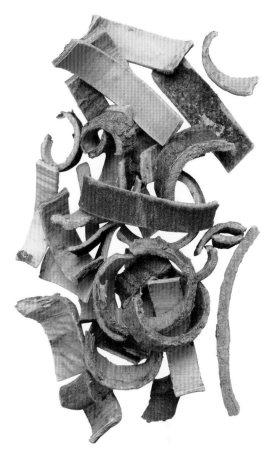

用法用量 煎服，3～12g。外用适量。

验方 ①湿热黄疸：黄柏10g，茵陈15g，栀子10g，大黄6g。水煎服。②细菌性痢疾：黄柏10g，蒲公英15g。水煎服。③黄水疮：黄柏、枣炭各等分，共研细面，用熟香油调和为软膏，敷患处，4～5日即愈。

药茶 ①适用于湿热下注，两脚麻木或热胀痛。黄柏2g、牛膝5g、苍术2g、花茶3g。开水冲泡后饮用。②适用于小便赤热不通利。车前子3g、黄柏1g、白芍3g用350ml水煎煮至水沸后。冲泡甘草3g，绿茶3g，10分钟后饮用。

药酒 适用于湿疹，阴囊湿疹。黄柏30g、地肤子50g、蛇床子20g置容器中，添加白酒500ml。密封浸泡7～10日，去渣留液。每日3次，每次用消毒棉球蘸本酒涂患处。

药膳 清热利湿去浊。适用于精浊。炒黄柏10g，车前草30g，生甘草6g，用干净纱布包裹，同薏苡仁50g一起放入砂锅，煮至薏苡仁熟时加适量白糖。饮汤食薏苡仁。

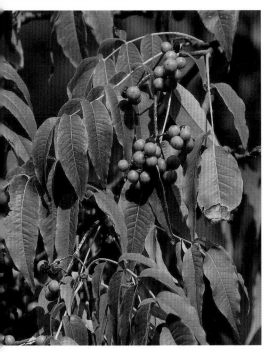

龙胆 Longdan

别名　龙胆草、胆草、草龙胆。

来源　本品为龙胆科植物龙胆的干燥根和根茎。龙胆主产于吉林、辽宁、黑龙江、内蒙古。

采集加工　春、秋季采挖，洗净，干燥。

植物识别　多年生草本，高30～60cm。花茎单生，不分枝。叶对生，无柄；下部叶成鳞片状，基部合生，中部和上部叶片卵形或卵状披针形。花冠筒状钟形，蓝紫色，花冠先端5裂。蒴果长圆形。花期8～9月，果期9～10月。分布于我国大部分地区。

中药识别　根圆柱形，表面淡黄色至黄棕色，具纵皱纹。切面皮部黄白色至棕黄色，木部色较浅。气微，味甚苦。

选购贮藏　以色黄或色黄棕者为佳。置干燥处。

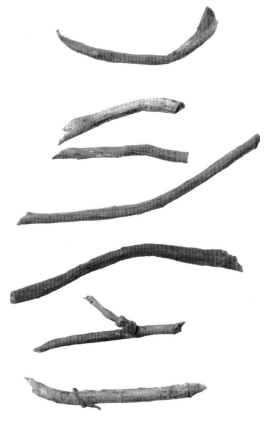

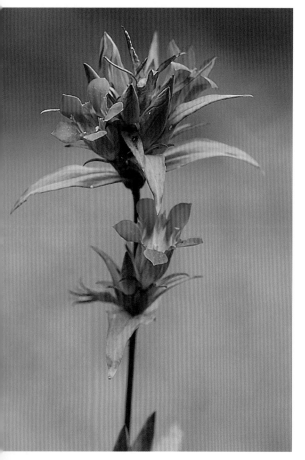

现代研究　有抗病原体、解热、抗炎、利胆、保肝及健胃等作用。

性味归经　苦，寒。归肝、胆经。

功能主治　清热燥湿，泻肝胆火。用于湿热黄疸，阴肿阴痒，带下，湿疹瘙痒，肝火目赤，耳鸣耳聋，胁痛口苦，强中，惊风抽搐。

用法用量　煎服，3～6g。

用药禁忌　脾胃寒者不宜用，阴虚津伤者慎用。

验方　①黄疸尿赤：龙胆10g，栀子10g，苦参10g。水煎服。②急性黄疸型肝炎：龙胆15g，金钱草30g，地耳草30g。水煎服。③目赤肿痛：龙胆6g，栀子15g，生地黄15g，菊花10g，黄芩10g。水煎服。④急性胆囊炎，急性结膜炎：龙胆15g，水煎服。

药茶　①清热消肿。适用于牙龈肿痛、牙黄口臭。升麻5g、龙胆草3g、羌活3g、绿茶3g。开水冲泡后饮用。②补肝养血，清热除湿。适用于急性传染性肝炎。枸杞子5g、龙胆草2g、绿茶3g、冰糖10g。开水冲泡后饮用。

秦皮 Qinpi

别名 树皮蜡、梣皮。

来源 本品为木犀科植物白蜡树的干燥枝皮或干皮。主产于陕西、河北、吉林、辽宁。

采集加工 春、秋季剥取，晒干。切丝，干燥。

植物识别 落叶乔木，高10m左右。树皮灰褐色，较平滑，老时浅裂。小枝黄褐色，粗糙。单数羽状复叶对生，小叶通常5片，叶片卵形，边缘有浅粗锯齿。圆锥花序顶生或腋生，花雌雄异株；雄花密集，花萼小，钟状，无花冠；雌花疏离，花萼大，桶状，4浅裂。翅果匙形，上中部最宽，先端锐尖，常呈犁头状，基部渐狭，翅平展，下延至坚果中部，坚果圆柱形。花期5～6月，果期8～9月。多为栽培。产于南北各省区。

中药识别 本品外表面灰白色、灰棕色或黑棕色。内表面黄白色或棕色，平滑。切面纤维性。质硬。气微，味苦。

选购贮藏 以外表皮色灰白、味苦者为佳。置通风干燥处。

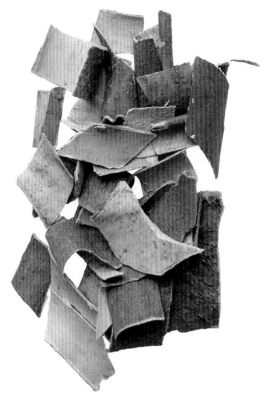

现代研究 有抗病原体、抗炎、抗痛风、保肝、抗肿瘤等作用。

性味归经 苦、涩，寒。归肝、胆、大肠经。

功能主治 清热燥湿，收涩止痢，止带，明目。用于湿热泻痢，赤白带下，目赤肿痛，目生翳膜。

用法用量 煎服，6～12g。外用适量，煎洗患处。

用药禁忌 脾胃虚寒者忌用。

验方 ①慢性细菌性痢疾：秦皮12g，生地榆、椿皮各9g。水煎服。②急性肝炎：秦皮9g，茵陈、蒲公英各30g，黄柏9g，大黄9g。水煎服。③麦粒肿，大便干燥：秦皮9g，大黄6g。水煎服。④带下色黄：秦皮、芡实、黄柏各9g，水煎服。

药茶 清热解毒。适用于脓血便，结肠炎，盆腔炎。秦皮3g、败酱5g、绿茶3g。开水冲泡后饮用。

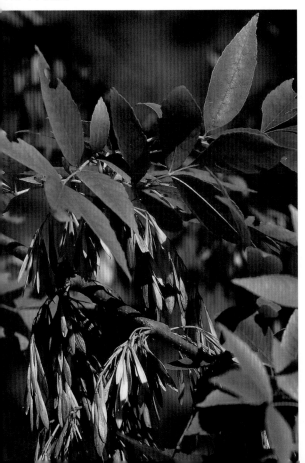

苦参 Kushen

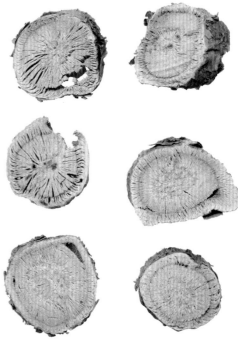

别名 苦骨、牛人参、野槐根、地骨。

来源 本品为豆科植物苦参的干燥根。

采集加工 春、秋季采挖，除去根头和小支根，洗净，干燥，或趁鲜切片，干燥。

植物识别 落叶半灌木，高1.5～3m。茎直立，多分枝。奇数羽状复叶互生；小叶15～29，叶片披针形至线状披针形，全缘。总状花序顶生，花冠蝶形，淡黄白色。荚果线形，呈不明显的串珠状。种子近球形，黑色。花期5～7月，果期7～9月。分布于全国各地。

中药识别 本品外表皮灰棕色或棕黄色，外皮薄，常破裂反卷或脱落，脱落处显黄色或棕黄色，光滑。切面黄白色，纤维性，具放射状纹理和裂隙。气微，味极苦。

选购贮藏 以切面色黄白、味极苦者为佳。置干燥处。

性味归经 苦，寒。归心、肝、胃、大肠、膀胱经。

现代研究 有抗病原体、解热、抗炎、抑制免疫、抗肿瘤、抗心肌缺血、抗胃溃疡等作用。

功能主治 清热燥湿，杀虫，利尿。用于热痢，便血，黄疸尿闭，赤白带下，阴肿阴痒，湿疹，湿疮，皮肤瘙痒，疥癣麻风；外治滴虫性阴道炎。

用法用量 煎服，4.5～9g。外用适量。

用药禁忌 脾胃虚寒者忌用，反藜芦。本品有小毒，用量不宜过大。

（验方）①神经性皮炎：苦参200g、陈醋500ml。浸泡5天备用。患处先用温水洗净，再用消毒棉签蘸药搽患处。每日早晚各1次，一般搽3～5天。②阴囊湿疹：苦参、蛇床子各50g，混合后分成三等份。取一份在晚上煎汤，熏洗患处，每次洗10～20分钟，然后擦干。连续洗5～7天。③胃、十二指肠溃疡：苦参研细末，装胶囊，每粒重0.3g，1日服3～4次，每次3～4粒。④泌尿系感染：苦参30g水煎，每日分3次服。⑤血痢：苦参炒焦，研为末，水糊梧桐子大丸，每服15丸，米汤送下。

（药酒）清热燥湿，杀虫止痒。适用于体癣、股癣、足癣、手癣。苦参、地榆、胡黄连、地肤子各200g。用75%乙醇1000ml浸泡1周，去渣留液。再加75%乙醇至1000ml。每日3次外搽患处，连用2周。

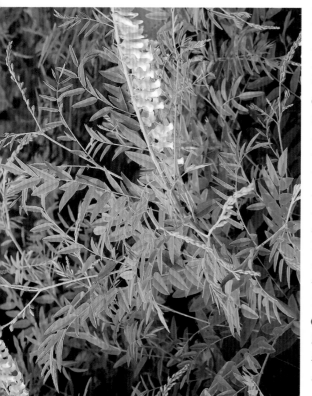

白鲜皮 Baixianpi

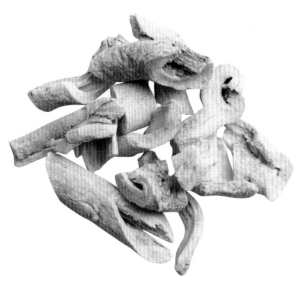

别名 白藓皮、白膻、臭根皮。

来源 本品为芸香科植物白鲜的干燥根皮。主产于辽宁、河北、四川、江苏。

采集加工 春、秋季采挖根部，除去泥沙和粗皮，剥取根皮，干燥。

植物识别 多年生草本，高达1m。全株有特异的香味。奇数羽状复叶互生；叶轴有狭翼，无叶柄；小叶9～13，叶片卵形至椭圆形，边缘具细锯齿。总状花序顶生，花瓣5，色淡红而有紫红色线条。蒴果，密被腺毛，成熟时5裂，每瓣片先端有一针尖。花期4～5月，果期6月。主产于辽宁、河北、四川、江苏等地。

中药识别 本品呈不规则的厚片。外表皮灰白色或淡灰黄色，具细纵皱纹及细根痕，常有突起的颗粒状小点；内表面类白色，有细纵纹。切面类白色，略呈层片状。有羊膻气，味微苦。

选购贮藏 以皮厚、色灰白、羊膻气浓者为佳。置通风干燥处。

现代研究 有抗病原体、抗内毒素、抗炎、抑制免疫、抗肿瘤及保肝等作用。

性味归经 苦，寒。归脾、胃、膀胱经。

功能主治 清热燥湿，祛风解毒。用于湿热疮毒，黄水淋漓，湿疹，风疹，疥癣疮癞，风湿热痹，黄疸尿赤。

用法用量 煎服，5～10g。外用适量，煎汤洗或研粉敷。

用药禁忌 脾胃虚寒者慎用。

验方 ①皮肤湿疹、皮肤瘙痒：白鲜皮适量，煎汤，外洗。每日1～2次。②急性肝炎：白鲜皮9g，茵陈15g，栀子9g，大黄9g。水煎服。③风湿热痹：白鲜皮8g，忍冬藤、薏苡仁各15g，防己、牛膝各10g，水煎服。

药茶 ①清热除湿。适用于全身黄如金色、肢无力、好眠卧、口吐黏液。茵陈5g、白鲜皮3g、绿茶3g。开水冲泡后饮用。②清热祛风止痒。适用于皮肤瘙痒，阴疹；风毒疮疖；头屑多而痒。漏芦5g、荆芥3g、白鲜皮3g、牛膝3g、当归3g，用250ml水煎煮开后，冲泡花茶5～10分钟后饮用。

药酒 利湿，杀虫，止痒。适用于神经性皮炎、牛皮癣。白鲜皮150g、土荆芥150g、苦参150g置容器内，加白酒适量浸泡7～14日，去渣留液，加适量白酒至1000ml。搽患处。

金银花 Jinyinhua

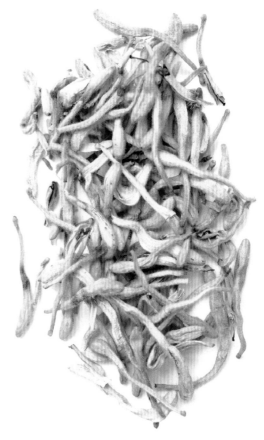

别名 忍冬花、银花、双花、双宝花。

来源 本品为忍冬科植物忍冬的干燥花蕾或带初开的花。主产于河南、山东。

采集加工 夏初花开放前采收，干燥。

植物识别 木质藤本。叶对生，全缘。花成对腋生，花冠唇形，花初开时为白色，2～3天后变金黄色。浆果球形，成熟时蓝黑色。花期4～7月，果期6～11月。除黑龙江、内蒙古、宁夏、青海、新疆、海南和西藏无自然生长外，全国各省均有分布。

中药识别 本品呈棒状，上粗下细，略弯曲。表面黄白色或绿白色，密被短柔毛。气清香，味淡、微苦。

选购贮藏 以花蕾多、色黄白、气清香者为佳。置阴凉干燥处，防潮，防蛀。

现代研究 有抗病毒、抗细菌、抗细菌毒素、解热、抗炎、抗氧化、保肝、降血糖及降血脂等作用。

性味归经 甘，寒。归肺、心、胃经。

功能主治 清热解毒，疏散风热。用于痈肿疔疮，喉痹，丹毒，热毒血痢，风热感冒，温病发热。

用法用量 煎服，6～15g。

用药禁忌 脾胃虚寒及气虚疮疡脓清者忌用。

验方 ①预防流行性感冒：金银花10g，紫苏10g，马兰10g。水煎加红糖冲服。②风热感冒，头痛发热，咽痛口渴：金银花15g，连翘12g，荆芥6g，薄荷6g，甘草6g，水煎服。③麦粒肿：金银花40g，蒲公英120g，加水1000ml，煎沸15分钟左右，分2次服。④痢疾：金银花15g，白芍10g，黄芩10g，木香5g。水煎服。⑤疮疖肿痛：金银花15g，野菊花10g，蒲公英10g，甘草3g。水煎服。⑥牙龈肿痛：金银花15g，水煎，冲白糖，早、晚饭前各服1次。

药茶 适用于外感发热、慢性肠炎、扁桃炎；夏季热盛时饮用。金银花5g，绿茶3g。开水冲泡5～10分钟饮用。

药酒 适用于斑秃。金银花100g置容器中，用白酒500ml浸泡1周，待酒色呈棕黄色后备用。先用鲜生姜片擦斑秃处数遍，然后用纱布块蘸药酒擦斑秃处2～3min，待斑秃处皮肤发红为度，每日擦洗2次。

药膳 适用于温病初起见发热恶寒、咳嗽、咽喉肿痛等。金银花30g，水煎去渣取汁，再加粳米50g和清水适量，共煮为稀薄粥食用。

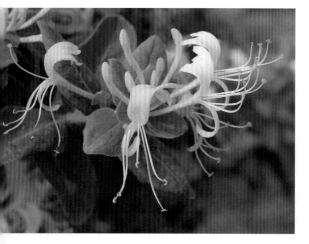

连翘 Lianqiao

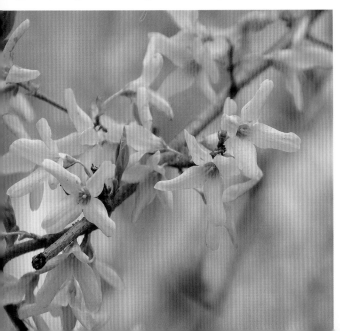

别名 连壳、黄花瓣、旱连子、大翘子。

来源 本品为木犀科植物连翘的干燥果实。主产于山西、河南、陕西、湖北，山东。

采集加工 秋季果实初熟尚带绿色时采收，除去杂质，蒸熟，晒干，习称"青翘"；果实熟透时采收，晒干，除去杂质，习称"老翘"。

植物识别 落叶灌木。小枝土黄色或灰褐色，呈四棱形，疏生皮孔，节间中空。单叶对生，边缘有不整齐的锯齿。花先叶开放，花冠黄色，裂片4。蒴果卵球形，表面疏生瘤点，先端有短喙，成熟时2瓣裂。种子棕色，一侧有薄翅。花期3～5月，果期7～8月。分布于我国东北、华北、长江流域至云南。

中药识别 本品呈长卵形至卵形，表面有不规则的纵皱纹和多数突起的小斑点。青翘多不开裂，表面绿褐色，突起的灰白色小斑点较少。老翘自顶端开裂或裂成两瓣，表面黄棕色或红棕色。气微香，味苦。

选购贮藏 青翘以色绿、不开裂者为佳。老翘以色较黄、瓣大、壳厚者为佳。置干燥处。

现代研究 有抗病原体、解热、抗炎、抗氧化、镇吐及保肝等作用。

性味归经 苦，微寒。归肺、心、小肠经。

功能主治 清热解毒，消肿散结，疏散风热。用于痈疽，瘰疬，乳痈，丹毒，风热感冒，温病初起，温热入营，高热烦渴，神昏发斑，热淋涩痛。

用法用量 煎服，6～15g。

用药禁忌 脾胃虚寒及气虚脓清者不宜用。

验方 ①风热感冒，头痛发热，咽痛口渴：连翘12g，金银花15g，薄荷6g，荆芥6g，甘草6g。水煎服。②热疖疮毒肿痛：连翘10g，蒲公英10g，野菊花10g。水煎服。③咽喉肿痛：连翘10g，玄参10g，生地黄10g，板蓝根10g。水煎服。

药茶 ①解毒消瘰。适用于瘰疬结核不散。连翘5g、瞿麦3g、甘草3g、绿茶3g。开水冲泡5～10分钟饮用。②清热解毒，散瘰消肿。适用于乳痈、乳核等乳房疾病。连翘5g、蒲公英3g、川贝母3g用250ml水煎煮至沸后5分钟，冲泡茉莉花茶3g饮用。

药膳 适用于流行性感冒、流行性乙型脑炎、流行性脑膜炎等病症的预防。连翘10g，金银花10g，板蓝根10g，芦根10g，甘草10g。水煎代茶饮，1天1剂。连服3～5天。

穿心莲 Chuanxinlian

别名 一见喜、榄核莲、苦胆草、斩蛇剑。

来源 本品为爵床科植物穿心莲的干燥地上部分。主产于广东、广西。

采集加工 秋初茎叶茂盛时采割，晒干。

植物识别 一年生草本，高40～80cm。茎直立，方形，节呈膝状膨大。叶对生，长圆状卵形至披针形，全缘。总状花序顶生和腋生，集成大型的圆锥花序。花冠唇形，白色，下唇带紫色斑纹。蒴果长椭圆形，中有一沟。长江以南温暖地区多栽培。

中药识别 本品茎方柱形，节稍膨大。切面具类白色髓。叶片多皱缩或破碎，上表面绿色，下表面灰绿色，两面光滑。气微，味极苦。

选购贮藏 以叶多、色绿者为佳。置干燥处。

现代研究 有解热、抗炎、保肝利胆、抗肿瘤、抗心肌缺血及抗脑缺血等作用。

性味归经 苦，寒。归心、肺、大肠、膀胱经。

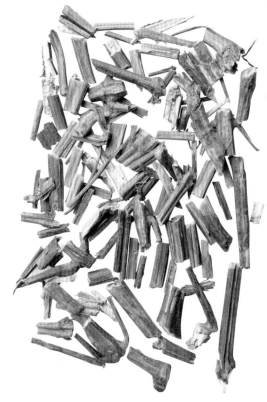

功能主治 清热解毒，凉血，消肿。用于感冒发热，咽喉肿痛，口舌生疮，顿咳劳嗽，泄泻痢疾，热淋涩痛，痈肿疮疡，毒蛇咬伤。

用法用量 煎服，6～9g。煎剂易致呕吐，故多作丸、散、片剂。外用适量。

用药禁忌 不宜多服久服；脾胃虚寒者不宜用。

验方 ①喉痛，扁桃体炎：穿心莲15g，水煎服。②胃肠炎：穿心莲10g，车前草15g，水煎服。③支气管炎：穿心莲15g，功劳木15g，陈皮6g，水煎服。④阴囊湿疹：穿心莲粉30g，甘油加至100ml，调匀涂患处，每日2～3次。⑤急性菌痢：穿心莲15g。水煎服，每日1剂，7日为1疗程。

药酒 消炎，收敛，止痛。适用于烧烫伤。穿心莲40g，榆树皮、地榆各30g，置容器中，添加80%乙醇适量，密封浸泡7日，去渣留液，入冰片溶解。每日2～3次，创面先以7%呋喃西林湿敷，待创面干后喷本酒。

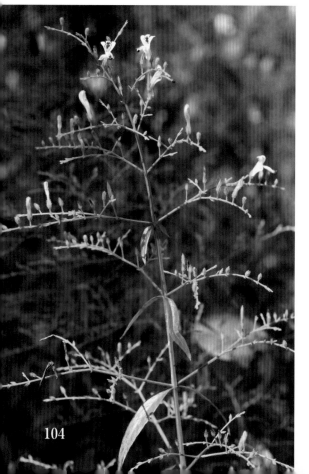

大青叶 Daqingye

别名　大青、蓝叶、蓝菜、蓝靛叶

来源　本品为十字花科植物菘蓝的干燥叶。主产于江苏、河北、安徽、河南。

采集加工　夏、秋季分2～3次采收，除去杂质，晒干。

植物识别　二年生草本，高50～100cm。茎直立，绿色，植株光滑无毛，带白粉霜。基生叶莲座状，蓝绿色，叶片长圆形至宽倒披针形，全缘或稍具波状齿；茎生叶互生，长圆形至长圆状倒披针形，茎顶部叶宽条形，全缘，无柄。总状花序在枝顶组成圆锥状，花瓣4，黄色，倒卵形。短角果近长圆形，扁平，无毛，边缘有翅。花期4～5月，果期5～6月。各地均有栽培。

中药识别　本品为不规则的碎段。叶片暗灰绿色，叶上表面有的可见色较深稍突起的小点；叶柄碎片淡棕黄色。质脆。气微，味微酸、苦、涩。

选购贮藏　以叶完整、色灰绿者为佳。置通风干燥处，防霉。

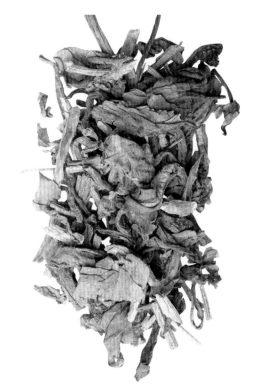

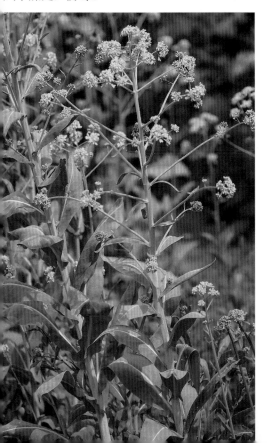

现代研究　有抗病原微生物、抗内毒素、解热、抗炎等作用。

性味归经　苦，寒。归心、胃经。

功能主治　清热解毒，凉血消斑。用于温病高热，神昏，发斑发疹，痄腮，喉痹，丹毒，痈肿。

用法用量　煎服，9～15g，鲜品30～60g。外用适量。

用药禁忌　脾胃虚寒者忌用。

验方　①急性扁桃体炎，急性咽炎：大青叶30g，金银花30g，山豆根9g，桔梗9g。水煎服。②无黄疸型肝炎：大青叶60g，丹参30g，大枣10只。水煎服。③上呼吸道感染：大青叶、贯众各20g。水煎服。④流行性感冒：大青叶、板蓝根各30g，薄荷6g。水煎，代茶饮。⑤疮痈、丹毒：大青叶、野菊花鲜品各60g，捣烂外敷。

药茶　①适用于热病口渴、发烧，小便尿血。大青叶5g、生地黄3g、绿茶3g。开水冲泡10分钟饮用。②适用于咽喉肿痛，唇肿舌烂，口腔黏膜溃疡，口干面热。大青叶5g、生地黄3g、升麻3g、大黄0.5g，煎汤300ml。冲泡绿茶5～10分钟饮用。

板蓝根 Banlangen

别名 蓝靛根、靛青根。

来源 本品为十字花科植物菘蓝的干燥根。主产于江苏、河北。

采集加工 秋季采挖，除去泥沙，晒干。

植物识别 参见大青叶项。

中药识别 本品呈圆形的厚片。外表皮淡灰黄色至淡棕黄色，有纵皱纹。切面皮部黄白色，木部黄色。气微，味微甜后苦涩。

选购贮藏 以切面皮部黄白色、木部色黄者为佳。置干燥处，防霉，防蛀。

现代研究 有抗病毒、抗内毒素、解热、抗炎等作用。

性味归经 苦，寒。归心、胃经。

功能主治 清热解毒，凉血利咽。用于温疫时毒，发热咽痛，温毒发斑，痄腮，烂喉丹痧，大头瘟疫，丹毒，痈肿。

用法用量 煎服，9～15g。

用药禁忌 体虚而无实火热毒者忌服，脾胃虚寒者慎用。

验方 ①流行性感冒：板蓝根、鱼腥草、菊花各30g。水煎服。②腮腺炎：板蓝根30g，金银花10g，薄荷5g。水煎服。③丹毒：板蓝根30g，金银花30g，黄芩12g。水煎服。

药茶 ①适用于流行性感冒，咽喉肿痛，目赤，疮疹，肺炎。板蓝根5g，绿茶5g。用200ml开水冲泡10分钟饮用。

药酒 适用于流行性感冒。苦参5g，桔梗3g，板蓝根10g与白酒250ml同置容器中，武火煎煮10～15分钟，去渣留液。每日3次，每次服5～10ml。

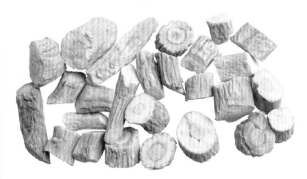

青黛 Qingdai

别名 靛花、靛沫花、青蛤粉、蓝露。

来源 本品为爵床科植物马蓝、蓼科植物蓼蓝或十字花科植物菘蓝的叶或茎叶经加工制得的干燥粉末、团块或颗粒。主产于福建、广东、江苏、河北。

采集加工 秋季采收以上植物的落叶，加水浸泡，至叶腐烂，叶落脱皮时，捞去落叶，加适量石灰乳，充分搅拌至浸液由乌绿色转为深红色时，捞取液面泡沫，晒干而成。研细用。

中药识别 本品为深蓝色的粉末，体轻，易飞扬；或呈不规则多孔性的团块、颗粒，用手搓捻即成细末。微有草腥气，味淡。

采购贮藏 以粉细、色蓝、质轻而松、能浮于水面，以火烧之呈紫红色火焰者为佳。置干燥处。

现代研究 有抗病原体、抗炎、镇痛等作用。

性味归经 咸，寒。归肝经。

功能主治 清热解毒，凉血消斑，泻火定惊。用于温毒发斑，血热吐衄，胸痛咯血，口疮，痄腮，喉痹，小儿惊痫。

用法用量 内服1～3g，本品难溶于水，一般作散剂冲服，或入丸剂服用。外用适量。

用药禁忌 胃寒者慎用。

验方 ①口腔炎：青黛适量，冷开水调搽患处。②痄腮：青黛适量，鸡子清调涂患处。③丹毒、带状疱疹、天疱疮：青黛、生大黄粉各适量，用鸡蛋清调涂患处。

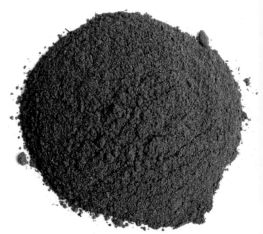

贯众 Guanzhong

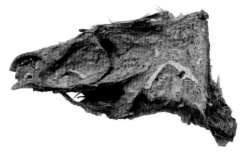

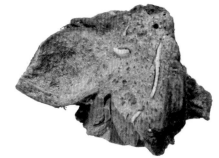

别名 贯中、贯仲、贯节、伯药。

来源 本品为鳞毛蕨科植物粗茎鳞毛蕨的干燥根茎和叶柄残基。主产于黑龙江、辽宁、吉林。

采集加工 秋季采挖，削去叶柄，须根，除去泥沙，晒干。

植物识别 多年生草本，高50～100cm。叶簇生于根茎顶端；叶柄长10～25cm，基部以上直达叶轴密生棕色条形至钻形狭鳞片，叶片倒披针形，二回羽状全裂或深裂；羽片无柄。分布于东北及内蒙古、河北等地。

中药识别 本品呈不规则的厚片或碎块，根茎外表皮黄棕色至黑褐色，切面淡棕色至红棕色，有黄白色维管束小点，环状排列。

选购贮藏 以切面棕色、须根少者为佳。置通风干燥处。

现代研究 有抗病原体、驱虫、抗肿瘤及保肝等作用。

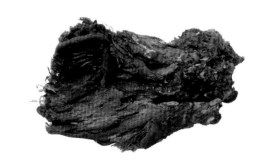

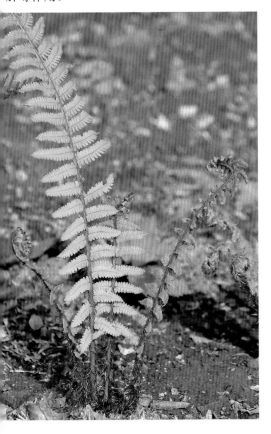

性味归经 苦，微寒；有小毒。归肝、胃经。

功能主治 清热解毒，止血，杀虫。用于时疫感冒，风热头痛，温毒发斑，疮疡肿毒，崩漏下血，虫积腹痛。

用法用量 煎服，4.5～9g。杀虫及清热解毒宜生用；止血宜炒炭用。外用适量。

用药禁忌 本品有小毒，用量不宜过大。脾胃虚寒者及孕妇慎用。

饮食禁忌 服用本品时忌食油腻食物。

验方 ①流行性感冒：贯众30g，板蓝根10g。水煎服。②功能性子宫出血：贯众炭30g，海螵蛸12g，共研末，每次服5g，日服3次。③虫积腹痛：贯众15g，大黄15g，乌梅15g。水煎服。④麻疹、水痘出不透彻：贯众3g，芦根10g，赤芍6g。水煎服。⑤烧伤疼痛：贯众煅灰，香油调涂之，立刻止痛。

蒲公英 Pugongying

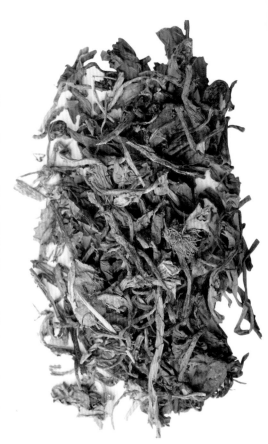

别名 黄花地丁、蒲公丁、婆婆丁。

来源 本品为菊科植物蒲公英、碱地蒲公英的干燥全草。全国大部分地区均产。

采集加工 春至秋季花初开时采挖，除去杂质，洗净，晒干。

植物识别 ①蒲公英：多年生草本。叶根生，排列成莲座状，叶片线状披针形、倒披针形或倒卵形，边缘浅裂或作不规则羽状分裂，裂片齿牙状或三角状，全缘或具疏齿，裂片间有细小锯齿。头状花序单一，顶生，舌状花，花冠黄色。瘦果倒披针形，顶端着生白色冠毛。花期4～5月，果期6～7月。②碱地蒲公英：小叶为规则的羽状分裂。全国各地均有分布。

中药识别 根呈圆锥状，表面棕褐色。叶基生，绿褐色或暗灰绿色。花茎一至数条，每条顶生头状花序。气微，味微苦。

选购贮藏 以叶多、色灰绿、带根者为佳。置通风干燥处，防潮，防蛀。

现代研究 有抗病原体、抗消化道溃疡、保肝及抗氧化等作用。

性味归经 苦、甘，寒。归肝、胃经。

功能主治 清热解毒，消肿散结，利尿通淋。用于疔疮肿毒，乳痈，瘰疬，目赤，咽痛，肺痈，肠痈，湿热黄疸，热淋涩痛。

用法用量 煎服，10～15g。外用，鲜品适量捣敷或煎汤熏洗患处。

用药禁忌 用量过大，可致缓泻。

验方 ①急性乳腺炎：蒲公英15g，金银花15g，水煎服；药渣捣烂，乘热敷患处。②腮腺炎：鲜蒲公英60g，捣成糊状，敷患处。③胆囊炎：蒲公英50g。水煎服，每日1剂，2次分服。④肝炎：蒲公英15g，茵陈30g，秦皮10g，制大黄10g。水煎服。⑤尿路感染：蒲公英30g，草薢10g，紫草10g，生蒲黄10g。水煎服。⑥热疖疮毒，风火赤眼：蒲公英30g，野菊花10g，金银花10g，甘草3g。水煎服。

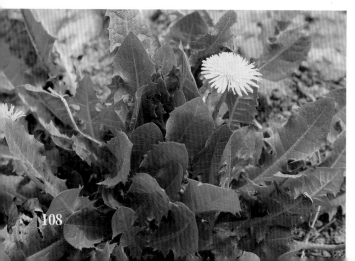

药茶 适用于急性结膜炎。蒲公英5g，金银花3g，绿茶3g。开水冲泡5～10分钟饮用。

药膳 适用于急性乳腺炎、急性扁桃体炎、疔疮热毒、尿路感染、传染性肝炎、胆囊炎、上呼吸道感染、急性眼结膜炎等症。干蒲公英60g（鲜品为90g），粳米100g。取蒲公英带根的全草，洗净、切碎，煎取药汁去渣，入粳米同煮成粥。佐餐食用。

紫花地丁 Zihuadiding

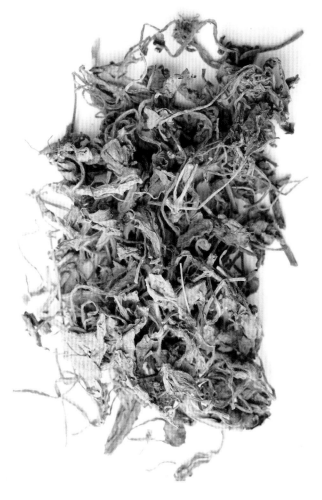

别名 地丁草、地丁、箭头草。

来源 本品为堇菜科植物紫花地丁的干燥全草。

采集加工 春秋季采收，除去杂质，晒干。

植物识别 多年生草本，无地上茎。叶多数，基生，莲座状；叶片下部者通常较小，呈三角状卵形或狭卵形，上部者较长，呈长圆形、狭卵状披针形或长圆状卵形，边缘具较平的圆齿。花紫堇色或淡紫色，喉部色较淡并带有紫色条纹，花瓣倒卵形或长圆状倒卵形。蒴果长圆形；种子卵球形，淡黄色。花果期4月中下旬至9月。生于田间、荒地、山坡草丛、林缘或灌丛中。分布于全国大部分地区。

选购贮藏 以色绿者为佳。置通风干燥处。

现代研究 有抗病原体、抗炎等作用。

性味归经 苦、辛，寒。归心、肝经。

功能主治 清热解毒，凉血消肿。用于疔疮肿毒，痈疽发背，丹毒，毒蛇咬伤。

用法用量 煎服，15～30g。外用鲜品适量，捣烂敷患处。

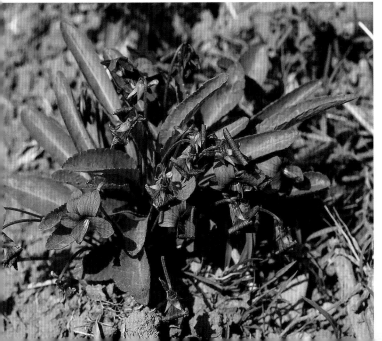

用药禁忌 体质虚寒者忌服。

验方 ①腮腺炎：鲜紫花地丁9g，白矾6g。并捣烂外敷患处，每日换1次。②痤疮：紫花地丁、蒲公英各20g，薏苡仁30g。水煎服。③眼结膜炎：紫花地丁30g，水煎服。④乳腺炎：紫花地丁15g，研末。每日3次，每次用黄酒冲服。⑤毒蛇咬伤：鲜紫花地丁60g，捣烂取汁服，渣配雄黄3g调匀外敷伤口。

野菊花 Yejuhua

别名 山菊花、苦薏。

来源 本品为菊科植物野菊的干燥头状花序。主产于广西、湖南、江苏。

采集加工 秋、冬季花初开放时采摘，晒干，或蒸后晒干。

植物识别 多年生草本，高25～100cm。茎生叶卵形或长圆状卵形，羽状分裂或分裂不明显；顶裂片大；侧裂片常2对，卵形或长圆形，全部裂片边缘浅裂或有锯齿。头状花序，在茎枝顶端排成伞房状圆锥花序或不规则的伞房花序；舌状花黄色。花期9～10月。全国各地均有分布。

中药识别 本品呈类球形，棕黄色。体轻。气芳香，味苦。

选购贮藏 以完整、色黄、香气浓者为佳。置阴凉干燥处，防潮，防蛀。

现代研究 有抗病原体、抗炎等作用。

性味归经 苦、辛，微寒。归肝、心经。

功能主治 清热解毒，泻火平肝。用于疔疮痈肿，目赤肿痛，头痛眩晕。

用法用量 煎服，9～15g。外用适量，煎汤外洗或制膏外涂。

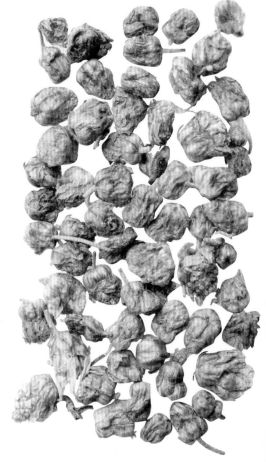

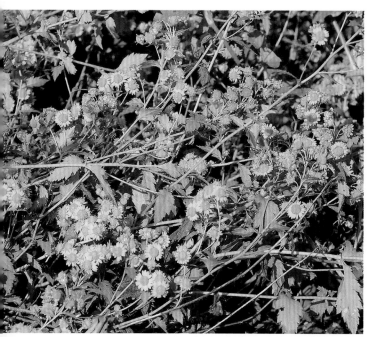

验方 ①流感，预防流感：野菊花15g，桑叶15g，水煎服。②目赤肿痛：野菊花15g，决明子10g，蝉蜕3g，水煎服。③痈肿疮疖：野菊花15g，水煎服。④湿疹，皮肤瘙痒，皮炎：野菊适量，水煎浓汁，湿敷患处。⑤高血压，动脉硬化，高血脂：野菊花30g，金银花30g，山楂30g，水煎服。⑥急性腮腺炎：鲜野菊花、鲜野菊叶各适量，捣烂敷患处；另取鲜野菊60g，水煎服。

药酒 清热解毒，通经活络。适用于疔疮肿毒。鲜野菊花叶1000g，捣烂绞汁，倒入容器中，与750ml白酒搅匀。口服：每日1次，每次微温服10ml。外用：将药渣外敷疔疮肿毒处。

拳参 Quanshen

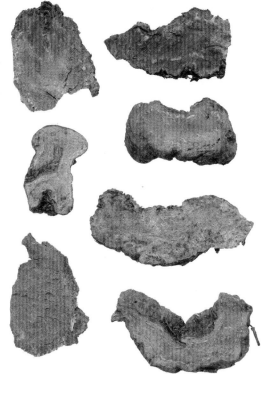

别名　紫参、疙瘩参、草河车，山虾子。

来源　本品为蓼科植物拳参的干燥根茎。主产于河北、山西、甘肃、山东、江苏。

采集加工　春初发芽时或秋季茎叶将枯萎时采挖，除去泥沙，晒干，去须根。

植物识别　多年生草本，高35～90cm。茎直立，单一或数茎丛生，不分枝。根生叶丛生，有长柄，叶片椭圆形至卵状披针形；茎生叶互生，向上叶柄渐短至抱茎，托叶鞘筒状。总状花序呈穗状顶生，小花密集，花淡红色或白色。瘦果三棱状椭圆形。花期6～9月，果期9～11月。分布华北、西北及河南、湖北、山东、江苏、浙江。

中药识别　本品呈类圆形或近肾形的薄片。外表皮紫褐色或紫黑色。切面棕红色或浅棕红色，平坦，近边缘有一圈黄白色小点（维管束），气微，味苦、涩。

选购贮藏　以切面浅棕红色者为佳。置干燥处。

现代研究　有抗病原微生物、镇痛、镇静催眠及抗心律失常等作用。

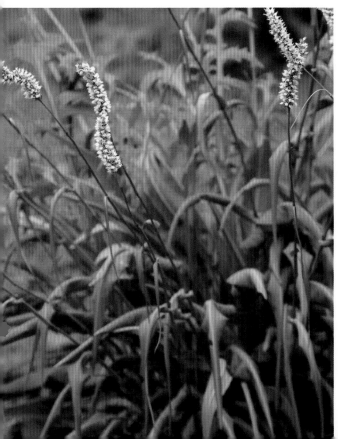

性味归经　苦、涩，微寒。归肺、肝、大肠经。

功能主治　清热解毒，消肿，止血。用于赤痢热泻，肺热咳嗽，痈肿瘰疬，口舌生疮，血热吐衄，痔疮出血，蛇虫咬伤。

用法用量　煎服，5～10g。外用适量。

用药禁忌　无实火热毒者不宜使用。阴证疮疡患者忌服。

验方　①慢性气管炎：拳参9g，陈皮9g，甘草6g。水煎服。②咯血，鼻出血，胃溃疡：拳参45g，研细末。每服4.5g，每日2次。③痔疮出血：用拳参15g水煎，熏洗患处。④痈疽疔疮：拳参12g，紫花地丁15g。水煎服。⑤痢疾：拳参9g，委陵菜15g。水煎，每天服3次。

111

漏芦 Loulu

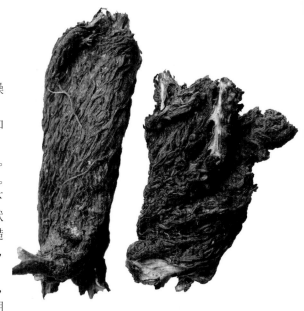

别名 漏卢、野兰、鬼油麻、和尚头。

来源 本品为菊科植物祁州漏芦的干燥根。主产于河北、山东、陕西。

采集加工 春、秋季采挖，除去须根和泥沙，晒干。

植物识别 多年生草本，高25～65cm。茎直立，不分枝，具白色绵毛或短毛。基生叶有长柄，被厚绵毛；基生叶及下部茎叶羽状全裂呈琴形，裂片常再羽状深裂或深裂，两面均被蛛丝状毛或粗糙茸毛；中部及上部叶较小。头状花序，单生茎顶；总苞宽钟状，总苞片多层；花冠淡紫色。瘦果倒圆锥形，棕褐色，有宿存之羽状冠毛。花期5～7月，果期6～8月。分布黑龙江、吉林、辽宁、内蒙古、河北、山东、山西、陕西、甘肃等地。

中药识别 本品呈圆锥形或扁片块状，多扭曲。表面暗棕色、灰褐色或黑褐色，粗糙，具纵沟及菱形的网状裂隙。断面不整齐，灰黄色，有裂隙。气特异，味微苦。

选购贮藏 以切面具裂隙、色灰黑者为佳。置通风干燥处。

现代研究 有抗炎、镇痛、抗氧化、保肝、抗衰老等作用。

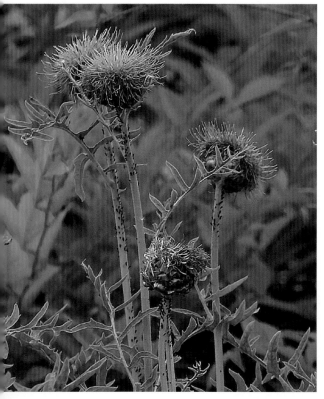

性味归经 苦，寒。归胃经。

功能主治 清热解毒，消痈，下乳，舒筋通脉。用于乳痈肿痛，痈疽发背，瘰疬疮毒，乳汁不通，湿痹拘挛。

用法用量 煎服，5～9g。外用，研末调敷或煎水洗。

用药禁忌 气虚、疮疡平塌者及孕妇忌服。

验方 ①风湿性关节炎：漏芦10g。水煎服。②产后缺乳：漏芦10g，鸡蛋2枚。水煎，用鸡蛋冲服。③乳痈初起：漏芦、金银花各10g，蒲公英、瓜蒌各30g。水煎服。④乳汁不通、乳房作胀：漏芦10g，穿山甲15g。水煎服。

药茶 清热通络。适用于产妇乳汁壅滞不通，乳房胀痛，乳房痈肿。漏芦5g、瓜蒌3g、绿茶3g。开水冲泡5～10分钟后饮用。

药膳 补气生血，通经催乳。漏芦、钟乳石各60g，鲫鱼250g，猪脂（切块）。同放入砂锅内，加清水和米酒各半，煮至烂熟，去渣留液。每3日1剂，分次喝汤。

土茯苓 Tufuling

别名　土萆薢、刺猪苓、土苓。

来源　本品为百合科植物光叶菝葜的干燥根茎。主产于广东、湖南、湖北、浙江、安徽。

采集加工　夏、秋季采挖，除去须根，洗净，干燥；或趁鲜切成薄片，干燥。

植物识别　攀援灌木，茎光滑。单叶互生；革质，披针形至椭圆状披针形。伞形花序单生于叶腋，花绿白色，六棱状球形。浆果球形，熟时黑色。花期7～8月，果期9～10月。长江流域及南部各省均有分布。

中药识别　本品呈长圆形或不规则的薄片，边缘不整齐。切面类白色至淡红棕色，粉性，可见点状维管束及多数小亮点；以水湿润后有黏滑感。气微，味微甘、涩。

选购贮藏　以粉性大、筋脉少、切面淡棕色者为佳。置通风干燥处。

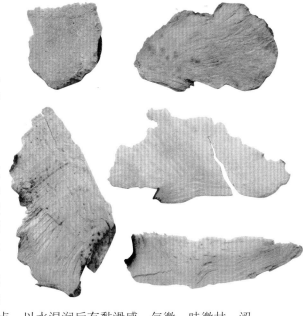

现代研究　有抗病原体、抗炎、抗心肌缺血等作用。

性味归经　甘、淡，平。归肝、胃经。

功能主治　解毒，除湿，通利关节。用于梅毒及汞中毒所致的肢体拘挛，筋骨疼痛；湿热淋浊，带下，痈肿，瘰疬，疥癣。

用法用量　煎服，15～60g。外用适量。

用药禁忌　肝肾阴虚者慎服。

饮食禁忌　忌同时饮茶。

验方　①杨梅疮：土茯苓200g。煎汤代茶，任意饮之。②风湿性关节炎：土茯苓15g，薏苡仁12g，白术10g，防风6g。水煎服。③泌尿系感染：土茯苓30g，萆薢30g。水煎服。④痈疽肿毒：土茯苓30g，金银花10g。水煎服。⑤皮炎：土茯苓60g，水煎代茶饮。

药膳　①清热解毒，化湿止痛。土茯苓60g，薏苡仁30g，水煎取汁。每日3次服食。②清热解毒，利尿祛湿。土茯苓30g，放入砂罐中，加清水煎取汁，入粳米100g煮成粥。佐餐食用。

113

鱼腥草 Yuxingcao

别名 蕺菜、折耳、臭腥草。

来源 本品为三白草科植物蕺菜的新鲜全草或干燥地上部分。主产于浙江、江苏、安徽、湖北。

采集加工 鲜品全年均可采割；干品夏季茎叶茂盛花穗多时采割，除去杂质，晒干。

植物识别 多年生草本，高15～50cm。茎下部伏地，节上生根。叶互生，心形或宽卵形，全缘。穗状花序生于茎的上端，与叶对生；总苞片4枚，长方倒卵形，白色；花小而密，无花被。蒴果卵圆形。花期5～6月，果期10～11月。生长于阴湿地或水边。分布西北、华北、华中及长江以南各地。

中药识别 茎呈扁圆柱形，扭曲，表面黄棕色，具纵棱数条。叶片卷折皱缩，展平后呈心形，上表面暗黄绿色至暗棕色，下表面灰绿色或灰棕色。穗状花序黄棕色。搓碎具鱼腥气，味涩。

选购贮藏 以叶多、色灰绿、有花穗、鱼腥气浓者为佳。干鱼腥草置干燥处；鲜鱼腥草置阴凉潮湿处。

现代研究 有抗菌、解热、抗炎、抗内毒素、抗过敏等作用。

性味归经 辛，微寒。归肺经。

功能主治 清热解毒，消痈排脓，利尿通淋。用于肺痈吐脓，痰热喘咳，热痢，热淋，痈肿疮毒。

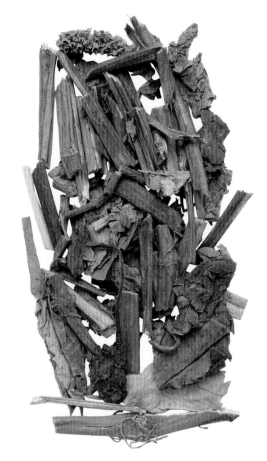

用法用量 煎服，15～25g，不宜久煎。鲜品用量加倍，水煎或捣汁服。外用适量，捣敷或煎汤熏洗患处。

用药禁忌 本品含挥发油，不宜久煎。虚寒证及阴性疮疡忌服。

验方 ①肺炎，气管炎：鱼腥草30g，大青叶30g，野菊花30g，水煎服。②肺热咳嗽：鲜鱼腥草30g，鲜车前草30g，水煎服。③痈疮初起未溃烂者：鲜鱼腥草100g，水煎服；另用鲜鱼腥草适量捣烂敷患处。④痢疾：鲜鱼腥草60g，水煎服。⑤慢性膀胱炎、尿道炎：鱼腥草30g，水煎，每日分3次服。

药茶 适用于肺炎、淋病、疮疡、肺脓疡。鱼腥草5g、绿茶3g。开水冲泡5～10分钟后饮用。

药膳 适用于肺痈咳嗽吐痰及痢疾、淋证。鲜鱼腥草250～1000g捣汁饮服。或干品30～60g冷水浸泡2小时后，煎煮一沸，去渣取汁，频频饮服。

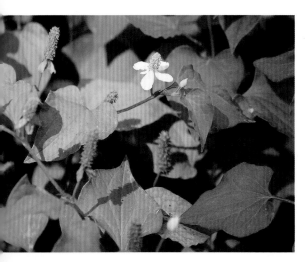

大血藤 Daxueteng

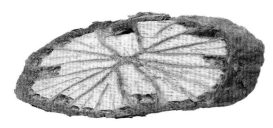

别名 红藤、大活血、血藤、血木通。

来源 本品为木通科植物大血藤酚干燥藤茎。主产于江西、湖北、湖南、江苏。

采集加工 秋、冬季采收，除去侧枝，截段，干燥。

植物识别 落叶木质藤本。茎圆柱形，褐色扭曲，砍断时有红色液汁掺出。三出复叶互生；有长柄；中间小叶倒卵形，全缘；侧生小叶较大，斜卵形，基部两边不对称，几无柄。总状花序腋生，花瓣6，黄色。浆果卵圆形。花期3～5月，果熟期8～10月。生于深山疏林、大山沟畔肥沃土壤的灌木丛中。分布于中南及陕西、安徽、江苏、浙江、江西、福建、四川、贵州、云南等地。

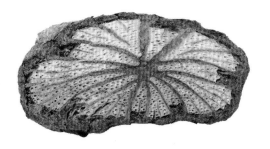

中药识别 本品为类椭圆形的厚片。外表皮灰棕色，粗糙。切面皮部红棕色，有数处向内嵌入木部，木部黄白色，有多数导管孔，射线呈放射状排列。气微，味微涩。

选购贮藏 以色红者为佳。置通风干燥处。

现代研究 有抑制葡萄球菌、抗炎、抗肿瘤等作用。

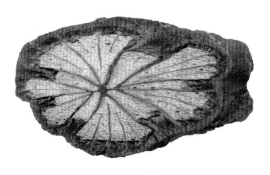

性味归经 苦，平。归大肠、肝经。

功能主治 清热解毒，活血，祛风止痛。用于肠痈腹痛，热毒疮疡，经闭，痛经，跌扑肿痛，风湿痹痛。

用法用量 煎服，9～15g。外用适量。

用药禁忌 孕妇慎服。

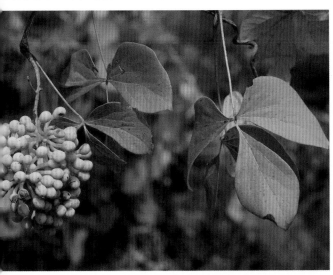

验方 ①风湿性关节炎：大血藤30g，五加皮、威灵仙各15g。水煎服。②痛经：大血藤、益母草、龙芽草各9g，水煎服。③跌打损伤：大血藤、骨碎补各适量，共捣烂，敷伤处。④急性化脓性乳腺炎：大血藤60g。水煎服。

药酒 祛风散寒，活血舒筋。适用于跌打损伤，风湿麻木。见血飞30g，青风藤、大血藤、小血藤各15g。置容器中，添加白酒500ml，密封浸泡10日，去渣留液。每日2次，每次服10ml。

败酱草 Baijiangcao

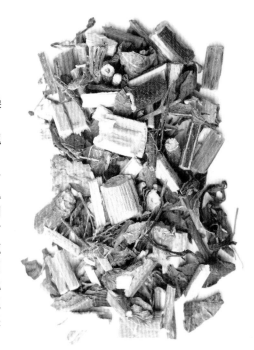

别名 鹿肠、苦菜、苦叶菜。

来源 为败酱科植物黄花败酱、白花败酱的干燥全草。全国大部分地区均产。

采集加工 夏、秋季采收，全株拔起，除去泥沙，洗净，阴干或晒干。切段，生用。

植物识别 ①黄花败酱：多年生草本，高50～100cm。茎直立，具倒生的白色粗毛。基生叶丛生，花时叶枯落；茎生叶对生，叶片2～3对羽状深裂，中央裂片最大，椭圆形或卵形，叶缘有粗锯齿。聚伞状圆锥花序集成疏而大的伞房状花序，腋生或顶生，花冠黄色，上部5裂。果椭圆形。花期7～9月，果期9～10月。全国大部地区有分布。②白花败酱：茎生叶卵形，边缘具粗锯齿，或3裂而基部裂片很小。花冠白色。瘦果倒卵形。

中药识别 茎圆柱形，外表黄棕色或黄绿色，有纵向纹理。断面中空，白色。叶多皱缩、破碎。全株有陈腐的豆酱气，味苦。

选购贮藏 以叶多、色绿、气浓者为佳。置通风干燥处。

现代研究 有抑菌、增强免疫、镇静、抗肿瘤等作用。

性味归经 辛、苦，微寒。归胃、大肠、肝经。

功能主治 清热解毒，祛瘀排脓，利湿。用于肠痈，肺痈，痈肿疮毒，湿热泻痢，产后瘀阻腹痛，目赤肿痛。

用法用量 煎服，6～15g。外用适量。

用药禁忌 脾胃虚弱，食少泄泻者忌服。

验方 ①急、慢性阑尾炎：败酱草、大血藤各60g，生大黄（后下）9g。煎服。②痈疮肿毒：败酱草50g，紫草20g。水煎服。③细菌性痢疾：败酱草60g，马齿苋30g，金银花15g，甘草10g。水煎服。④产后腹痛、恶露不尽：败酱草、益母草各30g，当归10g。水煎服。

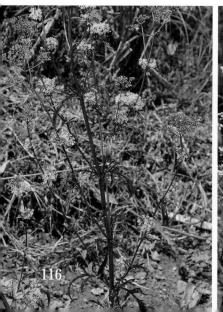

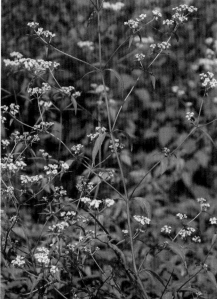

药茶 适用于痈肿，水肿，赤白带下，目赤肿痛，疥疮。败酱草10g、绿茶5g。用250ml开水冲泡后饮用。

药膳 适用于慢性胆囊炎患者。金钱草、败酱草、茵陈各30g，白糖适量。将金钱草、败酱草、茵陈煎汁1000ml，加白糖代茶饮。

射干 Shegan

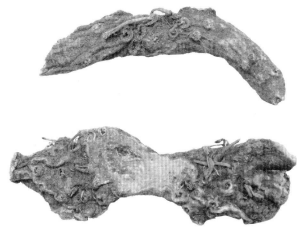

别名 乌扇、扁竹、金蝴蝶。

来源 本品为鸢尾科植物射干的干燥根茎。主产于湖北、江苏、河南、安徽。

采集加工 春初刚发芽或秋末茎叶枯萎时采挖，除去须根和泥沙，干燥。

植物识别 多年生草本。茎直立，高50～150cm，实心，下部生叶。叶互生，扁平，宽剑形，排成2列，全缘，叶脉平行。聚伞花序伞房状顶生，2叉状分枝。花被片6，2轮，外轮花被裂片倒卵形或长椭圆形，内轮3片略小，倒卵形或长椭圆形，橘黄色，有暗红色斑点。蒴果椭圆形，具3棱，成熟时3瓣裂。种子黑色，近球形。花期7～9月。果期8～10月。常见栽培。分布于全国各地。

中药识别 外表皮黄褐色、棕褐色或黑褐色，皱缩。切面淡黄色或鲜黄色，具散在筋脉小点或筋脉纹。气微，味苦、微辛。

选购贮藏 以切面色黄、苦味浓者为佳。置干燥处。

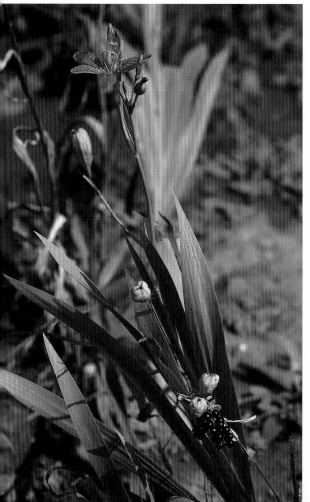

现代研究 有抑菌、抗炎、抗肿瘤等作用。

性味归经 苦，寒。归肺经。

功能主治 清热解毒，消痰，利咽。用于热毒痰火郁结，咽喉肿痛，痰涎壅盛，咳嗽气喘。

用法用量 煎服，3～10g。

用药禁忌 本品苦寒，脾虚便溏者不宜使用。孕妇忌用或慎用。

验方 ①咽喉肿痛：射干10g，山豆根9g，薄荷6g，水煎服。②肺热咳嗽多痰：鲜射干10g，土茯苓6g，葛花6g，水煎服。③鼻咽癌：射干60g，水煎服。或捣敷或醋磨搽敷患处。

药酒 适用于跌打损伤。射干15g，白茅根10g，酒、水各半煎服。

药茶 ①清热解毒，利咽。适用于咽喉肿痛、口舌生疮。射干2g、山豆根1g、绿茶3g。开水冲泡后饮用。②清热解毒，消肿散结。适用于热毒结聚，瘰疬结核，痈疮肿痛。射干2g、连翘3g、夏枯草3g、绿茶3g。开水冲泡后饮用。

117

山豆根 Shandougen

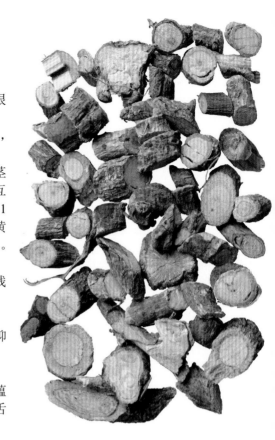

别名 广豆根、苦豆根。

来源 本品为豆科植物越南槐的干燥根和根茎。主产于广西。

采集加工 秋季采挖，除去杂质，洗净，干燥。

植物识别 灌木，高1～2m。茎圆柱形，茎上部常作"之"字形弯曲。单数羽状复叶，互生，小叶片11～17，卵状长椭圆形，顶端1小叶较大，全缘。总状花序顶生，蝶形花冠黄白色。荚果紫黑色，串珠状。花期4～5月。分布我国南部。

中药识别 外表皮棕色至棕褐色。切面皮部浅棕色，木部淡黄色。有豆腥气，味极苦。

选购贮藏 以味苦者为佳。置干燥处。

现代研究 有抗炎、解热、抗肿瘤、保肝及抑菌等作用。

性味归经 苦，寒；有毒。归肺、胃经。

功能主治 清热解毒，消肿利咽。用于火毒蕴结，乳蛾喉痹，咽喉肿痛，齿龈肿痛，口舌生疮。

用法用量 煎服，3～6g。外用适量。

用药禁忌 本品有毒，用量不宜过大。脾胃虚寒者慎用。

验方 ①癌肿：山豆根1.5份，黄柏1份，黄芩1份，共研细粉，压片或水煎服，每日服3次，每次服1g。②扁桃体炎：山豆根9g，桔梗9g，南板蓝根12g，玄参15g，射干9g，水煎服。③热毒咽喉肿痛：山豆根9g，玄参10g，牛蒡子10g，桔梗3g，甘草3g，水煎服。④牙龈肿痛：山豆根6g，水煎服。

药茶 ①清热泻火。适用于热壅咽喉闭塞肿痛或溃疡，口舌生疮。山豆根1g、大黄0.3g、升麻3g、绿茶3g。开水冲泡10分钟后饮用。②清热宣肺。适用于咽喉上膈热毒壅滞所致喘痰黄稠；淋巴结发炎。山豆根1g、紫苏叶3g、绿茶3g。开水冲泡后饮用。

药膳 清热解毒，利咽止痛。山豆根5g，板蓝根15g，甘草10g，胖大海5g。用沸水冲泡，闷盖20分钟。当茶水频饮。

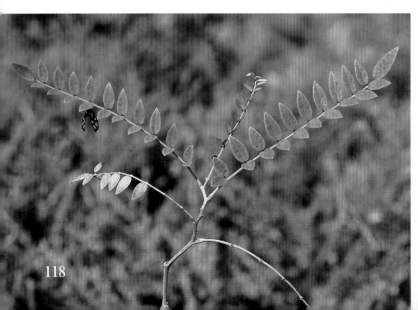

青果 Qingguo

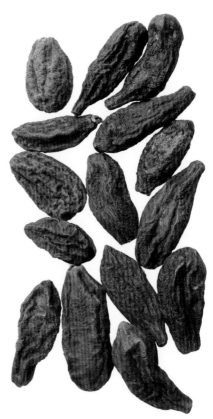

别名 橄榄、余甘子、甘榄。

来源 本品为橄榄科植物橄榄的干燥成熟果实。主产于广东、广西、福建、四川。

采集加工 秋季果实成熟时采收,干燥。用时打碎。

植物识别 常绿乔木,高10～20m。树皮淡灰色,平滑。奇数羽状复叶互生,小叶11～15,长圆状披针形,全缘,网脉。圆锥花序顶生或腋生,花瓣3～5,白色。核果卵形,青黄色,两端锐尖。花期5～7月,果期8～10月。多为栽培。主产福建、四川、广东、云南、广西。

中药识别 本品呈纺锤形,两端钝尖。表面棕黄色或黑褐色,有不规则皱纹。果肉灰棕色或棕褐色,质硬。果核梭形,暗红棕色,具纵棱。气微,果肉味涩,久嚼微甜。

选购贮藏 以肉厚、灰绿色、味先涩后甜者为佳。置干燥处,防蛀。

现代研究 有抑菌、抗炎、镇痛、保肝等作用。

性味归经 甘、酸,平。归肺、胃经。

功能主治 清热解毒,利咽,生津。用于咽喉肿痛,咳嗽痰黏,烦热口渴,鱼蟹中毒。

用法用量 煎服,5～10g;鲜品尤佳,可用至30～50g。

饮食禁忌 忌同时食用海产品、黄瓜。

验方 ①慢性扁桃体炎:鲜青果60g,酸梅10g。水煎服。②牙龈炎:青果2枚,芦根30g。水煎服。③食用河豚等鱼所致的胃肠不和,呕逆腹泻等:以本品绞汁煎浓汤服。④肺胃热盛,咽喉肿痛:用本品与鲜萝卜煎汤服。⑤口疮:青果2粒,放入口内,约15分钟,嚼细咽下。

药膳 ①生津止渴,爽口利咽。青果3枚,余甘子10g,薄荷3g,冰糖10g。用开水冲泡后饮用。②生津滋阴,清胃解热。适用于口中干渴、食少气逆或肺热咽喉肿痛、烦渴。鲜青果20个去核,绿豆15g,竹叶3g,橙子1个带皮切碎。置于锅内,加水750ml,水煎1小时。代茶饮。

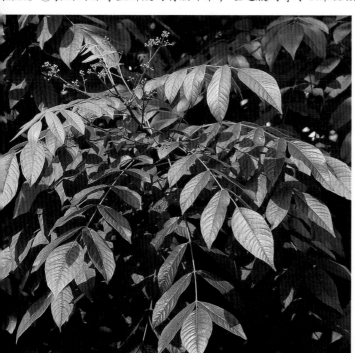

锦灯笼 Jindenglong

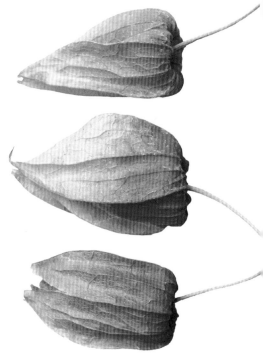

别名 挂金灯、金灯笼。

来源 本品为茄科植物酸浆的干燥宿萼或带果实的宿萼。主产于吉林、河北、新疆、山东。

采集加工 秋季果实成熟、宿萼呈红色或橙红色时采收，干燥。

植物识别 多年生草本，高35～100cm。茎直立，多单生，不分枝。叶互生，叶片卵形至广卵形，叶缘具稀疏不规则的缺刻。花单生于叶腋，白色，花冠钟形，5裂。浆果圆球形，成熟时呈橙红色，宿存花萼在结果时增大，厚膜质膨胀如灯笼。花期7～10月，果期8～11月。生于田野、沟边、山坡草地、林下或路旁水边。在我国广泛分布。

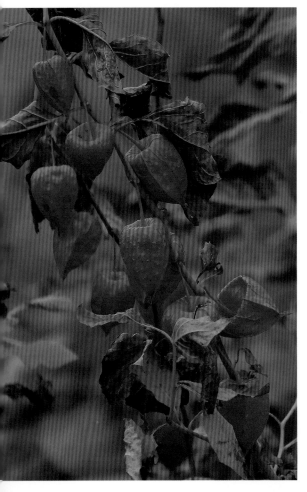

中药识别 本品略呈灯笼状，多压扁。表面橙红色或橙黄色，有5条明显的纵棱，棱间有网状的细脉纹。顶端渐尖，微5裂。体轻，质柔韧，中空，或内有棕红色或橙红色果实。果实球形，果皮皱缩，内含种子多数。气微，宿萼味苦，果实味甘、微酸。

选购贮藏 以个大、色橙红者为佳。置通风干燥处，防蛀。

现代研究 有抑菌、抗炎及降血糖等作用。

性味归经 苦，寒。归肺经。

功能主治 清热解毒，利咽化痰，利尿通淋。用于咽痛音哑，痰热咳嗽，小便不利，热淋涩痛；外治天疱疮，湿疹。

用法用量 煎服，5～9g。外用适量，捣敷患处。

用药禁忌 脾虚泄泻者及孕妇忌用。

验方 ①肺热咳嗽，咽干舌燥：锦灯笼9g，杏仁6g，玄参9g。水煎服。②急性支气管炎：锦灯笼9g，桔梗9g，杏仁9g，前胡9g，甘草6g。水煎服。③咽喉肿痛：锦灯笼15g，牛蒡子9g，甘草3g。水煎服。④音哑及咽痛：锦灯笼10个。水煎服。⑤水肿，小便不利：锦灯笼12g，车前草15g，西瓜皮24g。水煎服。

金果榄 Jinguolan

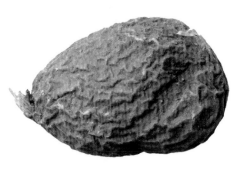

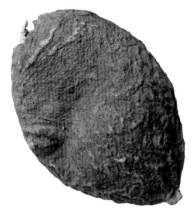

别名 地苦胆、九牛胆、金牛胆。

来源 本品为防己科植物青牛胆的干燥块根。主产于广西、湖南、四川。

采集加工 秋、冬季采挖，除去须根，洗净，晒干。

植物识别 草质藤本，具连珠状块根，黄色；枝纤细，有条纹，常被柔毛。叶纸质至薄革质，披针状箭形或有时披针状戟形，先端渐尖，基部弯缺常很深，后裂片圆、钝或短尖，常向后伸；掌状脉5条，叶柄长2.5～5cm。花序腋生，常数个或多个簇生，聚伞花序或分枝成疏花的圆锥状花序，总梗、分枝和花梗均丝状；花瓣6，肉质，常有爪，瓣片近圆形或阔倒卵形。核果球形，红色。花期3～5月，果期8～10月。常散生于林下、林缘、竹林及草地上。分布广西、湖南、湖北、四川、贵州等地。

中药识别 本品呈不规则圆块状。表面棕黄色或淡褐色，粗糙不平，有深皱纹。质坚硬，不易击碎、破开，横断面淡黄白色。气微，味苦。

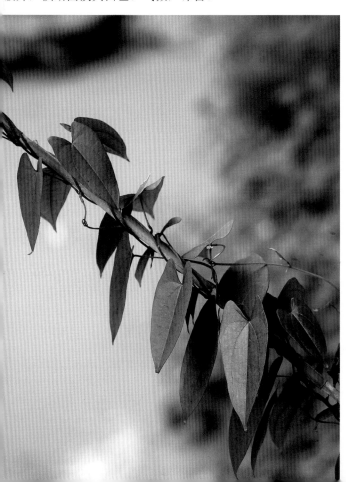

选购贮藏 以切面淡黄白色、味苦者为佳。置干燥处，防蛀。

现代研究 有抗菌、抗炎、抗应激、抗抑郁、抗溃疡等作用。

性味归经 苦，寒。归肺、大肠经。

功能主治 清热解毒，利咽，止痛。用于咽喉肿痛，痈疽疔毒，泄泻，痢疾，脘腹疼痛。

用法用量 煎服，3～9g。外用适量，研末吹喉或醋磨涂敷患处。

用药禁忌 脾胃虚弱者慎用。

验方 ①急性扁桃体炎：鲜金果榄6g，连翘、牛蒡子各9g。水煎服。②痈疖：金果榄磨水，加冰片少量，调匀搽患处。③急性胃肠炎，菌痢：金果榄研细粉，每次服2g，日服3次，开水送服。④癌肿：金果榄10g，白花蛇舌草60g，半枝莲30g。水煎服。

木蝴蝶 Muhudie

别名 千张纸、玉蝴蝶、云故纸。

来源 本品为紫葳科植物木蝴蝶的干燥成熟种子。主产于云南、贵州。

采集加工 秋、冬季采收成熟果实，暴晒至果实开裂，取出种子，晒干。

植物识别 乔木。小枝皮孔极多而突起，叶痕明显而大。叶对生，奇数二至四回羽状复叶，着生于茎干近顶端，小叶片三角状卵形，全缘。总状聚伞花序顶生，花萼钟状，紫色；花冠橙红色，肉质，钟形，先端5浅裂，裂片大小不等。蒴果木质，扁平，阔线形，下垂。种子多数，全被白色半透明的薄翅包围。花期7～10月，果期10～12月。分布于福建、台湾、广东、海南、广西、四川、贵州、云南等地。

中药识别 本品为蝶形薄片，除基部外三面延长成宽大菲薄的翅。表面浅黄白色，翅半透明，有绢丝样光泽，上有放射状纹理，边缘多破裂。体轻，剥去种皮，可见一层薄膜状的胚乳紧裹于子叶之外。气微，味微苦。

选购贮藏 以张大、色白、翅柔软如绢者为佳。置通风干燥处。

现代研究 有镇咳、祛痰、抗白内障等作用。

性味归经 苦、甘，凉。归肺、肝、胃经。

功能主治 清肺利咽，疏肝和胃。用于肺热咳嗽，喉痹，音哑，肝胃气痛。

用法用量 煎服，1～3g。

验方 1.久咳声哑：木蝴蝶6g，浙贝母3g，菊花9g。和冰糖炖服。

2.慢性咽喉炎：木蝴蝶3g，金银花、菊花、沙参、麦冬各9g。煎水代茶饮。

3.急性上呼吸道感染：木蝴蝶10g，胖大海15g，蜂蜜适量。水煎服。

4.急性扁桃体炎，咽喉肿痛，声音嘶哑：木蝴蝶10g，冰糖15g。水煎，代茶饮。

5.干咳、声音嘶哑、咽痛喉痛：木蝴蝶2.4g，胖大海9g，蝉蜕3g，甘草5g，冰糖适量。水煎服。

药膳 清热利咽，养阴生津。木蝴蝶10g，薄荷3g，玄参10g，麦冬10g。加水适量，文火煮15分钟取汁，兑入蜂蜜20g，继续加热至沸。稍温频服。

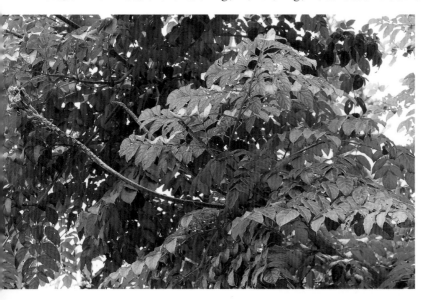

白头翁 Baitouweng

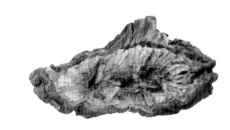

别名 野丈人、胡王使者、白头公。

来源 本品为毛茛科植物白头翁的干燥根。全国大部分地区均产。

采集加工 春、秋季采挖，除去泥沙，干燥。

植物识别 多年生草本，高15～35cm，全株密被白色长柔毛。叶基生，3出复叶，小叶再分裂，裂片先端有1～3个不规则浅裂。花顶生，花茎根出；花被6，紫色，外被白色柔毛。瘦果密集成头状，花柱宿存，长羽毛状。花期3～5月，果期5～6月。分布于东北、华北及陕西、甘肃、山东、江苏、安徽、河南、湖北、四川。

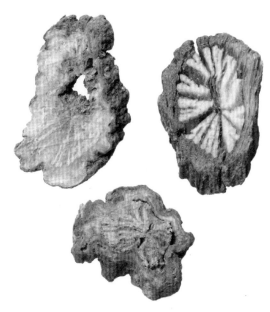

中药识别 本品呈类圆形的片。外表皮黄棕色或棕褐色，具不规则纵皱纹或纵沟。切面皮部黄白色或淡黄棕色，木部淡黄色。气微，味微苦涩。

选购贮藏 以切面色淡黄、根头部有白色茸毛者为佳。置通风干燥处。

现代研究 有抑菌、抗炎、镇咳平喘等作用。

性味归经 苦，寒。归胃、大肠经。

功能主治 清热解毒，凉血止痢。用于热毒血痢，阴痒带下。

用法用量 煎服，9～15g，鲜品15～30g。

外用适量。

用药禁忌 虚寒泄痢忌服。

验方 ①热痢下重：白头翁12g，黄连、黄柏、秦皮各18g。上四味，加水1.5L，煮成0.5L，去渣后乘温服，不愈再服。②外痔：将鲜白头翁根捣碎，贴到外痔上。③崩漏：白头翁、地榆炭、红糖各15g，前二味先煎，后再加入红糖煎3～5分钟。④痔疮下血、肿痛：白头翁、地榆炭、槐花炭各12g，水煎服。

药茶 温经止痢。适用于冷劳泄痢，腹冷下痢，产后带下。白头翁5g、艾叶5g、红茶5g。开水冲泡5～10分钟后饮用。

药酒 解毒散结，排脓敛疮。适用于瘰疬日久败疮，溃后脓水清稀，久不收口者。鲜白头翁根150g切段，置入坛中，加入白酒1000ml，隔水放锅中，煮数沸，取出后放地上阴凉处3日，然后开坛，去渣留液。每次饮10ml，每日早、晚各1次，于饭后1小时服。2个月为1个疗程，以后视病情需要可连续服用。

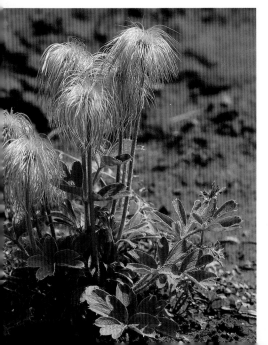

马齿苋 Machixian

别名　马齿菜。

来源　本品为马齿苋科植物马齿苋的干燥地上部分。全国大部分地区均产。

采集加工　夏、秋季采收，除去残根和杂质，洗净，略蒸或烫后晒干。

植物识别　一年生肉质草本，全株光滑无毛。茎圆柱形，由基部分歧四散。叶互生或对生，叶柄极短，叶片肥厚肉质，倒卵形或匙形，全缘。花小，花瓣5，黄色，倒心形。蒴果短圆锥形。花期5～9月，果期6～10月。我国大部地区都有分布。

中药识别　茎圆柱形，表面黄褐色，有明显纵沟纹。叶多破碎，完整者展平后呈倒卵形，先端钝平或微缺，全缘。气微，味微酸。

选购贮藏　以质嫩、叶多、色青绿者为佳。置通风干燥处，防潮。

现代研究　有抑菌、增强免疫、解热、抗炎、降血糖、降血脂等作用。

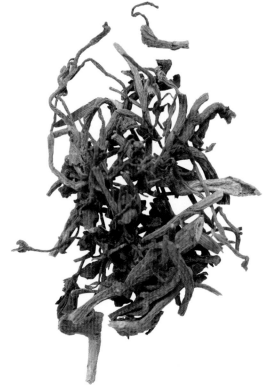

性味归经　酸，寒。归肝、大肠经。

功能主治　清热解毒，凉血止血，止痢。用于热毒血痢，痈肿疔疮，湿疹，丹毒，蛇虫咬伤，便血，痔血，崩漏下血。

用法用量　煎服，9～15g，鲜品30～60g。外用适量，捣敷患处。

用药禁忌　脾胃虚寒、肠滑作泄者忌服。

饮食禁忌　忌同时食用黄瓜、胡椒、茼蒿。

验方　①急性肠炎：鲜马齿苋120g，水煎，调糖服。②痈肿热痛：马齿苋100g，蒲公英100g。水煎熏洗患处。同时取鲜马齿苋适量，捣敷患处。③带状疱疹：马齿苋60g，大青叶15g，当归15g。水煎服。

药茶　清热解毒，散血消肿。适用于热痢，血淋，痈肿疮疡。马齿苋5g，绿茶3g。用200ml开水冲泡10分钟后饮用。

药膳　①清热解毒，凉血止痢。适用于痢疾。鲜马齿苋120g，绿豆60g。煮成粥，分2次食用。②高血脂、动脉硬化症：鲜马齿苋250g，洗净，绞成浆状或用沸水烫过作菜食，每日1次。③糖尿病：鲜马齿苋150g，水煎作菜连汤食，每日1次。

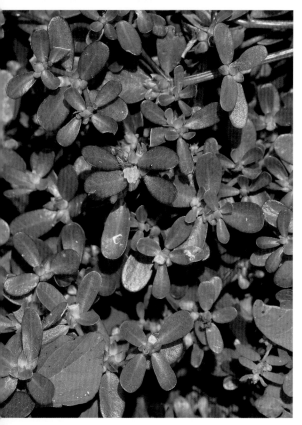

鸦胆子 Yadanzi

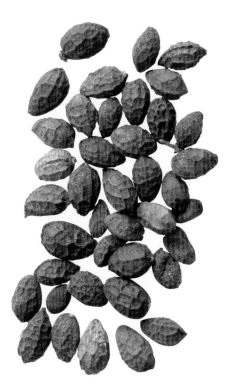

别名 苦参子、鸭胆子。

来源 本品为苦木科植物鸦胆子的干燥成熟果实。主产于广东、广西。

采集加工 秋季果实成熟时采收，除去杂质，晒干。

植物识别 灌木或小乔木；嫩枝、叶柄和花序均被黄色柔毛。单数羽状复叶，有小叶3～15；小叶卵形或卵状披针形，先端渐尖，基部宽楔形至近圆形，通常略偏斜，边缘有粗齿，两面均被柔毛。圆锥花序，花细小，暗紫色。核果，长卵形。花期夏季，果期8～10月。分布于福建、台湾、广东、广西、海南和云南等地。

中药识别 本品呈卵形。表面黑色或棕色，有隆起的网状皱纹，网眼呈不规则的多角形，两侧有明显的棱线，顶端渐尖。气微，味极苦。

选购贮藏 以粒大、饱满、种仁色白、油性足者为佳。置干燥处。

现代研究 有抗菌、抗肿瘤、抗消化道溃疡等作用。

性味归经 苦，寒；有小毒。归大肠、肝经。

功能主治 清热解毒，截疟，止痢。用于痢疾，疟疾；外治赘疣，鸡眼。

用法与用量 0.5～2g，用龙眼肉包裹或装入胶囊吞服。外用适量。

用药禁忌 本品有小毒，胃肠出血及肝肾病患者，应慎用。内服需严格控制剂量，不宜多用久服。外用注意用胶布保护好周围正常皮肤，以防止对正常皮肤的刺激。

验方 ①鸡眼：鸦胆子适量，捣烂敷患处后包扎，一般3～5日可愈。②大肠癌：鸦胆子15粒，装入胶囊，开水吞服。③疟疾：鸦胆子10粒，入桂圆肉内吞服。每日3次，第3天后减半量，连服5天。④扁平疣：将鸦胆子劈开直接在患处摩擦，或蘸少量鸦胆子油滴于疣上，每4～7天1次，10次为1疗程。⑤癣：鸦胆子，研烂，调酒擦患处。⑥痔子：鸦胆子仁捣烂，涂敷患处，每日换药1次。

药酒 清热解毒，去癣杀虫。适用于手癣、足癣。鸦胆子15g，生百部60g，食醋500ml，60%乙醇600ml。前2味打碎，置容器中，添加白酒、食醋，浸泡7～10日，去渣留液。每日2次，每次用棉球蘸药酒浸泡患处30～60分钟。

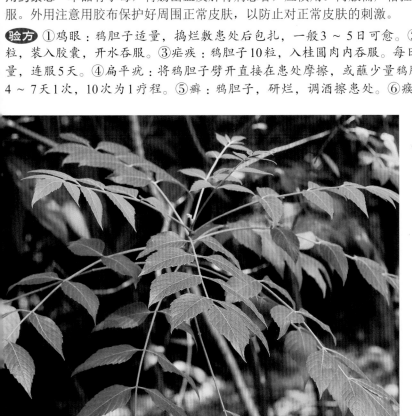

地锦草 Dijincao

别名 铺地锦。

来源 本品为大戟科植物地锦或斑地锦的干燥全草。全国大部分地区均产。

采集加工 夏、秋季采收，除去杂质，晒干。

植物识别 ①地锦：茎纤细，带紫红色。叶对生，叶柄极短，叶片长圆形，边缘有细齿，绿色或淡红色。杯状花序单生于叶腋；总苞倒圆锥形，浅红色。蒴果三棱状球形，光滑无毛。花期6～10月，果实7月渐次成熟。全国各地均有分布。②斑叶地锦：叶片中央有一紫斑；蒴果表面密生白色细柔毛。生境及分布同地锦。

选购贮藏 以叶色绿、茎色紫红者为佳。置通风干燥处。

现代研究 有抑菌、抗氧化、止血和保肝等作用。

性味归经 辛，平。归肝、大肠经。

功能主治 清热解毒，凉血止血，利湿退黄。用于痢疾，泄泻，咯血，尿血，便血，崩漏，疮疖痈肿，湿热黄疸。

用法用量 煎服，9～20g。鲜品30～60g。外用适量。

验方 ①痢疾，肠炎：鲜地锦草30g，鲜马齿苋30g。水煎服。②吐血，衄血，便血，尿血，血崩：地锦草30g，水煎服。③牙龈出血：鲜地锦草60g，水煎漱口。④带状疱疹：鲜地锦草适量，捣烂加醋搅匀，取汁涂患处。⑤疔疮疖肿：鲜地锦草适量，加食盐或冷饭少许，共捣烂敷患处。

翻白草 Fanbaicao

别名 湖鸡腿、独脚草、天青地白、金钱吊葫芦。

来源 本品为蔷薇科植物翻白草的干燥全草。主产于河北，安徽。

采集加工 夏秋季开花前采挖，除去泥沙和杂质，干燥。

植物识别 多年生草本，高15～30cm。花茎直立，上升或微铺散，密被白色绵毛。基生叶丛生，单数羽状复叶，小叶5～9。茎生叶小，为三出复叶，顶端叶近无柄，小叶椭圆形或狭长椭圆形，边缘具锯齿，上面有柔毛，下面密被白色绵毛。聚伞花序，花瓣5，黄色，倒卵形，先端微凹或圆钝。瘦果近肾形。花、果期5～9月。分布于东北、华北、华东、中南及陕西、四川等地。

选购贮藏 以叶色灰绿者为佳。置于阴凉干燥处，防潮，防蛀。

现代研究 有抑菌、降血糖等作用。

性味归经 甘、微苦，平。归肝、胃、大肠经。

功能主治 清热解毒，止痢，止血。用于湿热泻痢，痈肿疮毒，血热吐衄，便血，崩漏。

用法用量 煎服，9～15g，鲜品30～60g。外用适量，捣敷患处。

用药禁忌 孕妇慎用。

验方 ①痢疾，便血，肠炎：鲜翻白草30g，水煎服。②吐血，衄血，子宫出血：翻白草15g，艾叶炭10g，阿胶10g（溶化冲服）。水煎服。③痈肿疮疖：鲜翻白草适量，捣烂敷患处。

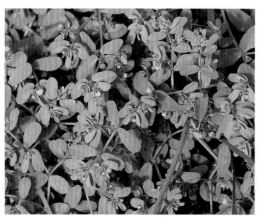
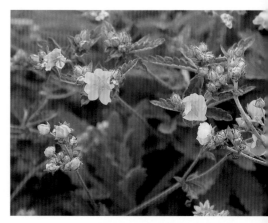

委陵菜 Weilingcai

别名 翻白草、翻白菜、天青地白、痢疾草。
来源 本品为蔷薇科植物委陵菜的干燥全草。全国大部分地区均产。
采集加工 春季未抽茎时采挖，除去泥沙，晒干。
植物识别 多年生草本，高20～70cm。花茎直立或上升，被稀疏短柔毛及白色绢状长柔毛。基生叶为羽状复叶，小叶5～15对；小叶边缘羽状中裂，裂片三角卵形、三角状披针形；茎生叶与基生叶相似，边缘通常呈齿牙状分裂。伞房状聚伞花序，花瓣5，宽倒卵形，先端微凹，黄色。瘦果卵球形。花、果期4～10月。生山坡草地、沟谷、林缘、灌丛或疏林下。全国大部地区均有分布，以山东、河南为最多。
选购贮藏 以叶多、带根者为佳。置通风干燥处。
现代研究 有抑菌、保肝、降血糖等作用。
性味归经 苦，寒。归肝、大肠经。
功能主治 清热解毒，凉血止痢。用于赤痢腹痛，久痢不止，痔疮出血，痈肿疮毒。
用法用量 煎服，9～15g。外用鲜品适量，煎水洗或捣烂敷患处。

验方 ①久痢不止：委陵菜、白木槿花各15g，水煎服。②疮疖痈肿：委陵菜15g，蒲公英15g，水煎服。③疗疮：委陵菜适量，捣烂，敷患处。

药茶 适用于赤白痢疾。委陵菜15g，马齿苋15g，茶叶6g，开水冲泡后饮用，每日2次。

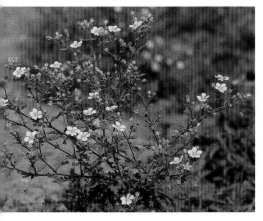

绿豆 Lüdou

别名 青小豆。
来源 为豆科植物绿豆的干燥种子。全国大部分地区均产。
采集加工 秋后种子成熟时采收，簸净杂质，洗净，晒干。打碎入药或研粉用。
选购贮藏 以粒大、饱满、色绿者为佳。
现代研究 有解毒、抗动脉粥样硬化、降血脂、抗肿瘤及平喘等作用。
性味归经 甘，寒。归心，胃经。
功能主治 清热解毒，消暑，利水。用于痈肿疮毒，暑热烦渴，药食中毒，水肿，小便不利。
用法用量 煎服，15～30g。外用适量。
用药禁忌 脾胃虚寒，肠滑泄泻者忌用。

验方 ①感冒发烧：绿豆30g，带须葱白3个。水煎，白糖调服，每日2次。②火眼：绿豆60g，水煎服。③疖腮：绿豆粉，与米醋调成膏，敷肿处。④高脂血症：生绿豆粉。每天早晚各用开水冲服30g，1个月为1疗程，第4疗程为3个月。⑤黄水疮：绿豆10g，白矾5g。同置新瓦上焙干，研末，根据患处面积大小，以香油调成糊状外用，每日1次。

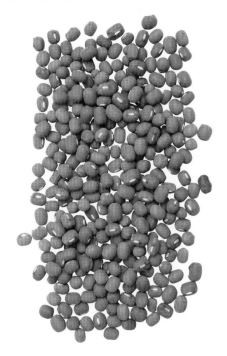

半边莲 Banbianlian

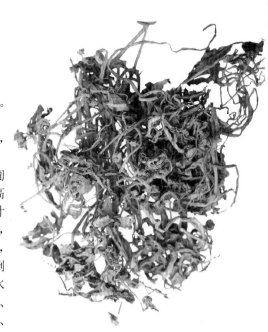

别名 急解索、半边菊。

来源 本品为桔梗科植物半边莲的干燥全草。主产于安徽、江苏、浙江。

采集加工 夏季采收，除去泥沙，洗净，晒干。

植物识别 多年生蔓性草本。茎细长，多匍匐地面，多节，在节上生根，分枝直立，高6～15cm，无毛。叶互生，无柄；叶片狭披针形或条形，全缘或有疏锯齿。花单生于叶腋，有细长的花柄；花冠粉红色或白色，一侧开裂，上部5裂，裂片倒披针形，偏向一方。蒴果倒锥状。花期5～8月，果期8～10月。生于水田边、沟边及潮湿草地上。分布于江苏、安徽、浙江、江西、福建、台湾、湖北、湖南、广东、广西、四川、贵州、云南等地。

选购贮藏 以叶色绿者为佳。置通风干燥处。

现代研究 有抗蛇毒、降血压、利尿等作用。

性味归经 辛，平。归心、小肠、肺经。

功能主治 清热解毒，利尿消肿。用于痈肿疔疮，蛇虫咬伤，臌胀水肿，湿热黄疸，湿疹湿疮。

用法用量 煎服，干品10～15g，鲜品30～60g。外用适量。

用药禁忌 虚证水肿忌用。

验方 ①感冒：半边莲若干，洗净焙干研细末，每次服3g，冷开水调服。②野蕈中毒：鲜半边莲100g，捣烂取汁，开水冲服。③胃癌：半边莲15g，卷柏15g，姜三七15g，水田七15g。水煎服。④黄疸、水肿：半边莲30g，白茅根30g，水煎，白糖调服。⑤肾炎，急性肾盂肾炎：半边莲15g，车前草15g，一点红15g，鱼腥草15g，白茅根15g，芦根15g。水煎服。

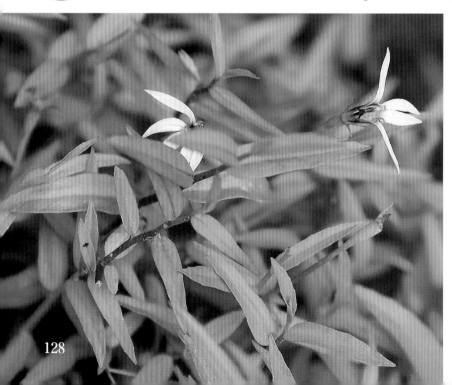

白花蛇舌草 Baihuasheshecao

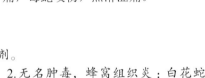

别名 蛇舌草、二叶葎。

来源 为茜草科植物白花蛇舌草的全草。主产于云南、广东、广西、福建。

采集加工 夏、秋季采收，洗净。或晒干，切段，生用。

植物识别 一年生草本，高15～50cm。茎纤弱。叶对生，具短柄或无柄；叶片线形至线状披针形。花单生或2朵生于叶腋，无柄或近于无柄；花冠漏斗形，纯白色，先端4深裂。蒴果扁球形。花期7～9月，果期8～10月。生于水田、田埂和湿润的旷地。分布云南、广东、广西、福建、浙江、江苏、安徽等地。

选购贮藏 以叶多、色灰绿、具花果者为佳。

现代研究 有抗病原体、抗炎、增强免疫、抗肿瘤等作用。

性味归经 微苦、甘，寒。归胃、大肠、小肠经。

功能主治 清热解毒，利湿通淋。用于痈肿疮毒，咽喉肿痛，毒蛇咬伤，热淋涩痛。

用法用量 煎服，15～60g。外用适量。

用药禁忌 阴疽及脾胃虚寒者忌用。

验方 1.白血病：白花蛇舌草60～90g，水煎服，每日1剂。

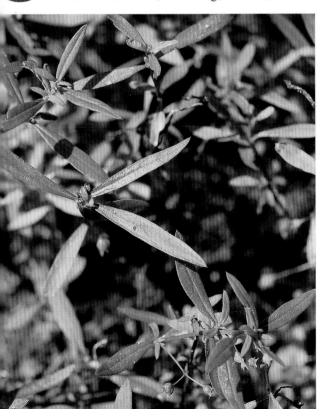

2.无名肿毒，蜂窝组织炎：白花蛇舌草30g，半边莲60g，水煎服。

3.泌尿系感染：白花蛇舌草15g，酢浆草30g，穿心莲15g，水煎服。

4.咽喉肿痛：鲜白花蛇舌草60g，水煎服。

5.肺炎：鲜白花蛇舌草30g，陈皮6g，水煎服。

6.肠癌：鲜白花蛇舌草120g，鲜白茅根120g，水煎，红糖调服。

7.宫颈癌：白花蛇舌草60g，山豆根9g，黄柏30g，贯众30g。水煎服。

药酒 祛风活络，补虚。适用于脑卒中，半身不遂。天麻、白花蛇舌草各50g，防风30g，当归、石南藤、菊花、山楂各15g，白酒1.5L。密封浸泡15～20日，去渣留液。每日2次，每次服15～20ml。

千里光 Qianliguang

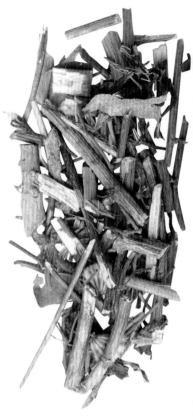

别名 九里明、九里光。

来源 本品为菊科植物千里光的干燥地上部分。主产于江苏、浙江、广西、四川。

采集加工 全年均可采收，除去杂质，阴干。

植物识别 多年生攀援草本。茎曲折，多分枝，皮淡褐色。叶互生，具短柄；叶片披针形至长三角形，边缘有浅或深齿，或叶的下部2～4对深裂片。头状花序顶生，排列成伞房花序状，总花梗常反折或开展；周围舌状花黄色，中央管状花，黄色。瘦果圆筒形，花期10月到翌年3月，果期2～5月。分布于华东、中南、西南及陕西、甘肃、广西、西藏等地。

中药识别 本品茎呈细圆柱形，表面灰绿色、黄棕色或紫褐色。叶互生，多皱缩破碎，边缘有不规则锯齿。头状花序，花黄色至棕色，冠毛白色。气微，味苦。

选购贮藏 以叶多、色绿者为佳。置阴凉干燥处。

现代研究 有抗菌、抗炎等作用。

性味归经 苦，寒。归肺、肝经。

功能主治 清热解毒，明目，利湿。用于痈肿疮毒，感冒发热，目赤肿痛，泄泻痢疾，皮肤湿疹。

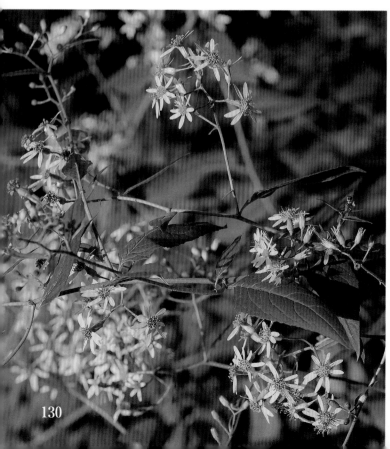

用法用量 煎服，15～30g。外用适量。

用药禁忌 脾胃虚寒者慎服。

验方 1.麦粒肿：千里光15g，一点红15g，马兰15g。水煎服。

2.目赤红肿：千里光15g，马兰15g，木贼10g。水煎服。

3.腮腺炎：千里光30g，一点红30g。水煎服。

4.黄水疮：千里光500g，煎水洗患处。

5.湿疹，皮炎，疖肿，脓疱疮：千里光15g，金银花15g，紫花地丁15g，水煎服；另取千里光适量，煎浓汁涂患处。

6.阴囊湿疹、瘙痒或糜烂：鲜千里光适量。捣烂水煎去渣，慢火煎成稠膏，涂患处。

白蔹 Bailian

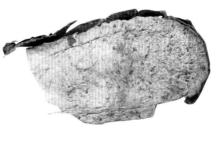
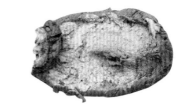
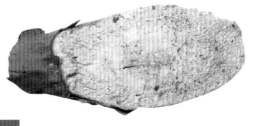

别名　穿山老鼠、山地瓜、野红薯。

来源　本品为葡萄科植物白蔹的干燥块根。

采集加工　春、秋季采挖，除去泥沙和细根，切成纵瓣或斜片，晒干。

植物识别　落叶攀援木质藤本。幼枝带淡紫色；卷须与叶对生。掌状复叶互生；小叶3～5，羽状分裂或羽状缺刻，裂片卵形至椭圆状卵形或卵状披针形，边缘有深锯齿或缺刻，中间裂片最长，两侧的较小，叶轴及小叶柄有翅。聚伞花序，与叶对生；花小，黄绿色，花瓣5。浆果球形。花期5～6月，果期9～10月。分布于华北、东北、华东、中南及陕西、宁夏、四川等地。

中药识别　外皮红棕色或红褐色，有纵皱纹、细横纹及横长皮孔。切面类白色或浅红棕色，可见放射状纹理，周边较厚，微翘起或略弯曲。体轻，质硬脆，易折断。气微，味甘。

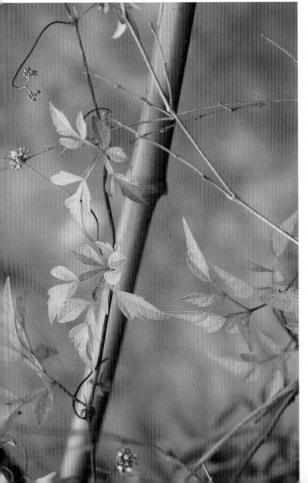

选购贮藏　以肥大、断面粉红色、粉性足者为佳。置通风干燥处，防蛀。

现代研究　有抑菌、抗氧化等作用。

性味归经　苦，微寒。归心、胃经。

功能主治　清热解毒，消痈散结，敛疮生肌。用于痈疽发背，疔疮，瘰疬，烧烫伤。

用法用量　煎服，4.5～9g。外用适量，煎汤外洗或研成极细粉末敷于患处。

用药禁忌　脾胃虚寒者不宜服。不宜与乌头类药材同用。

验方　1.疮痈肿毒：白蔹、大黄、黄柏各10g，赤小豆30g。研为末，用麻油调，涂敷患处。

2.疮痈不敛、烧烫伤：白蔹、白及各10g，地榆30g。研细末，茶油调，敷患处。

3.冻疮：白蔹9g，黄柏20g。煎水洗患处。

4.乳腺炎：白蔹、赤小豆、白及、芙蓉叶各30g。共研细末，蜂蜜调，敷于患处。

131

四季青 Sijiqing

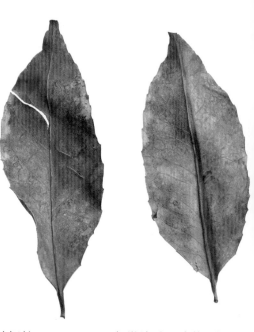

别名 冬青叶。

来源 本品为冬青科植物冬青的干燥叶。主产于安徽、贵州。

采集加工 秋、冬季采收，晒干。

植物识别 常绿乔木，高达13m；树皮灰黑色，当年生小枝浅灰色，圆柱形，具细棱；二至多年生枝具不明显的小皮孔，叶痕新月形，凸起。叶互生，革质，狭长椭圆形，边缘疏生浅锯齿，上面深绿色而有光泽，冬季变紫红色。聚伞花序，花淡紫色或紫红色，花瓣卵形，开放时反折。果长球形，成熟时红色。花期4～6月，果期7～12月。分布于长江以南各地。

中药识别 本品呈椭圆形或狭长椭圆形。先端急尖或渐尖，基部楔形，边缘具疏浅锯齿。上表面棕褐色或灰绿色，有光泽；下表面色较浅；叶柄长0.5～1.8cm。气微清香，味苦、涩。

选购贮藏 以色绿、味苦者为佳。置干燥处。

现代研究 有抗菌、抗炎、促进烫伤愈合等作用。

性味归经 苦、涩，凉。归肺、大肠、膀胱经。

功能主治 清热解毒，消肿祛瘀。用于肺热咳嗽，咽喉肿痛，痢疾，胁痛，热淋；外治烧烫伤，皮肤溃疡。

用法用量 煎服，15～60g。外用适量，水煎外涂。

用药禁忌 脾胃虚寒，肠滑泄泻者慎用。

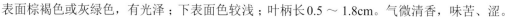

验方 1.肺热咳嗽：四季青、鱼腥草各15g，黄芩、浙贝母各6g。水煎服。

2.乳腺炎：四季青60g，夏枯草、木芙蓉各45g。捣烂敷患处，干后加水调湿再敷。

3.皮肤皲裂：四季青60g烧灰，加甘油或面粉，调成软膏外涂。

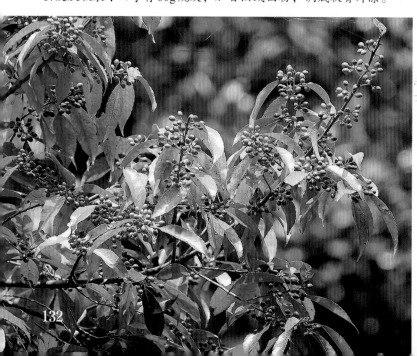

4.小便淋沥涩痛：四季青、石韦各15g。水煎服。

药酒 清热解毒，止咳化痰。适用于慢性支气管炎。四季青30g，佛耳草60g，苍耳草60g，黄芪60g，党参90g。加清水适量，淹没为度，煎煮2次，将2次煎汁合并，再浓缩至100ml。用50度白酒500ml与药液混合，加冰糖100g，溶化即成。每次口服20ml，每日早晚各1次。

四、清热凉血药

生地黄 Shengdihuang

别名 生地、怀生地、干生地。

来源 本品为玄参科植物地黄的新鲜或干燥块根。

采集加工 秋季采挖，除去芦头、须根及泥沙，鲜用；或将地黄缓缓烘焙至约八成干。前者习称"鲜地黄"，后者习称"生地黄"。

植物识别 参见熟地黄项下。

中药识别 生地黄：外表皮棕黑色或棕灰色，极皱缩，具不规则的横曲纹。切面棕黑色或乌黑色，有光泽，具黏性。气微，味微甜。

选购贮藏 鲜地黄以粗壮、色红黄者为佳；生地黄以切面乌黑者为佳。鲜地黄埋在沙土中，防冻；生地黄置通风干燥处，防霉，防蛀。

现代研究 有止血、促进造血、增强免疫、抗肿瘤、降血糖等作用。

性味归经 甘、苦，寒。归心、肝、肾经。

功能主治 ①鲜地黄：清热生津，凉血，止血。用于热病伤阴，舌绛烦渴，温毒发斑，吐血，衄血，咽喉肿痛。②生地黄：清热凉血，养阴生津。用于热入营血，温毒发斑，吐血，衄血，热病伤阴，舌绛烦渴，津伤便秘，阴虚发热，内热消渴。

用法用量 煎服，10～15g。鲜品用量加倍。

用药禁忌 脾虚湿滞、腹满便溏者不宜使用。

饮食禁忌 忌同时食用萝卜、大蒜、大葱、洋葱、猪血。

验方 ①青少年头发早白：生地黄10g，制何首乌10g，每日1剂，水煎代茶饮。②吐血，衄血：生地黄30g，白茅根30g，仙鹤草15g，小蓟15g，水煎服。③便血：鲜地黄60g，苦木根30g，大枣10枚。水煎冲冰糖30g服。

药酒 补血，止血。生地黄50g、当归尾50g放进锅中，倒入黄酒500ml，在火上煮1小时，去渣留液。每次服20ml，每日3次，将酒温热空腹服用。

药膳 适用于热入营血引起高热心烦、吐衄发斑或热病后期出现低热不退等症。生地黄汁50ml，生姜2片，粳米60g。先用粳米加水煮沸，后加入地黄汁与生姜片煮稀粥食用。

水牛角 Shuiniujiao

别名 沙牛角。

来源 为牛科动物水牛的角。主产于华南、华东地区。

采集加工 取角后，水煮，除去角塞，干燥，镑片或锉成粗粉。

选购贮藏 以色灰褐者为佳。置干燥处，防霉。

现代研究 有抗内毒素、解热、抗炎、镇静、降血压等作用。

性味归经 苦，寒。归心、肝经。

功能主治 清热凉血，解毒，定惊。用于温病高热，神昏谵语，惊风，癫狂，发斑发疹，吐血衄血。

用法用量 煎服，15～30g，宜先煎3小时以上。

用药禁忌 脾胃虚寒者忌用。

验方 ①高热神昏谵语：水牛角30g，生地黄、玄参、牡丹皮各15g。水煎服。②出血：水牛角及蹄甲，洗净后，放入密闭容器里焚烧炭化，研成细粉过筛。内出血，每日3次，每次服2g；外出血，撒于患处。

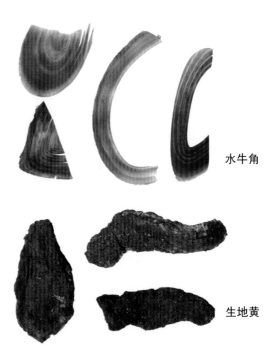

水牛角

生地黄

玄参 Xuanshen

别名 元参、黑参。

来源 本品为玄参科植物玄参的干燥根。

采集加工 冬季茎叶枯萎时采挖，除去根茎、幼芽、须根及泥沙，晒或烘至半干，堆放3～6天，反复数次至干燥。

植物识别 多年生草本，高60～120cm。茎直立，四棱形。叶对生，卵形或卵状椭圆形，边缘具细锯齿。聚伞花序疏散开展，呈圆锥状；花冠暗紫色，管部斜壶状，先端5裂，不等大。蒴果卵圆形。花期7～8月，果期8～9月。产于我国长江流域及陕西、福建等地。

中药识别 表面灰黄色或棕褐色。断面乌黑色，微有光泽，无裂隙。无臭或微有焦煳气，味甘，微苦咸，嚼之柔润。

选购贮藏 以支条肥大、皮细、质坚、芦头修净、肉色乌黑者为佳。支条小、皮粗糙、带芦头者质次。

现代研究 有解热、抗炎、镇痛、抗血小板聚集、脑保护等作用。

性味归经 甘、苦、咸，微寒。归肺、胃、肾经。

功能主治 清热凉血，滋阴降火，解毒散结。用于热入营血，温毒发斑，热病伤阴，舌绛烦渴，津伤便秘，骨蒸劳嗽，目赤，咽痛，白喉，瘰疬，痈肿疮毒。

用法用量 煎服，9～15g。

用药禁忌 脾胃虚寒，食少便溏者不宜服用。反藜芦。

验方 1.咽喉肿痛：玄参15g，板蓝根15g，桔梗10g，薄荷6g，甘草6g。水煎服。

2.阴虚口燥，便秘：玄参15g，麦冬12g，桑椹12g，水煎服。

3.痈肿，急性乳腺炎：玄参30g，金银花60g，蒲公英30g，当归30g。水煎服。

4.麻疹：玄参10g，水煎服。

5.无名肿毒：鲜玄参适量，捣烂敷患处。

药茶 滋阴降火，除烦，解毒。适用于热病烦渴、便秘，自汗盗汗，咽喉肿痛，痈肿，皮肤炎症。玄参10g、绿茶3g。开水冲泡后饮用。

药膳 滋阴降火，清热生津。麦冬10g、天冬10g、玄参10g水煎沸10分钟，去渣取汁，加粳米50g煮粥，加糖搅匀。凉后佐餐食用。

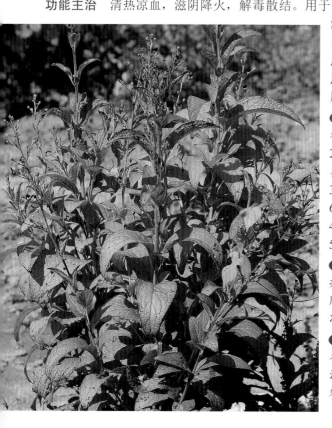

牡丹皮 Mudanpi

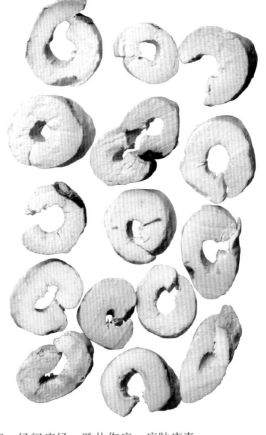

别名　丹皮、粉丹皮、牡丹根皮。

来源　本品为毛茛科植物牡丹的干燥根皮。

采集加工　秋季采挖根部，除去细根和泥沙，剥取根皮，晒干或刮去粗皮，除去木心，晒干。前者习称连丹皮，后者习称刮丹皮。

植物识别　落叶小灌木，高1～2m。茎直立。叶互生，纸质；叶通常为二回三出复叶，近枝顶的叶为三小叶，顶生小叶常深3裂。花单生枝顶，花瓣5，或为重瓣，紫色、红色、粉红色、玫瑰色或白色。蓇葖果长圆形。花期4～5月，果期6～7月。全国各地均有栽培。

中药识别　本品呈圆形或卷曲形的薄片。连丹皮外表面灰褐色或黄褐色，栓皮脱落处粉红色；刮丹皮外表面红棕色或淡灰黄色。切面淡粉红色，粉性。气芳香，味微苦而涩。

选购贮藏　以皮厚、切面粉白色、粉性足、香气浓者为佳。置阴凉干燥处。

现代研究　有抗炎、镇痛、抗肿瘤及保肝等作用。

性味归经　苦、辛，微寒。归心、肝、肾经。

功能主治　清热凉血，活血化瘀。用于热入营血，温毒发斑，吐血衄血，夜热早凉，无汗骨蒸，经闭痛经，跌扑伤痛，痈肿疮毒。

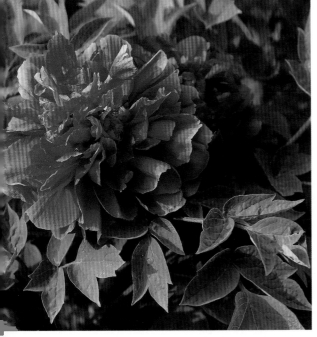

用法用量　煎服，6～12g。清热凉血宜生用，活血祛瘀宜酒炙用。

用药禁忌　血虚有寒、月经过多及孕妇不宜用。

饮食禁忌　忌同时食用大蒜、胡荽。

验方　①闭经，痛经：牡丹皮6g，丹参15g，赤芍15g，制香附15g，桃仁10g。水煎服。②痈肿疔毒：牡丹皮10g，金银花15g，冬瓜仁10g，大黄6g。水煎服。

药酒　适用于痛经。牡丹皮10g，仙鹤草15g，小槐花15g，制香附15g，水煎，去渣留液，冲黄酒、红糖适量，经行时早晚空腹服。忌酸辣、芥菜。

药膳　清热化湿，通络止痛。木瓜100g，忍冬藤30g，薏苡仁50g，牡丹皮10g。将忍冬藤、牡丹皮煎取汁，再与木瓜、薏苡仁同煮成汤。佐餐食用。

赤芍 Chishao

别名 赤芍药。

来源 本品为毛茛科植物芍药或川赤芍的干燥根。

采集加工 春、秋季采挖，除去根茎、须根及泥沙，晒干。

中药识别 本品为类圆形切片，外表皮棕褐色。切面粉白色或粉红色，皮部窄，木部放射状纹理明显。

选购贮藏 以切面粉白色者为佳。置通风干燥处。

现代研究 有抑菌、抗内毒素、抗凝血、抗心肌缺血、保肝、抗脑缺血、抗肿瘤、抗动脉粥样硬化、抗炎、解痉及抗应激性溃疡等作用。

性味归经 苦，微寒。归肝经。

功能主治 清热凉血，散瘀止痛。用于热入营血，温毒发斑，吐血，衄血，目赤肿痛，肝郁胁痛，经闭痛经，癥瘕腹痛，跌扑损伤，痈肿疮疡。

用法用量 煎服，6 ～ 12g。

用药禁忌 血寒经闭不宜用。反藜芦。

验方 ①荨麻疹：赤芍12g，金银花30g，地肤子15g，蝉蜕10g。水煎服。②痛经：赤芍10g，香附10g，乌药10g，当归12g，延胡索6g。水煎服。③胸胁疼痛：赤芍、香附各等量，共研细粉，每次服6g，每日服2次。④热疮痛肿：赤芍10g，金银花15g，天花粉15g，白芷5g。水煎服。⑤跌打损伤：赤芍30g，茜草15g，红花15g。水煎服。

药茶 行血理气。适用于气血不和血崩不止、赤白带下。赤芍5g、香附3g、花茶3g。开水冲泡后饮用。

紫草 Zicao

别名 紫草根。

来源 本品为紫草科植物新疆紫草、紫草、内蒙紫草的干燥根。

采集加工 春、秋季采挖，除去泥沙，干燥。

中药识别 新疆紫草：本品呈不规则长柱形，多扭曲。表面紫红色或紫褐色，皮部松软，呈条形片状，常10余层重叠。断面不整齐，木部较小，黄白色或黄色。

选购贮藏 以质松软、色紫者为佳。置干燥处。

现代研究 有抗菌、抗炎、抗生育、保肝、抗肿瘤等作用。

性味归经 甘、咸，寒。归心、肝经。

功能主治 清热凉血，活血解毒，透疹消斑。用于血热毒盛，斑疹紫黑，麻疹不透，疮疡，湿疹，水火烫伤。

用法用量 煎服，5 ～ 10g。外用适量，熬膏或用植物油浸泡涂搽。

用药禁忌 本品性寒而滑利，脾虚便溏者忌服。

验方 ①热毒发斑、发疹：紫草10g，金银花10g，连翘10g，甘草3g，水煎服。②预防麻疹：紫草10g，白术3g，水煎服，每周服1 ～ 2次。③绒毛膜上皮癌：紫草60g，水煎分2次服，每日1剂。④痛肿、丹毒：紫草10g，板蓝根30g，连翘15g，黄芩10g。水煎服。

药茶 清热消斑。适用于疮疹初起。紫草2g、陈皮3g、绿茶3g。开水冲泡10分钟后饮用。

药膳 清热解毒，凉血止痒。紫草、生地黄各10g，大青叶30g，橄榄10个。将上述诸物共入砂锅中，加适量水煎取汁。代茶饮。

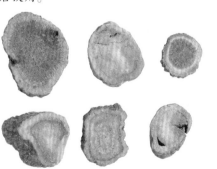

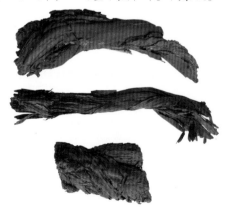

五、清虚热药

青蒿 Qinghao

别名 蒿、香蒿、草青蒿。

来源 本品为菊科植物黄花蒿的干燥地上部分。

采集加工 秋季花盛开时采割，除去老茎，阴干。

植物识别 一年生草本，高40～150cm。全株具较强挥发油气味。茎直立。茎生叶互生，为三回羽状全裂，裂片短细。头状花序细小，球形，多数组成圆锥状；管状花，黄色。瘦果椭圆形。花期8～10月，果期10～11月。全国大部地区有分布。

中药识别 本品茎呈圆柱形，表面黄绿色或棕黄色，具纵棱线；断面中部有髓。叶暗绿色或棕绿色，卷缩易碎。气香特异，味微苦。

选购贮藏 以色绿、质嫩、叶多、香气浓者为佳。置阴凉干燥处。

现代研究 有抗疟原虫、抗内毒素、抗肿瘤、解热镇痛等作用。

性味归经 苦、辛，寒。归肝、胆经。

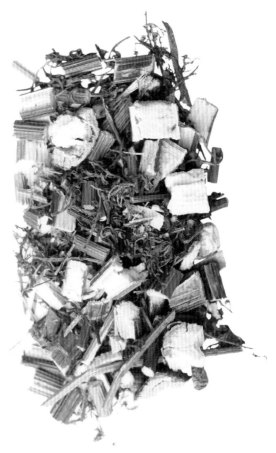

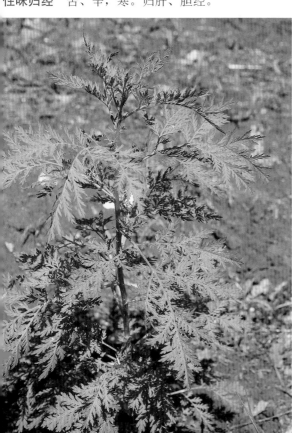

功能主治 清虚热，除骨蒸，解暑热，截疟，退黄。用于温邪伤阴，夜热早凉，阴虚发热，骨蒸劳热，暑邪发热，疟疾寒热，湿热黄疸。

用法用量 煎服，6～12g，不宜久煎；或鲜用绞汁服。

用药禁忌 脾胃虚弱、肠滑泄泻者忌服。

验方 1.疟疾：鲜青蒿60g，捣烂绞汁服。
2.暑天感冒，发热无汗：青蒿10g，金银花10g，香薷10g，甘草3g。水煎服。
3.暑热吐泻：鲜青蒿30g，薏苡仁30g，竹茹15g，生姜3g。水煎服。
4.骨蒸潮热：青蒿15g，鳖甲30g，山药15g，红枣60g，冰糖30g。水煎服。
5.低热不退：青蒿10g，生地黄12g，地骨皮10g，知母10g，银柴胡10g。水煎服。
6.中暑头晕：青蒿10g，绿豆30g。水煎服。

白薇 Baiwei

别名　白微。

来源　本品为萝藦科植物白薇或蔓生白薇的干燥根和根茎。

采集加工　春、秋季采挖，洗净，干燥。

植物识别　①白微：多年生草本，高40～70cm。茎直立，密被灰白色短柔毛。叶对生，叶片卵形，或卵状长圆形，全缘，两面均被白色绒毛。聚伞花序，花深紫色，花冠5深裂。蓇葖果角状，纺锤形。种子卵圆形，有狭翼，先端有白色长绵毛。花期5～7月，果期8～10月。我国南北各省均有分布。②蔓生白薇：半灌木；茎上部缠绕，下部直立。伞形状聚伞花序腋生，花冠初呈黄白色，渐变为黑紫色。蓇葖果。产于吉林、辽宁、河北、河南、四川、山东、江苏和浙江等省。

中药识别　本品根茎粗短，有结节，多弯曲。上面有圆形的茎痕，下面及两侧簇生多数细长的根。表面棕黄色。质脆，易折断，断面皮部黄白色，木部黄色。气微，味微苦。

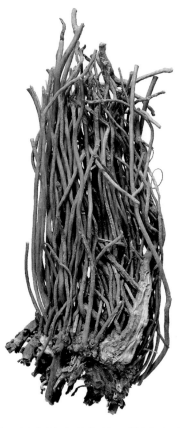

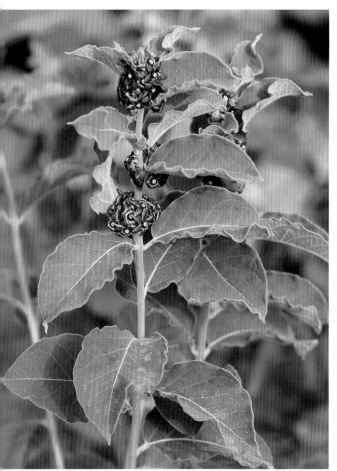

选购贮藏　以色淡黄者为佳。置通风干燥处。

现代研究　有抗炎、解热、祛痰、平喘等作用。

性味归经　苦、咸，寒。归胃、肝、肾经。

功能主治　清热凉血，利尿通淋，解毒疗疮。用于温邪伤营发热，阴虚发热，骨蒸劳热，产后血虚发热，热淋，血淋，痈疽肿毒。

用法用量　煎服，5～10g。

用药禁忌　脾胃虚寒、食少便溏者不宜服用。

验方　①虚热盗汗：白薇、地骨皮各12g，银柴胡、鳖甲各9g。水煎服。②肺结核潮热：白薇9g，葎草15g，地骨皮12g。水煎服。

药茶　清热利尿。适用于尿路感染。白薇5g、车前草3g、绿茶3g。开水冲泡后饮用。

地骨皮 Digupi

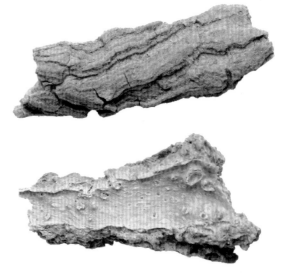

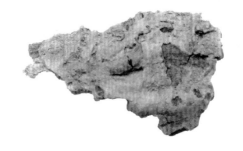

别名 枸杞根皮。

来源 本品为茄科植物枸杞或宁夏枸杞的干燥根皮。

采集加工 春初或秋后采挖根部，洗净，剥取根皮，晒干。

植物识别 参见枸杞子项下。

中药识别 本品呈筒状或槽状。外表面灰黄色至棕黄色，粗糙，有不规则纵裂纹。内表面黄白色至灰黄色，较平坦，有细纵纹。断面不平坦，外层黄棕色，内层灰白色。气微，味微甘而后苦。

选购贮藏 以块大、肉厚、色黄者为佳。置干燥处。

现代研究 有抑菌、解热、降血糖、降血压等作用。

性味归经 甘，寒。归肺、肝、肾经。

功能主治 凉血除蒸，清肺降火。用于阴虚潮热，骨蒸盗汗，肺热咳嗽，咯血，衄血，内热消渴。

用法用量 煎服，9 ～ 15g。

用药禁忌 外感风寒发热及脾虚便溏者不宜用。

验方 ①虚劳潮热，肺燥咳嗽：地骨皮15g，桑叶15g，枇杷叶15g。水煎，加冰糖适量调服。②肺热喘咳：地骨皮15g，桑白皮15g，款冬花10g，甘草6g。水煎服。③高血压：鲜枸杞根皮或全根100g。水煎2次分服，1日1剂。连服30天为1疗程。④糖尿病：地骨皮20g，加水500ml，慢火煎至200，代茶饮，每日1剂。

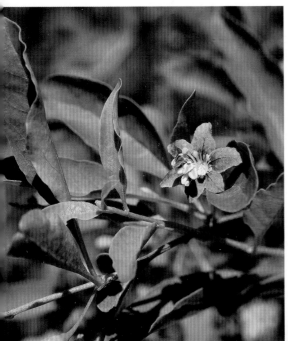

药茶 ①养肺阴，清虚热。适用于骨蒸肺痿，四肢烦热、不能食、口干渴。麦冬5g、地骨皮3g、绿茶3g。开水冲泡后饮用。②退虚热。适用于阴虚盗汗、低烧不退。白薇5g、地骨皮3g、花茶3g。开水冲泡后饮用。

药酒 祛风除湿，补益肝肾，强筋壮骨。适用于虚劳不足，腰膝酸软，肢体麻木。五加皮、地骨皮各300g，置容器中，添加米酒4L，密封浸泡5 ～ 7日，去渣留液。每日2次，每次服20 ～ 30ml。

药膳 滋阴凉血。生地黄20g，地骨皮20g，甲鱼1只，放炖锅中，加入生姜、葱、盐、料酒等辅料各适量。用文火炖至甲鱼烂熟。吃肉喝汤。

139

银柴胡 Yinchaihu

别名 银胡。

来源 为石竹科植物银柴胡的干燥根。主产宁夏、内蒙古、陕西等地。

采集加工 春、夏间植株萌发或秋后茎叶枯萎时采挖，除去残茎、须根及泥沙，晒干。切片，生用。

植物识别 多年生草本，高20～40cm。茎直立，节明显，上部二叉状分歧。叶对生；无柄；叶片线状披针形、披针形或长圆状披针形，全缘。花单生，花小，白色，花瓣5，先端2深裂，裂片长圆形。蒴果近球形，成熟时顶端6齿裂。花期6～7月，果期8～9月。生长于干燥的草原、悬岩的石缝或碎石中。分布陕西、甘肃、内蒙古、宁夏等地。

中药识别 本品呈类圆柱形。表面浅棕黄色至浅棕色，有扭曲的纵皱纹及支根痕，多具孔穴状或盘状凹陷，习称"砂眼"，从砂眼处折断可见棕色裂隙中有细砂散出。切面较疏松，有裂隙，皮部薄，木部有黄、白色相间的放射状纹理。气微，味甘。

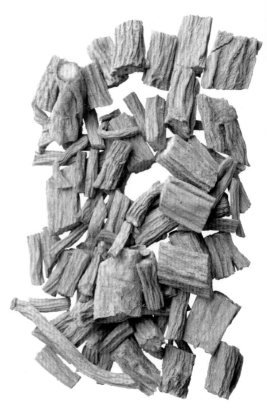

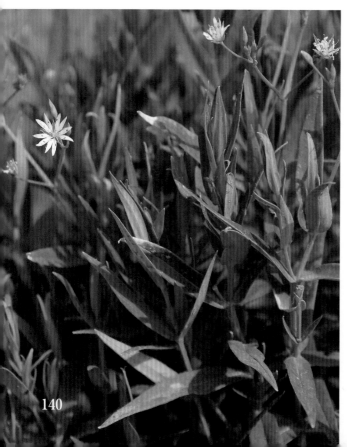

选购贮藏 以外皮棕黄色、切面黄白色者为佳。置通风干燥处，防蛀。

现代研究 有解热、抗动脉粥样硬化及杀精子等作用。

性味归经 甘，微寒。归肝、胃经。

功能主治 清虚热，除疳热。用于阴虚发热，骨蒸劳热，小儿疳积发热。

用法用量 煎服，3～9g。

用药禁忌 外感风寒，血虚无热者忌用。

验方 1.阴虚潮热：银柴胡、秦艽、地骨皮、青蒿、知母各9g，生地黄12g。水煎服。

2.虚劳发热：银柴胡、沙参各等分，每服6g，水煎服。

3.小儿疳积发热：银柴胡、鸡内金各6g，党参9g。水煎服。

一、攻下药

大黄 Dahuang

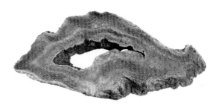

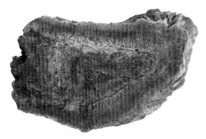

别名 绵纹、将军、川军。

来源 本品为蓼科植物药用大黄、掌叶大黄的干燥根和根茎。

采集加工 秋末茎叶枯萎或次春发芽前采挖，除去细根，刮去外皮，切瓣或段，绳穿成串干燥或直接干燥。

植物识别 掌叶大黄：多年生高大草本。根生叶大，有肉质粗壮的长柄，叶片宽心形或近圆形，3～7掌状深裂；茎生叶较小，互生。圆锥花序，花小，数朵成簇，幼时呈紫红色。花期6～7月，果期7～8月。分布于四川、甘肃、青海、西藏等地。

中药识别 表面黄棕色至红棕色。断面淡红棕色或黄棕色；髓部有星点环列或散在；木部具放射状纹理。气清香，味苦而微涩，嚼之粘牙，有沙粒感。

选购贮藏 以切面锦纹明显、气清香、味苦而微涩者为佳。置通风干燥处，防蛀。

现代研究 有泻下、抗病原微生物、抗急性胰腺炎、保护肾功能、保肝、利胆、抗溃疡、抗纤维化、抗动脉粥样硬化等作用。

性味归经 苦，寒。归脾、胃、大肠、肝、心包经。

功能主治 泻下攻积，清热泻火，凉血解毒，逐瘀通经，利湿退黄。用于实热积滞便秘，血热吐衄，目赤咽肿，痈肿疔疮，肠痈腹痛，瘀血经闭，产后瘀阻，跌打损伤，湿热痢疾，黄疸尿赤，淋证，水肿；外治烧烫伤。

用法用量 煎服，5～15g，用于泻下不宜久煎；入汤剂应后下，或用开水泡服。外用适量。

用药禁忌 如非实证，不宜妄用；脾胃虚弱者慎用；妇女月经期、哺乳期慎用。

饮食禁忌 忌同时食用猪肉。

验方 ①大便燥结：大黄3g，芒硝6g。水煎服。②血瘀经闭：大黄10g，当归10g，桃仁10g，红花10g，桂枝6g。水煎服。③跌打损伤：大黄10g，当归10g，研细粉，黄酒（或白酒）调服。

药酒 适用于痢疾初起，里急后重。大黄12g，黄酒250ml，浸泡7日，去渣留液。每日2次，每次空腹口服10ml。

药膳 泻下通便，清热利水。适用于大便燥结，腹中胀痛。以水200ml，先入桃花6g煮取120ml，再纳入大黄3g，煮取60ml，药液备用。将粳米50g煮粥，待粥将成时加入备用的药汁，略煮片刻即可。服用时可稍加红糖调味。

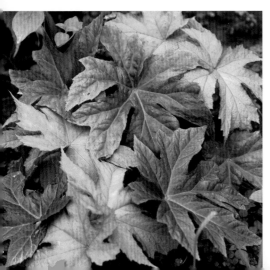

芒硝 Mangxiao

别名 皮硝、马牙硝、元明粉。

来源 本品为硫酸盐类矿物芒硝族芒硝，经加工精制而成的结晶体。主产于沿海各产盐区及四川、内蒙古、新疆等内陆盐湖。

采集加工 取天然产的芒硝，用热水溶解，过滤，放冷即析出结晶，通称朴硝。再取萝卜洗净切片，置锅内加水煮透后，加入朴硝共煮，至完全溶化，取出过滤或澄清后取上层液，放冷，待析出结晶。干燥后即为芒硝（每朴硝100斤，用萝卜10～20斤）。

中药识别 本品为白色粉末。气微，味咸。有引湿性。

选购贮藏 以类白色、透明、呈结晶块状者为佳。密封，防潮。

现代研究 有泻下、抗炎等作用。

性味归经 咸、苦，寒。归胃、大肠经。

功能主治 泻热通便，润燥软坚，清火消肿。用于实热便秘，大便燥结，积滞腹痛，肠痈肿痛；外治乳痈，痔疮肿痛。

用法用量 3～9g，溶入煎好的汤液中服用。外用适量。

用药禁忌 孕妇禁用。不宜与硫黄、三棱同用。

验方 ①痔疮肿痛：芒硝30g。水煎熏洗。②热结便秘、腹痛发热：芒硝10g，生大黄粉9g，开水冲服。③火丹毒：芒硝水调，涂于患处。

番泻叶 Fanxieye

别名 泻叶。

来源 本品为豆科植物狭叶番泻或尖叶番泻的干燥小叶。前者主产于印度、埃及和苏丹，后者主产于埃及。

中药识别 ①狭叶番泻：呈长卵形或卵状披针形，叶端急尖。上表面黄绿色，下表面浅黄绿色，无毛或近无毛。气微弱而特异，味微苦，稍有黏性。②尖叶番泻：呈披针形或长卵形，叶端短尖或微突，两面均有细短毛茸。

采购贮藏 以完整、叶形狭尖、色绿者为佳。避光，置通风干燥处。

现代研究 有泻下、抑菌等作用。

性味归经 甘、苦，寒。归大肠经。

功能主治 泻热行滞，通便，利水。用于热结积滞，便秘腹痛，水肿胀满。

用法用量 温开水泡服，1.5～3g；煎服，2～6g，宜后下。

用药禁忌 妇女哺乳期、月经期及孕妇忌用。

验方 ①各种便秘：取番泻叶5g，开水约150ml冲泡，经3～5分钟，弃渣，1次服下。如便秘时间过久，隔10分钟后将药渣再泡服1次。②肥胖症：番泻叶6g，山楂30g，泽泻、决明子各15g。水煎服。③腹水腹胀：番泻叶6g，大腹皮10g，泽泻12g。水煎服。

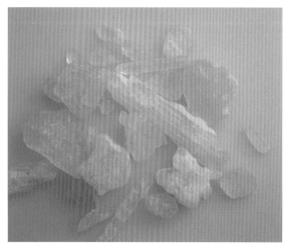

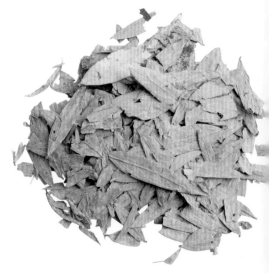

芦荟 Luhui

别名 象胆。

来源 本品为百合科植物库拉索芦荟叶的汁液浓缩干燥物。

采集加工 全年可采，割取植物的叶片，收集流出的液质，置锅内熬成稠膏，倾入容器，冷却凝固，即得。

植物识别 多年生草本。茎极短。叶簇生于茎顶，肥厚多汁；呈狭披针形，粉绿色，边缘有刺状小齿。花茎单生或稍分枝，高60～90cm；总状花序疏散；花黄色或有赤色斑点。蒴果三角形。花期2～3月。主产于非洲北部，我国有栽培。

中药识别 本品呈不规则块状。表面呈暗红褐色或深褐色，无光泽。体轻，质硬，断面粗糙或显麻纹。有特殊臭气，味极苦。

选购贮藏 以色墨绿、质脆、有光泽、苦味浓者为佳。置阴凉干燥处。

现代研究 有泻下、抑菌、抗炎、保肝、抗氧化、延缓衰老、抗辐射损伤、抗肿瘤、护肤等作用。

性味归经 苦，寒。归肝、胃、大肠经。

功能主治 泻下通便，清肝泻火，杀虫疗疳。用于热结便秘，惊痫抽搐，小儿疳积；外用治癣疮。

用法用量 入丸、散服，每次1～2g。外用适量。

用药禁忌 脾胃虚弱，食少便溏及孕妇忌用。

验方 1.癣疮：芦荟、大黄研为末，敷患处。

2.大便不通：芦荟（研细）21g，朱砂（研如飞面）15g，滴好酒和丸，每服9g，用酒冲服。

3.痤疮：新鲜芦荟60g。捣汁，外敷于患处，每天3次。

4.疳积、虫积：芦荟1g，使君子、胡黄连各6g，研末，每次3g，开水调服。

5.小儿急惊风：芦荟0.3g、胆南星2g、天竺黄3g、甘草3g。水煎服。

药茶 清热通便。适用于热结便秘，目赤牙肿，惊痫。芦荟0.5g、绿茶3g。开水冲泡后饮用。

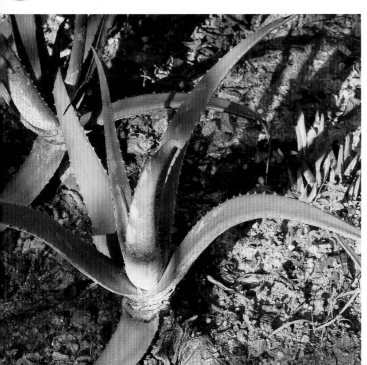

二、润下药

火麻仁 Huomaren

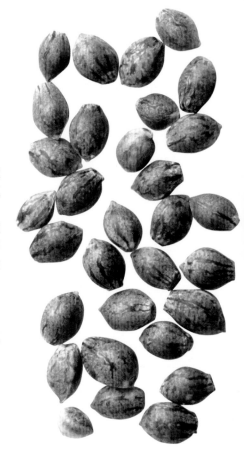

别名 大麻仁、大麻子。

来源 本品为桑科植物大麻的干燥成熟种子。

采集加工 秋季果实成熟时采收，除去杂质，晒干。

植物识别 一年生草本，高1～3m。茎直立，表面有纵沟，密被短柔毛，基部木质化。掌状叶互生，全裂，裂片3～11枚，披针形至条状披针形，边缘具粗锯齿。雄花序为疏散的圆锥花序，顶生或腋生，黄绿色；雌花簇生于叶腋，黄绿色。瘦果卵圆形。花期5～6月，果期7～8月。全国各地均有栽培。分布于东北、华北、华东、中南等地。

中药识别 本品呈卵圆形。表面灰绿色或灰黄色，有微细的白色或棕色网纹，两边有棱，顶端略尖，基部有1圆形果梗痕。果皮薄而脆，易破碎。气微，味淡。

选购贮藏 以种仁色乳白者为佳。置阴凉干燥处，防热，防蛀。

性味归经 甘，平。归脾、胃、大肠经。

功能主治 润肠通便。用于血虚津亏，肠燥便秘。

用法用量 煎服，10～15g。

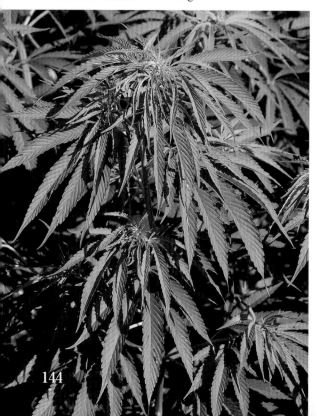

用药禁忌 本品大量食入可引起中毒。

(验方) ①热病后肠燥便秘：火麻仁15g，杏仁10g，柏子仁10g，枳壳6g。水煎服。②脾虚肠燥便秘：火麻仁15g，生首乌15g，水煎服。③产后血虚便秘：火麻仁15g，生地黄15g，当归10g，柏子仁10g。水煎服。④老年人便秘：火麻仁10g，杏仁10g，瓜蒌子10g，厚朴6g，大黄5g。水煎服。⑤血虚肠燥便秘：火麻仁10g，当归10g。水煎，蜂蜜调服。

(药酒) 润肠通便，兼补中虚。火麻仁160g炒香，捣碎，放入白酒500ml中浸泡33日，去渣留液。将酒温热，每次饭前随量服用。

(药膳) 适用于中老年人习惯性大便秘结。火麻仁、紫苏子各10～15g，粳米或糯米100g。先将火麻仁、紫苏子捣烂如泥，然后加水慢煮，取汁，以汁煮米为稀粥。佐餐食用。

郁李仁 Yuliren

别名 郁子、郁里仁、李仁肉、小李仁。

来源 本品为蔷薇科植物欧李、郁李的干燥成熟种子。

采集加工 夏、秋季采收成熟果实，除去果肉和核壳，取出种子，干燥。用时捣碎。

植物识别 欧李：落叶灌木，高0.4～1.5m。小枝灰褐色或棕色。叶互生，叶片倒卵状长椭圆形或倒卵状披针形，边缘有单细锯齿或重锯齿。花单生或2～3朵簇生；花瓣白色或粉红色，长圆形或倒卵形。核果成熟后近球形，红色或紫红色。花期4～5月，果期6～10月。分布于黑龙江、吉林、辽宁、内蒙古、河北、山东、河南等地。

中药识别 呈卵形，表面黄棕色，一端尖，另端钝圆。气微，味微苦。

选购贮藏 以粒饱满、色黄白、不泛油者为佳。置阴凉干燥处，防蛀。

现代研究 有促进肠蠕动、促进排便、抗炎、镇痛作用。

性味归经 辛、苦、甘，平。归脾、大肠、小肠经。

功能主治 润肠通便，下气利水。用于津枯肠燥，食积气滞，腹胀便秘，水肿，脚气，小便不利。

用法用量 煎服，6～10g。

用药禁忌 孕妇慎用。

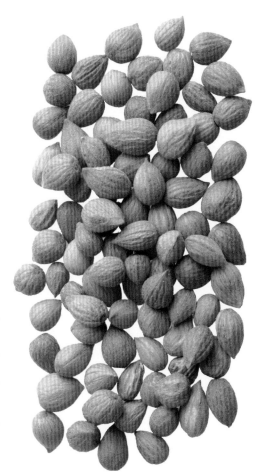

验方 ①血汗：郁李仁研细。每服3g，鹅梨汁调下。②失眠：郁李仁10g，白酒适量。白酒煮郁李仁，睡前饮，每天1次。③津伤肠燥便秘、腹胀：郁李仁、火麻仁各10g，枳壳6g。水煎服。

药茶 健脾消肿。适用于水肿。茯苓5g、白术3g、郁李仁3g、花茶3g。用300ml开水冲泡后饮用。

药膳 润肠通便，利水消肿。适用于大便不通，小便不利，腹部胀满，兼有面目水肿者。将郁李仁30g研末，加水浸泡淘洗，滤取汁，加入粳米100g煮粥。空腹食用。

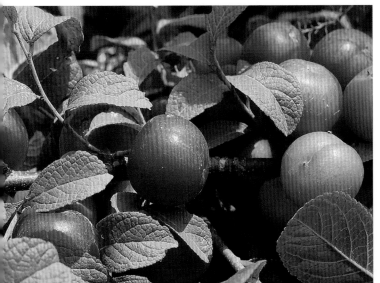

亚麻子 Yamazi

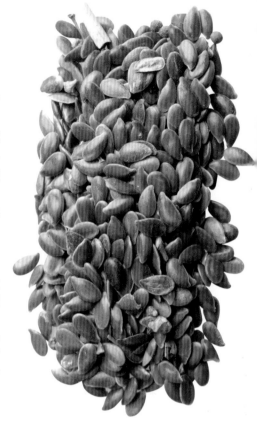

别名 亚麻仁、胡麻子。

来源 本品为亚麻科植物亚麻的干燥成熟种子。

采集加工 秋季果实成熟时采收植株，晒干，打下种子，除去杂质，再晒干。用时捣碎。

植物识别 一年生直立草本，高30～100cm。茎圆柱形，表面具纵条纹，基部稍木质化，上部多分枝。叶互生；无柄或近无柄；叶片披针形或线状披针形，长1～3cm，宽2～5mm，先端渐尖，基部渐狭，全缘，叶脉通常三出。花多数，生于枝顶或上部叶腋，每叶腋生一花，花柄细弱，长约2cm；花萼5，绿色，分离，卵形；花瓣5，蓝色或白色，分离，广倒卵形，边缘稍呈波状。蒴果近球形或稍扁。种子卵形，一端稍尖而微弯，表面黄褐色而有光泽。花期6～7月，果期7～9月。我国大部分地区有栽培。

中药识别 本品呈扁平卵圆形，一端钝圆，另端尖而略偏斜，长4～6mm，宽2～3mm。表面红棕色或灰褐色，平滑有光泽，种脐位于尖端的凹入处；种脊浅棕色，位于一侧边缘。种皮薄，胚乳棕色，薄膜状；子叶2，黄白色，富油性。气微，嚼之有豆腥味。

选购贮藏 以粒饱满、色红棕、光亮者为佳。置阴凉干燥处，防蛀。

现代研究 有降血脂、抗肿瘤、抗糖尿病、抗肾损伤等作用。

性味归经 甘，平。归肺、肝、大肠经。

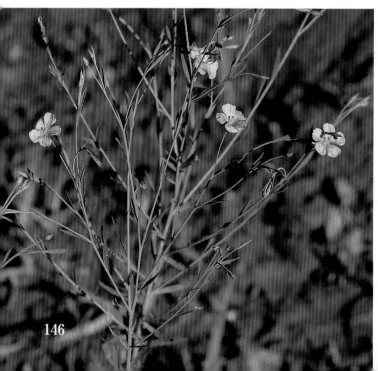

功能主治 润燥通便，养血祛风。用于肠燥便秘，皮肤干燥，瘙痒，脱发。

用法用量 煎服，9～15g。外用适量，榨油涂。

用药禁忌 大便滑泻者禁用。

验方 1.大便秘结：亚麻子10g，火麻仁15g，郁李仁12g。水煎服。

2.皮肤干燥：亚麻子100g，当归100g，紫草30g，白蜜制丸，每丸重10g，每次服1丸，日服2次，水送服。

3.疮疡湿疹：亚麻子15g，苦参15g，地肤子15g，白鲜皮12g。水煎熏洗患处。

京大戟 Jingdaji

别名 大戟、下马仙、龙虎草、九头狮子草。

来源 本品为大戟科植物大戟的干燥根。

采集加工 秋、冬季采挖，洗净，晒干。

植物识别 多年生草本。茎直立，上部分枝。单叶互生，长圆状披针形至披针形，全缘。聚伞花序顶生，通常有5伞梗，伞梗顶生1杯状聚伞花序，其基部轮生卵形或卵状披针形苞片5，杯状聚伞花序总苞坛形，顶端4裂，腺体椭圆形。蒴果三棱状球形，表面有疣状突起。花期4～5月，果期6～7月。主产于江苏、四川、江西、广西等地。

选购贮藏 以切面白色者为佳。置干燥处，防蛀。

现代研究 有泻下、镇痛、镇静、抗肿瘤等作用。

性味归经 苦，寒；有毒。归肺、脾、肾经。

功能主治 泻水逐饮，消肿散结。用于水肿胀满，胸腹积水，痰饮积聚，气逆咳喘，二便不利，痈肿疮毒，瘰疬痰核。

用法用量 煎服，1.5～3g；入丸、散服，每次1g。外用适量，生用。内服醋制用，以减低毒性。

用药禁忌 体质虚弱者及孕妇忌用。不宜与甘草同用。

验方 ①瘾疹：京大戟末90g，以水2L煮取1L，涂之。②阴囊肿大：京大戟、芫花、甘遂、海藻各等分，研为末，醋调涂。③痈疽肿毒：京大戟10g，山慈姑15g，蚤休15g，捣烂，掺入麻油调，敷患处。

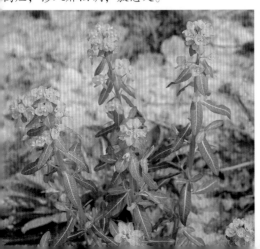

芫花 Yuanhua

别名 头痛花、毒鱼。

来源 本品为瑞香科植物芫花的干燥花蕾。

采集加工 春季花未开放时采收，除去杂质，干燥。

中药识别 单朵呈棒槌状，花被筒表面淡紫色或灰绿色，密被短柔毛，先端4裂，裂片淡紫色或黄棕色。质软。气微，味甘、微辛。

选购贮藏 以花蕾多而整齐、色淡紫者为佳。置通风干燥处，防霉，防蛀。

现代研究 有利尿、镇咳、祛痰、抗生育等作用。

性味归经 苦、辛，温；有毒。归肺、脾、肾经。

功能主治 泻水逐饮；外用杀虫疗疮。用于水肿胀满，胸腹积水，痰饮积聚，气逆咳喘，二便不利；外治疥癣秃疮，痈肿，冻疮。

用法用量 煎服，1.5～3g；醋芫花研末吞服，一次0.6～0.9g，一日一次。外用适量。内服醋制用，以降低毒性。

用药禁忌 虚弱者及孕妇忌用。不宜与甘草同用。

验方 ①痈肿：芫花研为末，入面和如粥状，敷患处。②秃头疮：芫花研为末，用腊月猪脂和如泥状，先洗去痂，敷患处，每日1次。③冻疮：芫花、甘草各15g，煎汤，乘热浸泡患处，每次30分钟，每日2次。

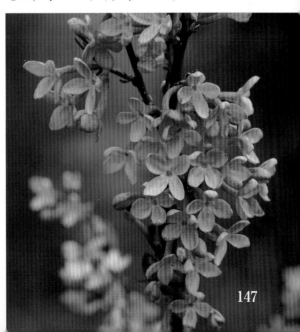

商陆 Shanglu

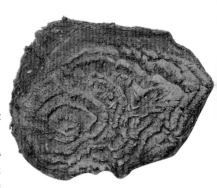

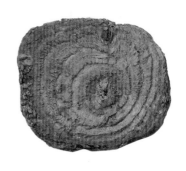

别名 白母鸡、山萝卜、野萝卜。

来源 本品为商陆科植物商陆或垂序商陆的干燥根。

采集加工 秋季至次春采挖，除去须根和泥沙，切成块或片，晒干或阴干。

植物识别 ①商陆：多年生草本，高达1.5m。茎绿色或紫红色。单叶互生，叶片卵状椭圆形或椭圆形，长12～15cm，宽5～8cm，全缘。总状花序直立于枝端或茎上；花被片5，初白色后渐变为淡红色。浆果扁球形，由多个分果组成，熟时紫黑色。花、果期5～10月。②垂序商陆：总状果序下垂，分果间分离不明显。我国大部分地区均产。

中药识别 外皮灰黄色或灰棕色。切面浅黄棕色或黄白色，木部隆起，形成数个突起的同心形环轮。质硬。气微，味稍甜，久嚼麻舌。

选购贮藏 以片大、色黄白、有罗盘纹者为佳。置干燥处，防霉，防蛀。

现代研究 有利尿、抗肾损伤、抗炎、祛痰、抗肿瘤、调节免疫、促进造血等作用。

性味归经 苦，寒；有毒。归肺、脾、肾、大肠经。

功能主治 逐水消肿，通利二便，解毒散结。用于水肿胀满，二便不通；外治痈肿疮毒。

用法用量 煎服，3～9g。醋制以降低毒性。外用适量，煎汤熏洗。

用药禁忌 孕妇忌用。本品有毒，过量可引起中毒。

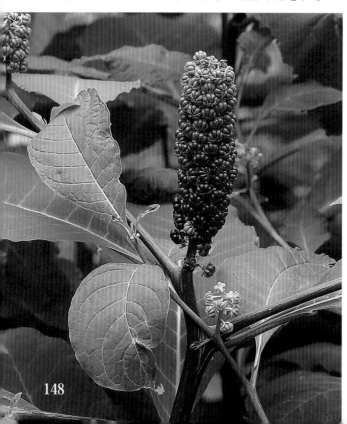

验方 ①腹水：商陆6g，冬瓜皮、赤小豆各30g，泽泻12g，茯苓24g。水煎服。②消化性溃疡：商陆粉10g，血余炭1g，鲜鸡蛋1个。先用蛋清、蛋黄与药物搅拌均匀，用油煎熟。每日2次口服。③痈肿疮毒：用鲜商陆根捣烂外敷，干即易之。④慢性肾炎水肿：商陆、泽泻、杜仲各3g。水煎服。⑤水肿尿少：商陆9g，赤小豆30g，煮食。

药酒 适用于水肿胀满，大便秘结，小便不利。制商陆24g，黄酒250ml。密封浸泡7日，去渣留液。口服。每日3次，每次服20～40ml。

药膳 适用于慢性肾炎水肿、肝硬化腹水等症。先取商陆10g用水煎汁，去渣，然后加入粳米100g煮粥。佐餐食用。

牵牛子 Qianniuzi

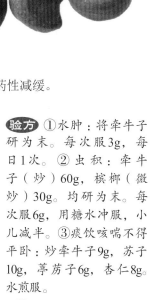

别名　白丑、二丑、喇叭花子。

来源　本品为旋花科植物裂叶牵牛或圆叶牵牛的干燥成熟种子。

采集加工　秋末果实成熟、果壳未开裂时采割植株，晒干，打下种子，除去杂质。

植物识别　①裂叶牵牛：一年生攀援草本。茎缠绕。叶互生，心脏形，3裂至中部，中间裂片卵圆形，两侧裂片斜卵形，全缘。花2～3朵腋生，花冠漏斗状，先端5浅裂，紫色或淡红色。蒴果球形。花期6～9月，果期7～9月。②圆叶牵牛：叶阔心脏形，不裂，全缘。全国各地均有分布。

中药识别　本品似橘瓣状。表面灰黑色或淡黄白色，背面有一条浅纵沟，腹面棱线的下端有一点状种脐，微凹。质硬，横切面可见淡黄色或黄绿色皱缩折叠的子叶，微显油性。气微，味辛、苦，有麻感。

选购贮藏　以粒大、饱满者为佳。置干燥处。

现代研究　有泻下等作用。

性味归经　苦、寒；有毒。归肺、肾、大肠经。

功能主治　泻水通便，消痰涤饮，杀虫攻积。用于水肿胀满，二便不通，痰饮积聚，气逆喘咳，虫积腹痛。

用法用量　煎服，3～9g。入丸、散服，每次1.5～3g。本品炒用药性减缓。

用药禁忌　孕妇忌用。不宜与巴豆、巴豆霜同用。

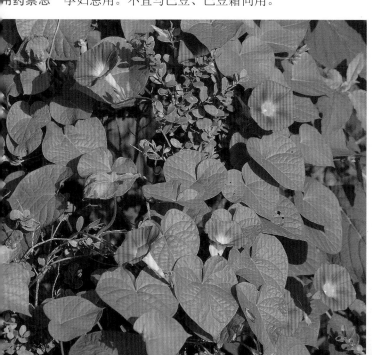

验方　①水肿：将牵牛子研为末。每次服3g，每日1次。②虫积：牵牛子（炒）60g，槟榔（微炒）30g。均研为末。每次服6g，用糖水冲服，小儿减半。③痰饮咳喘不得平卧：炒牵牛子9g，苏子10g，葶苈子6g，杏仁8g。水煎服。

药茶　适用于气滞血阻所致腹胁胀满、大便不利。木香5g、枳壳3g、大黄1g、牵牛子1g、生姜3g。用350ml水煎煮至水沸后，冲泡花茶饮用。

巴豆 Badou

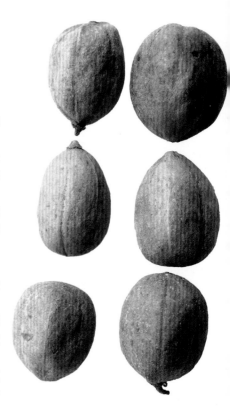

别名 巴菽、刚子、江子。

来源 本品为大戟科植物巴豆的干燥成熟果实。

采集加工 秋季果实成熟时采收，堆置2～3天，摊开，干燥。

植物识别 常绿乔木，高6～10m。叶互生，叶柄长2～6cm；叶片卵形或长圆状卵形，近叶柄处有2腺体，叶缘有疏浅锯齿，主脉3基出。总状花序顶生，雄花绿色，较小，花瓣5，反卷；雌花花萼5裂，无花瓣。蒴果长圆形至倒卵形，有3钝角。花期3～5月，果期6～7月。分布于西南及福建、湖北、湖南、广东、广西等地。

中药识别 本品呈卵圆形，一般具三棱，直径1.4～2cm。表面灰黄色或稍深，粗糙，有纵线6条，顶端平截，基部有果梗痕。破开果壳，可见3室，每室含种子1粒。种子呈略扁的椭圆形，表面棕色或灰棕色。气微，味辛辣。

选购贮藏 巴豆以个大、饱满、种仁色白者佳。巴豆霜以粒度均匀、疏松、色淡黄粉末者为佳。置阴凉干燥处。

炮制 巴豆霜：取巴豆仁碾碎如泥，经微热，压榨除去大部分油脂后，取残渣研制成松散粉末；或取巴豆仁碾细，加适量的淀粉，使脂肪油含量为18%～20%。

现代研究 有泻下、抗肿瘤、抗炎、抗菌等作用。

性味归经 辛，热；有大毒。归胃、大肠经。

功能主治 ①巴豆：外用蚀疮；用于恶疮疥癣，疣痣。②巴豆霜：峻下冷积，逐水退肿，豁痰利咽，外用蚀疮；用于寒积便秘，乳食停滞，腹水臌胀，二便不通，喉风，喉痹；外治痈肿脓成不溃，疥癣恶疮，疣痣。

用法用量 大多制成巴豆霜用，以减低毒性。巴豆霜：0.1～0.3g，入丸、散用；外用适量。巴豆：外用适量，研末涂患处，或捣烂以纱布包擦患处。

用药禁忌 孕妇及体弱者忌用。不宜与牵牛子同用。本品具有强烈的毒性。

饮食禁忌 忌同时食用芦笋、茭白。

验方 ①急性肠梗阻：将巴豆霜装入空心胶囊内，成人每次服0.1～0.3g。②癣：将巴豆仁杵如泥，加雄黄适量，和匀，用纱布三四层包裹擦患处。头面部及阴部忌用。

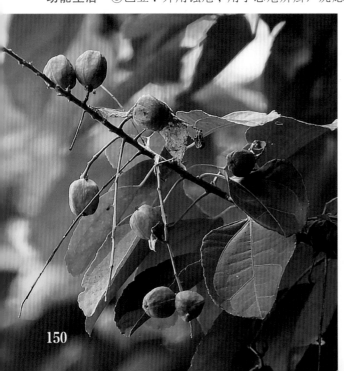

千金子 Qianjinzi

别名　千两金、拒冬子、百药解、小巴豆。

来源　本品为大戟科植物续随子的干燥成熟种子。

采集加工　夏、秋季果实成熟时采收，除去杂质，干燥。

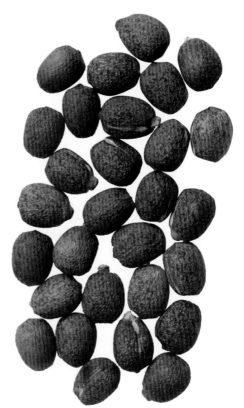

植物识别　二年生草本，高达1m，全株被白霜。茎直立，分枝多。单叶交互对生，由下而上叶渐增大，线状披针形至阔披针形，全缘。杯状聚伞花序，通常4枝排成伞状，基部轮生叶状苞4片，每枝再叉状分枝，分枝处对生卵形或卵状披针形的苞叶2片；雄花多数和雌花1枚同生于萼状总苞内，总苞4～5裂；雄花仅具雄蕊1；雌花生于花序中央，雌蕊1，子房3室，花柱3，先端2歧。蒴果近球形。花期4～7月，果期7～8月。分布于我国大部地区。

中药识别　本品呈椭圆形或倒卵形，直径约4mm。表面灰棕色或灰褐色，具不规则网状皱纹，网孔凹陷处灰黑色，形成细斑点。一侧有纵沟状种脊。种皮薄脆，种仁白色或黄白色，富油质。气微，味辛。

选购贮藏　千金子以粒饱满、油性足者为佳。千金子霜以均匀、疏松、色淡黄粉末、味辛辣者为佳。置阴凉干燥处，防蛀。

炮制　千金子霜：取千金子仁去皮取净仁碾碎如泥，经微热，压榨除去大部分油脂，取残渣研制成松散粉末，脂肪油含量应为18%～20%。

现代研究　有泻下、抗肿瘤等作用。

性味归经　辛，温；有毒。归肝、肾、大肠经。

功能主治　泻下逐水，破血消癥；外用疗癣、蚀疣。用于二便不通，水肿，痰饮，积滞胀满，血瘀经闭；外治顽癣，赘疣。

用法用量　大多制成千金子霜用，以减低毒性。①千金子：1～2g；去壳，去油用，多入丸、散服；外用适量，捣烂敷患处。②千金子霜：0.5～1g，多入丸、散服。外用适量。

用药禁忌　孕妇及体弱便溏者忌服。

验方　①黑子，去疣赘：千金子熟时捣烂外敷。②癥瘕痞块：千金子霜0.3g，青黛3g，装胶囊服。③水气肿胀：千金子霜0.5g，装胶囊服。

151

第六章 祛风湿药

一、祛风寒湿药

独活 Duhuo

别名 香独活。

来源 本品为伞形科植物重齿毛当归的干燥根。

采集加工 春初苗刚发芽或秋末茎叶枯萎时采挖，除去须根和泥沙，烘至半干，堆置2～3天，发软后再烘至全干。

植物识别 多年生草本。茎直立，带紫色。根生叶和茎下部叶的叶柄细长，叶二回三出式羽状全裂，末回裂片卵圆形至长椭圆形，边缘有不整齐的尖锯齿或重锯齿，顶生的末回裂片多3深裂，基部常沿叶轴下延成翅状，侧生的具短柄或无柄。茎上部的叶简化成膨大的叶鞘。复伞形花序顶生或侧生，花白色，花瓣5，广卵形。双悬果长圆形，背棱和中棱线形隆起，侧棱翅状。花期7～9月，果期9～10月。分布于安徽、浙江、江西、湖北、四川等地。

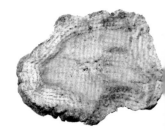

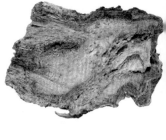

中药识别 外表皮灰褐色或棕褐色，具皱纹。切面皮部灰白色至灰褐色，有多数散在棕色油点，木部灰黄色至黄棕色，形成层环棕色。有特异香气。味苦、辛、微麻舌。

选购贮藏 以气香浓者为佳。置干燥处，防霉，防蛀。

现代研究 有抗炎、镇痛、抗心律失常、抗血栓、延缓衰老等作用。

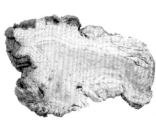

性味归经 辛、苦，微温。归肾、膀胱经。

功能主治 祛风除湿，通痹止痛。用于风寒湿痹，腰膝疼痛，少阴伏风头痛，风寒挟湿头痛。

用法用量 煎服，3～10g。外用适量。

验方 ①少阴寒郁头痛：独活15g，防风6g。水煎服。②慢性气管炎：独活9g，红糖15g。水煎服。③风湿腰膝酸痛：独活、秦艽、防风各9g，杜仲、当归各10g，桑寄生15g。水煎服。

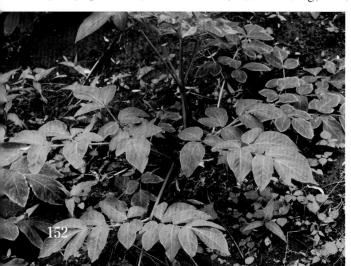

药茶 益气祛湿，消肿止痛。适用于风湿内阻，四肢关节不利、头面肿痛、尿少。独活5g、黄芪3g、花茶3g。开水冲泡后饮用。

药酒 祛风补血。先将独活60g、当归10g捣碎，放入干净的器皿中，用黄酒1500ml浸泡24小时；之后翻炒大豆500g至青烟冒出，倒入酒中密封；冷却后，去渣，过滤，装瓶备用。每次10～15ml，每日3次，将酒温热空腹服用。

威灵仙 Weilingxian

别名 铁脚威灵仙。

来源 本品为毛茛科植物威灵仙、棉团铁线莲的干燥根和根茎。

采集加工 秋季采挖，除去泥沙，晒干。

植物识别 ①威灵仙：木质藤本。叶对生，一回羽状复叶，小叶5，全缘。聚伞花序腋生或顶生；萼片4，长圆形或圆状倒卵形，白色，花瓣无。瘦果，宿存花柱羽毛状。花期6～9月，果期8～11月。②棉团铁线莲：一至二回羽状深裂。聚伞花序，有时花单生；萼片4～8，通常6，白色，长椭圆形或狭倒卵形。瘦果倒卵形，密生柔毛，宿存花柱有灰白色长柔毛。分布于东北、河北、山西、陕西、甘肃东部、山东及中南地区。

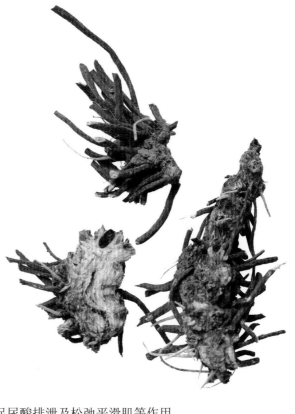

中药识别 根茎呈柱状，细根较密集，表面棕黑色；切面淡黄色。味辛辣。

选购贮藏 以皮黑肉白或黄白、质坚实者为佳。置干燥处。

现代研究 有镇痛、抗炎、保肝、利胆、促尿酸排泄及松弛平滑肌等作用.

性味归经 辛、咸，温。归膀胱经。

功能主治 祛风湿，通经络。用于风湿痹痛，肢体麻木，筋脉拘挛，屈伸不利。

用法用量 煎服，6～10g。外用，适量。

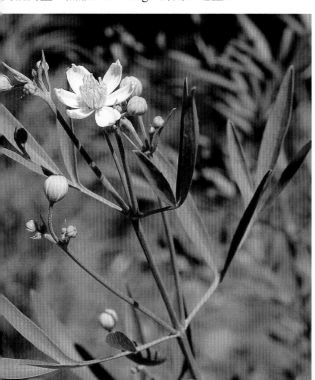

用药禁忌 本品辛散走窜，气血虚弱者慎服。

饮食禁忌 忌同时食用茶叶。

验方 ①跌打肿痛：威灵仙15g，水煎服，并用威灵仙浸酒搽患处。②风湿痹痛：威灵仙研细粉，每服10g，水、酒送服，另取威灵仙全草煎水熏洗患处。③关节肿痛：威灵仙30g，赤芍15g，防风10g，苍术10g。水煎服。

药酒 祛风除湿，通经活络。适用于风湿痹阻，腰脚疼痛，日久不愈。威灵仙300g捣末，置容器中，添加白酒4L，浸泡8～10日，去渣留液。每日1～2次，每次空腹温饮10～20ml。

川乌 Chuanwu

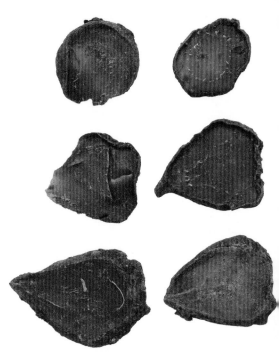

别名 川乌头、乌喙、即子、毒公、鸡毒。

来源 本品为毛茛科植物乌头的干燥母根。

采集加工 6月下旬至8月上旬采挖，除去子根、须根及泥沙，晒干。

植物识别 多年生草本，高60～120cm。块根通常2个连生，纺锤形至倒卵形。茎直立。叶互生，叶片卵圆形，3裂几达基部，两侧裂片再2裂，中央裂片菱状楔形，先端再3浅裂，裂片边缘有粗齿或缺刻。总状圆锥花序，萼片5，蓝紫色，上萼片盔形，侧萼片近圆形；花瓣2。蓇葖果长圆形。花期6～7月，果期7～8月。主产于四川、云南、陕西、湖南等地。

选购贮藏 以质脆、断面有光泽、微有麻舌感者为佳。置通风干燥处，防蛀。

炮制 制川乌：取川乌，大小个分开，用水

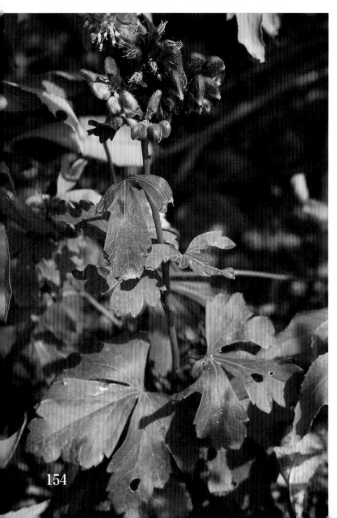

浸泡至内无干心，取出，加水煮沸4～6小时（或蒸6～8小时）至取大个及实心者切开内无白心，口尝微有麻舌感时，取出，晾至六成干，切片，干燥。用时捣碎。

制川乌性状 本品为不规则或长三角形的片。表面黑褐色或黄褐色，有灰棕色形成层环纹。体轻，质脆，断面有光泽。气微，微有麻舌感。

现代研究 有抗炎、镇痛及抑制免疫等作用。

性味归经 辛、苦，热；有大毒。归心、肝、肾、脾经。

功能主治 祛风除湿，温经止痛。用于风寒湿痹，关节疼痛，心腹冷痛，寒疝作痛及麻醉止痛。

用法用量 一般炮制后用。制川乌：煎服，1.5～3g；宜先煎、久煎。外用适量。

用药禁忌 孕妇忌用；不宜与贝母类、半夏、白及、白蔹、天花粉、瓜蒌类同用；内服一般应炮制用，生品内服宜慎；酒浸、酒煎服易致中毒，应慎用。

验方 风湿性关节炎：制川乌3g，秦艽10g，千年健、制何首乌各15g。水煎服。

草乌 Caowu

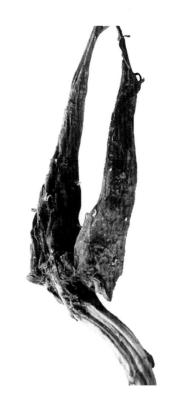

别名 白花蛇。

来源 为毛茛科植物北乌头的干燥根。

采集加工 秋季茎叶枯萎时采挖，除去须根和泥沙，干燥。

植物识别 多年生草本，高70～150cm。块根常2～5块连生，倒圆锥形。茎直立，光滑。叶互生，有柄，3全裂，裂片菱形，再作深浅不等的羽状缺刻状分裂，最终裂片线状披针形或披针形。总状花序；花萼5，紫蓝色，上萼片盔形；花瓣2。蓇葖果。花期7～8月，果期8～9月。分布黑龙江、吉林、辽宁、内蒙古、河北、山西等地。

中药识别 本品呈不规则长圆锥形，略弯曲。顶端常有残茎，一侧有一圆形不定根残基。表面灰褐色或黑棕褐色，皱缩，有纵皱纹、点状虚根痕和数个瘤状侧根。断面灰白色或暗灰色。味辛辣、麻舌。

选购贮藏 以质脆、稍有麻舌感者为佳。置通风干燥处，防蛀。

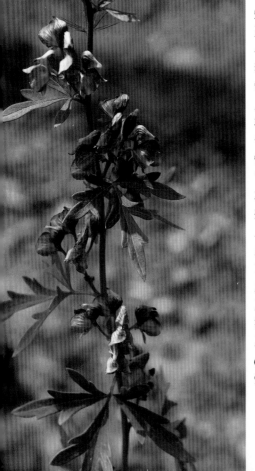

炮制 制草乌：取草乌，大小个分开，用水浸泡至内无干心，取出，加水煮至取大个切开内无白心、口尝微有麻舌感时，取出，晾至六成干后切薄片，干燥。

制草乌性状 本品呈不规则圆形或近三角形的片。表面黑褐色，有灰白色多角形形成层环和点状维管束，并有空隙，周边皱缩或弯曲。质脆。气微，味微辛辣，稍有麻舌感。

性味归经 辛、苦，热；有大毒。归心、肝、肾、脾经。

功能主治 祛风除湿，温经止痛。用于风寒湿痹，关节疼痛，心腹冷痛，寒疝作痛及麻醉止痛。

用法与用量 一般炮制后用。制草乌：煎服，1.5～3g，宜先煎、久煎。

用药禁忌 生品内服宜慎；孕妇禁用；不宜与半夏、瓜蒌、瓜蒌子、瓜蒌皮、天花粉、川贝母、浙贝母、平贝母、伊贝母、湖北贝母、白蔹、白及同用。

验方 腰腿痛、关节炎：制草乌1.5g，威灵仙9g，地龙9g，牛膝12g。水煎服。

木瓜 Mugua

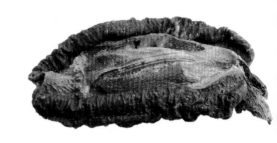

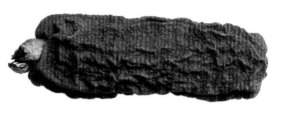

别名　木瓜实、铁脚梨。

来源　本品为蔷薇科植物贴梗海棠的干燥近成熟果实。

采集加工　夏、秋季果实绿黄时采收，置沸水中烫至外皮灰白色，对半纵剖，晒干。

植物识别　落叶灌木，高2～3m。枝棕褐色，有刺，有疏生浅褐色皮孔。叶片卵形至椭圆形，边缘有尖锐锯齿。花瓣5，倒卵形或近圆形，猩红色。果实球形或卵球形，有稀疏不显明斑点。花期3～5月，果期9～10月。分布华东、华中及西南各地。

中药识别　本品长圆形，多纵剖成两半。外表面紫红色或红棕色，有不规则的深皱纹；剖面边缘向内卷曲，果肉红棕色，中心部分凹陷，棕黄色。质坚硬。气微清香，味酸。

选购贮藏　以外皮皱、色紫红、味酸者为佳。置阴凉干燥处，防潮，防蛀。

现代研究　有镇痛、抗炎、保肝、调节免疫、松弛胃肠道平滑肌及抑菌等作用。

性味归经　酸，温。归肝、脾经。

功能主治　舒筋活络，和胃化湿。用于湿痹拘挛，腰膝关节酸重疼痛，暑湿吐泻，转筋挛痛，脚气水肿。

用法用量　煎服，6～9g。

用药禁忌　内有郁热，小便短赤者忌服。

验方　①荨麻疹：木瓜18g水煎，分两次服，每日1剂。②脚气湿热：木瓜、薏苡仁各15g，白术、茯苓各9g，黄柏6g。水煎服。③慢性咽炎：木瓜15g，煎水代茶饮，日数次。④消化不良：木瓜10g，麦芽、谷芽各15g，木香3g，水煎服。

药茶　①温水止泻。适用于腹泻不止。木瓜5g、生姜3g、甘草3g、花茶3g。开水冲泡后饮用。②除湿利水。适用于风湿在身，关节不舒、小便不利。木瓜5g、车前草3g、花茶3g。开水冲泡后饮用。

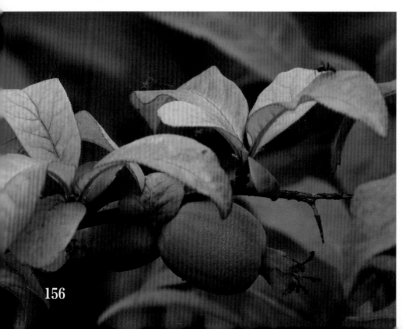

药酒　祛风除湿，舒筋活络，通便散结。适用于粘连性肠梗阻，风湿痹阻，关节僵硬，活动不便，周身骨痛。木瓜、牛膝各50g碾碎，置容器中，添加白酒500ml，密封浸泡7日，去渣留液。每日2次，每次服10～15ml。

药膳　化痰除湿，通络止痹。取木瓜、陈皮、丝瓜络各5g煎取汁。入粳米50g煮成粥，加冰糖稍煮即可。佐餐食用。

蚕沙 Cansha

别名 蚕矢、原蚕沙、晚蚕沙。

来源 为蚕蛾科昆虫家蚕幼虫的粪便。育蚕地区皆产。

采集加工 6～8月收集，以二眠到三眠时的粪便为主，收集后晒干，簸净泥土及桑叶碎屑。生用。

中药识别 本品呈颗粒状六棱形。表面灰黑色或黑绿色，粗糙，有六条明显的纵棱和横向浅沟纹。气微，味淡。

选购贮藏 以干燥、色黑、坚实、均匀、无杂质者为佳。置阴凉干燥处。

现代研究 有抗炎、促生长作用。

性味归经 甘、辛，温。归肝、脾、胃经。

功能主治 祛风湿，和胃化湿。用于风湿痹证，吐泻转筋，风疹、湿疹、瘙痒。

用法用量 煎服，5～15g；宜布包入煎。外用，适量。

验方 ①糖尿病口渴，吐泻失水口渴：蚕沙30g，加水500ml，煎至250ml，过滤去渣，日分3次服。②麻木不仁：蚕沙30g，加水180ml煎至90ml，过滤去渣，日分3次加热黄酒适量服。③带状疱疹：蚕沙30g，雄黄12g。共研末，用香油调敷患处。

药酒 祛风湿，舒筋活络。适用于风湿痹痛，肢节酸痛，腰膝冷痛。蚕沙250g炒微黄，纱布袋装，扎口，用白酒1000ml浸泡7日，取出药袋。每次口服10～20ml，每日2次。

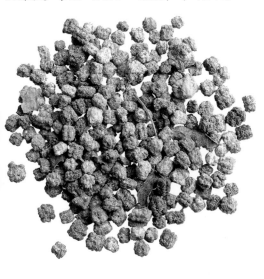

丁公藤 Dinggongteng

别名 包公藤。

来源 为旋花科植物丁公藤、光叶丁公藤的干燥藤茎。

采集加工 全年均可采收，切段或片，晒干。

植物识别 高大攀援灌木，小枝圆柱形，灰褐色。叶革质，卵状椭圆形或长圆状椭圆形，顶端骤然渐尖，基部宽楔形或稍钝圆，两面无毛。聚伞花序成圆锥状，腋生和顶生，密被锈色短柔毛；花冠白色，芳香，深5裂。浆果球形，干后黑褐色。分布于云南东南部、广西西南至东部、广东。

选购贮藏 以切面异型维管束呈花朵状者为佳。置通风干燥处。

现代研究 有抗炎、调节免疫、缩瞳和降眼压等作用。

性味归经 辛，温；有小毒。归肝、脾、胃经。

功能主治 祛风除湿，消肿止痛。用于风湿痹痛，半身不遂，跌扑肿痛。

用法用量 煎服，3～6g；或配制酒剂，内服或外搽。

用药禁忌 本品有强烈的发汗作用，虚弱者慎用，孕妇忌服。

药酒 适用于风湿性腰腿痛。取丁公藤200g，切碎蒸半小时，加入50度米酒1L，浸泡15日。每次服15～20ml，每日2次。

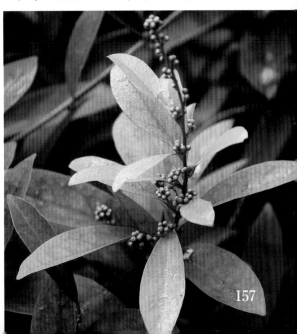

松节 Songjie

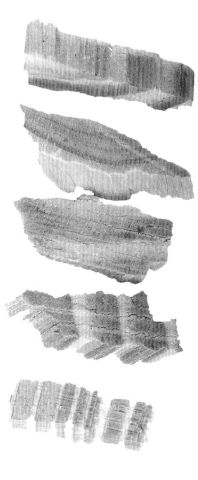

别名 黄松木节、松节、松郎头。

来源 本品为松科植物油松、马尾松的干燥瘤状节或分枝节。

采集加工 全年均可采收，锯取后阴干。劈成薄片或小块。

植物识别 ①油松：乔木，树皮灰褐色，呈不规则鳞甲状裂。叶针形，2针一束。雄球花圆柱形，淡黄绿色，穗状；雌球花序阔卵形，紫色。球果卵形或圆卵形，鳞盾肥厚，隆起，扁菱形或菱状多角形。全国大部分地区有产。②马尾松：乔木，树皮红褐色，裂成不规则的鳞状块片。针叶2针一束，细柔，微扭曲，边缘有细锯齿。雄球花淡红褐色，圆柱形，弯垂，穗状；雌球花单生或2～4个聚生于新枝近顶端，淡紫红色，一年生小球果圆球形或卵圆形。球果卵圆形或圆锥状卵圆形。

中药识别 外表面黄棕色、灰棕色或红棕色。横截面木部淡棕色，心材色稍深，可见明显的年轮环纹，显油性；髓部小，淡黄棕色。纵断面具纵直或扭曲纹理。有松节油香气，味微苦辛。

选购贮藏 以色红棕、油性足者为佳。置阴凉干燥处。

现代研究 有镇痛、抗炎、抗肿瘤及调节免疫等作用。

性味归经 苦、辛，温。入肝、肾经。

功能主治 祛风除湿，通络止痛。用于风寒湿痹，历节风痛，转筋挛急，跌打伤痛。

用法用量 煎服，9～15g。外用，适量。

用药禁忌 阴虚血燥者慎服。

验方 ①风湿性关节炎：松节18g，桑枝30g，木瓜9g。水煎服。②扭伤、跌打损伤（皮肤未伤者）：松节适量，劈成细块，白酒浸半月，外擦患处。

药茶 祛风燥湿，舒筋活络。适用于关节痛，转筋挛痛，鹤膝风，脚气，跌损瘀血。松节5g、花茶3g。开水冲泡后饮用。

药酒 祛风除湿，温经散寒，活血通络。适用于脚气，筋挛拘急，四肢挛痛，关节不利。松节500g，生地黄、秦艽、牛膝各150g，肉桂、防风各60g，牛蒡根500g，丹参、草薢、苍耳子、独活各90g，火麻仁100g，白酒3L。密封浸泡6～7日，去渣留液。每日3次，每次空腹温饮20～30ml。

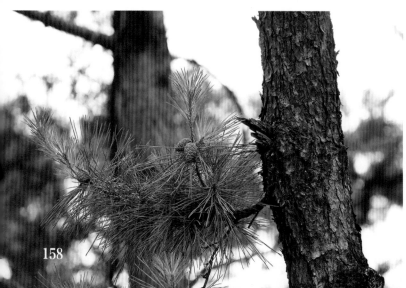

海风藤 Haifengteng

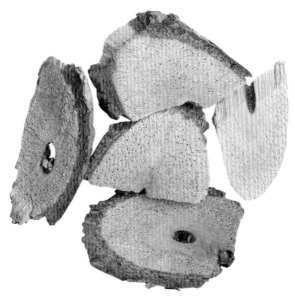

别名 苈藤、大风藤、岩胡椒。

来源 本品为胡椒科植物风藤的干燥藤茎。

采集加工 夏、秋季采割，除去根、叶，晒干。

植物识别 木质藤本；茎有纵棱，节上生根。叶互生，革质，卵形或长卵形，顶端短尖或钝，基部心形；叶脉5条，基出或近基部发出，最外1对细弱，不甚显著；叶柄长1～1.5cm。穗状花序生于枝梢，与叶对生。花单性，雌雄异株。雄花序总花梗略短于叶柄，苞片圆形，近无柄，盾状，边缘不整齐，腹面被白色粗毛。雌花序短于叶片；总花梗与叶柄等长；苞片和花序轴与雄花序的相同。浆果球形，褐黄色。花期5～8月，果期8～9月。生于低海拔林中，攀援于树上或石上。分布于浙江、福建、台湾、广东等地。

中药识别 表面灰褐色或褐色，粗糙，有纵向棱状纹理及明显的节。切面皮部窄，木部宽广，灰黄色，导管孔多数，射线灰白色，放射状排列，皮部与木部交界处常有裂隙，中心有灰褐色髓。气香，味微苦、辛。

选购贮藏 以香气浓者为佳。置通风干燥处。

现代研究 有抗炎、镇痛、抑制血小板活化、抗脑缺血及抑制着床等作用。

性味归经 辛、苦，微温。归肝经。

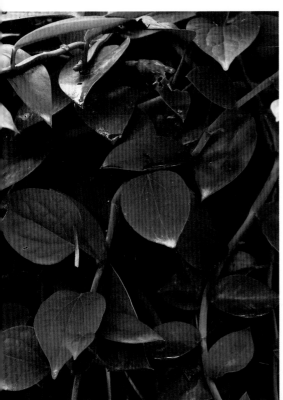

功能主治 祛风湿，通经络，止痹痛。用于风寒湿痹，肢节疼痛，筋脉拘挛，屈伸不利。

用法用量 煎服，6～12g。外用适量。

验方 1.慢性腰腿痛，坐骨神经痛：海风藤15g，鸡血藤15g，黑老虎根15g，两面针10g。浸白酒服或水煎服。

2.损伤性腰腿痛：海风藤15g，杜仲15g，威灵仙15g，千斤拔30g。水煎冲酒服。

3.风湿骨痛：海风藤15g，三叉苦根15g，鸡血藤18g，黑老虎根20g。水煎服。

4.热性腰腿疼痛：海风藤30g，桑寄生30g，毛冬青60g。水煎服。

5.慢性腰背胀痛：海风藤15g，姜黄15g，骨碎补15g。水煎，冲米酒服。

药酒 适用于寒性腰腿疼痛。海风藤、两面针、补骨脂各30g，浸米酒过药面，密封浸泡7日。每次服10～20ml，日服2次。

路路通 Lulutong

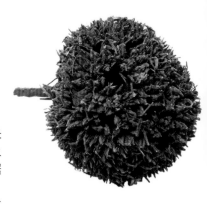

别名 枫实、枫香果。

来源 本品为金缕梅科植物枫香树的干燥成熟果序。

采集加工 冬季果实成熟后采收，除去杂质，干燥。

植物识别 落叶乔木，高20～40m。树皮灰褐色，方块状剥落。单叶互生，叶片心形，常3裂，幼时及萌发枝上的叶多为掌状5裂，裂片卵状三角形或卵形，边缘有细锯齿。雄花淡黄绿色，成荑黄花序再排成总状，生于枝顶；雌花排成圆球形的头状花序。头状果序圆球形，表面有刺。花期3～4月，果期9～10月。分布于秦岭及淮河以南各地。

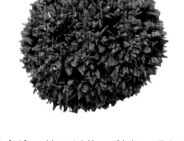

中药识别 本品为聚花果，由多数小蒴果集合而成，呈球形。表面灰棕色或棕褐色，有多数尖刺及喙状小钝刺，小蒴果顶部开裂，呈蜂窝状小孔。体轻，质硬，不易破开。气微，味淡。

选购贮藏 以个大、色灰棕、无果梗者为佳。置干燥处。

现代研究 有抗炎、镇痛等作用。

性味归经 苦，平。归肝、肾经。

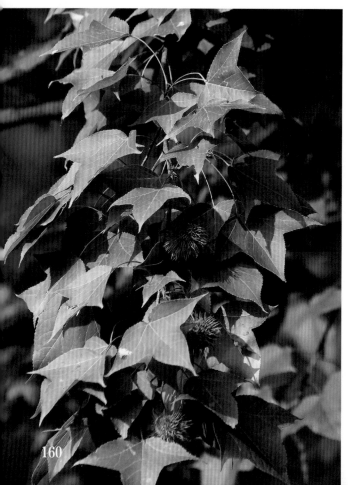

功能主治 祛风活络，利水，通经。用于关节痹痛，麻木痉挛，水肿胀满，乳少，经闭。

用法用量 煎服，5～10g。外用适量。

用药禁忌 虚寒血崩者勿服；月经过多及孕妇忌服。

验方 产妇乳汁不通：路路通15g，王不留行15g，土党参15g，麦冬15g，通草6g。水煎服。

药茶 祛风通络，利水除湿。适用于肢体痹痛、手足拘挛，胃痛，水肿，痈疽，湿疹疮疡。路路通5g、花茶3g。开水冲泡后饮用。

药酒 祛风通络，利水除湿。适用于脏毒，细菌性痢疾。路路通1个煅存性，研末，置容器中，添加白酒400ml。文火煎沸，候冷，去渣留液。每日3次，每次服10～20ml。

药膳 适用于荨麻疹。路路通7只，水煎去渣，加鸭蛋（去壳）3个，同煮。服汤食蛋。

徐长卿 Xuchangqing

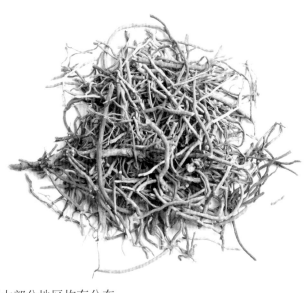

别名　鬼督邮、石下长卿、竹叶细辛。

来源　本品为萝藦科植物徐长卿的干燥根和根茎。

采集加工　秋季采挖，除去杂质，阴干，切段。

植物识别　多年生草本，高约65cm。茎细，刚直，节间长。叶对生，无柄，披针形至线形，先端尖，全缘。圆锥花序顶生于叶腋，花冠5深裂，广卵形，平展或下反，黄绿色；副花冠5枚，黄色，肉质，肾形。菁葖果角状。种子顶端着生多数银白色绒毛。花期6～7月，果期9～10月。生于山坡或路旁。全国大部分地区均有分布。

中药识别　根呈细长圆柱形，表面淡黄白色至淡棕黄色或棕色，具微细的纵皱纹，并有纤细的须根。质脆，易折断，断面粉性，皮部类白色或黄白色，形成层环淡棕色，木部细小。气香，味微辛凉。

选购贮藏　以香气浓者为佳。置阴凉干燥处。

现代研究　有抗炎、镇痛、调节免疫、松弛胃肠道平滑肌及改善心肌代谢等作用。

性味归经　辛，温。归肝、胃经。

功能主治　去风，化湿，止痛，止痒。用于风湿痹痛，胃痛胀满，牙痛，腰痛，跌扑伤痛，风疹，湿疹。

用法用量　煎服，3～12g，后下，不宜久煎。

用药禁忌　体弱者慎服。

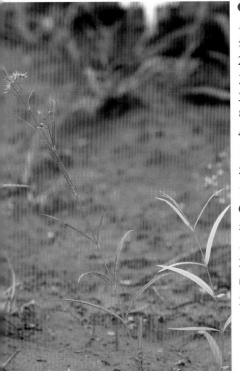

验方　1.跌打肿痛：徐长卿6g，连钱草60g，水煎，兑黄酒适量服；另取鲜徐长卿、鲜连钱草各适量捣烂敷患处。

2.风湿性关节痛：徐长卿15g，紫苏叶30g。水煎服。

3.湿疹，阴囊湿疹：徐长卿12g，水煎服；另取徐长卿适量水煎洗患处。

4.牙痛：徐长卿15g，水煎服，服时先用药液漱口1～2分钟再咽下。

5.胃腹胀痛：徐长卿研细粉，每次服6g，日服2次，开水送服。

药酒　①适用于腰椎间盘突出症。徐长卿20g，蜈蚣4条，细辛12g，牛膝20g，荆芥12g，甘草12g。上药用白酒500ml浸泡2周，去渣留液。每次口服20ml，每日2次。5天为1个疗程。

②适用于风湿性关节炎。徐长卿30g碾碎，浸入白酒250ml中，浸泡7日，去渣留液。每日服药酒60ml。

二、祛风湿热药

秦艽 Qinjiao

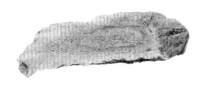

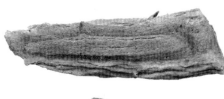

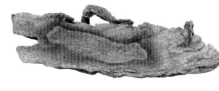

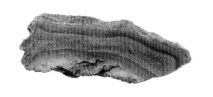

别名 左秦艽。

来源 本品为龙胆科植物秦艽、麻花秦艽、粗茎秦艽或秦艽的干燥根。前三种按性状不同分别习称"秦艽"和"麻花艽",后一种习称"小秦艽"。

采集加工 春、秋季采挖,除去泥沙;秦艽和麻花艽晒软,堆置"发汗"至表面呈红黄色或灰黄色时,摊开晒干,或不经"发汗"直接晒干;小秦艽趁鲜时搓去黑皮,晒干。

植物识别 麻花秦艽:多年生草本,高 10 ~ 20cm。基生叶多丛生,无柄,叶片较大,披针形,先端尖,全缘,主脉 5 条;茎生叶对生,较小。聚伞花序,花冠管状,黄色,漏斗形,先端 5 裂,裂片卵圆形。蒴果,开裂为 2 个果瓣,椭圆状披针形。花期 7 ~ 9 月,果期 8 ~ 10 月。主产于陕西、甘肃、内蒙古、四川等地。

中药识别 本品呈类圆形的厚片。外表皮黄棕色、灰黄色或棕褐色,粗糙,有扭曲纵纹或网状孔纹。切面皮部黄色或棕黄色,木部黄色,有的中心呈枯朽状。气特异,味苦、微涩。

选购贮藏 以色棕黄、气味浓厚者为佳。置通风干燥处。

现代研究 有抗炎、镇痛、免疫调节、降血压及保肝等作用。

性味归经 辛、苦,平。归胃、肝、胆经。

功能主治 祛风湿,清湿热,止痹痛,退虚热。用于风湿痹痛,中风半身不遂,筋脉拘挛,骨节酸痛,湿热黄疸,骨蒸潮热,小儿疳积发热。

用法用量 煎服,3 ~ 10g。

验方 ①头风痛:秦艽、白芷、川芎 6g,藁本 9g。水煎服。②风湿性腰痛:骨碎补、桑寄生各 15g,秦艽、豨莶草各 9g。水煎服。

药茶 ①祛风湿、舒筋。适用于风湿痹痛。木瓜 5g、秦艽 3g、花茶 3g。开水冲泡后饮用。②清热解毒,除湿。适用于黄疸、急性传染性肝炎。大青叶 5g、茵陈 3g、秦艽 3g、天花粉 3g、绿茶 6g。用开水冲泡后饮用。

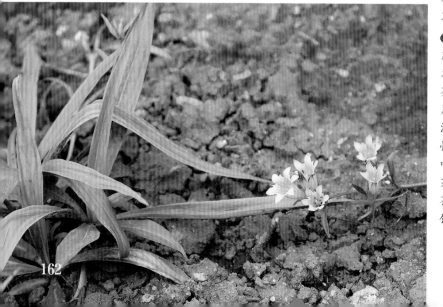

防己 Fangji

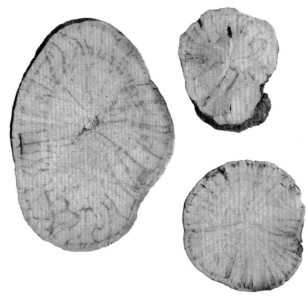

别名 汉防己。

来源 本品为防己科植物粉防己的干燥根。

采集加工 秋季采挖，洗净，除去粗皮，晒至半干，切段，个大者再纵切，干燥。

植物识别 多年生缠绕藤本。主根肉质，柱状。茎柔韧，圆柱形，具细条纹。单叶互生，纸质，阔三角形，有时三角状近圆形，顶端有凸尖，基部微凹或近截平，两面被贴伏短柔毛；掌状脉9～10条，叶柄盾状着生。头状聚伞花序，花瓣4。核果球形，熟时红色。花期4～5月，果期5～6月。生于村边、旷野、路边等处的灌丛中。分布浙江、安徽、江西、福建、广东、广西等地。

中药识别 本品呈类圆形或半圆形的厚片。外表皮淡灰黄色。切面灰白色，粉性，有稀疏的放射状纹理。气微，味苦。

选购贮藏 以粉性足者为佳。置干燥处，防霉，防蛀。

现代研究 有抗炎、抑制免疫、抗心肌缺血、抗心律失常及降血压等作用。

性味归经 苦，寒。归膀胱、肺经。

功能主治 祛风止痛，利水消肿。用于风湿痹痛，水肿脚气，小便不利，湿疹疮毒。

用法用量 煎服，5～10g。

用药禁忌 本品大苦大寒易伤胃气，胃纳不佳及阴虚体弱者慎服。

验方 1.关节酸痛、麻木：木瓜、防己、威灵仙、当归各12g。水煎服。

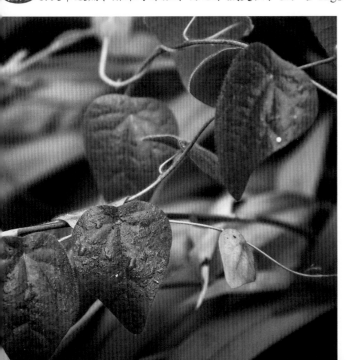

2.风水头面身肿、小便不利：防己10g，黄芪15g，白术12g，麻黄6g。水煎服。

3.脚气肿痛：防己、木瓜、牛膝各9g，桂枝1.5g，枳壳3g。水煎服。

4.水臌胀（腹水）：防己30g、生姜15g。水煎服。

5.遗尿，小便涩：防己、葵子、防风各30g。水煎，分三次服。

药茶 1.行水消胀。适用于水饮停聚臌胀。防己5g、生姜3g、绿茶3g。开水冲泡后饮用。

2.利水除湿。适用于脚气肿痛。防己5g、木瓜3g、牛膝3g、绿茶3g。开水冲泡后饮用。

桑枝 Sangzhi

别名 桑条。

来源 本品为桑科植物桑的干燥嫩枝。

采集加工 春末夏初采收，去叶，晒干，或趁鲜切片，晒干。

植物识别 参见桑叶项下。

中药识别 本品呈类圆形或椭圆形的厚片。外表皮灰黄色或黄褐色，有点状皮孔。切面皮部较薄，木部黄白色，射线放射状，髓部白色或黄白色。气微，味淡。

选购贮藏 以质嫩、断面黄白色者为佳。置干燥处。

现代研究 有抗炎、增强免疫、降血糖和降血脂等作用。

性味归经 微苦，平。归肝经。

功能主治 祛风湿，利关节。用于风湿痹证，肩臂、关节酸痛麻木。

用法用量 煎服，9～15g。外用，适量。

验方 ①肩臂疼痛：桑枝15g，当归10g，姜黄10g。水煎服。②四肢关节疼痛拘挛：桑枝10g，刺五加皮10g，鸡血藤10g，威灵仙10g，独活10g。水煎服。

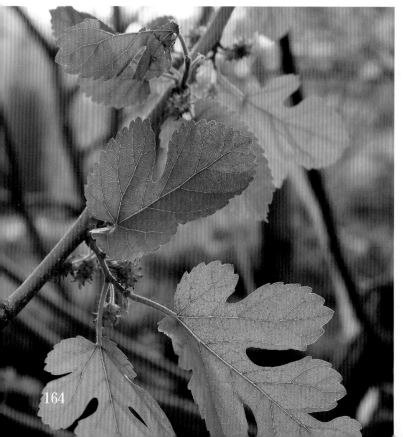

药茶 化湿通络。适用于风湿性关节炎；慢性肾炎伴有四肢风湿痹痛、水肿、蛋白尿者。木瓜5g、桑枝3g、花茶3g。开水冲泡后饮用。

药酒 祛风除湿，清热通络。适用于湿热痹痛，口渴心烦，筋脉拘急。桑枝、黑大豆、五加皮、木瓜、金银花、薏苡仁、黄柏、蚕沙、松仁各10g，粗碎，置容器中，添加白酒1L。密封浸泡15日，去渣留液。每日2次，每次服30ml。

药膳 清热祛湿，通络止痛。薏苡仁30g、桑枝10g入砂锅，水煎取汁。入南瓜片250g，精盐3g，加适量水，文火煨煮至南瓜熟即可。佐餐食用。

豨莶草 *Xixiancao*

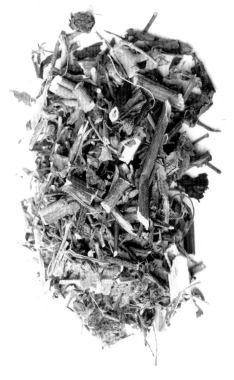

别名 豨莶。

来源 本品为菊科植物豨莶、腺梗豨莶的干燥地上部分。

采集加工 夏、秋季花开前和花期均可采割，除去杂质，晒干。

植物识别 腺梗豨莶：一年生草本，高达1m以上，枝上部密被灰白色长柔毛和紫褐色腺毛。叶对生，阔卵形至阔卵状三角形，基部楔形，下延成翼柄，先端尖，叶缘有不规则的锯齿，两面均密被长柔毛。头状花序，排成伞房状；花黄色，边缘为舌状花。瘦果倒卵形。花期8～10月，果期9～12月。分布于东北、华北、华东、中南、西南。

中药识别 茎表面灰绿色、黄棕色或紫棕色，有纵沟和细纵纹，被灰色柔毛。切面髓部类白色。叶多破碎。灰绿色，边缘有钝锯齿，两面皆具白色柔毛。气微，味微苦。

选购贮藏 以叶多、质嫩、色灰绿者为佳。置通风干燥处。

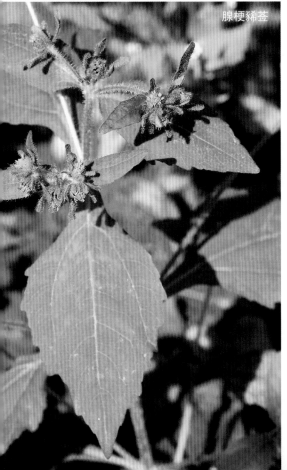

腺梗豨莶

现代研究 有抗炎、镇痛、调节免疫、抗血栓及抑菌等作用。

性味归经 辛、苦，寒。归肝、肾经。

功能主治 祛风湿，利关节，解毒。用于风湿痹痛，筋骨无力，腰膝酸软，四肢麻痹，半身不遂，风疹湿疮。

用法用量 煎服，9～12g。外用适量。

验方 ①风湿性关节炎疼痛：豨莶草15g，水煎浓汁，加红糖适量调服。②中风后遗症，四肢麻木：豨莶草15g，防风10g，五加皮10g，红花3g。水煎服。③食管癌：鲜豨莶草60g，捣烂绞汁服；另取鲜半边莲60g，鲜白花蛇舌草60g，水煎代茶饮。④急性黄疸型肝炎：鲜豨莶草60g，鲜金钱草60g，鲜白茅根30g，水煎服。⑤疔肿：豨莶草15g，野菊花15g，苍耳草15g。水煎服。

药酒 清热燥湿，祛风止痒。适用于阴囊、肛门湿疹，瘙痒难忍，女阴痛痒。苦参、豨莶草各30g，地肤子、白鲜皮各15g，白矾9g。碾碎，置容器中，添加白酒500ml，密封浸泡10日，去渣留液。每日3次，每次用消毒棉球蘸本酒涂擦患处。

165

海桐皮 Haitongpi

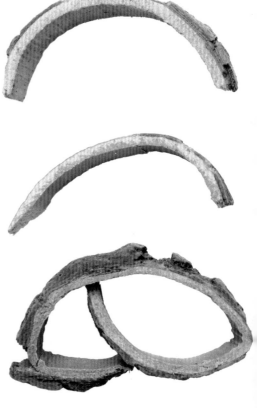

别名 丁皮、刺桐皮、接骨药。

来源 为豆科植物刺桐或乔木刺桐的干皮或根皮。

采集加工 夏、秋剥取树皮，晒干。切丝，生用。

植物识别 大乔木。树皮灰褐色，枝有明显叶痕及短圆锥形的黑色直刺。羽状复叶具3小叶，常密集枝端；小叶阔卵形至斜方状卵形，顶端小叶宽大于长；先端渐尖而钝，基部宽楔形或截形；基脉3条，侧脉5对；叶柄长10～15cm，通常无刺。总状花序顶生，长10～16cm，上有密集、成对着生的花；总花梗木质，粗壮；花萼佛焰苞状，萼口斜裂，由背开裂至基部；花冠碟形，红色。荚果黑色，肥厚，种子间略缢缩。花期3月，果期8月。常见于树旁或近海溪边，或栽于公园。分布台湾、福建、广东、广西等地。

中药识别 干燥干皮，呈半筒状或板片状，外表灰棕色或灰黑色，有稀疏纵裂纹及较密的黄色皮孔；皮上有大形钉刺，刺尖有时被磨去；内表面黄棕色或红棕色，平滑，有细纵纹。断面黄白色或淡黄色。气微香，味苦。

选购贮藏 以皮张大、钉刺多者为佳。置通风干燥处。

性味归经 苦、辛，平。归肝经。

功能主治 祛风湿，通络止痛，杀虫止痒。用于风湿痹痛，四肢拘挛，腰膝酸痛或麻痹不仁，疥癣、湿疹瘙痒。

用法用量 煎服，5～15g；或酒浸服。外用，适量。

验方 1.小儿蛔虫病：海桐皮1.5～3g。研粉开水冲服。

2.风虫牙痛：海桐皮煎水漱口。

3.风癣有虫：海桐皮、蛇床子等分。研为末，以猪脂调搽患处。

4.类风湿关节炎：海桐皮20g，豨莶草、忍冬藤各30g。水煎，每天服1剂。

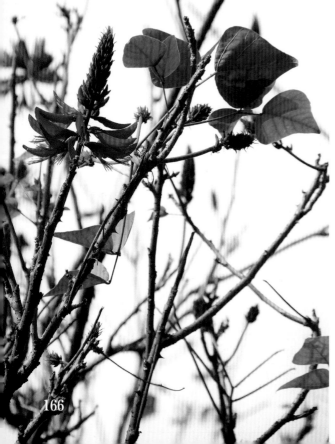

雷公藤 Leigongteng

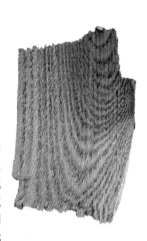
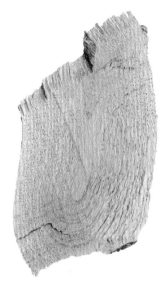

别名 黄藤根、黄药、黄藤木。

来源 为卫矛科植物雷公藤的根或根的木质部。

采集加工 秋季挖取根部，去净泥土，晒干，或去皮晒干。切厚片，生用。

植物识别 落叶蔓性灌木，小枝红褐色，有棱角，密生瘤状皮孔及锈色短毛。单叶互生，亚革质，叶片椭圆形或宽卵形，边缘具细锯齿。聚伞状圆锥花序顶生或腋生，花白绿色，花瓣5，椭圆形。蒴果具3片膜质翅。花期7～8月，果期9～10月。生长于山地林内阴湿处。分布于长江流域以南各地及西南地区。

中药识别 横切面木栓层橙黄色，显层状；韧皮部红棕色；木部黄白色，密布针眼状孔洞，射线较明显。气微、特异，味苦微辛。有大毒。

选购贮藏 以块大、断面红棕色者为佳。

现代研究 有免疫抑制、改善血液流变学、抗肿瘤及抗生育等作用。

性味归经 辛、苦，寒。有大毒。归肝、肾经。

功能主治 祛风湿，活血通络，消肿止痛，杀虫解毒。用于风湿顽痹，麻风，顽癣，湿疹，疥疮，皮炎，皮疹，疔疮肿毒。

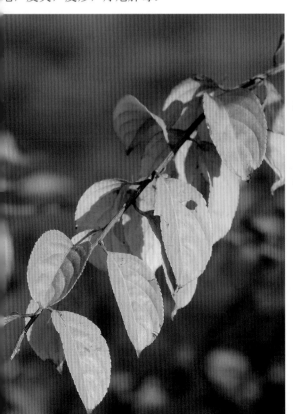

用法用量 煎汤，10～25g（带根皮者减量），文火煎1～2小时；研粉，每日1.5～4.5g。外用适量。

用药禁忌 本品有大毒，内服宜慎。孕妇、哺乳期妇女及体弱者忌用。

验方 1.风湿关节炎：雷公藤（根、叶）捣烂外敷，半小时后即去，否则起疱。
2.烧伤：雷公藤、乌韭各60g，虎杖30g，水煎，药液敷患处。

药酒 养阴清热，祛风除湿，活血通络。适用于类风湿性关节炎（偏热型）。雷公藤25g，青风藤50g，生地黄100g，黄精、秦艽、丹参各50g，海风藤、忍冬藤、牛膝各60g，白木耳、石斛各40g，冰糖250g，白酒1L。诸药使碎，置容器中，添加清水5L，文火煎至1L，去渣留液，加冰糖溶解，候冷，添加白酒混匀。饭后口服。每日3次，每次20～30ml。本酒不宜多服、久服，孕妇忌服。

老鹳草 Laoguancao

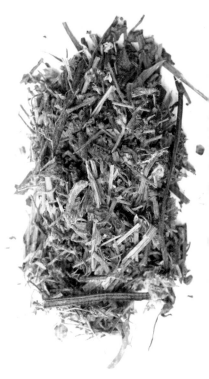

别名 五叶草、天罡草、老鸹草、老鸹嘴。

来源 本品为牻牛儿苗科植物牻牛儿苗、老鹳草或野老鹳草的干燥地上部分。

采集加工 夏、秋季果实近成熟时采割，捆成把，晒干。

植物识别 ①牻牛儿苗：草本，茎平铺地面或斜升。叶对生，二回羽状深裂，羽片5～9对，基部下延，小羽片条形，全缘或有1～3粗齿。伞形花序，花瓣5，倒卵形，淡紫色或蓝紫色。蒴果先端具长喙。花期4～8月，果期6～9月。分布长江中下游以北的华北、东北、西北、四川西北和西藏。②老鹳草：草本，高30～80cm。茎直立或下部稍蔓生。叶对生，叶片3深裂，中央裂片稍大，卵状菱形，上部有缺刻或粗牙齿。花单生叶腋，花瓣5，淡红色或粉红色，具5条紫红色纵脉。蒴果喙较短。花期7～8月，果期8～10月。分布于东北、华北、华东、华中、陕西、甘肃和四川。③野老鹳草：叶片掌状5～7深裂，裂片条形，每裂片又3～5深裂。生于山地阔叶林林缘、灌丛、荒山草坡。分布于东北、华北、西北、华中等地。

选购贮藏 以色灰绿、叶多、果实多者为佳。置阴凉干燥处。

现代研究 有抗炎、镇痛、抗溃疡、止泻等作用。

性味归经 辛、苦，平。归肝、肾、脾经。

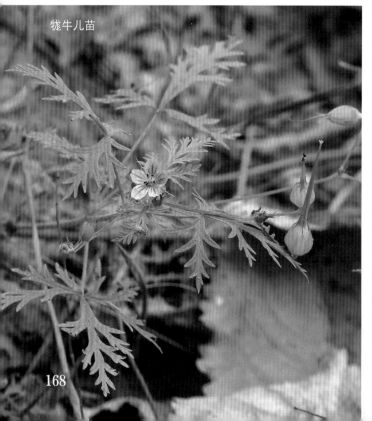

牻牛儿苗

功能主治 祛风湿，通经络，止泻痢。用于风湿痹痛，麻木拘挛，筋骨酸痛，泄泻痢疾。

用法用量 煎服，9～15g；或熬膏、酒浸服。外用适量。

验方 ①急慢性肠炎、下痢：老鹳草18g，红枣9枚。煎浓汤，每日分三次服。②疮毒初起：鲜老鹳草适量。捣汁或浓煎取汁，搽擦患处。③咽喉肿痛：老鹳草15～30g，煎汤漱口。

药酒 适用于风湿骨痛、腰膝酸痛、四肢麻木、关节炎。老鹳草600g，丁公藤300g，桑枝150g，豨莶草150g。水煎两次，第一次2h，第二次1h，合并药液，静置沉淀，过滤，浓缩。每50ml浓缩液加入白酒80ml，静置3天，取上清液备用。每次服15ml，每日3次。

穿山龙 Chuanshanlong

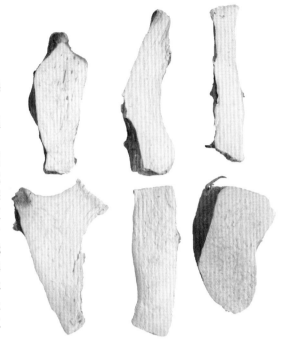

别名 穿地龙、过山龙、野山药、黄姜。

来源 本品为薯蓣科植物穿龙薯蓣的干燥根茎。

采集加工 春、秋季采挖，洗净，除去须根及外皮，晒干。

植物识别 多年生缠绕草本。茎左旋，圆柱形。单叶互生，叶片掌状心形，变化较大，边缘作不等大的三角状浅裂、中裂或深裂。花黄绿色，花序腋生，下垂；雄花序复穗状，雌花序穗状；雄花小，钟形，花被片6。蒴果倒卵状椭圆形，具3翅。花期6～8月，果期8～10月。生于山腰的河谷两侧半阴半阳的山坡灌木丛中和稀疏杂木林内及林缘。分布于东北、华北、西北（除新疆）及河南、湖北、山东、江苏、安徽、浙江、江西、四川等地。

中药识别 本品呈圆形或椭圆形的厚片。外表皮黄白色或棕黄色。切面白色或黄白色，有淡棕色的点状维管束。气微。味苦涩。

选购贮藏 以切面白色者为佳。置于干燥处。

现代研究 有抗炎、镇痛、镇咳、平喘及调节免疫等作用。

性味归经 甘、苦、温。归肝、肾、肺经。

功能主治 祛风除湿，舒筋通络，活血止痛，止咳平喘。用于风湿痹病，关节肿胀，疼痛麻木，跌扑损伤，闪腰岔气，咳嗽气喘。

用法用量 煎服，10～15g；或酒浸服。外用适量。

验方 1.腰腿酸痛，筋骨麻木：新鲜穿山龙根茎60g。水一壶，可煎用5～6次，加红糖服用效力更佳。

2.劳损：穿山龙15g。水煎冲红糖、黄酒。每日早、晚各服一次。

3.大骨节病，腰腿疼痛：穿山龙60g，白酒500ml，浸泡7天。每服30ml，每天二次。

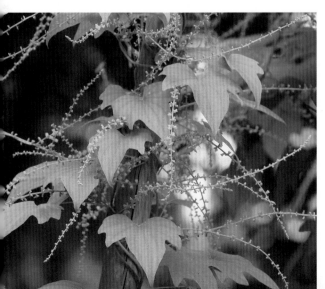

4.闪腰岔气，扭伤作痛：穿山龙15g。水煎服。

5.慢性气管炎：穿山龙15g。水煎服。

药酒 舒筋活络，祛风止痛。适用于风湿病、关节疼痛。穿山龙150g，豨莶草150g，威灵仙120g，老鹳草150g，苍术30g。上药研粗末，用45度白酒1000ml浸泡10～15天，过滤，补充一些白酒，继续浸渍药渣3～5天，过滤，添加至1000ml即成。口服。每次10～20ml，每日3次，空腹服。

丝瓜络 Sigualuo

别名 天萝草、丝瓜网、丝瓜筋。

来源 本品为葫芦科植物丝瓜的干燥成熟果实的维管束。

采集加工 夏、秋季果实成熟、果皮变黄、内部干枯时采摘，除去外皮和果肉，洗净，晒干，除去种子。

植物识别 一年生攀援草本。叶互生，叶片三角形或近圆形，掌状5～7裂，裂片三角形，边缘有锯齿。花冠黄色，幅状，裂片5，长圆形。果实圆柱状，常有纵条纹。全国各地均产。

中药识别 本品为丝状维管束交织而成，多呈长棱形或长圆筒形。表面淡黄白色。体轻，质韧，有弹性，不能折断。气微，味淡。

选购贮藏 以筋络细、坚韧、色淡黄白者为佳。置干燥处。

现代研究 有抗炎、镇痛、止咳、降血脂及抑菌等作用。

性味归经 甘，平，归肺、胃、肝经。

功能主治 祛风，通络，活血，下乳。用于痹痛拘挛，胸胁胀痛，乳汁不通，乳痈肿痛。

用法用量 煎服，5～12g。外用，适量。

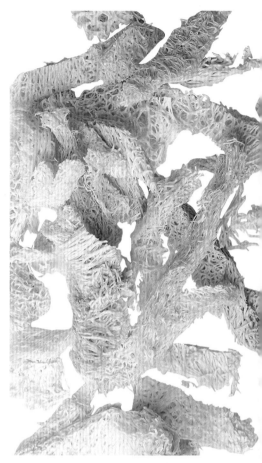

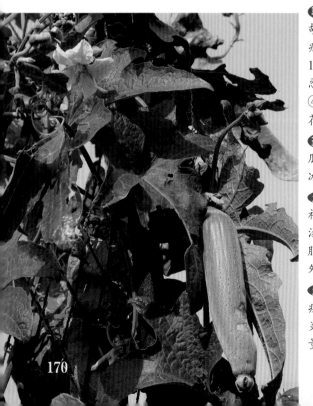

验方 ①胸胁疼痛：丝瓜络、赤芍、白芍、延胡索各9g，青皮6g，水煎服。②胸痹及心气痛：丝瓜络15g，橘络3g，丹参10g，薤白12g。水煎服。③风湿性关节痛：丝瓜络15g，忍冬藤24g，威灵仙12g，鸡血藤15g。水煎服。④手臂痛：丝瓜络10g，秦艽6g，羌活3g，红花4.5g。水煎服。

药膳 化痰除湿，通络止痹。木瓜、陈皮、丝瓜络各5g，水煎取汁。入粳米50g煮成粥，加冰糖稍煮即可。佐餐食用。

丝瓜叶 味苦；性微寒。有清热解毒、止血、祛暑的功效。主治痈疽，疔肿，疮癣，蛇咬，汤火伤，咽喉肿痛，创伤出血，暑热烦渴。煎服，6～15g；鲜品15～60g，或捣汁；或研末外用适量，煎水洗或捣敷。

丝瓜花 味甘；微苦；性寒。有清热解毒、化痰止咳的功效。主治肺热咳嗽，咽痛，鼻窦炎，疔疮肿毒，痔疮。煎服，6～9g。外用适量，捣敷。

三、祛风湿强筋骨药

五加皮 Wujiapi

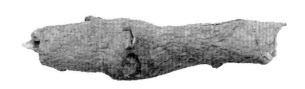

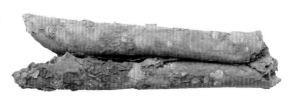

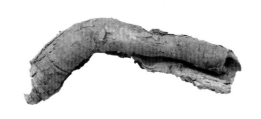

别名 南五加皮。

来源 本品为五加科植物细柱五加的干燥根皮。

采集加工 夏、秋季采挖根部，洗净，剥取根皮，晒干。

植物识别 灌木，高2～3m。枝灰棕色，软弱而下垂，蔓生状，节上通常疏生反曲扁刺。掌状复叶互生，小叶5，中央一片最大，边缘有细锯齿。伞形花序腋生或单生于短枝顶端，花黄绿色，花瓣5。核果浆果状，扁球形，成熟时黑色。花期4～7月，果期7～10月。分布于中南、西南及山西、陕西、江苏、安徽、浙江、江西、福建等地。

中药识别 本品呈不规则卷筒状。外表面灰褐色，有稍扭曲的纵皱纹和横长皮孔样瘢痕；内表面淡黄色或灰黄色，有细纵纹。断面灰白色。气微香，味微辣而苦。

选购贮藏 以皮厚、色淡黄棕者为佳。置干燥处，防霉，防蛀。

现代研究 有抗炎、调节免疫、抗疲劳及改善肾功能等作用。

性味归经 辛、苦，温。归肝、肾经。

功能主治 祛风除湿，补益肝肾，强筋壮骨，利水消肿。用于风湿痹病，筋骨痿软，小儿行迟，体虚乏力，水肿，脚气。

用法用量 煎服，5～10g；或酒浸、入丸散服。

验方 ①风湿腰痛：五加皮6g，猪尾1条，水煎服。②风湿关节筋骨痛：五加皮10g，擂烂冲酒服。③小儿筋骨痿软，行走较迟：五加皮6g，牛膝6g，木瓜6g。水煎服。④气虚水肿：五加皮12g，黄芪30g。水煎服。

药茶 ①补肝肾，祛风湿。适用于肝肾不足及风湿腰腿疼痛。五加皮5g，杜仲3g、花茶3g。开水冲泡后饮用。②祛风除湿，活血祛瘀。适用于鹤膝风，风湿性关节炎，四肢痹痛。五加皮5g、当归3g、牛膝2g、花茶3g。开水冲泡后饮用。

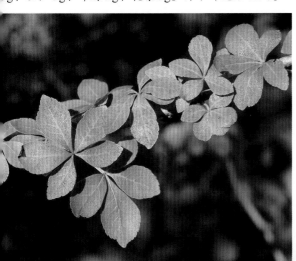

药酒 散风除湿，强筋壮骨。五加皮50g、当归45g、牛膝75g，放入砂锅内煎40分钟，去渣取汁，入高粱米酒1000ml中。温热服用，每次10～30ml，每日早晚2次。

药膳 ①适用于风湿痹痛。五加皮100g，猪蹄1只，黄酒500ml。同煮至熟烂服食。②适用于风湿肩臂痛，日久不愈。鲜五加皮60g，老母鸡1只（去头、足、翅、内脏），加水炖服。

171

桑寄生 Sangjisheng

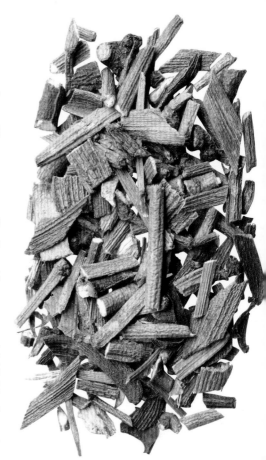

别名 广寄生。

来源 本品为桑寄生科植物桑寄生的干燥带叶茎枝。

采集加工 冬季至次春采割，除去粗茎，切段，干燥，或蒸后干燥。

植物识别 灌木。嫩枝、叶密被锈色星状毛；小枝灰褐色，具细小皮孔。叶对生或近对生，叶片厚纸质，卵形至长卵形。伞形花序腋生，花褐色，花冠花蕾时管状，稍弯，下半部膨胀，顶端卵球形，裂片4，匙形，反折。浆果椭圆状或近球形。花、果期4月至翌年1月。寄生于海拔500～1900m山地阔叶林中桑树等植物上。分布于云南、四川、甘肃、陕西、山西、河南、贵州、湖北、湖南、广西、广东、江西、浙江、福建、台湾。

中药识别 本品为厚片或不规则短段。外表皮红褐色或灰褐色，具细纵纹，并有多数细小突起的棕色皮孔。切面皮部红棕色，木部色较浅。叶多卷曲或破碎，表面黄褐色；革质。气微，味涩。

选购贮藏 以枝细、质嫩、叶多者为佳。置干燥处，防蛀。

现代研究 有镇痛、抗炎、降血脂及抗肿瘤等作用。

性味归经 苦、甘、平。归肝、肾经。

功能主治 祛风湿，补肝肾，强筋骨，安胎元。用于风湿痹痛，腰膝酸软，筋骨无力，崩漏经多，妊娠漏血，胎动不安，头晕目眩。

用法用量 煎服，9～15g。

验方 ①风湿腰腿痛：桑寄生15g，当归10g，独活10g，秦艽10g。水煎服。②产妇乳汁不通：鲜桑寄生60g，水煎冲酒服。③关节痛，腰腿痛：桑寄生15g，牛膝12g，威灵仙10g，独活10g。水煎服。④月经过多、崩漏不止：桑寄生15g，荆芥炭10g。水煎，阿胶15g烊化冲服。

药茶 补肾养血安胎。适用于妊娠胎动不安，心腹疼痛。桑寄生5g、阿胶3g、艾叶3g煎煮取液300ml，泡花茶3g饮用。

药酒 补养气血，益肝强肾，祛风湿，止腰腿痛。将桑寄生30g、牛膝45g、独活25g、秦艽25g、杜仲40g、人参10g、当归35g放入白酒1000ml中。浸泡30天，去渣留液。每次服10～30ml，每日1次。

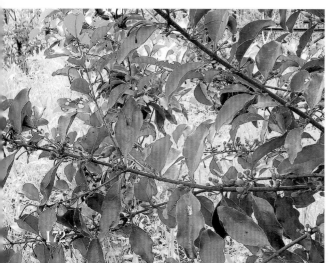

狗脊 Gouji

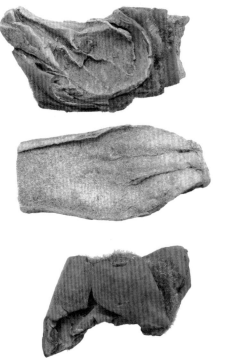

别名 金毛狗脊、金丝子、金毛狮子。

来源 本品为蚌壳蕨科植物金毛狗脊的干燥根茎。

采集加工 秋、冬季采挖，除去泥沙，干燥；或去硬根、叶柄及金黄色绒毛，切厚片，干燥，为"生狗脊片"；蒸后晒至六、七成干，切厚片，干燥，为"熟狗脊片"。

植物识别 多年生草本，高达2.5～3m。叶柄粗壮，褐色，基部密被金黄色长柔毛和黄色狭长披针形鳞片；叶片卵圆形，3回羽状分裂；下部羽片卵状披针形，上部羽片逐渐短小，至顶部呈狭羽尾状；小羽片线状披针形，渐尖，羽状深裂至全裂，裂片密接，狭矩圆形或近于镰刀形。分布于华南、西南及浙江、江西、福建、台湾、湖南。

中药识别 本品呈不规则的长块状。表面深棕色，残留金黄色绒毛。质坚硬，不易折断。无臭，味淡、微涩。

选购贮藏 以厚薄均匀、坚实、无毛者为佳。置通风干燥处，防潮。

现代研究 有抗炎、镇痛、止血及增加心肌血流量等作用。

性味归经 苦、甘，温。归肝、肾经。

功能主治 祛风湿，补肝肾，强腰膝。用于风湿痹痛，腰膝酸软，下肢无力。

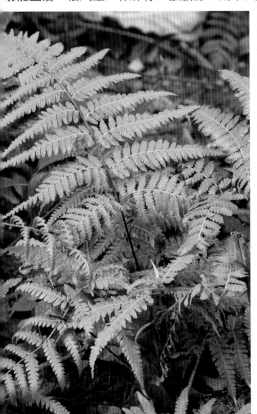

用法用量 煎服，6～12g。生狗脊用于风寒湿痹，关节疼痛，屈伸不利。烫狗脊用于肝肾不足或冲任虚寒的腰膝酸软，下肢无力，遗尿，妇女带下等。

用药禁忌 肾虚有热、小便不利或短涩黄赤者慎服。

验方 ①风寒骨痛，手脚麻痹，腰肌劳损：狗脊15g，水煎服。②夜尿，遗尿，老人尿频：狗脊15g，千斤拔30g，同瘦肉煲服。③风湿痹痛：狗脊、海风藤、鸡血藤、钩藤各等量，煎水洗患处。

药酒 补肾强腰，祛风除湿。适用于腰膝乏力，筋骨疼痛，行走不便。狗脊150g，黑大豆120g，白酒1L。前2味轧碎，置容器中，添加白酒，文火煮沸3～5分钟，密封浸泡7日，去渣留液。每日3次，每次服15～20ml。

药膳 适用于肾阳虚遗精，尿频，尿多：狗脊15g，金樱子15g，狗肉250g。共炖，加调味品调味。待狗肉熟烂后食用。

千年健 Qiannianjian

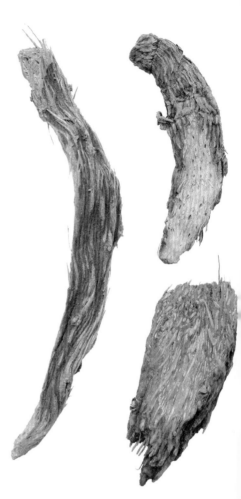

别名 千年见。

来源 本品为天南星科植物千年健的干燥根茎。

采集加工 春、秋季采挖，洗净，除去外皮，晒干。

植物识别 多年生草本。有高30～50cm的直立地茎。叶互生，具长柄，柄长18～25cm，肉质，绿色，平滑无毛，基部扩大成淡黄色叶鞘，包着根茎；叶片卵状箭形，长11～15cm，宽7～11cm，先端渐尖，基部箭形而圆，开展，全缘。肉穗花序；佛焰苞绿白色，长圆形至椭圆形。果实为浆果。花期3～4月。生于林中水沟附近的阴湿地。分布于广东、海南、广西、云南等地。

中药识别 本品呈类圆形或不规则形的片。外表皮黄棕色至红棕色，粗糙。切面红褐色，具有众多黄色纤维束，有的呈针刺状。气香，味辛、微苦。

选购贮藏 以切面红棕色、香气浓者为佳。置阴凉干燥处。

现代研究 有抗炎、镇痛等作用。

性味归经 苦、辛，温。归肝、肾经。

功能主治 祛风湿，壮筋骨。用于风寒湿痹，腰膝冷痛，拘挛麻木，筋骨痿软。

用法用量 煎服，5～10g；或酒浸服。

用药禁忌 阴虚内热者慎服。

〔验方〕1.风湿痹痛：千年健、五加皮、牛膝、木瓜各15g，水煎服。
2.风湿性关节炎：千年健、透骨草、地枫皮各30g。水煎，熏洗患处。

〔药茶〕祛风除湿，壮骨止痛，消肿。适用于风湿痹痛，肢节酸痛，筋骨痿软，胃痛，痈疽疮肿，中风半身不遂。千年健10g、花茶3g。开水冲泡后饮用。

〔药酒〕祛风除湿，强筋壮骨，祛痹止痛。适用于风湿痹痛，腰膝冷痛，筋骨乏力，下肢拘挛麻木。千年健100g碾碎，置容器中，添加白酒1L，密封浸泡7～10日，去渣留液。每日2次，每次口服15～20ml。

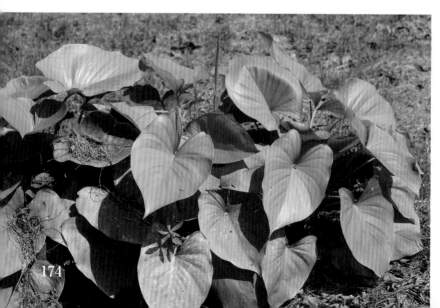

石楠叶 Shinanye

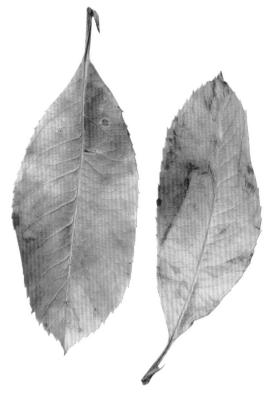

别名　石南叶、凿木、千年红。

来源　为蔷薇科植物石楠的干燥叶。

采集加工　全年可采，晒干。切丝，生用。

植物识别　常绿灌木或小乔木；枝褐灰色，无毛。叶片革质，长椭圆形、长倒卵形或倒卵状椭圆形，边缘有疏生细锯齿，近基部全缘；叶柄粗壮，长2～4cm。复伞房花序顶生，花密生，花瓣5，花瓣白色，近圆形。果实球形，红色，后成褐紫色。花期4～5月，果期10月。生于杂木林中。分布河南、江苏、安徽、浙江、福建、江西、广东、广西、云南、湖北、四川、湖南等地。

中药识别　干燥叶呈长椭圆形，具叶柄。边缘有细密尖锐的锯齿，上面红棕色或暗棕色，下面色浅，主脉突起极明显，两面均平滑无毛。叶较厚，革质而脆。味苦而涩。

选购贮藏　以叶完接、色红棕者为佳。置阴凉干燥处。

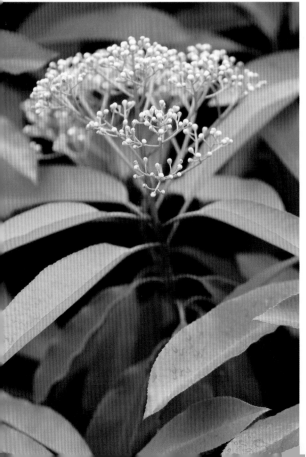

现代研究　有镇静、降温、镇痛、抗炎及抗肿瘤等作用。

性味归经　辛、苦，平。有小毒。归肝、肾经。

功能主治　祛风湿，通经络，益肾气。用于风湿痹证，头风头痛，风疹瘙痒。

用法用量　煎服，10～15g。外用，适量。

验方 女子神经性偏头痛：石楠叶10g，川芎3g，白芷5g，天麻5g，女贞子8g。水煎，一日3次服。

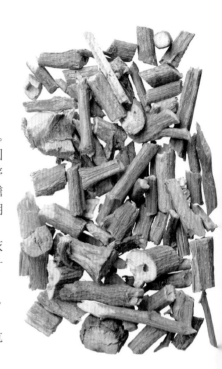

第七章　化湿药

广藿香 Guanghuoxiang

别名　排香草、绿荷荷、鸡苏。

来源　本品为唇形科植物广藿香的干燥地上部分。

采集加工　枝叶茂盛时采割，日晒夜闷，反复至干。

植物识别　一年生草本，高30～60cm。直立，分枝。叶对生，揉之有清淡的特异香气；叶片卵圆形或长椭圆形，叶缘具不整齐的粗钝齿，两面皆被毛茸。轮伞花序密集成假穗状花序；花萼筒状；花冠筒伸出萼外，冠檐近二唇形，上唇3裂，下唇全缘。小坚果近球形。花期4月。我国福建、台湾、广东、海南与广西有栽培。

中药识别　本品呈不规则的段。茎略呈方柱形，表面灰褐色、灰黄色或带红棕色，被柔毛。切面有白色髓。叶破碎或皱缩成团。气香特异，味微苦。

选购贮藏　以叶多、香气浓者为佳。置阴凉干燥处，防潮。

现代研究　有调节胃肠道功能、止咳、祛痰、平喘、抗病原微生物、抗炎、镇痛等作用。

性味归经　辛，微温。归脾、胃、肺经。

功能主治　芳香化浊，和中止呕，发表解暑。用于湿浊中阻，脘痞呕吐，暑湿表证，湿温初起，发热倦怠，胸闷不舒，寒湿闭暑，腹痛吐泻，鼻渊头痛。

用法用量　煎服，3～10g。鲜品加倍。

用药禁忌　阴虚血燥者不宜用。

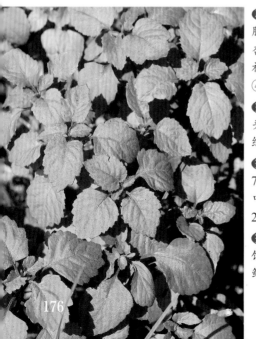

验方　①妊娠呕吐：藿香10g，香附5g，甘草3g。水煎服。②中暑吐泻：藿香10g，白扁豆花10g，葛根12g，杏仁10g。水煎服。③腹胀欲呕，食欲不振：藿香10g，神曲10g，法半夏10g，生姜6g，莱菔子10g。水煎服。④香口去臭：广藿香洗净，煎汤，时时噙漱。

药茶　清暑祛湿，和中辟秽。适用于外感暑湿，发热头痛，胸脘闷胀，呕吐，腹泻，痢疾，口臭。藿香5g，绿茶3g、冰糖10g。开水冲泡后饮用。

药酒　适用于胃寒呕吐，脘腹冷痛，霍乱吐痢。高良姜70g用火炙出焦香味，打碎，与藿香50g混匀，置容器中，添加黄酒500ml，文火煮3～4沸，去渣留液。每日2次，每次15～20ml。

药膳　适用于暑天外感而见恶寒发热、恶心呕吐、不思饮食者。鲜藿香、粳米各30g，先煮粳米粥，临熟，入鲜藿香，搅匀，煮出香味，空腹食用。

佩兰 Peilan

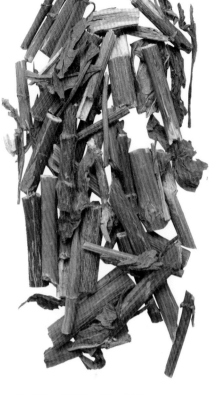

别名 兰草、大泽兰、省头草、醒头草。

来源 本品为菊科植物佩兰的干燥地上部分。

采集加工 夏、秋季分两次采割，除去杂质，晒干。

植物识别 多年生草本，高40～100cm。茎直立，绿色或红紫色。中部茎叶较大，叶对生，常3全裂或3深裂，中裂片较大，长椭圆形或长椭圆状披针形；上部的叶较小，常不分裂，或全部茎叶不分裂，边缘有粗齿或不规则细齿。头状花序，总苞钟状，总苞片2～3层，覆瓦状排列，紫红色；花白色或带微红色，全部为管状花，先端5齿裂。瘦果圆柱形。花、果期7～11月。分布河北、山东、江苏、广东、广西、四川等地。

中药识别 本品呈不规则的段。茎圆柱形，表面黄棕色或黄绿色，有的带紫色，有明显的节和纵棱线。切面髓部白色或中空。叶对生，叶片多皱缩、破碎，绿褐色。气芳香，味微苦。

选购贮藏 以叶多、色绿、质嫩、香气浓者为佳。置阴凉干燥处。

现代研究 有促消化、抗炎、抗病原体等作用。

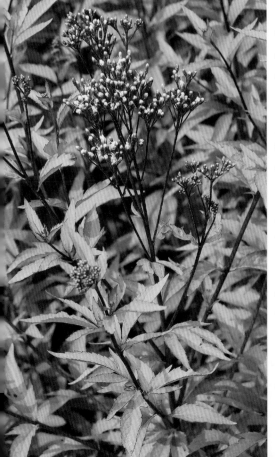

性味归经 辛，平。归脾、胃、肺经。

功能主治 芳香化湿，醒脾开胃，发表解暑。用于湿浊中阻，脘痞呕恶，口中甜腻，口臭，多涎，暑湿表证，湿温初起，发热倦怠，胸闷不舒。

用法用量 煎服，3～10g。鲜品加倍。

验方 ①腮腺炎：佩兰30g，甘草6g，水煎服。②跌打肿痛：鲜佩兰、鲜榕树叶各适量，共捣烂，酒炒敷患处。③暑热所致胸脘满闷，寒热头痛：佩兰10g，藿香10g，大腹皮10g，荷叶10g，陈皮6g。水煎服。④感冒，流感：佩兰15g，一枝黄花15g。水煎服。⑤暑湿胸闷，食欲减退，口甜腻：佩兰15g，水煎代茶饮。

药茶 祛暑清热。适用于暑温初起，身大热、微恶寒、口大渴、汗大出、口燥心烦。佩兰叶5g、藿香叶3g、薄荷叶3g、荷叶3g、枇杷叶3g。用400ml水煎煮至水沸后，冲泡绿茶5g。

药酒 腰肌劳损：鲜佩兰60g，切碎，鸡蛋1～2只，调匀，加油盐煮熟，用酒送服。

苍术 Cangzhu

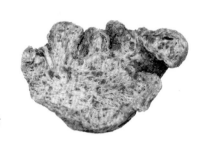

别名 山精、赤术、马蓟、青术、仙术。

来源 本品为菊科植物茅苍术或北苍术的干燥根茎。

采集加工 春、秋季采挖,除去泥沙,晒干,撞去须根。

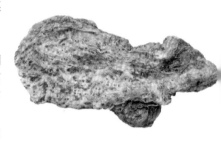

植物识别 ①茅苍术:多年生草本。叶互生,革质,茎下部的叶多为3裂,顶端1裂片较大;茎上部叶无柄,叶缘均有刺状齿。头状花序顶生,花冠管状,白色,有时稍带红紫色。瘦果长圆形。花期8～10月,果期9～10月。分布江苏、浙江、安徽、江西、湖北、河北、山东等地。②北苍术:与茅苍术的主要区别为茎下部叶一般羽状5深裂,茎上部叶3～5羽状浅裂或不裂,叶缘有不规则的刺状锯齿。分布吉林、辽宁、河北、山东、山西、陕西、内蒙古等地。

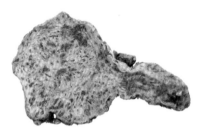

中药识别 本品呈不规则类圆形或条形厚片。外表皮灰棕色至黄棕色,有皱纹。切面黄白色或灰白色,散有多数橙黄色或棕红色油室。气香特异,味微甘、辛、苦。

选购贮藏 以切面朱砂点多、香气浓者为佳。置阴凉干燥处。

现代研究 有调节胃肠道功能、抑制子宫平滑肌、抗病原微生物及镇痛等作用。

性味归经 辛、苦,温。归脾、胃、肝经。

功能主治 燥湿健脾,祛风散寒,明目。用于湿阻中焦,脘腹胀满,泄泻,水肿,脚气痿躄,风湿痹痛,风寒感冒,夜盲,眼目昏涩。

用法用量 煎服,3～9g。

用药禁忌 阴虚内热,气虚多汗者忌用。

饮食禁忌 忌同时食用白菜、大蒜、胡荽、桃。

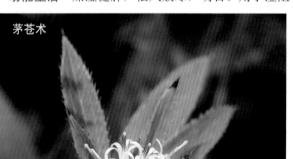

茅苍术

验方 ①体虚水肿:苍术、陈皮各等量,共研细粉,做水丸,每次服6g,每日服2次,开水送服。②消化不良,食少便溏,胸闷腹胀,呕恶口腻:苍术10g,厚朴5g,陈皮3g,甘草3g,水煎服。③脾虚久泄:苍术10g,薏苡仁15g,神曲10g,陈皮10g,甘草6g。水煎服。

药茶 适用于体虚湿阻经络所致视物不清。苍术5g,熟地黄3g,花茶3g。开水冲泡后饮用。

药酒 适用于风湿性关节炎。防风、茜草、苍术、老鹳草各25g,白酒1L。密封浸泡7日,去渣留液。日服3次,每次服15ml。

厚朴 Houpo

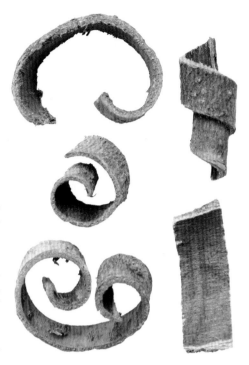

别名 烈朴、赤朴、川朴。

来源 本品为木兰科植物厚朴或凹叶厚朴的干燥干皮、根皮及枝皮。

采集加工 4～6月剥取，根皮和枝皮直接阴干；干皮置沸水中微煮后，堆置阴湿处，"发汗"至内表面变紫褐色或棕褐色时，蒸软，取出，卷成筒状，干燥。

植物识别 ①厚朴：落叶乔木。树皮紫褐色。叶革质，叶片7～9枚集生枝顶，长圆状倒卵形。花瓣匙形，白色。聚合果长椭圆状卵形。花期4～5月，果期9～10月。分布浙江、广西、江西、湖南、湖北、四川、贵州、云南、陕西、甘肃等地。②凹叶厚朴：与厚朴的主要却别是在叶片先端凹陷成2钝圆浅裂片。分布浙江、江西、安徽、广西等地。

中药识别 本品呈弯曲的丝条状或单、双卷筒状。外表面灰褐色，内表面紫棕色或深紫褐色，较平滑，具细密纵纹，划之显油痕。切面颗粒性，有油性，有的可见小亮星。气香，味辛辣、微苦。

选购贮藏 以皮厚、油性足、断面紫棕色、有小亮星、气味浓厚者为佳。置通风干燥处。

现代研究 有调节胃肠运动、促消化、保护胃黏膜、抑菌、抗炎、镇痛等作用。

性味归经 苦、辛，温。归脾、胃、肺、大肠经。

功能主治 燥湿消痰，下气除满。用于湿滞伤中，脘痞吐泻，食积气滞，腹胀便秘，痰饮喘咳。

用法用量 煎服，3～10g。或入丸、散。

用药禁忌 气虚津亏者及孕妇当慎用。

验方 ①食积腹胀：厚朴10g，萝卜子（炒）10g，麦芽10g，枳壳3g，水煎服。②寒湿腹痛：厚朴10g，紫苏10g，苍术6g，陈皮6g，甘草3g。水煎服。③冷积呕吐：厚朴15g，生姜3g。水煎服。④腹胀，怕冷，咳嗽气急：厚朴10g，白芍10g，杏仁10g，桂枝3g。水煎服。

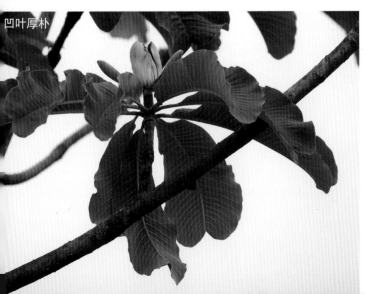

凹叶厚朴

药茶 适用于腹满痛、大便难解。厚朴5g、枳实3g、大黄1g、花茶3g。开水冲泡10分钟后饮用。

药酒 适用于宿食内积，脘腹饱胀，不思饮食，大便秘结。厚朴（制）30g，大黄20g。粉碎成粗末，用黄酒500ml浸泡3小时后，再以小火煮沸20分钟，待凉后，密封浸泡7日后，去渣留液。每次服20ml，每日2～3次。

砂仁 *Sharen*

别名 缩砂密、春砂仁。

来源 本品为姜科植物阳春砂的干燥成熟果实。

采集加工 夏、秋季果实成熟时采收，晒干或低温干燥。

植物识别 茎直立，圆柱形。叶2列，叶片狭长椭圆形或披针形。花葶从根茎上抽出；穗状花序椭圆形；花冠管细长，白色，唇瓣圆匙形，白色，中央部分稍加厚，呈现淡黄色或黄绿色，间有红色斑点，先端2浅裂，反卷。蒴果椭圆形，具不分枝的软刺，棕红色。花期3～5月，果期7～9月。分布广东、广西、云南等地。

中药识别 呈椭圆形或卵圆形，有不明显的三棱。表面棕褐色，密生刺状突起。气芳香而浓烈，味辛凉、微苦。

选购贮藏 以色棕褐、仁饱满、气味浓者为佳。置阴凉干燥处。

现代研究 有增强胃动力、抗胃溃疡、利胆、止泻、抗炎、镇痛及降血糖等作用。

性味归经 辛，温。归脾、胃、肾经。

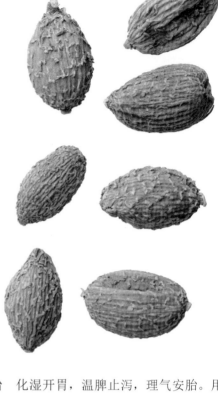

功能主治 化湿开胃，温脾止泻，理气安胎。用于湿浊中阻，脘痞不饥，脾胃虚寒，呕吐泄泻，妊娠恶阻，胎动不安。

用法用量 煎服，3～6g，入汤剂宜后下。

用药禁忌 阴虚血燥者慎用。

（验方）①胃腹胀痛，食积不化：砂仁5g，木香3g（后下），枳实6g，白术10g。水煎服。②妊娠胃虚气逆，呕吐不食：砂仁研细粉，每次服6g，入生姜汁少许，沸汤点服。③食滞，牙齿疼痛：砂仁6g，两面针根6g。水煎服。

（药茶）适用于脾胃气虚，饮食不化。神曲5g，枳实3g、砂仁3g、白术3g、人参2g、花茶3g。开水冲泡后饮用。

（药酒）适用于消化不良，脘腹胀满，呕恶胃痛。砂仁30g，研细，用黄酒500ml浸泡7日，去渣留液。每次服20ml，每日2～3次，空腹温饮。

（药膳）适用于虚寒胃痛、胀满、呕吐等症。粳米100g，砂仁5g。先用粳米煮粥，砂仁研末入粥，再稍煮即成。佐餐食用。

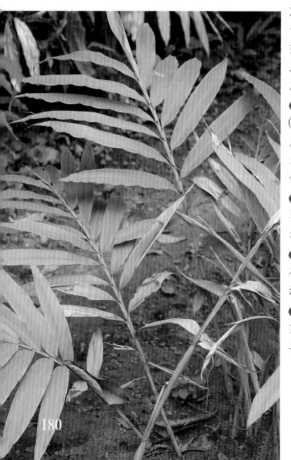

豆蔻 Doukou

别名 白豆蔻。

来源 本品为姜科植物白豆蔻的干燥成熟果实。我国云南、广东有少量引种栽培。原产柬埔寨、泰国。

采集加工 于秋季果实由绿色转成黄绿色时采收，晒干生用，用时捣碎。

中药识别 呈类球形。表面黄白色至淡黄棕色，有3条较深的纵向槽纹。果皮体轻，质脆，易纵向裂开。气芳香，味辛凉略似樟脑。

选购贮藏 以个大、饱满、果壳完整、气味浓者为佳。密闭，置阴凉干燥处，防蛀。

现代研究 有促消化、解酒等作用。

性味归经 辛，温。归肺、脾、胃经。

功能主治 化湿行气，温中止呕，开胃消食。用于湿浊中阻，不思饮食，湿温初起，胸闷不饥，寒湿呕逆，胸腹胀痛，食积不消。

用法用量 煎服，3～6g，入汤剂宜后下。

用药禁忌 阴虚血燥者慎用。

验方 ①胃腹胀满，呕吐：白豆蔻3g，藿香6g，半夏、陈皮各4.5g，生姜6g。水煎服。②妊娠呕吐：白豆蔻3g，竹茹9g，大枣3枚。将生姜捣碎取汁，取3药煎取1茶杯，过滤，冲姜汁服。③产后呃逆：白豆蔻、丁香各15g。研细。桃仁汤服3g。少顷再服。

药膳 适用于气滞腹胀，食欲不振，胃脘冷痛，恶心呕吐，舌苔白腻。白豆蔻15g，面粉1000g，酵面50g，食用碱粉（或小苏打）适量。先将白豆蔻研为细末备用，面粉加水并入酵面和匀，发酵后加适量碱粉（或小苏打）及豆蔻粉一起揉匀，并制作馒头。上笼蒸熟，每食适量。

草果 Caoguo

别名 草果仁、草果子、老蔻。

来源 本品为姜科植物草果的干燥成熟果实。主产于广西和云南南部地区。

采集加工 秋季果实成熟时采收，除去杂质，晒干或低温干燥。

中药识别 本品呈长椭圆形，具三钝棱。表面灰棕色至红棕色，具纵沟及棱线。有特异香气，味辛、微苦。

选购贮藏 以个大、饱满、色红棕、气味浓者为佳。置阴凉干燥处。

现代研究 有调节胃肠道运动、抗胃溃疡、镇痛、抗真菌等作用。

性味归经 辛，温。归脾、胃经。

功能主治 燥湿温中，截疟除痰。用于寒湿内阻，脘腹胀痛，痞满呕吐，疟疾寒热，瘟疫发热。

用法用量 煎服，3～6g。

使用用量 阴虚血燥者慎用。

验方 解伏热，除烦渴，消暑毒，止吐痢：草果120g，乌梅肉90g，甘草75g。每服15g，水一碗，生姜十片，煎至八分，浸以热水，温冷任意。

药茶 适用于食后胃痛、饱噫、呃逆。青皮5g、山楂3g、神曲2g、麦芽2g、草果2g、花茶3g。开水冲泡后饮用。

药酒 适用于消化不良，胃脘闷胀，食欲不振。草果10g，山楂20g，陈皮15g，白酒250ml。密封浸泡7～10日，去渣留液。每日2次，每次服10ml。

药膳 温中健脾，下气消胀。适用于脾胃虚弱、运化失常，以致血气生化不足而引起的形体瘦弱，食后脘胀、嗳气等症，皆可辅食此汤。羊肉100g，草果5个，大麦仁50g。将羊肉、草果熬汤，过滤后用汤煮大麦仁熬熟，加盐少许。食肉喝汤

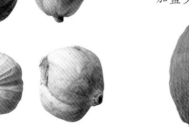

草豆蔻 Caodoukou

别名 草蔻、大草蔻、草蔻仁。

来源 本品为姜科植物草豆蔻的干燥近成熟种子。

采集加工 夏、秋季采收，晒至九成干，或用水略烫，晒至半干，除去果皮，取出种子团，晒干。

植物识别 多年生草本，株高1.5～3m。叶片狭椭圆形或线状披针形。总状花序顶生，直立；花萼钟状，白色，先端有不规则3钝齿；花冠白色，裂片3，长圆形，上方裂片较大，先端2浅裂，边缘具缺刻，前部具红色或红黑色条纹，后部具淡紫红色斑点。蒴果近圆形，外被粗毛，熟时黄色。花期4～6月，果期6～8月。分布于广东、海南、广西等地。

中药识别 本品为类球形的种子团。表面灰褐色，中间有黄白色的隔膜，将种子团分成3瓣，每瓣有种子多数，粘连紧密，种子团略光滑。气香，味辛、微苦。

选购贮藏 以个大、饱满、气味浓者为佳。置阴凉干燥处。

现代研究 有促消化、止吐、抑制幽门螺旋杆菌、抑菌及抗氧化等作用。

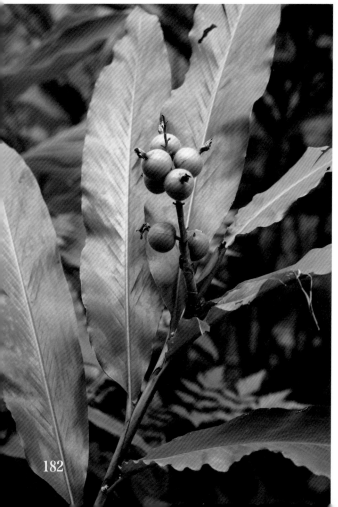

性味归经 辛，温。归脾、胃经。

功能主治 燥湿行气，温中止呕。用于寒湿内阻，脘腹胀满冷痛，嗳气呕逆，不思饮食。

用法用量 煎服，3～6g。入散剂较佳。入汤剂宜后下。

用药禁忌 阴虚血少、津液不足以及未见寒湿者慎用。

验方 ①小儿霍乱吐泻：草豆蔻、槟榔、甘草等分。上药研为末。用姜煎3g，空腹服。②心腹胀满，短气：草豆蔻30g，去皮，研为末。用木瓜、生姜煎汤送下1.5g。

药膳 益气补虚，健脾止泻。适用于体虚气弱，寒湿阻滞脾胃，脘腹胀满冷痛，大便滑泻等。乌骨母鸡1只，草豆蔻30g，草果2枚。将豆蔻、草果烧存性，放入鸡腹内扎定，煮熟。食肉喝汤。

第八章 利水渗湿药

一、利水消肿药

茯苓 Fuling

别名 云苓。

来源 本品为多孔菌科真菌茯苓的干燥菌核。主产于安徽、云南、湖北。

中药识别 茯苓块为去皮后切制的茯苓，呈立方块状或方块状厚片，大小不一。白色、淡红色或淡棕色。气微，味淡，嚼之粘牙。

选购贮藏 以切面白色细腻、粘牙力强者为佳。置干燥处，防潮。

现代研究 有调节免疫、延缓衰老、利尿、抗肿瘤、抗菌等作用。

性味归经 甘、淡，平。归心、肺、脾、肾经。

功能主治 利水渗湿，健脾，宁心。用于水肿尿少，痰饮眩悸，脾虚食少，便溏泄泻，心神不安，惊悸失眠。

用法用量 煎服，10 ～ 15g。

用药禁忌 本品性泄利，故阴虚而无湿热、虚寒滑精、气虚下陷者慎服。

饮食禁忌 忌同时食用食醋。

验方 ①水肿：白术6g，茯苓9g，郁李仁4.5g。加生姜汁煎服。②盗汗：茯苓6g，研为末。浓煎艾汤调下。

药茶 ①健脾补肾。适用于小便多、滑数不禁。茯苓5g、山药3g、花茶3g。开水冲泡后饮用。②健脾消肿。适用于水肿。茯苓5g、白术3g、郁李仁3g、花茶3g。开水冲泡后饮用。

药膳 健脾化湿，化痰平喘。茯苓15g，薏苡仁60g，陈皮6g。加水煮成粥。佐餐服食。

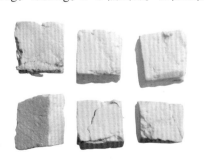

猪苓 Zhuling

别名 猪屎苓。

来源 本品为多孔菌科真菌猪苓的干燥菌核。寄生于桦树、枫树、柞树的根上。主产于陕西、山西、河北、云南、河南。

采集加工 春、秋季采挖，除去泥沙，干燥。切厚片。

中药识别 本品呈条形、类圆形或扁块状。表面黑色、灰黑色或棕黑色，皱缩或有瘤状突起。体轻，质硬，断面类白色或黄白色，略呈颗粒状。气微，味淡。

选购贮藏 以外皮色黑、切面色白者为佳。置通风干燥处。

现代研究 有利尿、抗肾结石形成、抗肿瘤、调节免疫等作用。

性味归经 甘、淡，平。归肾、膀胱经。

功能主治 利水渗湿。用于小便不利，水肿，泄泻，淋浊，带下。

用法用量 煎服，6 ～ 12g。

验方 ①热淋：猪苓、萹蓄、车前子各9g，木通6g。水煎服，日服2次。②全身水肿：猪苓10g，香薷6g，白术10g。水煎服。

药茶 适用于伏暑吐泻，烦渴引饮、小便不通。车前子3g、茯苓3g、猪苓3g、人参2g。用350ml水煎煮至水沸后，冲泡花茶饮用。

药膳 适用于肝硬化腹水：鲤鱼一条，猪苓、大腹皮、防己、泽泻各9g。将以上四味药研末装入鱼腹内，煮熟，去药渣，食鱼喝汤。

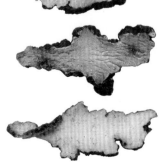

薏苡仁 Yiyiren

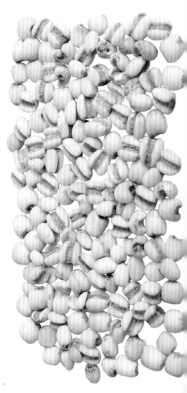

别名 米仁、薏仁、苡米。

来源 本品为禾本科植物薏苡的干燥成熟种仁。

采集加工 秋季果实成熟时采割植株，晒干，打下果实，再晒干，除去外壳、黄褐色种皮和杂质，收集种仁。

植物识别 一年或多年生草本，高1～1.5m。秆直立。叶片线状披针形，边缘粗糙，中脉粗厚，于背面凸起。总状花序腋生成束。颖果外包坚硬的总苞，卵形或卵状球形。花期7～9月，果期9～10月。我国大部分地区有栽培。

中药识别 本品呈宽卵形或长椭圆形。表面乳白色，光滑。一端钝圆，另端较宽而微凹，有1淡棕色点状种脐。背面圆凸，腹面有1条较宽而深的纵沟。质坚实，断面白色，粉性。气微，味微甜。

选购贮藏 以粒大、饱满、色白者为佳。置通风干燥处，防蛀。

现代研究 有调节胃肠道功能、抗肥胖、抗肿瘤、降血糖、镇痛等作用。

性味归经 甘、淡，凉。归脾、胃、肺经。

功能主治 利水渗湿，健脾止泻，除痹，排脓，解毒散结。用于水肿，脚气，小便不利，脾虚泄泻，湿痹拘挛，肺痈，肠痈，赘疣，癌肿。

用法用量 煎服，9～30g。清利湿热宜生用，健脾止泻宜炒用。

用药禁忌 津液不足者慎用。孕妇慎用。

验方 ①水肿：薏苡仁30g，赤小豆30g，冬瓜皮30g，黄芪15g，茯苓皮15g。水煎服。②脾虚腹泻：薏苡仁30g，茯苓10g，炒山药10g。水煎服。③肺痈，肠痈：薏苡仁30g，金银花30g，芦根30g，牡丹皮15g，冬瓜仁15g，桃仁10g。水煎服。④风湿筋骨拘挛酸痛：薏苡仁15g，木瓜10g，五加皮10g。水煎服。

药茶 利水消肿。适用于鞘膜积液，湿热内结小便不利、水肿，膀胱癌。薏苡仁5g，萹蓄3g。用350ml水煎煮至水沸后，冲泡花茶5～10分钟后饮用。

药酒 适用于肾虚遗精，早泄，小便频数；脾虚泄泻，白带过多，水肿，脚气病；湿阻经络，四肢拘急，肌肉酸重，关节疼痛；湿热壅滞，肺痈，肠痈。薏苡仁、芡实各25g，碾碎，置容器中，添加白酒500ml。密封浸泡5日，去渣留液。每日2次，每次服10～15ml。

药膳 适用于阴虚内热、痨嗽干咳、大便泄泻、食欲减退等肺气虚的病症。生山药60g，生薏苡仁60g，柿饼30g。先把薏苡仁煮至烂熟，后将山药捣碎，柿饼切成小块，同煮成糊粥。食用。

泽泻 Zexie

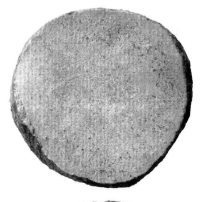

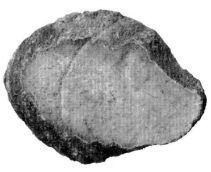

别名 芒芋、泽芝、及泻。

来源 本品为泽泻科植物泽泻的干燥块茎。

采集加工 冬季茎叶开始枯萎时采挖，洗净，干燥，除去须根和粗皮。

植物识别 多年沼生植物。叶根生，叶片宽椭圆形至卵形，全缘。花茎由叶丛中抽出，花序通常有3～5轮分枝，轮生的分枝常再分枝，组成圆锥状复伞形花序；花瓣倒卵形，白色。瘦果倒卵形。花期6～8月，果期7～9月。生于沼泽边缘或栽培。分布于东北、华东、西南及河北、新疆、河南等地。

中药识别 本品呈圆形或椭圆形厚片。外表皮黄白色或淡黄棕色，可见细小突起的须根痕。切面黄白色，粉性，有多数细孔。气微，味微苦。

选购贮藏 以切面色黄白、粉性足者为佳。置干燥处，防蛀。

现代研究 有抗肾结石形成、降血脂、降血糖、扩血管、抗肝损伤等作用。

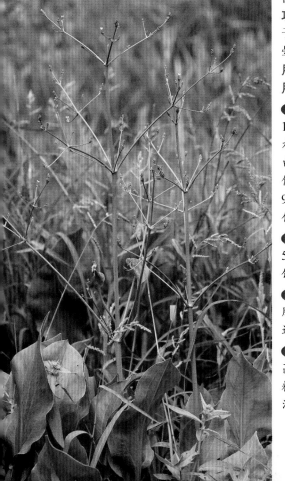

性味归经 甘、淡，寒。归肾、膀胱经。

功能主治 利水渗湿，泄热，化浊降脂。用于小便不利，水肿胀满，泄泻尿少，痰饮眩晕，热淋涩痛，高脂血症。

用法用量 煎服6～10g。

用药禁忌 肾虚精滑、无湿热者慎用。

验方 ①水肿，小便不利：泽泻、白术各12g，车前子9g，茯苓皮15g，西瓜皮24g。水煎服。②急性肠炎：泽泻15g，猪苓9g，白头翁15g，车前子6g。水煎服。③痰饮内停，头目眩晕，呕吐痰涎：泽泻、白术各9g，荷叶蒂5枚，菊花6g，佩兰3g。泡煎代茶。

药茶 行水消肿。适用于臌胀水肿。泽泻5g、白术3g、花茶3g。用250ml开水冲泡后饮用。

药酒 降脂减肥。适用于高脂蛋白血症、肥胖症。泽泻700g，用白酒1500ml浸泡10天，过滤去渣。每次服10～15ml，每日3次。

药膳 适用于水湿停滞、小便不利、水肿，高血压、高脂血症、糖尿病。泽泻粉10g，粳米50g。先煮米为粥，待米开花后，入泽泻粉，改用文火稍煮数沸即可。

185

冬瓜皮 Dongguapi

别名 白瓜皮、白冬瓜皮。

来源 本品为葫芦科植物冬瓜的干燥外层果皮。

采集加工 食用冬瓜时，洗净，削取外层果皮，晒干。

植物识别 蔓生草本。茎有棱沟。单叶互生；叶柄粗壮，被黄褐色硬毛及长柔毛；叶片肾状近圆形，5～7浅裂，裂片宽卵形，边缘有小齿，两面均被粗毛；花单生于叶腋，花冠黄色，5裂至基部，外展。瓠果长圆柱状或近球形，表面有硬毛和蜡质白粉。全国大部分地区有产。均为栽培。

中药识别 本品为不规则的碎片，常向内卷曲。外表面灰绿色或黄白色，被有白霜；内表面较粗糙。气微，味淡。

选购贮藏 以片薄、色灰绿者为佳。置干燥处。

性味归经 甘，凉。归脾、小肠经。

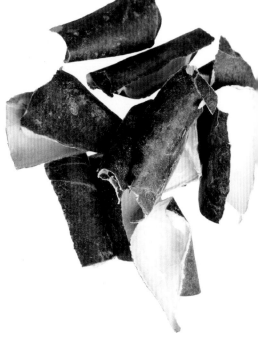

功能主治 利尿消肿。用于水肿胀满，小便不利，暑热口渴，小便短赤。

用法用量 煎服，9～30g。

验方 ①炎热暑天生痱子：冬瓜适量，洗净切片，捣烂涂之。②食鱼中毒：冬瓜适量，去皮洗净捣汁，饮服。③消渴不止，小便多：冬瓜子、麦冬、黄连各6g，水煎服。

药膳 ①利尿消肿，清热止渴，降脂减肥。新鲜连皮冬瓜80～100g，粳米100g。煮粥。粥成后随意服食。②适用于暑温、湿温病所致发热烦闷、头晕头痛、口渴尿赤等症。鲜荷叶1块，鲜冬瓜500g，共入锅内，加水煲汤，食盐调味。饮汤食冬瓜。

冬瓜 有利尿、清热、化痰、生津、解毒的功效。主治水肿胀满，淋病，脚气，痰喘，暑热烦闷，消渴，痈肿，痔漏，并解丹石毒、鱼毒、酒毒。

冬瓜子 有清肺化痰、消痈排脓、利湿的功效。主治痰热咳嗽，肺痈，肠痈，白浊，带下，脚气，水肿，淋证。煎服，10～15g，或研末服。

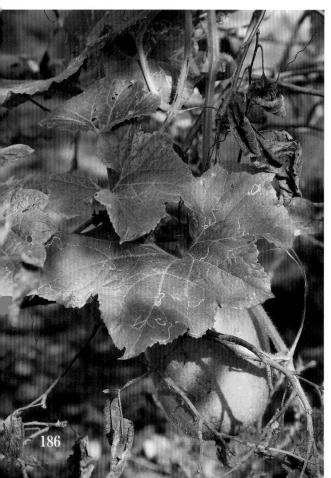

玉米须 Yumixu

别名 苞米须、棒子毛、玉蜀黍蕊。

来源 为禾本科植物玉蜀黍的花柱及柱头。

采集加工 玉米上浆时即可采收，但常在秋后剥取玉米时收集。除去杂质，鲜用或晒干生用。

植物识别 高大一年生栽培植物。秆粗壮，直立，高 1 ~ 4m，基部节处常有气生根。叶片宽大，线状披针形，边缘呈波状皱折，具强壮之中脉。雄花序为顶生圆锥花序；雌花序在叶腋内抽出，呈圆柱状，外包有多数鞘状苞片，雌小穗密集成纵行排列于粗壮的穗轴上。花、果期 7 ~ 9 月。全国各地广泛栽培。

选购贮藏 以柔软、光亮者为佳。置通风干燥处。

现代研究 有利尿、降血糖、抗肿瘤、抗菌、抗氧化、解热等作用。

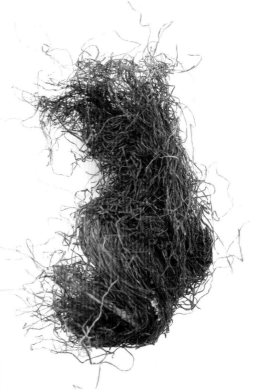

性味归经 甘，平。归膀胱、肝、胆经。

功能主治 利水消肿，利湿退黄。用于水肿、黄疸。

用法用量 煎服，15 ~ 30g。鲜者加倍。

验方 ①糖尿病：玉米须60g，水煎服。②水肿，腹水：玉米须30g，车前草30g，冬瓜皮30g。水煎服。③肾炎水肿：玉米须30g，白茅根30g，冬瓜皮30g，赤小豆30g。水煎服。④预防习惯性流产：玉米须15g，水煎代茶饮，至上次流产的怀孕月份，加倍用量，服到足月为止。

药膳 ①健脾化痰浊，降压止眩晕。玉米须30g，茯苓15g。加适量水煎取汁。每日一剂，空腹饮用。②利尿消肿，退黄、降压。可作为水肿、高血压、慢性肾炎患者的食疗饮料。玉米须100g洗净，加水500ml，小火煮30分钟，静置片刻，汁液滤过，加白糖适量饮用。③适用于胆囊炎、胆结石不发热疼痛期，但须大量饮用。对急性黄疸型肝炎也有一定疗效。玉米须、蒲公英、茵陈各30g，加水1000ml，煎液去渣，加白糖适量，温服。

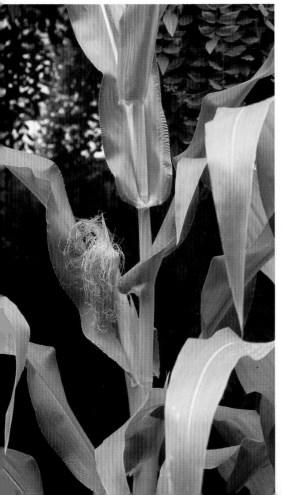

香加皮 Xiangjiapi

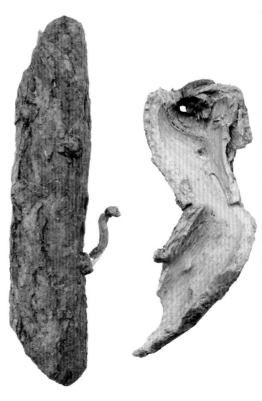

别名 五加皮、香五加皮、杠柳皮、臭五加皮、山五加皮、香北五加皮。

来源 本品为萝藦科植物杠柳的干燥根皮。

采集加工 春、秋季采挖，剥取根皮，晒干。

植物识别 落叶缠绕灌木。小枝黄褐色。单叶对生，叶片披针形或长圆状披针形，全缘。聚伞花序腋生或顶生，花一至数朵，花冠外面绿黄色，内面带紫红色，深5裂，裂片矩圆形，向外反卷，边缘密生白茸毛。种子狭纺锤形而扁，黑褐色，顶端丛生白色长毛。花期5月。果期9月。生于平原及低山丘的林缘、沟坡、河边沙质地或地埂等处。分布于吉林、辽宁、内蒙古、河北、山西、河南、陕西、甘肃、宁夏、四川、山东、江苏等地。

中药识别 本品呈不规则的厚片。外表面灰棕色或黄棕色，栓皮常呈鳞片状。内表面淡黄色或淡黄棕色，有细纵纹。有特异香气，味苦。

选购贮藏 以条粗、皮厚、呈卷筒状、无木心、香气浓、味苦者为佳。置阴凉干燥处。

现代研究 有抗肿瘤、抗炎、强心等作用。

性味归经 辛、苦，温；有毒。归肝、肾、心经。

功能主治 利水消肿，祛风湿，强筋骨。用于下肢水肿，心悸气短，风寒湿痹，腰膝酸软。

用法用量 煎服，3～6g。浸酒或入丸、散，酌量。

用药禁忌 本品有毒，服用不宜过量。

验方 ①水肿，小便不利：香加皮、陈皮、生姜皮、茯苓皮、大腹皮各9g。水煎服。②皮肤、阴部湿痒：香加皮适量。煎汤外洗。

药酒 适用于风湿性关节炎，关节拘挛疼痛。穿山龙、白鲜皮、香加皮各15g。用白酒泡24小时，每日服10ml。

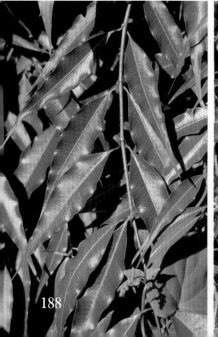

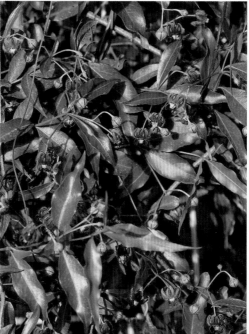

枳椇子 Zhijuzi

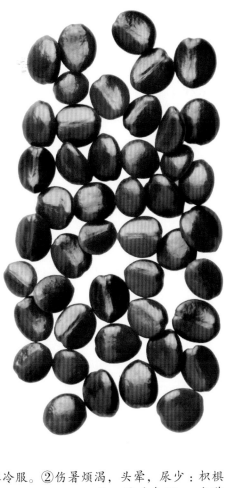

别名 木蜜、拐枣、鸡距子、鸡爪子。

来源 为鼠李科植物枳椇的带有肉质果柄的果实或种子。

采集加工 10～11月果实成熟时采收。将果实连果柄摘下，晒干，或碾碎果壳，筛出种子，除去杂质，晒干，生用。

植物识别 落叶乔木，高达10m。小枝褐色或黑紫色，被棕褐色短柔毛或无毛，有明显白色的皮孔。叶互生，广卵形，边缘具锯齿，基出3主脉。聚伞花序腋生或顶生；花绿色，花瓣5，倒卵形。果实为圆形或广椭圆形，灰褐色；果梗肉质肥大，红褐色。花期6月，果熟期10月。主产于陕西、广东、湖北、浙江、江苏、安徽、福建等地。

中药识别 干燥种子：呈扁平圆形。表面红棕色至红褐色，平滑光泽。气微弱，味苦而涩。

选购贮藏 以粒大、饱满、色棕红者为佳。

现代研究 有保肝、解酒、抗肝纤维化及降血压等作用。

性味归经 甘、酸，平。归脾经。

功能主治 利水消肿，解酒毒。用于水肿、醉酒。

用法用量 煎服，10～15g。

用药禁忌 脾胃虚寒者慎用。

验方 ①醉酒：枳椇子（杵碎）12g，葛花9g，煎水冷服。②伤暑烦渴，头晕，尿少：枳椇子、竹叶各30g。水煎服。③热病烦渴，小便不利：枳椇子、知母各9g，金银花4g，灯心草3g。水煎服。

药酒 适用于风湿麻木：枳椇子120g，白酒500ml，浸泡35天，每次服1小酒杯。每日2次。

药膳 适用于急性酒精中毒所致头痛头晕、燥热口渴等症。葛根20g，葛花10g，枳椇子15g。水煎2次，取汁600～800ml，于2小时内分3～5次饮服。

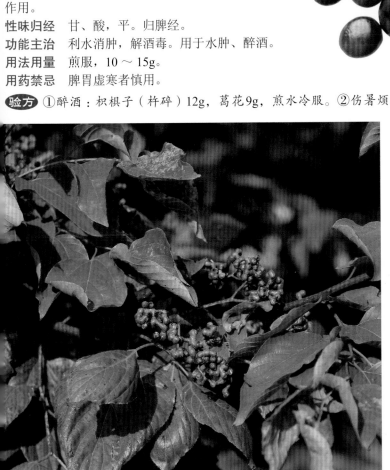

189

泽漆 Zeqi

别名 猫儿眼睛草、五灯头草、灯台草。

来源 为大戟科植物泽漆的干燥全草。

采集加工 4～5月开花时采收。除去根及泥沙，晒干，生用。

植物识别 一年生草本，高10～30cm。叶互生，叶片倒卵形或匙形，边缘在中部以上有细锯齿。杯状聚伞花序顶生，伞梗5，每伞梗再分生2～3小梗，每个伞梗又第三回分裂为2叉，伞梗基部具5片轮生叶状苞片，与下部叶同形而较大；总苞杯状，先端4浅裂，裂片钝，腺体4，盾形，黄绿色。蒴果球形3裂，光滑。花期4～5月，果期5～8月。生于山沟、路旁、荒野和山坡。我国大部分地区均有分布。

选购贮藏 以茎鲜黄色、无根者为佳。置通风干燥处。

性味归经 辛、苦，微寒。有毒。归大肠、小肠、肺经。

功能主治 利水消肿，化痰止咳，解毒散结。用于水肿证，咳喘证，瘰疬，癣疮。

用法用量 3～9g，煎膏内服，外用适量，捣烂敷患处。

用药禁忌 脾胃虚寒者及孕妇慎用。本品有毒，不宜过量或长期使用。泽漆的乳状汁液对皮肤、黏膜有很强的刺激性。

验方 ①神经性皮炎：鲜泽漆白浆敷癣上或用椿树叶捣碎同敷。②乳汁稀少：鲜泽漆30g，黄酒适量，炖服。

药膳 适用于宫颈癌。泽漆100g，加水适量，与鸡蛋3个共煮，煮熟后食蛋喝汤，每日1剂。

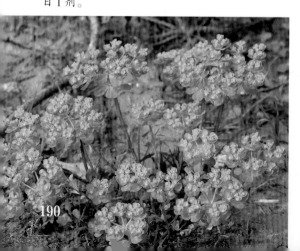

荠菜 Jicai

别名 荠、护生草、鸡心菜、净肠草。

来源 为十字花科植物荠菜的带根干燥全草。我国各地均有分布。

采集加工 3～5月采集，洗净切段，晒干，生用。

植物识别 一年生草本，高20～50cm。茎直立，有分枝。基生叶丛生，呈莲座状，具长叶柄，叶片大头羽状分裂，顶生裂片较大，卵形至长卵形；茎生叶狭被针形，基部箭形抱茎，边缘有缺刻或锯齿。总状花序顶生或腋生，花瓣倒卵形，4片，白色。短角果呈倒三角形，扁平，先端微凹。花、果期4～6月。全国各地均有分布或栽培。

选购贮藏 以茎叶色绿，带果实者为佳。置通风干燥处。

现代研究 有抗炎、止血、抗氧化等作用。

性味归经 甘，凉。归肝、胃经。

功能主治 利水消肿，明目，止血。用于水肿，肝热目赤，目生翳膜，血热出血证。

用法用量 煎服，15～30g。鲜品加倍。外用适量。

饮食禁忌 忌同时食用山楂。

验方 ①咯血：鲜荠菜120g，鲜墨旱莲100g，共捣烂榨汁，冲冰糖冷服。②肾炎水肿：荠菜30g，萹蓄30g，玉米须30g。水煎服。③高血压：荠菜30g，夏枯草30g。水煎服。

药膳 凉肝止血，利湿通淋。适用于各种内出血、高血压、肾炎、水肿，以及目赤肿痛、结膜炎。将豆腐切成小方丁，用开水略烫，捞出盛在盘内。取荠菜250g，用开水焯一下，凉后切成末，撒在豆腐100g上，加糖、盐、味精拌匀，淋上香油即成。

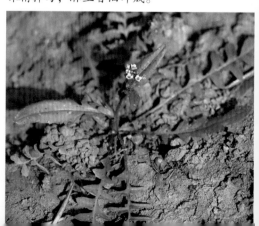

赤小豆 Chixiaodou

别名 赤豆、红小豆

来源 本品为豆科植物赤小豆或赤豆的干燥成熟种子。

采集加工 秋季果实成熟而未开裂时拔取全株，晒干，打下种子，除去杂质，再晒干。

中药识别 ①赤小豆：呈长圆形而稍扁。表面紫红色，无光泽或微有光泽；一侧有线形突起的种脐，偏向一端，白色，中间凹陷成纵沟；另侧有1条不明显的棱脊。无臭，味微甘。②赤豆：呈短圆柱形，两端较平截或钝圆。表面暗棕红色，有光泽，种脐不突起。

选购贮藏 以身干，颗粒饱满，色赤红发暗者为佳。置干燥处，防蛀。

性味归经 甘、酸，平。归心、小肠经。

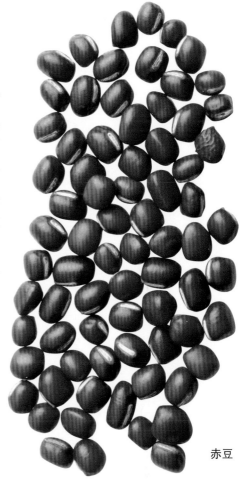

赤豆

功能主治 利水消肿，解毒排脓。用于水肿胀满，脚气肢肿，黄疸尿赤，风湿热痹，痈肿疮毒，肠痈腹痛。

用法用量 煎服，9～30g。外用适量，研末调敷。

饮食禁忌 忌同时食用鲤鱼、鲢鱼。

（验方）1.瘾疹：赤小豆、荆芥晒为末。鸡子清调，薄敷。
2.水肿：赤小豆30g，薏苡仁30g，冬瓜皮30g，黄芪15g，茯苓皮15g。水煎服。

（药酒）适用于闭经腹痛，水肿，脚气。蒲黄、赤小豆、黑大豆各100g，碾碎，置容器中，添加白酒1L，密封，文火煮沸，去渣留液。每日2次，每次服15～20ml。

（药膳）1.适用于乳汁不通或产后水肿、尿少等症。取赤小豆50g，温水浸泡2～3小时，加水先将赤小豆煮烂，再加入粳米50g，共煮为稀粥，加入适量红糖调味。每日早晚温热服食。
2.适用于营养不良性水肿、贫血等。赤小豆30克，红豇豆30克，红枣20枚。入水锅中，用旺火煮沸后改用小火煮烂即可。每天早、晚食用。

赤小豆

191

二、利尿通淋药

车前子 Cheqianzi

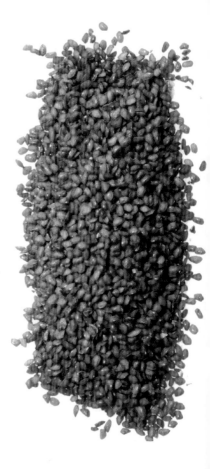

别名　车钱实、虾蟆衣子、猪耳朵穗子。

来源　本品为车前科植物车前和平车前的干燥成熟种子。

采集加工　夏、秋季种子成熟时采收果穗，晒干，搓出种子，除去杂质。

植物识别　①车前：多年生草本。叶根生，具长柄；叶片卵形或椭圆形，全缘或呈不规则波状浅齿。花茎数个，穗状花序，花淡绿色。蒴果卵状圆锥形。花期6～9月，果期7～10月。分布全国各地。②平车前：与车前的主要区别为主根直而长。叶片较狭，长椭圆形或椭圆状披针形。

中药识别　本品呈椭圆形、不规则长圆形或三角状长圆形。表面黄棕色至黑褐色，有细皱纹，一面有灰白色凹点状种脐。质硬。气微，味淡。

选购贮藏　以粒大、饱满、色黑者为佳。置通风干燥处，防潮。

现代研究　有利尿排石、通便、抗炎、镇咳祛痰等作用。

性味归经　甘，寒。归肝、肾、肺、小肠经。

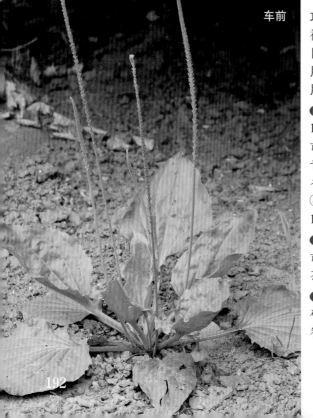

车前

功能主治　清热利尿通淋，渗湿止泻，明目，祛痰。用于热淋涩痛，水肿胀满，暑湿泄泻，目赤肿痛，痰热咳嗽。

用法用量　煎服，9～15g。宜包煎。

用药禁忌　肾虚精滑及内无湿热者慎服。

验方　①小儿消化不良：车前子15g，炒白术10g。水煎服。②尿路感染，尿痛，尿血：车前子15g，白茅根30g，金银花30g，黄芩10g，甘草梢10g。水煎服。③水肿：车前子12g，冬瓜皮30g，茯苓皮12g，泽泻12g。水煎服。④小便不利：车前子15g，地肤子15g，萹蓄15g。水煎服。

药茶　适用于水肿、小便不利，暑湿泻痢。车前子5g、绿茶3g。用车前子的煎煮液冲泡绿茶饮用。

药膳　清热祛湿通淋。车前子15g纱布包，入砂锅内煎取汁，入粳米50g兑水煮为稀粥。佐餐食用。

车前草 Cheqiancao

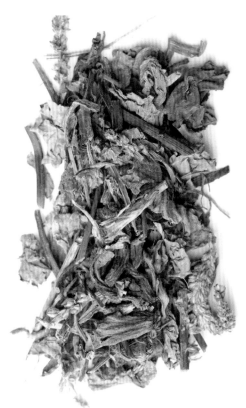

别名 车前、牛舌草。

来源 为车前、平车前的全草。

采集加工 夏季采挖,除去泥沙,晒干。

植物识别 见车前子项下。

中药识别 本品为不规则的段。根须状或直而长。叶片皱缩,多破碎,表面灰绿色或污绿色,脉明显。可见穗状花序。气微,味微苦。

选购贮藏 以叶片完整、色灰绿者为佳。置通风干燥处。

性味归经 味甘,性寒。归肝、肾、肺、小肠经。

功能主治 清热利尿通淋,祛痰,凉血,解毒。用于热淋涩痛,水肿尿少,暑湿泄泻,痰热咳嗽,吐血衄血,痈肿疮毒。

用法用量 煎服。9～30g。鲜品30～60g。外用鲜品适量,捣敷患处。

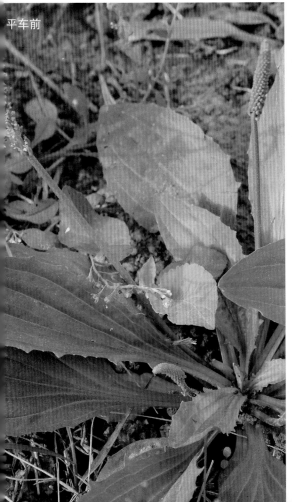

平车前

验方 ①尿道炎,膀胱炎:鲜萹蓄60g,鲜车前草30g。捣烂绞汁,分2次服。②尿道炎:蒲公英15g,车前草15g,瞿麦15g,忍冬藤9g,石韦4g。水煎服。

药茶 除湿止泻。适用于暑月泄泻,受湿脾泻。白术5g、车前草3g、乌龙茶3g。用250ml开水冲泡后饮用。

药膳 ①清热利尿,通淋泄浊。鲜车前叶30g,葱白15g,淡豆豉12g,粳米50g。车前草及葱白切碎与淡豆豉同入煲中,加入水500ml,煎煮30分钟后去渣留液。加入粳米,先武火烧沸,再改用文火慢慢熬煮。粥成后,调入盐、香油、姜末、陈醋,即可食用。②利尿、清热、明目、祛痰。适用于小便不通,淋沥涩痛,尿血,水肿,肠炎泻痢,黄疸,目赤肿痛,咳嗽痰多等症。鲜车前叶约60g洗净、切碎,同葱白1根煮汁后去渣,放粳米100g煮粥食。

木通 Mutong

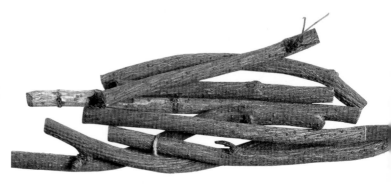

别名 通草、活血藤。

来源 本品为木通科植物木通、三叶木通或白木通的干燥藤茎。

采集加工 秋季采收，截取茎部，除去细枝，阴干。

植物识别 ①木通：落叶木质藤本。茎纤细，圆柱形，缠绕，茎皮灰褐色，有圆形、小而凸起的皮孔。掌状复叶互生，有小叶5片。伞房花序式的总状花序腋生。雄花萼片通常3片，淡紫色。果长圆形或椭圆形，成熟时紫色，腹缝开裂。花期4～5月，果期6～8月。②三叶木通：掌状复叶互生；叶柄直，小叶3片，纸质或薄革质，卵形至阔卵形，边缘具波状齿或浅裂。③白木通：小叶革质，边通常全缘。以上三种均分布于长江流域各省区。三叶木通在河北、山西、山东、河南有分布。

中药识别 本品呈圆形、椭圆形或不规则形片。外表皮灰棕色或灰褐色。切面射线呈放射状排列，髓小或有时中空。气微，味微苦而涩。

选购贮藏 以切面黄白色、具放射状纹者为佳。置通风干燥处。

现代研究 有抗炎、抗菌、利尿及抗血栓等作用。

性味与归经 苦，寒。归心、小肠、膀胱经。

功能主治 利尿通淋，清心除烦，通经下乳。用于淋证，水肿，心烦尿赤，口舌生疮，经闭乳少，湿热痹痛。

用法与用量 煎服，3～6g。

用药禁忌 本品有毒，用量不宜过大，也不宜久服。肾功能不全及孕妇忌服，儿童及老年体弱者慎服。内无湿热、津亏、精滑者慎用。

验方 ①睾丸炎：木通茎藤30～60g，葱适量。水煎熏洗。②口舌糜烂：鲜淡竹叶30g，木通9g，生地黄9g。水煎服。③尿路感染：南天竹叶、车前草各15g，木通、萹蓄各9g。水煎服。

药茶 ①适用于妇女闭经，月经不调。木通1g、生地黄3g、牛膝3g、延胡索3g，煎煮取液400ml，冲泡花茶后饮用。②适用于心热面赤狂躁，口舌生疮，口渴、小便赤热；口腔溃疡；尿路感染。木通1g、生地黄3g、竹叶3g、甘草3g、绿茶3g开水冲泡后饮用。

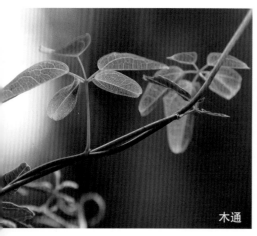

木通

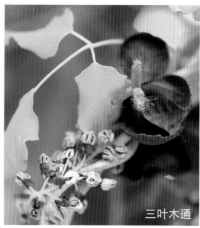

三叶木通

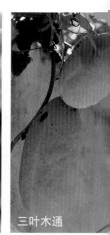

三叶木通

通草 Tongcao

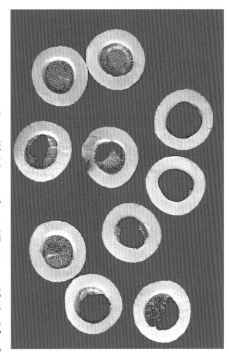

别名 通脱木、白通草、大通草、大木通。

来源 本品为五加科植物通脱木的干燥茎髓。

采集加工 秋季割取茎，截成段，趁鲜取出髓部，理直，晒干。

植物识别 灌木。树皮深棕色，新枝淡棕色或淡黄棕色，有明显的叶痕和大形皮孔，幼时密生黄色星状厚绒毛。茎木质而不坚，中有白色的髓。叶大，互生，聚生于茎顶，掌状5～11裂，每一裂片常又有2～3个小裂片，全缘或有粗齿。伞形花序，花瓣4，白色。果球形。花期10～12月，果期翌年1～2月。分布福建、台湾、广西、湖南、湖北、云南、贵州、四川等地。

中药识别 本品呈圆柱形。表面白色或淡黄色，有浅纵沟纹。体轻，质松软，稍有弹性，易折断，断面平坦，显银白色光泽，中部有直径0.3～0.5cm的空心或半透明的薄膜，纵剖面呈梯状排列，实心者少见。气微，味淡。

选购贮藏 以色白者为佳。置干燥处。

现代研究 有利尿、调节免疫、抗氧化、抗炎、解热等作用。

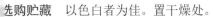

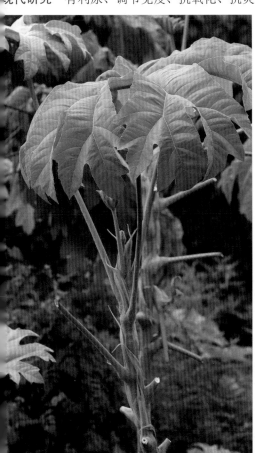

性味归经 甘、淡，微寒。归肺、胃经。

功能主治 清热利尿，通气下乳。用于湿热淋证，水肿尿少，乳汁不下。

用法用量 煎服，3～5g。

用药禁忌 孕妇慎用。气阴两虚，内无湿热者慎用。

验方 ①水肿、小便不利，淋浊：通草、茯苓皮、滑石、泽泻、白术各9g。水煎服。②急性肾炎：通草6g，茯苓皮12g，大腹皮9g。水煎服。③产后乳汁不通：通草9g，王不留行4.5g，水煎服。

药酒 利水渗湿，清热通经。适用于水肿，淋证，胸热心烦，小便短少，乳汁不通。通草250g，灯心草30g，秫米、酒曲各适量。前2味碾碎，置容器中，添加清水，文火煎汁，入秫米煮熟，与曲末拌匀，密封，置阴凉干燥处，常规酿酒，酒熟后去糟留液。不拘时候，随量饮用。

药膳 补血下乳。猪蹄500g，通草30g。猪蹄洗净切块，与通草同入砂锅，加适量水炖至猪蹄烂熟，用盐调味即可。喝汤吃猪蹄。

瞿麦 Qumai

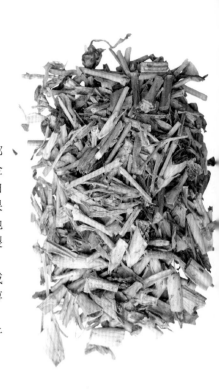

别名 巨句麦、南天竺草。

来源 本品为石竹科植物瞿麦或石竹的干燥地上部分。

采集加工 夏、秋季花果期采割，除去杂质，干燥。

植物识别 ①瞿麦：多年生草本。茎丛生，直立，上部二歧分枝，节明显。叶对生，线形或线状披针形，全缘。花单生或数朵集成圆锥花序；花瓣5，淡红色、白色或淡紫红色，先端深裂成细线状，基部有长爪。蒴果长圆形。花期8～9月，果期9～11月。全国大部分地区有分布。②石竹：与瞿麦的主要区别是花瓣先端浅裂成锯齿状。现各地广泛栽培。

中药识别 本品呈不规则段。茎圆柱形，表面淡绿色或黄绿色，节明显，略膨大。切面中空。叶多破碎。花萼筒状。气微，味淡。

选购贮藏 以茎嫩、色淡绿、叶多者为佳。置通风干燥处。

现代研究 有利尿、抗衣原体、抗氧化作用。

性味归经 苦，寒。归心、小肠经。

功能主治 利尿通淋，活血通经。用于热淋，血淋，石淋，小便不通，淋沥涩痛，经闭瘀阻。

用法用量 煎服，9～15g。

用药禁忌 孕妇忌服。脾、肾气虚者慎用。

验方 ①急性肾盂肾炎，尿道炎，膀胱炎：瞿麦6g，蒲公英60g，萹蓄15g，黄柏10g，小茴香10g，甘草6g。水煎服。②尿路感染：瞿麦15g，滑石15g，车前草12g，冬葵子10g。水煎服。③闭经、月经不调：瞿麦10g，红糖30g，水煎服。④膀胱结石：瞿麦15g，广金钱草30g，滑石10g，海金沙10g，甘草6g。水煎服。

药茶 适用于热淋血淋，小便赤灼、癃闭不通。车前子3g、瞿麦3g、萹蓄3g、木通1g、大黄0.5g、绿茶3g。开水冲泡后饮用。

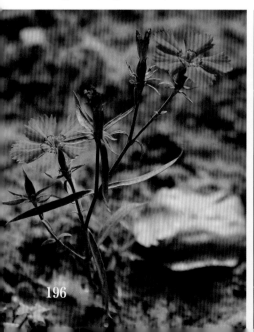
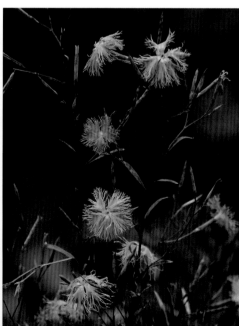

药膳 适用于急、慢性膀胱炎。先把滑石30g用布包扎，然后与瞿麦10g同入砂锅煎汁去渣，入粳米100g煮为稀薄粥。

萹蓄 Bianxu

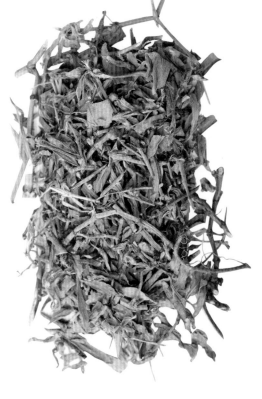

别名 萹竹、粉节草、萹蓄蓼、百节草。

来源 本品为蓼科植物萹蓄的干燥地上部分。

采集加工 夏季叶茂盛时采收，除去根和杂质，晒干。

植物识别 一年生或多年生草本，高10～50cm。植物体有白色粉霜。茎平卧地上或斜上伸展。单叶互生，几无柄；叶片窄长椭圆形或披针形，长1～5cm，宽0.5～1cm，两面均无毛，侧脉明显。花小，常1～5朵簇生于叶腋，花被绿色，5裂，裂片椭圆形，边缘白色或淡红色。瘦果三角状卵形。花期4～8月，果期6～9月。生于山坡、田野、路旁等处。全国大部分地区均产，主产于河南、四川、浙江、山东、吉林、河北等地。

中药识别 本品呈不规则的段。茎呈圆柱形而略扁，表面灰绿色或棕红色，有细密微突起的纵纹；节部稍膨大，有浅棕色膜质的托叶鞘。切面髓部白色。叶片多破碎，完整者展平后呈披针形，全缘。气微，味微苦。

选购贮藏 以色灰绿、叶多、质嫩者为佳。置干燥处。

现代研究 有利尿、降血压、降血糖、止血、抗菌等作用。

性味归经 苦，微寒。归膀胱经。

功能主治 利尿通淋，杀虫，止痒。用于热淋涩痛，小便短赤，虫积腹痛，皮肤湿疹，阴痒带下。

用法用量 煎服，9～15g。鲜者加倍。外用适量。

用药禁忌 脾虚者慎用。

验方 ①尿路感染：萹蓄15g，车前子12g，黄柏10g，小蓟10g，甘草5g，水煎服。②热淋涩痛：萹蓄60g，水煎频饮。③蛲虫病：萹蓄30g，榧子肉15g，百部15g，槟榔15g。水煎，早晚各服1次。

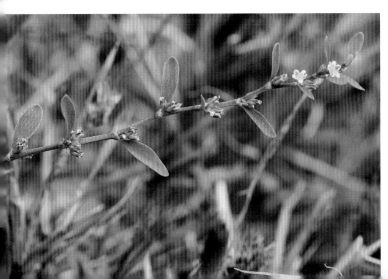

药茶 清热利水。适用于肾炎水肿、蛋白尿。金钱草5g、萹蓄3g、绿茶3g。开水冲泡后饮用。

药膳 分清降浊，通淋。将萹蓄50g加水500ml煎，去渣取汁，入粳米100g再加适量水煮成稠粥。每日1剂，早晚温热服食，连服10天。

地肤子 Difuzi

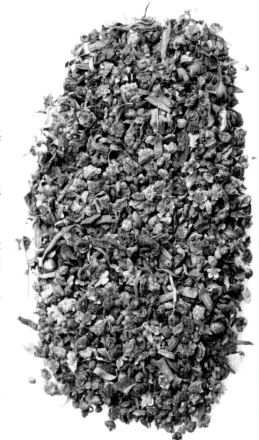

别名 落帚子。

来源 本品为藜科植物地肤的干燥成熟果实。

采集加工 秋季果实成熟时采收植株，晒干，打下果实，除去杂质。

植物识别 一年生草本，高约50～150cm。茎直立，多分枝，淡绿色或浅红色，生短柔毛。叶互生，无柄，叶片狭披针形或线状披针形，全缘。穗状花序，花黄绿色。胞果扁球形。花期6～9月，果期8～10月。生于山沟湿地、河滩、路边、海滨等处。全国大部分地区有产。

中药识别 本品呈扁球状五角星形，表面灰绿色或浅棕色，周围具膜质小翅5枚。气微，味微苦。

选购贮藏 以饱满、色灰绿者为佳。置通风干燥处，防蛀。

现代研究 有利尿、抗过敏、抗真菌、降血糖、调节胃肠运动等作用。

性味归经 辛、苦，寒。归肾、膀胱经。

功能主治 清热利湿，祛风止痒。用于小便涩痛，阴痒带下，风疹，湿疹，皮肤瘙痒。

用法用量 煎服，9～15g。外用适量，煎汤熏洗。

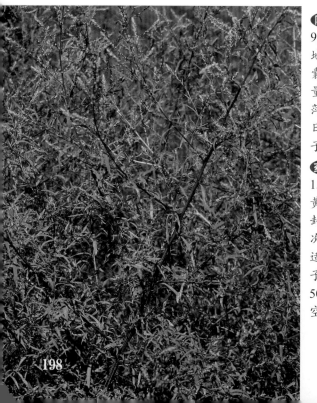

附方 ①湿疹，痒疹：地肤子15g，白鲜皮9g，绵川草薢12g，苦参、野菊花各9g，生地黄12g，赤芍、当归各9g。水煎服。②阴囊湿痒：地肤子、蛇床子、苦参、花椒各等量。煎水外洗。③肾炎水肿：地肤子10g，浮萍8g，木贼草5g，桑白皮10g。水煎去渣，每日3次分服。④急性尿道炎：小通草6g，地肤子、车前子（布包）各15g。水煎服。

药酒 ①适用于阴囊湿疹及各类湿疹。黄柏150g，地肤子、蛇床子、苍耳子、五倍子、黄药子各30g，置容器中，添加白酒1.5L，密封浸泡7～10日，去渣留液。每日3次，每次用消毒棉球蘸本酒涂擦患处。②解毒透疹。适用于荨麻疹，过敏性皮疹。石楠叶、地肤子、当归、独活各50g，置容器中，添加白酒500ml，文火煎煮数十沸，候冷，去渣留液。空腹温饮，每次10～15ml，每日3次。

海金沙 Haijinsha

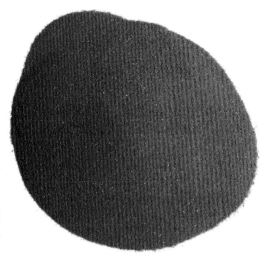

别名 左转藤灰、海金砂。

来源 本品为海金沙科植物海金沙的干燥成熟孢子。

采集加工 秋季孢子未脱落时采割藤叶，晒干，搓揉或打下孢子，除去藤叶。

植物识别 多年生攀援草本。茎细弱，有白色微毛。叶为1～2回羽状复叶，纸质，两面均被细柔毛，小叶卵状披针形，边缘有锯齿或不规则分裂，上部小叶无柄，羽状或戟形，下部小叶有柄。孢子囊生于能育羽片的背面。生于阴湿山坡灌丛中或路边林缘。分布于华东、中南、西南地区及陕西、甘肃。

中药识别 本品呈粉末状，棕黄色或浅棕黄色。体轻，手捻有光滑感，置手中易由指缝滑落。气微，味淡。

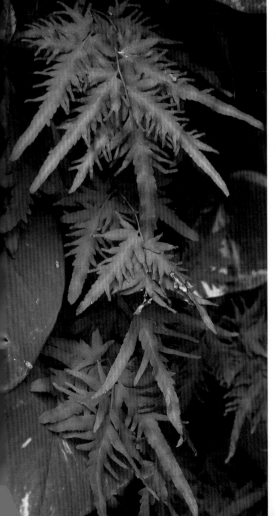

选购贮藏 以色黄棕、质轻、手捻光滑者为佳。置干燥处。

现代研究 有抑菌、利胆等作用。

性味归经 甘、咸，寒。归膀胱、小肠经。

功能主治 清利湿热，通淋止痛。用于热淋，石淋，血淋，膏淋，尿道涩痛。

用法用量 煎服，6～15g。宜包煎。

用药禁忌 肾阴亏虚者慎服。

(验方) 1.急性肾炎：海金沙10g，车前草10g，白茅根10g，水煎服。
2.尿路结石，尿路感染：海金沙30g，车前草30g，广金钱草（或金钱草）30g，水煎服。
3.膏淋：海金沙30g，滑石30g，甘草梢10g，共研末，每次服6g，日服2次，用麦冬15g煎水送服。
4.膀胱炎：海金沙30g，白茅根30g，车前草30g，一点红30g，积雪草30g，水煎服。
5.膀胱结石：海金沙30g，广金钱草30g，车前草30g，铁扫帚30g。水煎服。

(药酒) 清热利湿，排石通淋。适用于砂淋，输尿管、膀胱、尿道结石。金钱草100g，海金沙30g，置容器中，添加黄酒500ml，文火煎至400ml，去渣留液。每日3次，每次服1/3剂。

石韦 Shiwei

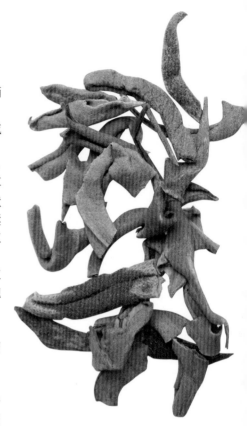

别名 石䩮、金星草、石兰、石剑。

来源 本品为水龙骨科植物石韦、庐山石韦、有柄石韦的干燥叶。

采集加工 全年均可采收，除去根茎和根，晒干或阴干。

植物识别 庐山石韦：高6～17cm。叶柄粗壮，长10～30cm，被星状毛；叶片广披针形，基部耳状偏斜，全缘，上面绿色，有黑色斑点，疏被星状毛，下面密被灰色的星芒状毛，叶脉明显。孢子囊群融合，满布于叶的下面，深褐色。分布安徽、江西、湖南、湖北、四川、贵州、云南等地。

中药识别 上表面黄绿色或灰褐色，下表面密生红棕色星状毛。孢子囊群着生侧脉间或下表面布满孢子囊群。叶全缘。叶片革质。气微，味微涩苦。

选购贮藏 以质厚、叶大者为佳。置通风干燥处。

现代研究 有肾保护、镇咳、祛痰、降血糖及抗病毒等作用。

性味归经 甘、苦，微寒。归肺、膀胱经。

功能主治 利尿通淋，清肺止咳，凉血止血。用于热淋，血淋，石淋，小便不通，淋沥涩痛，肺热喘咳，吐血，衄血，尿血，崩漏。

用法用量 煎服，6～12g。

用药禁忌 阴虚及无湿热者忌服。

验方 ①急性肾盂肾炎，膀胱炎，尿道炎：石韦5g，车前子15g，滑石15g，菖蒲15g，瞿麦15g。水煎服。②血尿：石韦30g，小蓟10g。水煎服。③肺热咳嗽：石韦15g，芦根30g，桑白皮15g。水煎服。

药茶 清热利湿，通淋化石。适用于尿路结石，泌尿道感染，尿频尿急尿痛。石韦5g、金钱草3g、栀子3g、甘草3g、绿茶3g。用250ml开水冲泡后饮用。

药酒 促进白细胞数上升。石韦300g，大枣100g。用白酒1000ml浸泡2周，过滤取液。每次20～30ml，每日2次。连服1周为1个疗程。

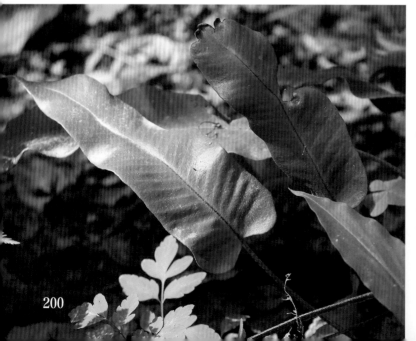

冬葵子 Dongkuizi

别名 葵子、葵菜子。

来源 本品为锦葵科植物冬葵的干燥成熟种子。

采集加工 夏、秋季种子成熟时采收。除去杂质，阴干，生用或捣碎用。

植物识别 一年生草本，高30～90cm。茎被柔毛，不分枝。叶互生，圆形，掌状5～7浅裂，基部心形，裂片三角状圆形，边缘具细锯齿，并极皱缩扭曲；有长柄，叶柄瘦弱。花小，丛生于叶腋，淡红色，花冠5瓣，倒卵形，先端凹入。果实扁圆形，由10～12心皮组成，果熟时各心皮彼此分离，且与中轴脱离。分布全国各地。

中药识别 本品呈扁球状盘形。外被膜质宿萼，宿萼钟状，黄绿色或黄棕色，有的微带紫色，先端5齿裂，裂片内卷，其外有条状披针形的小苞片3片。果梗细短。果实由分果瓣10～12枚组成，在圆锥形中轴周围排成1轮，分果类扁圆形。表面黄白色或黄棕色，具隆起的环向细脉纹。种子肾形，棕黄色或黑褐色。气微，味涩。

选购贮藏 以颗粒饱满、坚实者为佳。置干燥处。

性味 甘、涩，凉。归大肠、小肠、膀胱经。

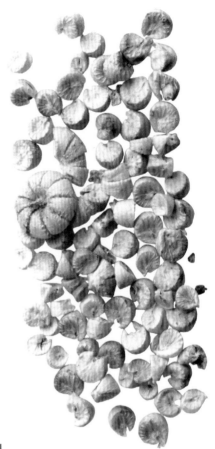

功能主治 清热利尿，消肿。用于尿闭，水肿，口渴，尿路感染。

用法用量 煎服，3～9g。

用药禁忌 本品寒润滑利，脾虚便溏者与孕妇慎用。

验方 ①石淋：冬葵子9g，地龙3g，牛膝6g，滑石粉9g。水煎服。②尿路感染，小便涩痛：冬葵子、车前子、萹蓄、蒲黄各12g。水煎服。

药茶 利水消滞。适用于小便涩滞不利、水肿。防己5g、防风3g、冬葵子3g、花茶3g。开水冲泡后饮用。

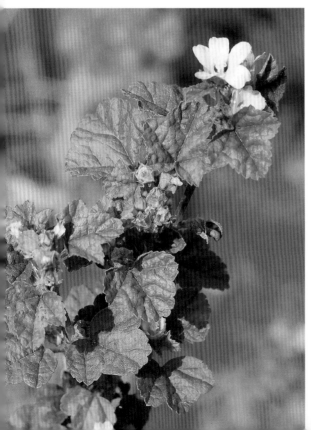

灯心草 Dengxincao

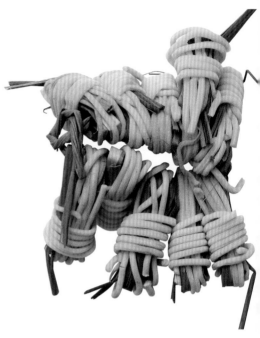

别名 灯心、灯草。

来源 本品为灯心草科植物灯心草的干燥茎髓。

采集加工 夏末至秋季割取茎，晒干，取出茎髓，理直，扎成小把。

植物识别 多年生草本，高40～100cm。茎簇生，直立，细柱形，内充满乳白色髓。叶鞘红褐色或淡黄色，叶片退化呈刺芒状。花序侧生，聚伞状，多花，花淡绿色，花被片6，条状披针形，排列为2轮，外轮稍长，边缘膜质，背面被柔毛。蒴果长圆形。花期6～7月，果期7～10月。生于水旁、田边等潮湿处。分布于长江下游及陕西、福建、四川、贵州等地。

中药识别 本品呈细圆柱形。表面白色或淡黄白色，有细纵纹。体轻，质软，略有弹性，易拉断，断面白色。气微，味淡。

选购贮藏 以色白者为佳。置干燥处。

现代研究 有镇静、抗菌及抗氧化等作用。

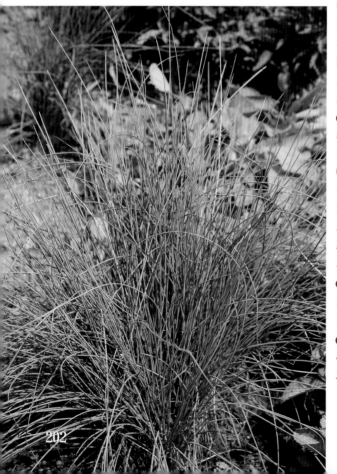

性味归经 甘、淡，微寒。归心、肺、小肠经。

功能主治 清心火，利小便。用于心烦失眠，尿少涩痛，口舌生疮。

用法用量 煎服，1～3g。外用适量。

用药禁忌 下焦虚寒，小便失禁者慎用。

(验方) ①热淋：灯心草、凤尾草、牛膝根、淡竹叶各15g。用米泔水煎服。②失眠，心烦：灯心草18g。煎汤代茶常服。③黄疸：鲜灯心草15g，枸杞根30g，刘寄奴15g。水煎，酌加糖服。④糖尿病：灯心草60g，豆腐1块。水炖服。⑤水肿：羊蹄草、灯心草各60g。水煎，饭前服，每日2次。⑥胃、十二指肠溃疡出血：墨旱莲、灯心草各30g。水煎服。

(药茶) 养心安神，清心除烦。适用于虚烦失眠、惊悸怔忡。炒酸枣仁6g、灯心草1g用250ml水煎煮至水沸后，泡茶饮用。

(药膳) 清心除烦。适用于小儿夜啼、成人心烦等症。灯心草15g，竹叶10g。水煎取汁，代茶饮用。

绵萆薢 Mianbixie

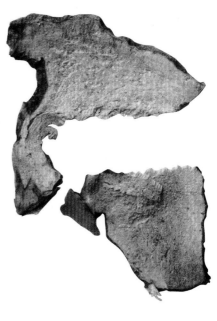

别名 百枝、竹木、赤节、川萆薢、粉萆薢、山田薯、麻甲头。

来源 本品为薯蓣科植物绵萆薢或福州薯蓣的干燥根茎。

采集加工 秋、冬季采挖，除去须根，洗净，切片，晒干。

植物识别 福州薯蓣：多年生缠绕草质藤本。茎左旋，圆柱形。单叶互生，表面绿色，背面灰白色，基出脉9；叶有两种类型，一种从茎基部至顶端全为三角状或卵状心形，全缘或边缘微波状；另一种茎基部的叶为掌状裂叶，5～9深裂、中裂或浅裂，裂片顶端渐尖，茎中部以上的叶为三角状或卵状心形，全缘。雄花序腋生，总状，花被新鲜时橙黄色，干后褐色。蒴果成熟时反曲下垂，翅近半圆形。花期6～7月，果期7～10月。分布于浙江、江西、福建、湖北、湖南、广东、江西。

中药识别 本品为不规则的斜切片。外皮黄棕色至黄褐色，有稀疏的须根残基，呈圆锥状突起。质疏松，略呈海绵状，切面灰白色至浅灰棕色，黄棕色点状维管束散在。气微，味微苦。

选购贮藏 以身干、片厚薄均匀者为佳。置通风干燥处。

现代研究 有抗真菌作用。

性味归经 苦，平。归肾、胃经。

功能主治 利湿去浊，祛风除痹。用于膏淋，白浊，白带过多，风湿痹痛，关节不利，腰膝疼痛。

用法用量 煎服，9～15g。

用药禁忌 肾阴亏虚遗精滑泄者慎用。

验方 1.湿热下注膀胱，小便混浊短者：绵萆薢6g，黄柏（炒褐色）、石菖蒲各1.5g，茯苓、白术各3g，莲子心2.1g，丹参、车前子各4.5g。水煎服。

2.白带日久，体力衰弱：怀山药30g，绵萆薢24g，莲子9g。水煎，食前温服。

药茶 散寒除湿。适用于寒湿脚气；水肿。泽泻5g、木瓜3g、猪苓3g、木通3g、绵萆薢3g、花茶5g。开水冲泡后饮用。

药酒 清热利湿，益肾固涩。适用于急性前列腺炎。绵萆薢100g，龙胆草、车前子各50g，芡实30g。置容器中，添加黄酒500ml，隔水文火煮沸，候冷，密封浸泡1日，去渣留液。每日2～3次，每次服40～50ml。

药膳 清热化浊止遗。炒黄柏5g，绵萆薢10g，薏苡仁20g，粳米100g。先将炒黄柏、绵萆薢煎取汁，再与薏苡仁、粳米同煮粥，粥熟入冰糖适量，稍煮片刻即可。佐餐食用。

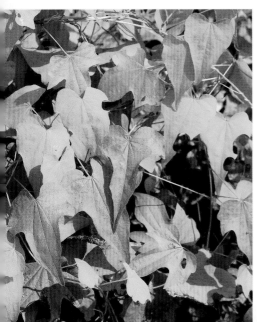

连钱草 Lianqiancao

来源 本品为唇形科植物活血丹的干燥地上部分。

采集加工 春至秋季采收，除去杂质，晒干。

植物识别 多年生草本。匍匐茎着地生根，茎上升，四棱形。叶对生，叶片心形或近肾形，边缘具圆齿，两面被柔毛或硬毛。花冠蓝色或紫色，下唇具深色斑点。小坚果长圆状卵形。花期4～5月，果期5～6月。

中药识别 本品呈不规则的段。茎四方形，表面黄绿色或紫红色。切面常中空。叶对生，叶片多皱缩，灰绿色或绿褐色。轮伞花序腋生，花冠唇形。搓之气芳香，味微苦。

选购贮藏 以叶多、色绿、气香浓者为佳。置阴凉干燥处，防潮。

现代研究 有利胆、利尿、溶解结石、抑菌等作用。

性味与归经 辛、微苦，微寒。归肝、肾、膀胱经。

功能主治 利湿通淋，清热解毒，散瘀消肿。用于热淋，石淋，湿热黄疸，疮痈肿痛，跌打损伤。

用法与用量 15～30g。外用适量，煎汤洗。

验方 ①膀胱结石：连钱草100g，藕节100g。水煎服。②肾及输尿管结石：连钱草120g，煎水冲蜂蜜，日服2次。③湿热黄疸：连钱草60g，婆婆针75g。水煎服。④胆囊炎，胆石症：连钱草、蒲公英各30g，香附15g。煎服，每日1剂。⑤跌打损伤：鲜连钱草30g，鲜杜衡根3g，捣汁，水酒冲服；药渣捣烂敷患处。

滑石 Huashi

别名 画石。

来源 本品为硅酸盐类矿物滑石族滑石。

采集加工 采挖后，除去泥沙及杂石。

中药识别 本品呈不规则的块状。白色、黄白色或淡蓝灰色，有蜡样光泽。质软，细腻，手摸有滑润感。气微，味淡。

选购贮藏 以整洁、色青白、滑润、无杂石者为佳。置干燥处。

现代研究 有保护皮肤和黏膜及抗菌等作用。

性味归经 甘、淡，寒。归膀胱、肺、胃经。

功能主治 利尿通淋，清热解暑，外用祛湿敛疮。用于热淋，石淋，尿热涩痛，暑湿烦渴，湿热水泻；外治湿疹，湿疮，痱子。

用法用量 10～20g，先煎。外用适量。

验方 ①热病烦渴：滑石20g（另包先煎），石膏10g（另包先煎），芦根15g，麦冬10g，甘草3g。水煎服。②小便赤涩不利，血尿：滑石15g，萹蓄10g，瞿麦10g，木通10g，车前子10g，栀子6g，大黄6g，甘草3g。水煎服。③泌尿系结石：滑石60g，金钱草30g，海金沙30g，甘草10g。共研细末，蜂蜜调为丸。每次6g，一日3次，7天为1疗程。④中暑吐泻：滑石15g，藿香15g，共研细末，每日分两次服。1～2天即可治愈。⑤手足皲裂：滑石50g，白及20g，甘草10g。共研细末，以麻油调涂患处。每日3次。

药茶 适用于湿热黄疸、面目周身皆黄。滑石3g，泽泻5g，茵陈3g，绿茶3g。用300ml开水冲泡后饮用。

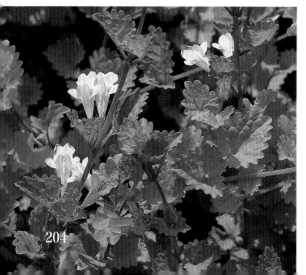
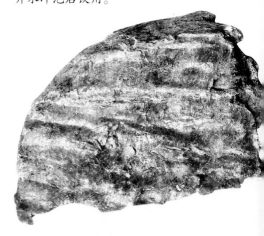

三、利湿退黄药

茵陈 Yinchen

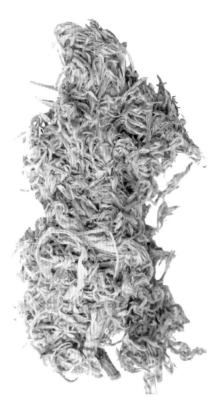

别名 茵陈蒿。

来源 本品为菊科植物茵陈蒿的干燥地上部分。春季采收的称"绵茵陈";秋季采收的称"茵陈蒿"。

采集加工 春季幼苗高6～10cm时采收或秋季花蕾长成至花初开时采割,除去杂质和老茎,晒干。

植物识别 多年生草本。茎直立,高0.5～1m;幼时全体有褐色丝状毛。营养枝上的叶2～3回羽状裂或掌状裂,小裂片线形或卵形,密被白色绢毛;花枝上的叶无柄,羽状全裂,裂片呈线形或毛管状,基部抱茎,绿色,无毛。头状花序多数,密集成圆锥状;花淡紫色。瘦果长圆形。花期9～10月,果期11～12月。全国各地均有分布。

中药识别 绵茵陈:多卷曲成团状,灰白色或灰绿色,全体密被白色茸毛,绵软如绒。气清香,味微苦。

选购贮藏 以质嫩、绵软、灰绿色、香气浓者为佳。置阴凉干燥处,防潮。

现代研究 有保肝、利胆、抗菌、抗肿瘤等作用。

性味归经 苦、辛,微寒。归脾、胃、肝、胆经。

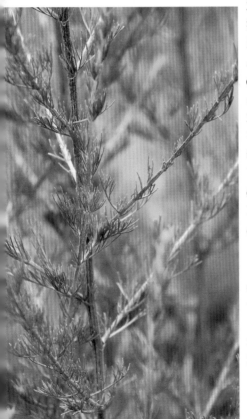

功能主治 清利湿热,利胆退黄。用于黄疸尿少,湿温暑湿,湿疮瘙痒。

用法用量 煎服,6～15g。外用适量。煎汤熏洗。

用药禁忌 蓄血发黄者及血虚萎黄者慎用。

验方 ①黄疸型肝炎:鲜绵茵陈30g,栀子10g,水煎服。②急性黄疸型肝炎:茵陈30g,金钱草30g,海金沙15g,水煎服。③伤暑发热:鲜茵陈蒿60g,水煎服。④湿热疮疖:茵陈蒿30g,天花粉10g,石仙桃10g,水煎服。⑤皮肤风疹瘙痒:茵陈蒿适量,水煎浓汁,洗患处。

药茶 适用于风瘙瘾疹;皮肤肿痒。茵陈5g、荷叶3g、绿茶3g。开水冲泡后饮用。

药酒 适用于高胆固醇血症。茵陈蒿100g,泽泻100g,葛根100g。用白酒1500ml浸泡10天,去渣留液。每次服10～15ml,每日2～3次。

药膳 适用于湿热蕴蒸,胆汁外溢所致之目黄身黄,小便不利,尿黄如浓茶,属于急性黄疸型肝炎者。茵陈30g入锅加水200ml,煎至100ml,去渣;入粳米100g,再加水600ml,煮至粥熟。每天2次微温服。7～10天为1疗程。

金钱草 Jinqiancao

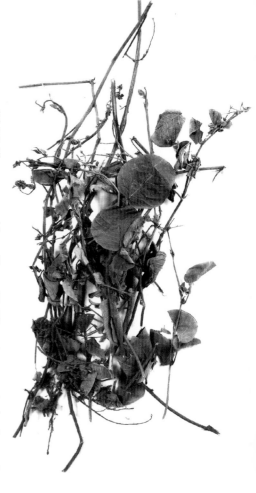

别名 过路黄、四川大金钱草、大金钱草。

来源 本品为报春花科植物过路黄的干燥全草。

采集加工 夏、秋季采收，除去杂质，晒干。

植物识别 多年生蔓生草本。茎柔弱，平卧延伸。单叶对生，叶片卵圆形、近圆形以至肾圆形。花单生于叶腋，花冠黄色，辐状钟形，5深裂，裂片狭卵形以至近披针形，先端锐尖或钝，具黑色长腺条。蒴果球形。江南各省均有分布。

选购贮藏 以叶大、色绿者为佳。置干燥处。

现代研究 有利胆、抗尿路结石、抗炎、抗氧化等作用。

性味归经 甘、咸，微寒。归肝、胆、肾、膀胱经。

功能主治 利湿退黄，利尿通淋，解毒消肿。用于湿热黄疸，胆胀胁痛，石淋，热淋，小便涩痛，痈肿疔疮，蛇虫咬伤。

用法用量 煎服，15～60g。鲜品加倍。外用适量。

验方 ①急性黄疸型肝炎：金钱草60g，茵陈30g，板蓝根15g，水煎，加糖适量服。②慢性胆囊炎，胆结石：金钱草60g，马蹄金30g，虎杖30g，郁金30g，香附15g，鸡内金15g，水煎服。③石淋：鲜金钱草30g，水煎服。④黄疸：金钱草10g，茵陈蒿10g，虎杖10g，紫金牛15g，仙鹤草15g。水煎服。

药茶 适用于肾炎水肿、蛋白尿。金钱草5g、萹蓄3g、绿茶3g。用250ml开水冲泡后饮用。

药酒 适用于尿路结石。金钱草100g、海金沙30g置容器中，添加黄酒500ml，文火煎至400ml，去渣留液。每日3次，每次服1/3剂。

药膳 ①适用于胁痛口臭，湿热黄疸型肝胆疾病，以及尿血，尿痛，石淋等。金钱草200g，洗净切碎，加水300ml，煎至100ml，调入冰糖代茶频饮。②适用于慢性胆囊炎患者。取金钱草、败酱草、茵陈各30g，煎汁1000ml，加白糖代茶饮。

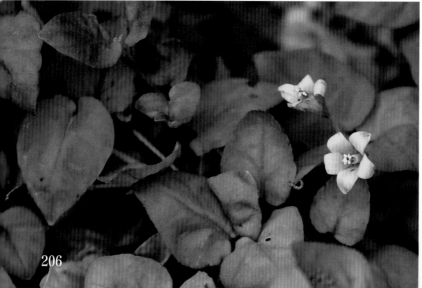

广金钱草 Guangjinqiancao

别名 落地金钱、铜钱草、马蹄香、假花生。

来源 本品为豆科植物广金钱草的干燥地上部分。

采集加工 夏、秋季采割，除去杂质，晒干。

植物识别 半灌木状草本。茎平卧或斜举，基部木质，枝呈圆柱形，与叶柄均密被黄色短柔毛。叶互生，小叶1片，有时3片，中间小叶大而形圆，侧生小叶矩圆形，先端微凹，基部浅心形或近平截，全缘。总状花序，蝶形花冠紫红色。荚果被有短柔毛和钩状毛。分布于福建、湖南、广西和广东等省区。

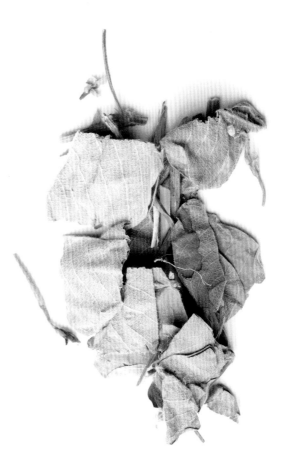

中药识别 本品茎呈圆柱形，长可达1m，密被黄色伸展的短柔毛，质稍脆，断面中部有髓。叶互生，小叶1或3，圆形或矩圆形，直径2～4cm；先端微凹，基部心形或钝圆，全缘；上表面黄绿色或灰绿色，无毛，下表面具灰白色紧贴的绒毛，侧脉羽状；叶柄长1～2cm；托叶1对，披针形，长约0.8cm。气微香，味微甘。

贮藏 以叶大、色绿者为佳。置干燥处。

现代研究 有利胆排石、利尿排石等作用。

性味与归经 甘、淡，凉。归肝、肾、膀胱经。

功能主治 利湿退黄，利尿通淋。用于黄疸尿赤，热淋，石淋，小便涩痛，水肿尿少。

用法与用量 煎服，15～30g。

用药禁忌 孕妇忌服。

验方 1.肝炎：广金钱草60g，鸡眼草100g，虎杖根30g，水煎冲白糖服。
2.尿路结石：广金钱草60g，车前草60g，白茅根30g。水煎服。
3.尿道炎，膀胱炎：广金钱草60g，金刚刺30g，玉米须15g。水煎服。

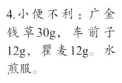

4.小便不利：广金钱草30g，车前子12g，瞿麦12g。水煎服。

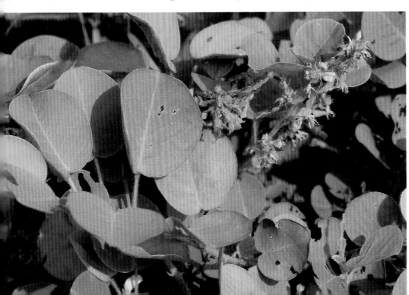

虎杖 Huzhang

别名 大虫杖、苦杖、酸杖、斑杖、苦杖根、杜牛膝。

来源 本品为蓼科植物虎杖的干燥根茎和根。

采集加工 春、秋季采挖，除去须根，洗净，趁鲜切短段或厚片，晒干。

植物识别 多年生灌木状草本。茎直立，中空，散生紫红色斑点。叶互生，叶片宽卵形或卵状椭圆形，全缘。圆锥花序腋生，花被5深裂，裂片2轮，外轮3片在果时增大，背部生翅。瘦果椭圆形，有3棱。花期6～8月，果期9～10月。我国大部分地区均产，主产于江苏、江西、山东、四川等地。

中药识别 本品外皮棕褐色，有纵皱纹和须根痕，切面棕黄色，射线放射状。根茎髓中有隔或呈空洞状。气微，味微苦、涩。

选购贮藏 以切面色棕黄者为佳。置干燥处，防霉，防蛀。

现代研究 有抗肝损伤、降血脂、抗氧化、抑菌、抗肿瘤及降血糖等作用。

性味归经 微苦，微寒。归肝、胆、肺经。

功能主治 利湿退黄，清热解毒，散瘀止痛，止咳化痰。用于湿热黄疸，淋浊，带下，风湿痹痛，痈肿疮毒，水火烫伤，经闭，癥瘕，跌打损伤，肺热咳嗽。

用法用量 煎服，9～15g。外用适量，制成煎液或油膏涂敷。

用药禁忌 孕妇忌服。

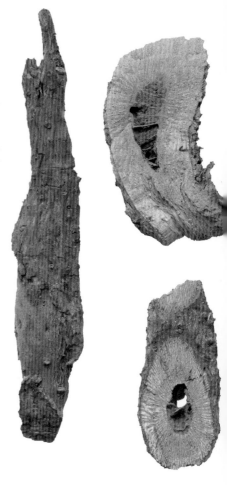

验方 ①慢性肝炎：虎杖根30g，水煎服。②急性黄疸型肝炎：虎杖根30g，栀子30g，淡竹叶30g，水煎服。③支气管炎：虎杖根15g，功劳木15g，枇杷叶15g，水煎服。④痈疮：鲜虎杖根、鲜芦荟叶各适量，共捣烂敷患处。⑤烫火伤：虎杖根研细粉，麻油调涂患处。⑥淋浊：虎杖根30g，半边莲15g，水煎服。⑦无名肿毒：虎杖根30g，水煎服。同时取鲜虎杖根适量捣烂敷患处。

药茶 清热解毒、活血祛风。适用于阳黄，表面抗原阳性者。紫草2g、虎杖3g、绿茶3g、白糖10g。开水冲泡后饮用。

药酒 腰腿疼痛，风湿性关节痛。虎杖根60g。放入黄酒500ml内浸泡10日以上。每次服30ml，日服3次。

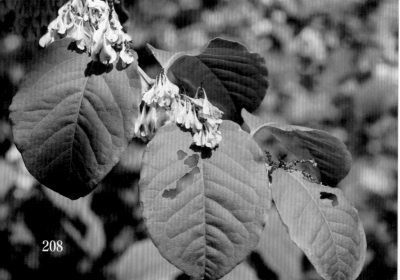

垂盆草 Chuipencao

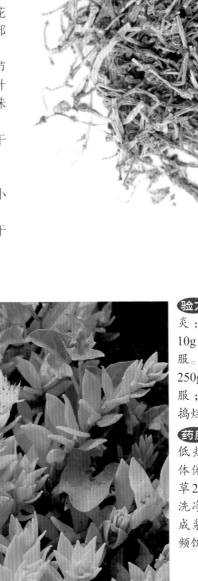

别名 山护花、鼠牙半支、半枝莲、狗牙草、佛指甲、瓜子草、白蜈蚣。

来源 本品为景天科植物垂盆草的干燥全草。

采集加工 夏、秋季采收，除去杂质，干燥。

植物识别 多年生肉质草本。不育枝及花茎细，匍匐而节上生根，直到花序之下。叶常为3片轮生，叶片倒披针形至长圆形，先端近急尖，基部急狭，全缘。聚伞花序顶生，有3～5分枝，花少，无梗，花瓣5，黄色。蓇葖果。花期5～7月，果期7～8月。我国大部分地区有分布。

中药识别 本品为不规则的段。部分节上可见纤细的不定根。3叶轮生，叶片倒披针形至矩圆形，绿色。气微，味微苦。

选购贮藏 以叶多、色绿者为佳。置干燥处。

现代研究 有保肝、调节免疫等作用。

性味归经 甘、淡，凉。归肝、胆、小肠经。

功能主治 利湿退黄，清热解毒。用于湿热黄疸，小便不利，痈肿疮疡。

用法用量 煎服，15～30g。

用药禁忌 脾胃虚寒者慎服。

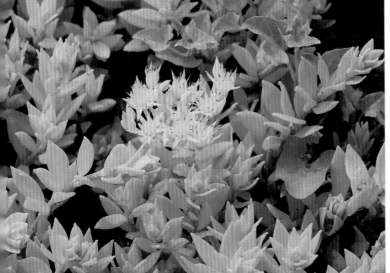

验方 ①急性黄疸型肝炎：垂盆草30g，当归10g，红枣10只。水煎服。②痈疖：鲜垂盆草250g，捣汁和黄酒适量服；另取鲜垂盆草适量捣烂加食盐少量敷患处。

药膳 适用于急性肝炎、低热烦躁、脾胃素虚、体倦乏力者。将鲜垂盆草200g切碎，红枣20个洗净，加水1000ml共煎成浆约600ml，加白糖。频饮。

209

干姜 Ganjiang

别名　白姜、均姜。

来源　本品为姜科植物姜的干燥根茎。

采集加工　冬季采挖，除去须根和泥沙，晒干或低温干燥。

植物识别　参见生姜项下。

中药识别　干姜呈扁平块状，具指状分枝。表面灰黄色或浅灰棕色，粗糙，具纵皱纹和明显的环节。质坚实，断面黄白色或灰白色。气香、特异，味辛辣。

选购贮藏　以粉性足、气味浓者为佳。置阴凉干燥处，防蛀。

现代研究　有抗消化性溃疡、止泻、利胆、镇吐、抗炎、镇痛、解热等作用。

性味归经　辛，热。归脾、胃、肾、心、肺经。

功能主治　温中散寒，回阳通脉，温肺化饮。用于脘腹冷痛，呕吐泄泻，肢冷脉微，寒饮喘咳。

用法用量　煎服，3～10g。

用药禁忌　本品辛热燥烈，阴虚内热、血热妄行者忌用。

验方　①呕吐腹泻：干姜10g，制附子15g，甘草3g。水煎服。②寒饮咳嗽，喘逆：干姜10g，茯苓10g，五味子6g，炙甘草6g，细辛3g。水煎服。

药茶　温中散寒，回阳通脉。适用于心腹冷痛、肢冷、吐泻；寒饮咳喘；风湿寒痹。用干姜10g的煎煮液250ml泡红茶3g饮用。

药膳　适用于脾胃虚寒，脘腹冷痛，呕吐呃逆，泛吐清水，肠鸣腹泻等症。干姜3g，高良姜5g，粳米50～100g。文火煮烂成粥。调味后早、晚乘温热服，随量食用。

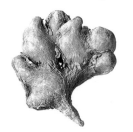

八角茴香 Bajiaohuixiang

来源　为木兰科植物八角茴香的成熟果实。

采集加工　秋、冬季果实由绿变黄时采摘，置沸水中略烫后干燥或直接干燥。

中药识别　本品为聚合果，多由8个蓇葖果组成，放射状排列于中轴上。蓇葖果外表面红棕色，有不规则皱纹，顶端呈鸟喙状，上侧多开裂；内表面淡棕色，平滑，有光泽；质硬而脆。气芳香，味辛、甜。

选购贮藏　以个大、色红、油多、香浓者为佳。置阴凉干燥处。

性味与归经　辛，温。归肝、肾、脾、胃经。

功能主治　温阳散寒，理气止痛。用于寒疝腹痛，肾虚腰痛，胃寒呕吐，脘腹冷痛。

用法与用量　煎服，3～6g。

饮食禁忌　忌同时食用咖喱。

验方　①胃寒痛：八角茴香6g，木香6g，丁香6g，白豆蔻10g。共研细粉，开水送服或水煎服。②小儿定时腹痛：八角茴香3g，木香3g，葱头3条，水煎服。③小肠气坠：八角茴香、小茴香各9g，乳香少许。水煎服取汗。

药酒　适用于放疗、化疗或其他不明原因所致白细胞减少症。八角茴香25g用白酒750ml浸泡2周。每次空腹服10～15ml，每日2次。

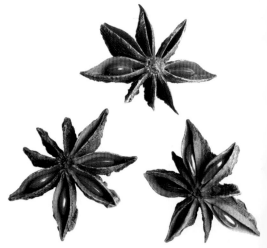

肉桂 Rougui

别名 菌桂、牡桂、桂、大桂、筒桂、玉桂。

来源 本品为樟科植物肉桂的干燥树皮。

采集加工 多于秋季剥取，阴干。用时捣碎。

植物识别 参见桂枝项下。

中药识别 本品呈槽状或卷筒状。外表面灰棕色，稍粗糙，有不规则的细皱纹和横向突起的皮孔；内表面红棕色，略平坦，有细纵纹，划之显油痕。气香浓烈，味甜、辣。

选购贮藏 以皮厚、油性大、香气浓者为佳。置阴凉干燥处。

现代研究 有抗消化性溃疡、止泻、利胆、镇痛、降血糖等作用。

性味归经 辛、甘，大热。归肾、脾、心、肝经。

功能主治 补火助阳，引火归元，散寒止痛，温通经脉。用于阳痿宫冷，腰膝冷痛，肾虚作喘，虚阳上浮，眩晕目赤，心腹冷痛，虚寒吐泻，寒疝腹痛，痛经经闭。

用法用量 煎服，1～4.5g，宜后下或焗服；研末冲服，每次1～2g。

用药禁忌 有出血倾向者及孕妇慎用；不宜与赤石脂同用。

验方 ①虚寒胃痛：肉桂研细粉，每次服3g，日服2～3次，开水送服。②老年人小便不利，腰膝冷痛：肉桂3g，山药15g，熟地黄12g，山茱萸6g，熟附子3g。水煎服。③胃、十二指肠溃疡：肉桂10g，木香10g，高良姜10g，荜茇10g，佛手10g，苏打180g，研末，每次服1.5～3g，每日服3次，开水送服。

药茶 适用于寒疝腹冷、来往冲心腹痛。肉桂3g、吴茱萸2g、生姜3g、花茶3g。开水冲泡后饮用。

药膳 补益肝肾，强筋壮骨。适用于脑力劳动者因活动较少而出现的体力衰退。肉桂3g，肥鸽1只，隔水炖。饮汤食肉，隔日1次。

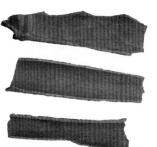

丁香 Dingxiang

别名 公丁香、雄丁香。

来源 本品为桃金娘科植物丁香的干燥花蕾。主产于坦桑尼亚、马来西亚、印度尼西亚。

中药识别 本品略呈研棒状。花冠圆球形，棕褐色或褐黄色。萼筒圆柱状，红棕色或棕褐色。气芳香浓烈，味辛辣、有麻舌感。

采购贮藏 以个大、色棕褐、香气浓、油多者为佳。置阴凉干燥处。

现代研究 有调节胃肠运动、抗胃溃疡、抗炎、镇痛、抗菌等作用。

性味归经 辛，温。归脾、胃、肺、肾经。

功能主治 温中降逆，补肾助阳。用于脾胃虚寒，呃逆呕吐，食少吐泻，心腹冷痛，肾虚阳痿。

用法用量 煎服，1～3g。外用适量。

用药禁忌 热证及阴虚内热者忌用。不宜与郁金同用。

饮食禁忌 忌同时食用槐花。

药茶 适用于产后胃寒咳逆，呕不食。莲子5g、丁香0.2g、白茯苓3g煎煮取液250ml，泡花茶饮用。

药酒 适用于感寒引起的胃脘疼痛、腹胀、吐泻等。丁香10g、黄酒50ml，隔水加热蒸炖10分钟。趁热饮酒，一次饮尽。

药膳 适用于胃寒型呕吐、呃逆、胃痛等症。将冰糖50g加水少许放砂锅中，文火熬化，加生姜末30g、丁香粉5g调匀，继续熬至挑起不粘手为好。另备一大搪瓷盆，涂以芝麻油，将糖倒入摊平。稍冷后趁软切作50块。食糖。

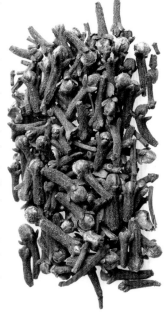

吴茱萸 Wuzhuyu

别名 食茱萸、吴萸。

来源 本品为芸香科植物吴茱萸的干燥近成熟果实。

采集加工 8～11月果实尚未开裂时，剪下果枝，晒干或低温干燥，除去枝、叶、果梗等杂质。

植物识别 常绿灌木或小乔木。幼枝、叶轴、小叶柄密被黄褐色长柔毛。单数羽状复叶，对生，小叶2～4对，椭圆形至卵形，全缘。聚伞花序顶生；花小，黄白色，花瓣5，长圆形。果实扁球形，成熟时裂开成5个果瓣。花期6～8月，果期9～10月。分布于贵州、广西、湖南、云南、陕西、浙江、四川等地。

中药识别 本品呈球形或略呈五角状扁球形。表面暗黄绿色至褐色，粗糙，有多数点状突起或凹下的油点。顶端有五角星状的裂隙，基部残留被有黄色茸毛的果梗。气芳香浓郁，味辛辣而苦。

选购贮藏 以饱满、色绿、香气浓者为佳。置阴凉干燥处。

现代研究 有抑制胃肠运动、抗胃溃疡、止泻、降血压、抗心肌损伤、抗炎、镇痛、抗肿瘤、抗血栓等作用。

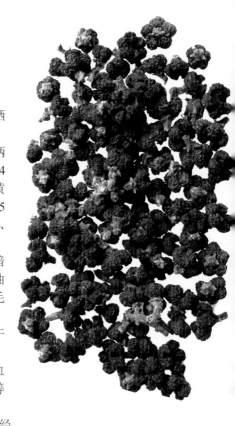

性味归经 辛、苦，热；有小毒。归肝、脾、胃、肾经。

功能主治 散寒止痛，降逆止呕，助阳止泻。用于厥阴头痛，寒疝腹痛，寒湿脚气，经行腹痛，脘腹胀痛，呕吐吞酸，五更泄泻。

用法用量 煎服，2～5g。外用适量。

用药禁忌 本品辛热燥烈，易耗气动火，故不宜多用、久服。阴虚有热者忌用。孕妇慎用。

饮食禁忌 忌同时食用猪肝。

验方 ①胃寒痛，呕吐酸水或清水：吴茱萸1.5g，砂仁3g，共研细粉，冲开水1次服。②行经腹痛：吴茱萸10g，丹参15g，水煎服。③肝郁胁痛：吴茱萸3g，黄连（姜汁炒）20g，共研细粉，每服3g，开水送服。

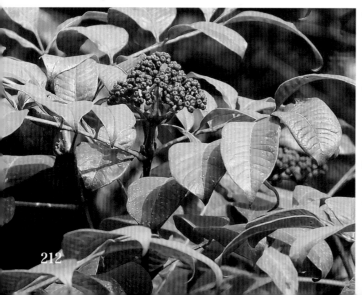

药茶 适用于寒疝，偏坠小肠疝痛；小腹冷痛。吴茱萸3g、木香5g、小茴香2g、川楝子2g、花茶3g。用前几味药的煎煮液泡茶饮用。

药酒 温中止痛，理气燥湿。将吴茱萸50g研为碎末，入黄酒1000ml，密封浸泡3～5日，去渣留液。每次空腹服用10ml，每日3次。

药膳 适用于脘腹冷痛，呕逆吞酸，中寒吐泄。粳米50g煮粥，待米熟后再下吴茱萸末2g及生姜、葱白，文火煮至粥稠。早、晚乘温热服，随量食用。

小茴香 Xiaohuixiang

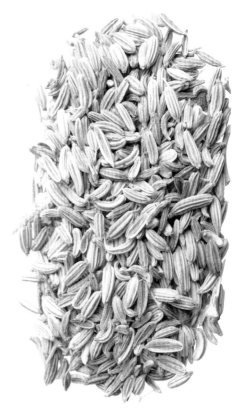

别名 谷茴香。

来源 本品为伞形科植物茴香的干燥成熟果实。

采集加工 秋季果实初熟时采割植株，晒干，打下果实，除去杂质。

植物识别 多年生草本，高0.4～2m。具强烈香气。茎直立，光滑无毛，灰绿色或苍白色。茎生叶互生，四至五回羽状全裂；末回裂片丝状。复伞形花序顶生或侧生，花小，花瓣黄色，倒卵形。双悬果长圆形，主棱5条。花期5～6月，果期7～9月。全国各地均有栽培。

中药识别 本品呈长椭圆形，表面黄绿色或淡黄色，背面有纵棱5条。有特异香气，味微甜、辛。

选购贮藏 以粒大饱满、色黄绿、香气浓者为佳。置阴凉干燥处。

现代研究 有镇痛、抗菌、保肝等作用。

生味归经 辛，温。归肝、肾、脾、胃经。

功能主治 散寒止痛，理气和胃。用于寒疝腹痛，睾丸偏坠，痛经，少腹冷痛，脘腹胀痛，食少吐泻。盐小茴香暖肾散寒止痛，用于寒疝腹痛，睾丸偏坠，经寒腹痛。

用法用量 煎服，3～6g。外用适量。

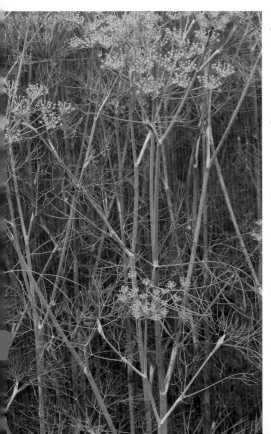

用药禁忌 阴虚火旺者慎用。

验方 ①胃寒痛：小茴香10g，干姜10g，木香10g，甘草6g。水煎服。②痛经：小茴香10g，当归10g，延胡索10g，白芍（炒）10g。香附（炒）10g，水煎服。③睾丸肿：小茴香10g，苍耳子10g，水煎服。

药茶 活血理气，散寒止痛。适用于疝气、小腹疼痛。小茴香2g、青皮5g、当归2g、川芎2g、胡芦巴2g、花茶3g。用300ml开水冲泡后饮用。

药酒 温中散寒，理气止痛。适用于寒冷侵袭或过食生冷，恶心呕吐，胃脘胀痛，下腹疼痛。小茴香300g捣碎取汁，置容器中，入生姜汁9g、米酒30ml混匀，文火煮沸，去渣留液。每日1次，每次温饮1剂。

药膳 行气止痛，健脾开胃。适用于阴寒酸痛、大肠疝气、睾丸肿胀偏坠，以及脘腹冷痛、呕吐食少、慢性胃炎等症。炒小茴香20g放入纱布袋内，加水先煮30分钟再入洗净的粳米100g，加适量水煮粥至熟。佐餐食用。

高良姜 Gaoliangjiang

别名 高凉姜、良姜、蛮姜、小良姜、海良姜。

来源 本品为姜科植物高良姜的干燥根茎。

采集加工 夏末秋初采挖，除去须根和残留的鳞片，洗净，切段，晒干。

植物识别 多年生草本，高30～110cm。茎丛生，直立。叶片线状披针形，叶鞘抱茎。总状花序顶生，直立；花冠管漏斗状，花冠裂片3，长圆形，唇瓣卵形，白色而有红色条纹。蒴果球形，不开裂，熟时橙红色。花期4～9月，果期8～11月。分布于台湾、海南、广东、广西、云南等地。

中药识别 本品呈圆柱形，多弯曲，有分枝。表面棕红色至暗褐色，有细密的纵皱纹及灰棕色的波状环节，一面有圆形的根痕。断面灰棕色或红棕色，纤维性。气香，味辛辣。

选购贮藏 以色棕红、味辛辣者为佳。置阴凉干燥处。

现代研究 有调节胃肠运动、抗胃溃疡、镇痛、抗炎、抗真菌、抗血栓等作用。

性味归经 辛，热。归脾、胃经。

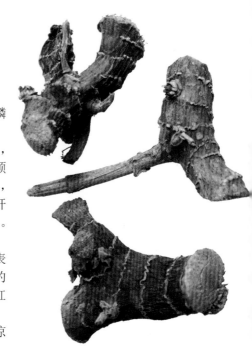

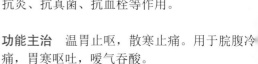

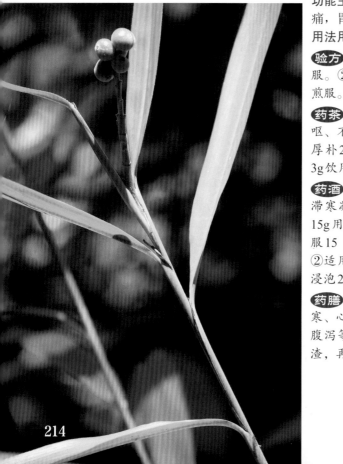

功能主治 温胃止呕，散寒止痛。用于脘腹冷痛，胃寒呕吐，嗳气吞酸。

用法用量 煎服，3～6g。研末服，每次3g。

验方 ①胃寒痛：高良姜10g，乌药10g，水煎服。②食滞腹胀：高良姜10g，山楂10g，水煎服。

药茶 温中散寒。适用于冷气攻心腹痛、多呕、不思饮食。高良姜2g，肉桂3g，当归1g，厚朴2g，人参1g。煎煮，取液350ml泡花茶3g饮用。

药酒 ①行气疏肝，祛寒止痛。适用于气滞寒凝所致胃脘疼痛。高良姜15g、制香附15g用白酒250ml浸泡7天，去渣留液。每次服15～20ml，每日2～3次，或痛时饮服。②适用于汗斑。高良姜30g，75%乙醇100ml，浸泡24小时左右。取药酒搽患处。

药膳 温暖脾胃，散寒止痛。适用于脾胃虚寒、心腹冷痛、呕吐、呃逆，泛吐清水、肠鸣腹泻等症。先煎高良姜5g，干姜3g，取汁去渣，再入粳米100g同煮成粥。佐餐食用。

花椒 Huajiao

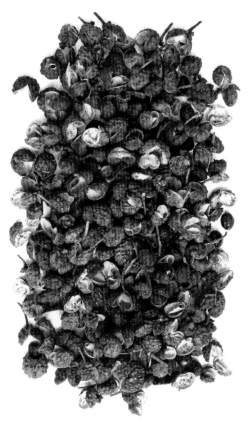

别名 秦椒、蜀椒、川椒、巴椒、红椒。

来源 本品为芸香科植物花椒的干燥成熟果皮。

采集加工 秋季采收成熟果实，晒干，除去种子和杂质。

植物识别 落叶灌木或小乔木，高3～7m。具香气。茎枝疏生略向上斜的皮刺。奇数羽状复叶互生；叶轴腹面两侧有狭小的叶翼，背面散生向上弯的小皮刺；叶片5～11，卵形或卵状长圆形，边缘具钝锯齿或为波状圆锯齿。聚伞圆锥花序顶生。蓇葖果球形，密生粗大而凸出的腺点。花期4～6月，果期9～10月。我国大部分地区有分布。

中药识别 外表面紫红色或棕红色，散有多数疣状突起的油点；内表面淡黄色。香气浓，味麻辣而持久。

选购贮藏 青椒以色灰绿，花椒以色紫红，均无更、无椒目者为佳。置通风干燥处。

现代研究 有调节胃肠运动、抗胃溃疡、抗炎、镇痛、抗菌、杀虫、抗肿瘤、降血脂等作用。

性味归经 辛，温。归脾、胃、肾经。

功能主治 温中止痛，杀虫止痒。用于脘腹冷痛，呕吐泄泻，虫积腹痛；外治湿疹，阴痒。

用法用量 煎服，3～6g。外用适量，煎汤熏洗。

用药禁忌 阴虚内热者慎用。

饮食禁忌 忌同时食用咖啡。

验方 ①回乳：花椒10g，加水500ml，浸泡2小时，煎煮至250ml，加红糖50g。于断奶当日趁热1次服下，每日1次，连用1～3次。②齿痛：蜀椒，醋煎，含漱。

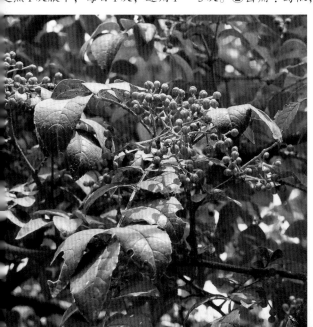

药酒 活血止痛。适用于斑秃、虫蛀牙痛。花椒30g置容器中，添加白酒100ml，密封浸泡6日，去渣留液。治斑秃，每日2～3次，每次用消毒棉球蘸本酒涂擦患处至该处皮肤发红。治牙痛，不拘时候，用消毒棉球蘸本酒塞入蛀孔或含漱。

药膳 散寒通络。先将花椒30g加水煮30分钟，再入辣椒20个，煮软后取出，将皮剥开贴于患处，用纱布浸花椒水热敷于辣椒皮上，30分钟后去掉。每晚睡前敷1次，7天为一疗程。

胡椒 Hujiao

别名 黑川、白川。

来源 本品为胡椒科植物胡椒的干燥近成熟或成熟果实。

采集加工 秋末至次春果实呈暗绿色时采收，晒干，为黑胡椒；果实变红时采收，用水浸渍数日，擦去果肉，晒干，为白胡椒。用时粉碎成细粉。

植物识别 攀援状藤本。节显著膨大。叶互生，革质，阔卵形或卵状长圆形，叶脉5～7条，最上1对离基1.5～3.5cm，从中脉发出，其余为基出。穗状花序与叶对生，苞片匙状长圆形，下部贴生于花序轴上，上部呈浅杯状。浆果球形，成熟时红色。花期6～10月。我国福建、台湾、广东、海南、广西、云南等地有栽培。

中药识别 白胡椒表面灰白色或淡黄白色，平滑，顶端与基部间有多数浅色线状条纹。气芳香，味辛辣。

选购贮藏 以个大、饱满、香辣气味浓者为佳。密闭，置阴凉干燥处。

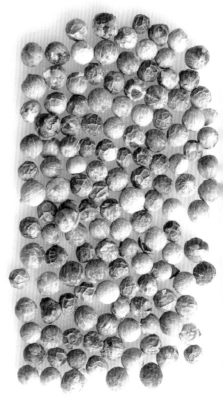

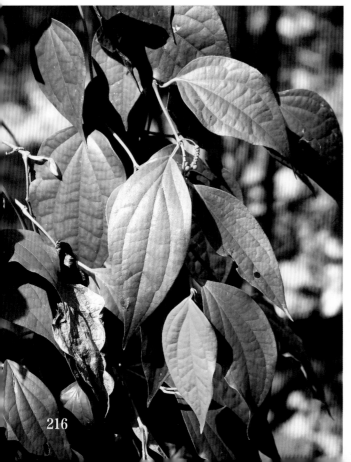

现代研究 有镇静、催眠、抗惊厥松弛骨骼肌及抗抑郁等作用。

性味归经 辛，热。归胃、大肠经。

功能主治 温中散寒，下气，消痰用于腹痛泄泻，食欲不振，癫痫痰多。

用法用量 煎服，2～4g；研末服每次0.6～1.5g。外用适量。

验方 ①阴囊湿疹：胡椒10粒。研成粉，加水2000ml，煮沸，外洗患处每日2次。②蜈蚣咬伤：取胡椒嚼碎封于咬伤处，即不痛。③泄泻：取椒适量，研为末，姜汁调敷脐上。

药酒 适用于冻疮。白胡椒10g粉碎用90ml白酒浸泡7天，过滤去渣。用棉签蘸药液涂于冻疮处，每日3次，每次反复涂搽。

药膳 适用于胃寒疼痛。胡椒粉2g葱白3根，生姜6g。先煮葱、姜，后入胡椒粉，趁热饮下。

荜茇 Biba

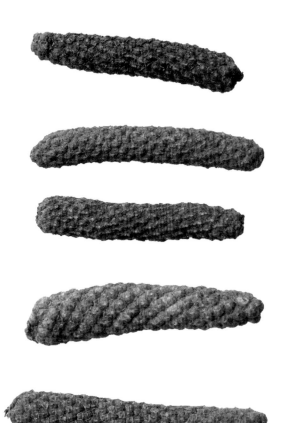

别名 荜拔、毕勃、荜拔梨、蛤蒌、椹圣、鼠尾。

来源 本品为胡椒科植物荜茇的干燥近成熟或成熟果穗。

采集加工 果穗由绿变黑时采收，除去杂质，晒干。

植物识别 多年生草质藤本。茎下部匍匐，枝横卧，质柔软。叶互生，纸质，叶片长圆形或卵形，全缘，掌状叶脉通常5～7条。穗状花序与叶对生，苞片近圆形，盾状。浆果下部与花序轴合生，先端有脐状凸起，直径约2mm。花期春季，果期7～10月。分布于云南东南至西南部。

中药识别 本品呈圆柱形，稍弯曲，由多数小浆果集合而成。表面黑褐色或棕色，有斜向排列整齐的小突起。质硬而脆，易折断，断面不整齐，颗粒状。有特异香气，味辛辣。

选购贮藏 以肥大、饱满、味浓者为佳。置阴凉干燥处，防蛀。

现代研究 有调节胃肠运动、抗胃溃疡、降血脂、抗动脉粥样硬化等作用。

性味归经 辛，热。归胃、大肠经。

功能主治 温中散寒，下气止痛。用于脘腹冷痛，呕吐，泄泻，寒凝气滞，胸痹心痛，头痛，牙痛。

用法用量 煎服，1.5～3g。外用适量，研末塞龋齿孔中。

验方 ①冷痰饮恶心：荜茇捣细罗为散。每于食前用清粥饮调下1.5g。②偏头疼：取荜茇适量，研为末。患者口中含温水，左边疼用左鼻吸药末，右边疼用右鼻吸药末。③鼻流清涕：取荜茇适量，研为末，吹鼻内。

药膳 凡因寒气犯胃而引起的胃脘疼痛、胀满、食欲不佳，甚或呕吐稀涎、肠鸣冷痛等症，可辅食此粥。粳米50g做粥，荜茇、胡椒、桂心各0.5g研末加入，调匀。做餐食。

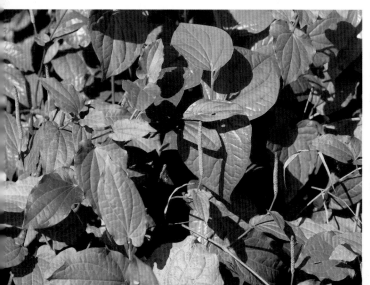

陈皮 Chenpi

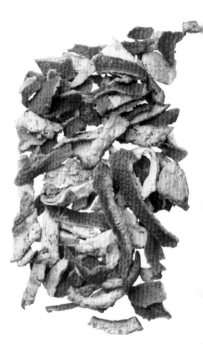

别名 橘皮、广陈皮、新会皮。

来源 本品为芸香科植物橘及其栽培变种的干燥成熟果皮。

采集加工 采摘成熟果实，剥取果皮，晒干或低温干燥。

植物识别 常绿小乔木或灌木。枝细，多有刺。叶互生；叶柄有窄翼，顶端有关节；叶片披针形或椭圆形。花单生或数朵丛生于枝端或叶腋；花瓣5，白色或带淡红色，开时向上反卷。柑果近圆形或扁圆形。花期3～4月，果期10～12月。主产于广东、福建、四川、浙江、江西等地。

中药识别 本品呈不规则的条状或丝状。外表面橙红色或红棕色，有细皱纹和凹下的点状油室。内表面浅黄白色，粗糙，附黄白色或黄棕色筋络状维管束。气香，味辛、苦。

选购贮藏 以色鲜艳、香气浓者为佳。置阴凉干燥处，防霉，防蛀。

现代研究 有调节胃肠运动、抗过敏、平喘、抗肿瘤、降血脂、抗氧化及抗过敏等作用。

性味归经 苦、辛，温。归肺、脾经。

功能主治 理气健脾，燥湿化痰。用于脘腹胀满，食少吐泻，咳嗽痰多。

用法用量 煎服，3～10g。

用药禁忌 舌赤少津、内有实热、阴虚燥咳及咯血、吐血者慎用。

验方 ①感冒咳嗽：陈皮20g，榕树叶30g，枇杷叶（去毛）20g。水煎，每日1剂，分2次服。②胸痹，胸中气塞短气：鲜陈皮1斤，鲜枳实90g，鲜生姜240g。上三味，以水5L，煮取2L，分次温服。③突然失声，声喑不出：鲜陈皮150g。水3L，煮取1L，去渣，顿服。

药茶 运脾健胃。适用于脾胃不调腹部胀满、饮食无味。陈皮5g、白术3g、花茶3g。用200m开水冲泡后饮用。

药酒 健脾理气，燥湿化痰，止咳。适用于慢性支气管炎，咳嗽气急，痰多清稀色白。鲜陈皮30g，白酒300ml。陈皮晾干、撕碎，置容器中，添加白酒密封浸泡3～5日，去渣留液。每日次，每次服15～20ml。

药膳 补虚温中，健脾开胃。适用于脾胃虚冷，脘腹郁滞，腹胀腹泻。乌骨雄鸡1只，陈皮（去白）、高良姜各3g胡椒6g，草果2个。放入砂锅内，将其煮熟，空腹食用。

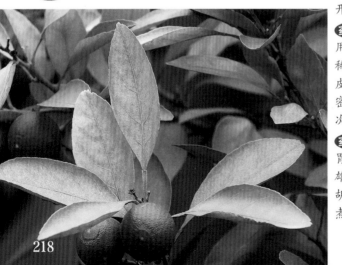

青皮 Qingpi

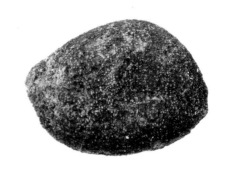

别名 青橘皮、小青皮。

来源 本品为芸香科植物橘及其栽培变种的干燥幼果或未成熟果实的果皮。

采集加工 5～6月收集自落的幼果，晒干，习称"个青皮"；7～8月采收未成熟的果实，在果皮上纵剖成四瓣至基部，除尽瓤瓣，晒干，习称"四花青皮"。

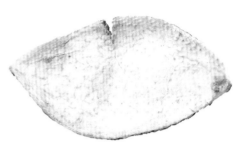

中药识别 本品呈类圆形厚片或不规则丝状。表面灰绿色或黑绿色，密生多数油室，切面黄白色或淡黄棕色。气香，味苦、辛。

采购贮藏 个青皮以色黑绿、个匀、质硬、香气浓者为佳。四花青皮以皮黑绿色、内面黄白色、香气浓者为佳。置阴凉干燥处。

现代研究 有调整胃肠运动功能、保肝利胆、保护缺血性脑损伤及镇痛等作用。

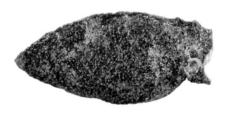

性味与归经 苦、辛，温。归肝、胆、胃经。

功能主治 疏肝破气，消积化滞。用于胸胁胀痛，疝气疼痛，乳癖，乳痈，食积气滞，脘腹胀痛。

用法用量 煎服，3～10g。醋炙疏肝止痛力强。

用药禁忌 青皮性烈破气，气虚者慎用。孕妇慎用。

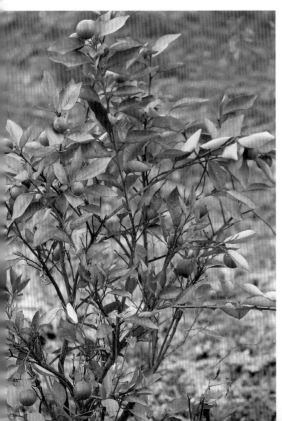

验方 ①乳癌：青皮12g。水一盏半，煎一盏，徐徐服之，日一服，或用酒服。②乳痈初发：青皮、穿山甲（炒）、白芷、甘草、贝母各2.4g。上为细末。温酒调服。③心胃久痛不愈，得饮食米汤即痛极者：青皮15g，玄胡索（醋炒）9g，甘草3g，大枣三个。水煎服。

药茶 适用于胸膈气逆、胁痛、小腹疝气、乳房肿块。青皮5g、花茶3g。用开水泡饮。

药酒 适用于产后胁痛，胀满。当归、川芎、青皮、枳壳、香附、红花、桃仁各6g，置容器中，添加黄酒及清水各80ml，文火煮至40ml，去渣留液。每日1次，每次温饮1剂。

药膳 适用于因肝气郁结、横逆犯胃而引起的两胁疼痛作胀、纳食不佳等症。生麦芽30g，青皮10g。两物以水同煮，去渣饮汁。

化橘红 Huajuhong

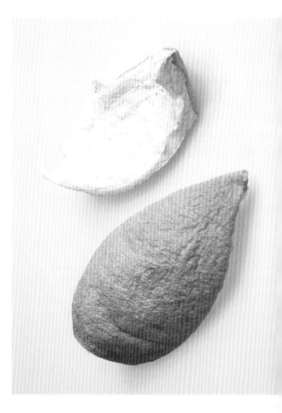

来源 为芸香科植物柚的未成熟或接近成熟外层果皮。

采集加工 夏季果实未成熟时采收，置沸水中略烫后，将果皮割成5或7瓣，除去果瓤和部分中果皮，压制成形，干燥。

植物识别 常绿乔木，高5～10m。小枝扁，有刺。单身复叶互生；叶柄有倒心形宽叶翼，叶片长椭圆形或阔卵形，边缘浅波状或有钝锯齿。花单生或为总状花序，腋生，白色花瓣4～5，长圆形，肥厚。柑果梨形、倒卵形或扁圆形，柠檬黄色。花期4～5月，果熟期10～11月。浙江、江西、福建、台湾、湖北、湖南、广东、广西、四川、贵州、云南等地均有栽培。

中药识别 柚外表面黄绿色至黄棕色，无毛。内表面黄白色或淡黄棕色，有脉络纹。气芳香，味苦、微辛。

选购贮藏 以皮厚、多毛、气味浓厚者为佳。置阴凉干燥处，防蛀。

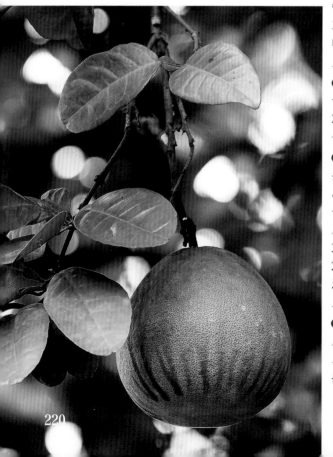

性味归经 辛、苦，温。归肺、脾经。

功能主治 理气宽中，燥湿化痰。用于咳嗽痰多，食积伤酒，呕恶痞闷。

用法与用量 煎服，3～10g。

（验方）1.痰喘：化橘红、半夏各15g，川贝母9g。研细末。每服6g，开水送下。
2.支气管炎：化橘红15g，过江龙30g，杏仁9g。煎服。

（药膳）1.适用于肝胃不和所致的脘胁疼痛，并见脘胁胀闷疼痛，嗳气呃逆，不思饮食，精神郁闷或烦躁、脉弦等。柑子皮（去白）、青木香、川芎各等分，制成细末，每煮红糖醪糟1小碗，兑入药末3～6g，趁热食用，1日2次。
2.适用于慢性气管炎、哮喘。化橘红切成薄片，用滚开水泡10分钟服用，可反复泡至无味止。

（柚核）为柚的种子。将成熟的果实剥开果皮，食果瓤，取出种子，洗净，晒干备用。有疏肝理气、宣肺止咳的功效。主治疝气、肺寒咳嗽。煎服，6～9g。

枳实 Zhishi

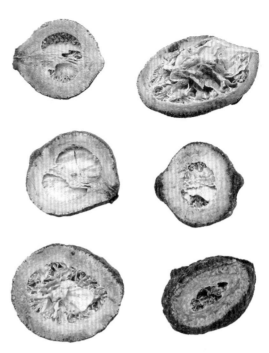

别名 江枳实、炒枳实。

来源 本品为芸香科植物酸橙及其栽培变种或甜橙的干燥幼果。

采集加工 5～6月收集自落的果实，除去杂质，自中部横切为两半，晒干或低温干燥，较小者直接晒干或低温干燥。

植物识别 酸橙：常绿小乔木。枝三棱形，有长刺。叶互生；叶柄有狭长形或狭长倒心形的叶翼；叶片革质，倒卵状椭圆形或卵状长圆形，全缘或微波状，具半透明油点。花单生或数朵簇生于叶腋及当年生枝条的顶端，花瓣5，白色，长圆形。柑果近球形，熟时橙黄色，味酸。花期4～5月，果期6～11月。

中药识别 切面外果皮黑绿色至暗棕绿色，中果皮部分黄白色至黄棕色，条片内侧或圆片中央具棕褐色瓤囊。气清香，味苦、微酸。

选购贮藏 以外皮色黑绿、香气浓者为佳。置阴凉干燥处，防蛀。

现代研究 有调节胃肠道运动、增强心肌收缩力、镇痛等作用。

性味归经 苦、辛、酸，微寒。归脾、胃经。

功能主治 破气消积，化痰散痞。用于积滞内停，痞满胀痛，泻痢后重，大便不通，痰滞气阻，胸痹，脏器下垂。

用法用量 煎服，3～10g，大量可用至30g。炒后性较平和。

用药禁忌 脾胃虚弱及孕妇慎用。

验方 ①食积痰滞，胸腹胀满：枳实90g，炒白术180g，共研细粉。每服6～9g，温开水送下。②脾胃湿热，胸闷腹痛，积滞泄泻：枳实、白术、黄芩、泽泻、神曲各9g，大黄6g。水煎服。③产后腹痛，胀满：枳实、芍药各12g。水煎服。④周身瘙痒不止：枳实适量研成细末。每次取药末6～10g，用白酒15～20ml送服，每日2次。

药茶 ①健脾益气，消食和胃。适用于脾胃气虚，饮食不化。水煎煮神曲5g、枳实3g、砂仁3g、白术3g、人参2g至水沸后，泡花茶3g饮用。②化痰热，消痞结。适用于咳喘胸闷痛、痰黄稠、咳而不畅；冠心病心绞痛而有胸闷、灼热、苔黄腻；痰热郁滞所致胁肋痛。瓜蒌5g、枳实3g、花茶3g。开水冲泡后饮用。

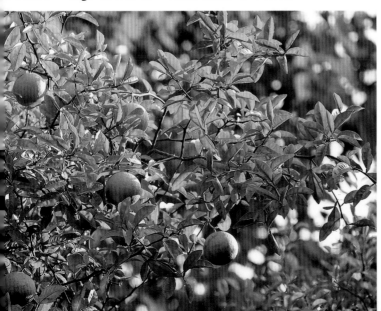

枳壳 Zhiqiao

来源 本品为芸香科植物酸橙及其栽培变种的干燥未成熟果实。

采集 7月果皮尚绿时采收，自中部横切为两半，晒干或低温干燥。

中药识别 本品呈不规则弧状条形薄片。切面外果皮棕褐色至褐色，中果皮黄白色至黄棕色，内侧有的有少量紫褐色瓤囊。

采购贮藏 以外皮色绿褐、香气浓者为佳。置阴凉干燥处，防蛀。

现代研究 有调节胃肠道功能、抗胃溃疡、抗血栓形成等作用。

性味与归经 苦、辛、酸，微寒。归脾、胃经。

功能主治 理气宽中，行滞消胀。用于胸胁气滞，胀满疼痛，食积不化，痰饮内停，脏器下垂。

用法与用量 煎服，3～10g。麸炒枳壳偏于理气健胃消食，多用于宿食停滞，呃逆嗳气，风疹瘙痒。

用药禁忌 孕妇慎用。

（验方）气滞、食饮痰火停结：枳壳30g，厚朴24g，俱用小麦麸皮拌炒。每用枳壳6g，厚朴5g。水煎服。

（药茶）散寒降气。适用于外感寒邪呃逆噫气。枳壳5g，木香3g，花茶3g。用250ml开水冲泡后饮用。

（药酒）①适用于慢性胃炎，胃下垂：小茴香（炒）、石菖蒲、枳壳各30g，烧酒1kg，浸泡10天后。每日2次，饭后适量饮服。②适用于子宫脱垂。枳壳75g，茺蔚子75g。用米酒1000ml浸泡2周。每次服20ml，每日2次。1个月为1个疗程。

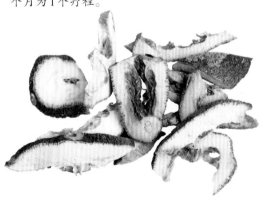

九香虫 Jiuxiangchong

别名 黑兜虫、瓜黑蝽、屁板虫。

来源 本品为蝽科昆虫九香虫的干燥体。主产于云南、四川、贵州。

采集加工 11月至次年3月前捕捉，置适宜容器内，用酒少许将其闷死，取出，阴干；或置沸水中烫死，取出，干燥。

中药识别 本品略呈六角状扁椭圆形，表面棕褐色或棕黑色，略有光泽。头部小，与胸部略呈三角形；单眼1对，触角1对各5节。背部有翅2对。胸部有足3对。腹部棕红色至棕黑色。气特异，味微咸。

选购贮藏 以完整、色棕褐、发亮、油性大者为佳。置木箱内衬以油纸，防潮、防蛀。

现代研究 有抗菌、壮阳等作用。

性味归经 咸，温。归肝、脾、肾经。

功能主治 理气止痛，温中助阳。用于胃寒胀痛，肝胃气痛，肾虚阳痿，腰膝酸痛。

用法用量 煎服，3～9g。入丸、散剂服，1.5～3g。

用药禁忌 阴虚内热者慎用。

（验方）慢性肝炎之胁痛：九香虫150g，三七200g，炙全蝎100g，研极细末，水泛为丸如苏子大。每服1.5g。早、晚各1次，开水送下。

（药酒）补肾壮阳，理气止痛。九香虫40g，白酒400ml。密封浸泡7日。每次服10～20ml，每日2次，将酒温热空腹服用。

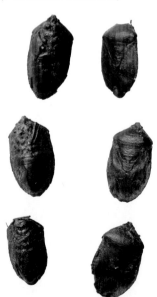

荔枝核 Lizhihe

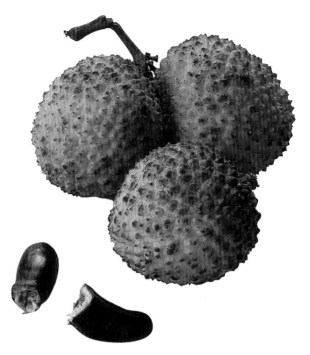

别名 大荔核、荔仁。

来源 本品为无患子科植物荔枝的干燥成熟种子。

采集加工 夏季采摘成熟果实，除去果皮和肉质假种皮，洗净，晒干。用时捣碎。

植物识别 常绿乔木，高10～15m。偶数羽状复叶，互生，叶连柄长10～25cm；小叶2或3对，叶片披针形或卵状披针形，长6～15cm，宽2～4cm，全缘，革质。圆锥花序顶生，阔大，多分枝；花瓣5，基部内侧有阔而生厚毛的鳞片。果卵圆形至近球形，成熟时通常暗红色至鲜红色。种子全部被肉质假种皮包裹。花期春季，果期夏季。分布于华南和西南等地。

中药识别 本品呈长圆形或卵圆形，表面棕红色或紫棕色，平滑，有光泽，略有凹陷及细波纹，一端有类圆形黄棕色的种脐。气微，味微甘、苦、涩。

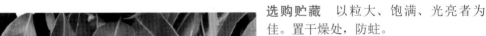

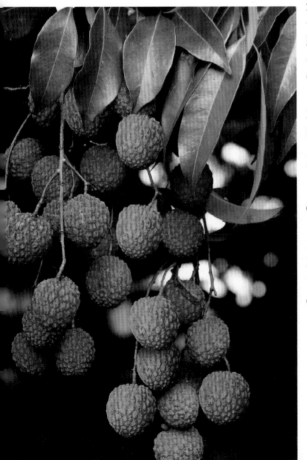

选购贮藏 以粒大、饱满、光亮者为佳。置干燥处，防蛀。

现代研究 有降血糖、调血脂、抗肝损伤、抗病毒及抗肿瘤等作用。

性味归经 甘、微苦，温。归肝、肾经。

功能主治 行气散结，祛寒止痛。用于寒疝腹痛，睾丸肿痛。

用法用量 煎服，5～10g。或入丸、散剂。盐荔枝核长于疗疝止痛，用于睾丸冷痛及小肠寒疝。

(验方) 1.心腹胃脘久痛，屡触屡发者：荔枝核3g，木香2.4g。研为末。每服3g，清汤送服。

2.狐臭：荔枝核焙干研末，白酒适量，调匀徐擦腋窝，每日2次。

(药酒) 降血糖。荔枝核500g打碎，加白酒1000ml浸泡30分钟后，小火煎煮20分钟，放置3～5天。每次服15ml，每日3次。3个月为1个疗程。

木香 Muxiang

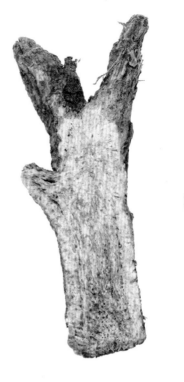
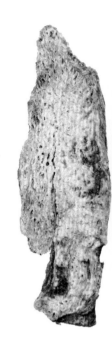

别名 广木香、云木香、煨木香。

来源 本品为菊科植物木香的干燥根。

采集加工 秋、冬季采挖，除去泥沙及须根，切段，大的再纵剖成瓣，干燥后撞去粗皮。切厚片。

植物识别 多年生高大草本。茎直立。基生叶长柄；叶片三角状卵形，基部心形或阔楔形，下延直达叶柄基部成一规则分裂的翅状，叶缘呈不规则浅裂或波状，疏生短刺；茎生叶较小，叶基翼状，下延抱茎。头状花序顶生及腋生，花全部管状，暗紫色。瘦果线形。花期5～8月，果期9～10月。产于印度、巴基斯坦、缅甸，现我国云南、广西、四川有栽培。

中药识别 外表皮黄棕色至灰褐色，有纵皱纹。切面棕黄色至棕褐色，中部有明显菊花心状的放射纹理，形成层环棕色。气香特异，味微苦。

选购贮藏 以香气浓、油性足者为佳。置干燥处，防潮。

现代研究 有调节胃肠功能、抗消化性溃疡、促进胆囊收缩及抗炎等作用。

性味归经 辛、苦，温。归脾、胃、大肠、三焦、胆经。

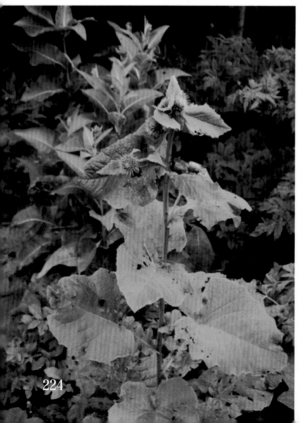

功能主治 行气止痛，健脾消食。用于胸胁、脘腹胀痛，泻痢后重，食积不消，不思饮食。煨木香有实肠止泻的功效，用于泄泻腹痛。

用法用量 煎服，3～6g。生用行气力强，煨用行气力缓而实肠止泻，用于泄泻腹痛。

用药禁忌 本品辛温香燥，易伤阴血，故阴虚、津亏、火旺者慎用。

验方 ①疮口不合：木香6g，黄丹、枯矾各15g，轻粉3g。均研为细末，用猪胆拌匀，晒干，再研细。掺患处。②腋臭：好醋浸木香，握腋下夹之。

药茶 理气运脾，清泄积热。适用于脾胃虚弱、冷热不调、泄泻烦渴、米谷不化、腹胀肠鸣。木香5g、黄连1g、绿茶3g。开水冲泡后饮用。

药酒 行气消胀止痛。适用于胃脘胀痛。木香30g，荔枝核50g，用烧酒500ml浸泡3天。每次服10～15ml，每日2次。

药膳 适用于肠癌、肛门癌里急后重明显者。将木香10g、黄连5g装入洗净的大肠（30cm内，两头扎紧，炖肠至烂。去药，饮汤食肠。

沉香 Chenxiang

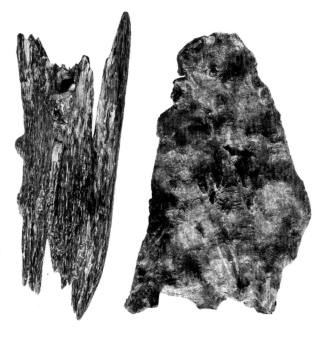

别名　沉水香。

来源　本品为瑞香科植物白木香含有树脂的木材。

采集加工　全年均可采收，割取含树脂的木材，除去不含树脂的部分，阴干。用时捣碎或研成细粉。

植物识别　常绿乔木，植株高达15m。树皮灰褐色，几平滑，小枝圆柱形。单叶互生，叶片革质，长卵形、倒卵形或椭圆形，全缘。伞形花序顶生和腋生，花黄绿色，花瓣10。蒴果卵球形，幼时绿色，顶端具短尖头，密被黄色短柔毛，2瓣裂。花期3～5月，果期5～6月。主产于海南、广东、云南、台湾等地。

中药识别　本品呈不规则块、片状或盔帽状。表面凹凸不平，有刀痕，偶有孔洞，可见黑褐色树脂与黄白色木部相间的斑纹，孔洞及凹窝表面多呈朽木状。质较坚实，断面刺状。气芳香，味苦。

选购贮藏　以含树脂多、香气浓、味苦者为佳。密闭，置阴凉干燥处。

现代研究　有抑制胃肠平滑肌收缩、平喘及降血压等作用。

性味归经　辛、苦，微温。归脾、胃、肾经。

功能主治　行气止痛，温中止呕，纳气平喘。用于胸腹胀闷疼痛，胃寒呕吐呃逆，肾虚气逆喘急。

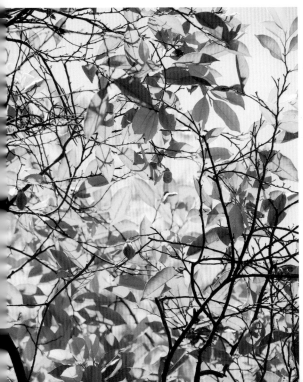

用法用量　煎服，1～5g，宜后下；或磨汁冲服，或入丸、散剂，每次0.5～1g。

验方 1.腹胀气喘，坐卧不安：沉香、枳壳各15g，莱菔子（炒）30g，每服15g，姜三片，水煎服。

2.胃冷久呃：沉香、紫苏、豆蔻各3g。为末。每服1.5～2.1g。柿蒂汤下。

药茶　理气消痞。适用于胸膈痞塞、心腹胀满、喘促短气、干哕烦满。用沉香5g、香附3g、砂仁2g的煎煮液350ml泡甘草3g、花茶3g，饮用。

药酒　补益肝肾，养血填精。适用于肝肾亏虚，精血不足，须发早白、容易脱落，眼花头胀，视物模糊，心悸健忘。熟地黄、枸杞子各60g，沉香6g，白酒1L，密封浸泡10日，去渣留液。每日3次，每次服10ml。

川楝子 Chuanlianzi

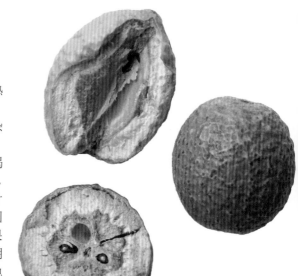

别名 金铃子、楝实。

来源 本品为楝科植物川楝的干燥成熟果实。

采集加工 冬季果实成熟时采收,除去杂质,干燥。

植物识别 乔木,高达10m。幼枝密被褐色星状鳞片,老时无,暗红色,具皮孔,叶痕明显。二至三回奇数羽状复叶,羽片4～5对;小叶卵形或窄卵形,全缘。圆锥花序腋生;花瓣5～6,淡紫色。核果椭圆形或近球形,黄色或粟棕色。花期3～4月,果期9～11月。我国南方各地均产。

中药识别 表面金黄色至棕黄色,微有光泽,少数凹陷或皱缩,具深棕色小点。外果皮革质,与果肉间常成空隙,果肉松软,淡黄色,遇水润湿显黏性。气特异,味酸、苦。

选购贮藏 以个大、饱满、外皮色金黄、果肉色黄白者为佳。置通风干燥处,防蛀。

现代研究 有镇痛、抗炎、抗菌、抗生育等作用。

性味归经 苦,寒;有小毒。归肝、小肠、膀胱经。

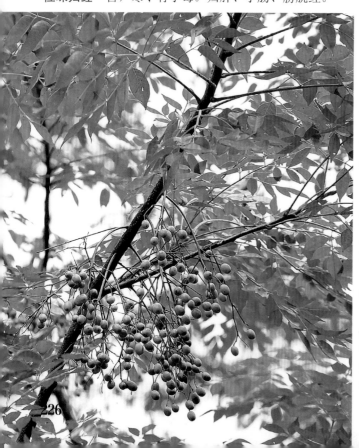

功能主治 疏肝泄热,行气止痛,杀虫。用于肝郁化火,胸胁、脘腹胀痛,疝气疼痛,虫积腹痛。

用法用量 煎服,5～10g。外用适量,研末调涂。炒用寒性减低。

用药禁忌 本品有毒,不宜过量或持续服用,以免中毒。脾胃虚寒者慎用。孕妇慎用。

验方 1.热厥心痛,或发或止,久治不愈者:川楝子、延胡索各30g,研为细末。每服9g,用酒送下。

2.肋间神经痛:川楝子9g,橘络6g。水煎服。

3.冻疮:川楝子120g。水煎后乘热熏患处,再用药水泡洗。

4.寒疝疼痛:川楝子10g,木香9g,茴香6g,吴茱萸3g。水煎服。

药茶 疏肝活血,调气止痛。适用于气滞血瘀少腹痛,慢性肠炎。用当归5g、川楝子2g的煎煮液300ml泡花茶3g饮用。

乌药 Wuyao

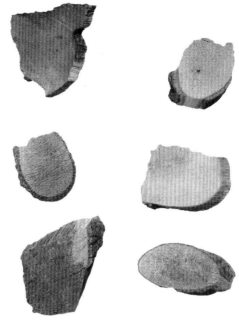

别名 台乌药。

来源 本品为樟科植物乌药的干燥块根。

采集加工 全年均可采挖，除去细根，洗净，趁鲜切片，晒干，或直接晒干。

植物识别 常绿灌木或小乔木，高达4～5m。根木质，膨大粗壮，略成念珠状。树皮灰绿色。单叶互生，革质，椭圆形至广倒卵形，全缘，上面绿色，有光泽，基出叶脉3条。伞形花序腋生，花黄绿色，花被6片，广椭圆形。核果近球形，初绿色，成熟后变黑色。花期3～4月，果期10～11月。分布于陕西、安徽、浙江、江西、福建、台湾、湖北、湖南、广西、四川等地。

中药识别 本品呈类圆形的薄片。外表皮黄棕色或黄褐色。切面黄白色或淡黄棕色，射线放射状，可见年轮环纹。质脆。气香，味微苦、辛，有清凉感。

选购贮藏 以质嫩、粉性大、切面淡黄棕色、香气浓者为佳。置阴凉干燥处，防蛀。

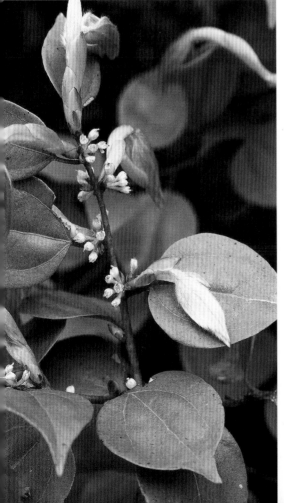

现代研究 有调节胃肠运动、镇痛、抗炎及抗疲劳等作用。

性味归经 辛，温。归肺、脾、肾、膀胱经。

功能主治 行气止痛，温肾散寒。用于寒凝气滞，胸腹胀痛，气逆喘急，膀胱虚冷，遗尿尿频，疝气疼痛，经寒腹痛。

用法用量 煎服，6～10g。

验方 ①气滞胃痛，胸腹胀痛：乌药10g，香附10g，木香5g，水煎服。②妇女痛经：乌药15g，当归10g，延胡索（炒）10g，白芍（炒）10g，水煎服。③消化不良：乌药10g，石榴皮10g，香附3g，水煎服。④跌打损伤：乌药30g，威灵仙15g，水煎服。

药茶 温经升阳。适用于小肠疝气、睾丸坠痛。乌药3g、升麻2g、花茶2g。开水冲泡后饮用。

药酒 理气散寒。适用于脚气。乌药30g用瓷片刮为屑，白酒100ml。密封浸泡1日，去渣留液。每日2次，每次空腹温饮20～30ml。

药膳 行气导滞，利尿通淋。将乌药2g用温开水煎取浓汁，入橘皮3g、紫苏叶2g煎汁。每日频服。

香附 Xiangfu

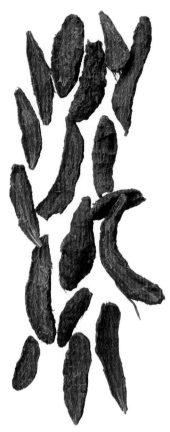

别名 雀头香、莎草根、香附子、雷公头、香附米、棱草根。

来源 本品为莎草科植物莎草的干燥根茎。

采集加工 秋季采挖，燎去毛须，置沸水中略煮或蒸透后晒干，或燎后直接晒干。

植物识别 多年生草本，茎直立，三棱形；叶丛生于茎基部；叶片线形，全缘，具平行脉，主脉于背面隆起。花序复穗状，3～6个在茎顶排成伞状，每个花序具3～10个小穗，线形。花期5～8月，果期7～11月。生于山坡草地、耕地、路旁水边潮湿处。全国大部分地区有分布。

中药识别 外表皮棕褐色或黑褐色。切面色白或黄棕色，质硬，内皮层环纹明显。气香，味微苦。

选购贮藏 以色棕褐、香气浓者为佳。置阴凉干燥处，防蛀。

现代研究 有镇痛、抗炎、解热等作用。

性味归经 辛、微苦、微甘，平。归肝、脾、三焦经。

功能主治 疏肝解郁，理气宽中，调经止痛。用于肝郁气滞，胸胁胀痛，疝气疼痛，乳房胀痛，脾胃气滞，脘腹痞闷，胀满疼痛，月经不调，经闭痛经。

用法用量 煎服，6～10g。醋炙止痛力增强。

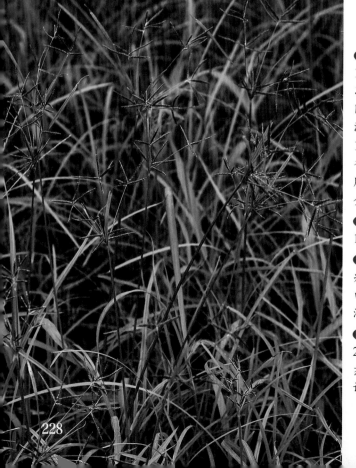

验方 ①胃寒痛：香附30g，高良姜15g，共研细粉，每次服3g，日服2次，温开水送服。②月经不调：香附10g，益母草15g。水煎服。③气滞痛经，乳房胀痛：香附15g，艾叶10g，当归15g。水煎服。④胃气痛：香附15g，乌药10g，高良姜6g。水煎服。⑤气郁胸腹胀痛：香附15g，郁金10g，柴胡10g，陈皮10g。水煎服。

药茶 健脾疏肝理气。陈皮、香附各10g加适量水煎取汁，冲花茶饮用。

药酒 行气活血，散瘀止痛。适用于痛经。香附10g，佩兰15g，胡椒3g，白酒500ml。密封浸泡7日，去渣留液。每日3次，每次服10ml。

药膳 疏肝开郁，行气益肾。黄花菜20g，香附20g，猪尾1～2个。加水煮沸后用文火炖至尾烂，弃香附，加调味品调味。饮汤食肉。

佛手 Foshou

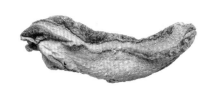

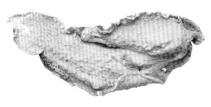

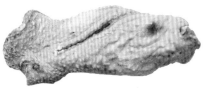

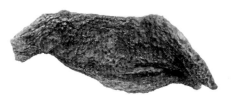

别名 佛手柑、佛手香橼、佛手片。

来源 本品为芸香科植物佛手的干燥果实。

采集加工 秋季果实尚未变黄或变黄时采收，纵切成薄片，晒干或低温干燥。

植物识别 常绿小乔木或灌木。老枝灰绿色，幼枝略带紫红色，有短而硬的刺。单叶互生；叶柄短，无翼叶，无关节；叶片革质，长椭圆形或倒卵状长圆形，边缘有浅波状钝锯齿。花瓣5，内面白色，外面紫色。柑果卵形或长圆形，先端分裂如拳状，或张开似指尖，表面橙黄色。花期4～5月，果熟期10～12月。我国浙江、江西、福建、广东、广西、四川、云南等地有栽培。

中药识别 本品常皱缩或卷曲。外皮黄绿色或橙黄色，有皱纹和油点，果肉浅黄白色。气香，味微甜后苦。

选购贮藏 以片大、绿皮白肉、香气浓者为佳。置阴凉干燥处，防霉，防蛀。

现代研究 有调节胃肠多运动、平喘、祛痰、抗炎及促进毛发生长等作用。

性味归经 辛、苦、酸，温。归肝、脾、胃、肺经。

功能主治 疏肝理气，和胃止痛，燥湿化痰。用于肝胃气滞，胸胁胀痛，胃脘痞满，食少呕吐，咳嗽痰多。

用法用量 煎服，3～10g。

用药禁忌 阴虚有热、气虚无滞者慎用。

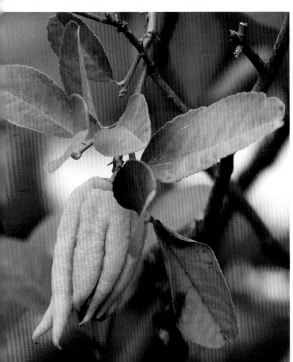

验方 ①食欲不振：佛手、枳壳、生姜各3g，黄连0.9g。水煎服，每日1剂。②肝胃气痛：鲜佛手12g，开水冲泡，代茶饮。或佛手、延胡索各5g，水煎服。③痰气咳嗽：佛手9g。水煎服。④慢性气管炎，咳嗽气喘：佛手10g，蜂蜜30g。水煎佛手，加蜂蜜调服，连服20～30日。

药茶 理气舒肝，化痰破积。适用于胃痛、胁胀；呕吐、噎膈反胃。佛手5g、花茶3g。开水冲泡后饮用。

药酒 理气活血。适用于月经后期，量少，色暗有块，小腹及胸胁、乳房胀闷不舒，精神抑郁。砂仁、佛手、山楂各30g，黄酒500ml。密封浸泡7日，去渣留液。每日2次，每次服15～30ml。

香橼 Xiangyuan

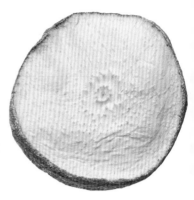

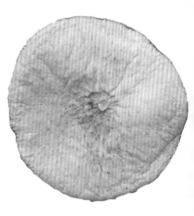

别名 陈香橼、香橼皮。

来源 本品为芸香科植物枸橼或香圆的干燥成熟果实。

采集加工 枸橼秋季果实成熟时采收，趁鲜切片，晒干或低温干燥。香圆亦可整个或对剖两半后，晒干或低温干燥。

植物识别 枸橼：常绿小乔木或灌木。枝有短硬棘刺，嫩枝光滑，带紫红色。叶互生；具短柄，无叶翼，与叶片间无明显关节；叶片长圆形或倒卵状长圆形，边缘有锯齿，具半透明的油腺点。花生于叶腋；花瓣5，内面白色，外面淡紫色。柑果长圆形、卵形或近球形，先端有乳头状突起。花期4月，果熟期10～11月。江苏、浙江、福建、台湾、湖北、湖南、广东、广西、四川、云南等地有栽培。

中药识别 横切片外果皮黄色或黄绿色，边缘呈波状，散有凹入的油点；中果皮黄白色，有不规则的网状突起的维管束；瓤囊10～17室。气清香，味微甜而苦辛。

选购贮藏 以个大、皮粗、色黑绿、香气浓者为佳。置阴凉干燥处，防霉，防蛀。

现代研究 有抗炎、抗凝血、抗病毒、促进胃肠蠕动、健胃及祛痰等作用。

性味归经 辛、苦、酸，温。归肝、脾、肺经。

功能主治 疏肝理气，宽中，化痰。用于肝胃气滞，胸胁胀痛，脘腹痞满，呕吐噫气，痰多咳嗽。

用法用量 煎服，3～10g。

用药禁忌 阴虚有热者慎用。

验方 ①气逆不进饮食或呕哕：香橼两个，川贝母（去心）90g，当归（炒黑）45g，白通草（烘燥）30g，陈西瓜皮30g，甜桔梗9g。并研细末，用白檀香劈碎煎浓汁泛为丸，如梧桐子大。每服9g，水送服。②鼓胀：陈香橼（连瓤）一枚，大核桃肉（连皮二枚，缩砂仁（去膜）6g。各药煅存性，研为末，用砂糖调拌空腹顿服。

药膳 化痰、止咳、平喘。适用于慢性支气管炎、痰多、喘咳气急。鲜香橼1～2个，切碎放入有盖的碗中，加等量饴糖（麦芽糖），隔水蒸数小时，以香橼稀烂为度，每服1匙，早晚各1次。

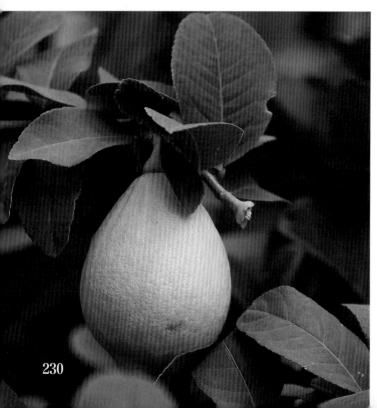

玫瑰花 Meiguihua

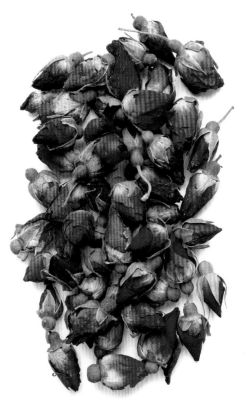

别名 徘徊花、笔头花、刺玫花。

来源 本品为蔷薇科植物玫瑰的干燥花蕾。

采集加工 春末夏初花将开放时分批采摘，及时低温干燥。

植物识别 直立灌木，高约2m。枝干粗壮，有皮刺和刺毛，小枝密生绒毛。羽状复叶，小叶5～9片，椭圆形或椭圆状倒卵形，边缘有钝锯齿，质厚，上面光亮，多皱，无毛，下面苍白色，被柔毛。花单生或3～6朵聚生；花梗有绒毛和刺毛；花瓣5或多数；紫红色或白色，芳香。果扁球形，红色，平滑，萼片宿存。花期5～6月，果期8～9月。全国各地均有栽培。

中药识别 本品略呈半球形或不规则团状。花托半球形；萼片黄绿色或棕绿色；花瓣多皱缩，呈覆瓦状排列，紫红色。气芳香浓郁，味微苦涩。

选购贮藏 以色紫红、朵大、香气浓者为佳。密闭，置阴凉干燥处。

现代研究 有抗心肌缺血、改善微循环、抗氧化、解毒等作用。

生味归经 甘、微苦，温。归肝、脾经。

功能主治 行气解郁，和血，止痛。用于肝胃气痛，食少呕恶，月经不调，跌扑伤痛。

用法用量 煎服，3～6g。

验方 ①气滞血瘀，月经不调：玫瑰花10g，益母草15g，当归30g，水煎服。②气滞胸胁胀闷作痛：玫瑰花10g，香附10g，水煎服。③肝胃气痛：玫瑰花10g，水煎服或开水冲服。④妇女白带：玫瑰花10g，海螵蛸15g，白鸡冠花10g。水煎服。

药茶 理气解郁，和血散瘀。玫瑰花1.5g、花茶3g、冰糖10g。用开水冲泡后饮用。

药酒 行气解郁，活血调经。适用于月经不调。玫瑰花200g，用2000ml黄酒浸泡3天，过滤取液，加适量红糖混匀。每次服50ml，每日2次。

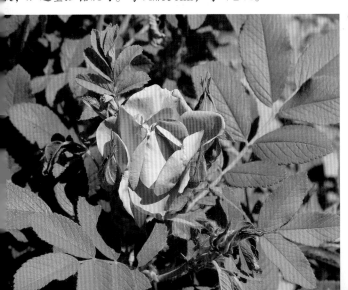

药膳 行气解郁，凉血活血，疏风解毒。适用于肝气郁结，情志不舒所致的胸中郁闷，面上雀斑、黄褐斑等。将玫瑰花25g，红花、鸡冠花、凌霄花、野菊花各15g，揉碎洗净备用；大米粉、糯米粉各250g拌匀，白糖100g用水溶开。再拌入诸花，徐徐加糖开水，使成糕粉。糕粉筛后放入糕模内，用武火蒸12～15分钟。当点心吃，每次30～50g，1日1次。

娑罗子 Suoluozi

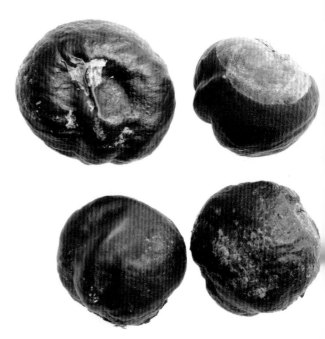

别名 天师栗、苏罗子、开心果。

来源 本品为七叶树科植物七叶树的干燥成熟种子。

采集加工 秋季果实成熟时采收，除去果皮，晒干或低温干燥。用时打碎。

植物识别 落叶乔木，高达20m。掌状复叶对生，小叶片5～7枚，长椭圆形或卵状披针形，边缘有细锯齿。圆锥花序顶生，尖塔形，花小，白色，花瓣4，椭圆形。蒴果圆球形，密生黄褐色的斑点，3瓣裂。花期5～7月，果期8～9月。分布甘肃、河北、河南、山西、江苏、浙江等地。

中药识别 本品呈扁球形或类球形，似板栗。表面棕色或棕褐色，多皱缩，凹凸不平。气微，味先苦后甜。

选购贮藏 以饱满、种仁黄白色者为佳。置干燥处，防霉，防蛀。

现代研究 有抗消化性溃疡、抑酸及抗缺血损伤作用。

性味归经 甘，温。归肝、胃经。

功能主治 疏肝理气，和胃止痛。用于肝胃气滞，胸腹胀闷，胃脘疼痛。

用法用量 煎服，3～9g。

验方 1.胃痛：娑罗子1枚，去壳，捣碎，水煎服。
2.乳房小叶增生：娑罗子9～15g。水煎代茶饮。

薤白 Xiebai

别名 薤根、藠头。

来源 本品为百合科植物小根蒜的干燥鳞茎。

采集加工 夏、秋季采挖，洗净，除去须根，蒸透或置沸水中烫透，晒干。

植物识别 多年生草本。鳞茎近球形，外被白色膜质鳞皮。叶基生，叶片线形。花茎由叶丛中抽出；伞形花序密而多花，近球形，顶生；花被6，长圆状披针形，淡紫粉红色或淡紫色。蒴果。花期6～8月，果期7～9月。生于耕地杂草中及山地较干燥处。分布黑龙江、吉林、辽宁、河北、山东、湖北、贵州、云南、甘肃、江苏等地。

中药识别 表面黄白色或淡黄棕色，皱缩，半透明。有蒜臭，味微辣。

选购贮藏 以个大、饱满、色黄白、半透明者为佳。置干燥处，防蛀。

现代研究 有扩张血管、抗心肌缺血、抗血栓形成、调脂、平喘及抗氧化等作用。

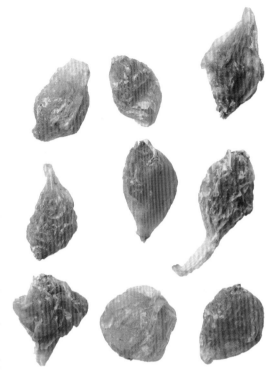

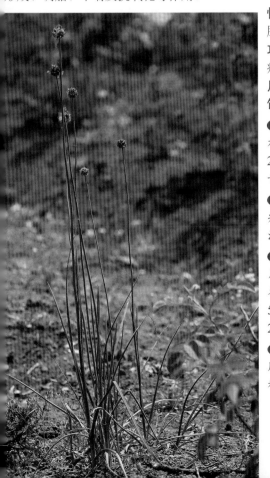

性味归经 辛、苦，温。归心、肺、胃、大肠经。

功能主治 通阳散结，行气导滞。用于胸痹心痛，脘腹痞满胀痛，泻痢后重。

用法用量 煎服，5～10g。

饮食禁忌 忌同时食用牛肉。

（验方）1.胸痹闷痛：薤白15g，瓜蒌10g，酒、水煎服。

2.慢性痢疾：薤白10g，白芍12g，黄芩10g，甘草6g。水煎服。

（药茶）宣肺开痹。适用于胸痹喘息咳嗽，胸背痛，气短。薤白3g、瓜蒌5g、花茶3g。开水冲泡后饮用。

（药酒）活血化瘀，开胸散结，清热除烦。适用于冠心病，心绞痛。瓜蒌、薤白、淡豆豉各30g，栀子、三七各10g，丹参15g，白酒500ml。密封浸泡7日，去渣留液，入冰糖200g。每日2次，每次服10～20ml。

（药膳）适用于冠心病、心绞痛以及急慢性痢疾、肠炎。薤白10g，葱白2根，粳米50g。同煮为稀粥。分顿食用。

大腹皮 Dafupi

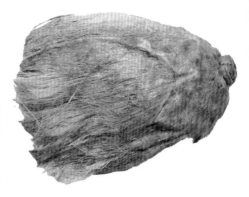

别名 槟榔衣。

来源 本品为棕榈科植物槟榔的干燥果皮。

采集加工 冬季至次春采收未成熟的果实，煮后干燥，纵剖两瓣，剥取果皮，习称"大腹皮"；春末至秋初采收成熟果实，煮后干燥，剥取果皮，打松，晒干，习称"大腹毛"。

植物识别 乔木，高10～18m；不分枝，叶脱落后形成明显的环纹。羽状复叶，丛生于茎顶端，叶轴三棱形；小叶片披针状线形或线形，顶端小叶愈合，有不规则分裂。花序着生于最下一叶的基部，有佛焰苞状大苞片，长倒卵形；花瓣3，卵状长圆形。坚果卵圆形或长圆形，熟时红色。每年开花2次，花期3～8月，冬花不结果；果期12月至翌年6月。我国福建、台湾、广东、海南、广西、云南等地有栽培。

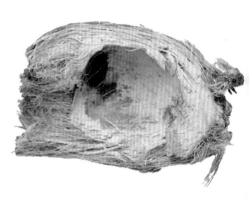

中药识别 大腹皮略呈椭圆形或长卵形瓢状。外果皮深棕色至近黑色，具不规则的纵皱纹及隆起的横纹。内果皮凹陷，褐色或深棕色，光滑呈硬壳状。纵向撕裂后可见中果皮纤维。气微，味微涩。

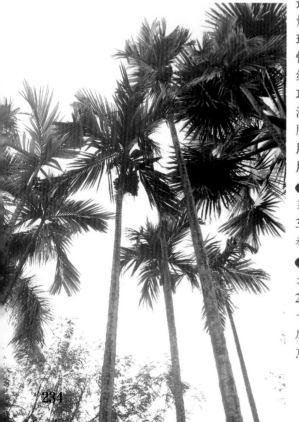

选购贮藏 以色黄白、质柔韧者为佳。置干燥处。

现代研究 有兴奋胃肠道平滑肌的作用

性味归经 辛，微温。归脾、胃、大肠、小肠经。

功能主治 行气宽中，行水消肿。用于湿阻气滞，脘腹胀闷，大便不爽，水肿胀满，脚气水肿，小便不利。

用法用量 煎服，5～10g。

用药禁忌 气虚体弱者慎用。

验方 ①心中寒发痛甚：大腹皮（锉）15g，吴茱萸（汤浸一宿，焙干炒）3g，高良姜、芍药各30g。上为散，每服6g，生姜汤送下。②瘫疮恶秽：大腹皮煎汤洗。

药茶 ①适用于肥胖，水肿，高血压，高血脂。大腹皮1g、茯苓2g、泽泻2g、车前草2g、山楂2g、绿茶5g。用350ml开水冲泡后饮用。②适用于脚气冲心、胸膈痞滞、烦闷。大腹皮3g，木瓜5g，羌活3g，木香3g，紫苏3g。用350ml水煎煮至水沸后，冲泡花茶饮用。

甘松 Gansong

别名 香松、甘松香。

来源 为败酱科植物甘松或匙叶甘松的根及根茎。

采集加工 春、秋季采挖，除去泥沙和杂质，晒干或阴干。

中药识别 根呈圆柱形，表面棕褐色。质松脆。切面皮部深棕色，常成裂片状，木部黄白色。气特异，味苦而辛。

采购贮藏 以主根肥壮、芳香气浓者为佳。置阴凉干燥处，防潮，防蛀。

现代研究 有镇静、解痉、改善学习记忆、抗心律失常、保护损伤心肌等作用。

性味与归经 辛、甘，温。归脾、胃经。

功能主治 理气止痛，开郁醒脾；外用祛湿消肿。用于脘腹胀满，食欲不振，呕吐；外用治牙痛，脚气肿毒。

用法与用量 煎服，3～6g。外用适量，泡汤漱口或煎汤洗脚或研末敷患处。

验方 慢性胃炎，胃痛：五灵脂15g，延胡索9g，佛手9g，甘松6g。水煎服，日服2次。

药膳 理气开郁。甘松18g，陈皮6g。将甘松、陈皮加水500ml，每半小时内煎沸一次，共浸于沸水中3小时，去渣取汁，分12次服。每日服6次，连服2天。

刀豆 Daodou

别名 挟剑豆、刀豆子。

来源 本品为豆科植物刀豆的干燥成熟种子。

采集加工 秋季采收成熟果实，剥取种子，晒干。

中药识别 本品呈扁卵形或扁肾形。表面淡红色至红紫色，微皱缩，略有光泽。边缘具眉状黑色种脐，上有白色细纹3条。气微，味淡，嚼之有豆腥味。

选购贮藏 以粒大、饱满、色淡红者为佳。置通风干燥处，防蛀。

现代研究 有抗代谢、抗肿瘤等作用。

性味归经 甘，温。归胃、肾经。

功能主治 温中，下气，止呃。用于虚寒呃逆，呕吐。

用法用量 煎服，6～9g。

用药禁忌 胃热炽盛者禁服。

验方 ①扭伤腰痛：刀豆15g，泽兰、苦楝皮各12g。水煎服。②鼻窦炎：刀豆焙干研末，每次6g，早晚各1次，黄酒冲服。③久痢：刀豆蒸熟，砂糖蘸食。

药膳 适用于肾虚腰痛，疝气胀痛。刀豆2粒，包于猪肾内煨熟食。

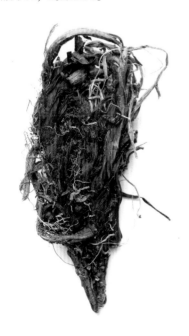

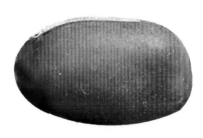

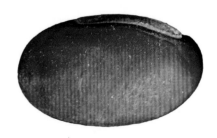

柿蒂 Shidi

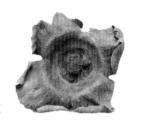
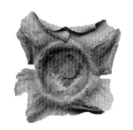
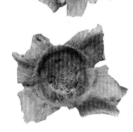
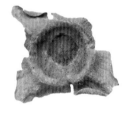
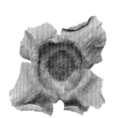

别名 柿钱、柿子把、柿丁。

来源 本品为柿树科植物柿的干燥宿萼。

采集加工 冬季果实成熟时采摘，食用时收集，洗净，晒干。

植物识别 落叶大乔木。树皮深灰色至灰黑色，长方块状开裂。单叶互生，卵状椭圆形至倒卵形或近圆形，全缘。雄花成聚伞花序，花冠黄白色，钟形，4裂。浆果球形或扁球形，基部通常有棱，嫩时绿色，后变黄色，橙黄色，果肉较脆硬，老熟时果肉变成柔软多汁，呈橙红色或大红色等。花期5月，果期9～10月。分布于华东、中南及辽宁、河北、山西、陕西、甘肃、台湾等地。

中药识别 本品呈扁圆形。中央较厚，微隆起，有果实脱落后的圆形瘢痕，边缘较薄，4裂。外表面黄褐色或红棕色，内表面黄棕色，密被细绒毛。气微，味涩。

选购贮藏 以个大、肥厚、质硬、色黄褐者为佳。置通风干燥处，防蛀。

现代研究 有抗惊厥、镇静、抗心律失常等作用。

性味归经 苦、涩，平。归胃经。

功能主治 降逆止呃。用于呃逆。

用法用量 煎服，5～10g。

用药禁忌 气虚下陷者忌用。

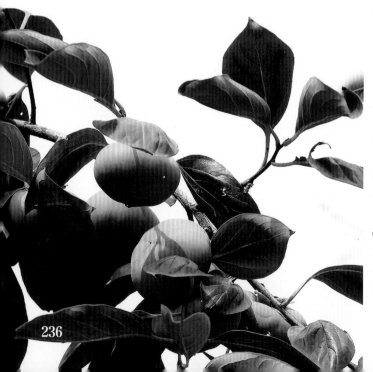

验方 1.顽固性呃逆：柿蒂3g，木香3g，竹茹3g，赭石3g，共研细粉，分成3份，每次服1份，日服3次，每份加鸡蛋1只，蜜糖1小杯，用开水冲服。

2.胸腹满闷，呃逆不止：柿蒂10g，丁香10g，生姜5片。水煎服。

3.气虚呃逆：柿蒂10g，党参15g，丁香10g。水煎服。

4.胃热呃逆：柿蒂10g，赭石30g，旋覆花10g，刀豆壳10g，竹茹15g。水煎服。

药茶 散寒理气降逆。适用于外感寒邪咳噫不止、哕逆不定。用丁香1g、柿蒂2g的煎煮液200ml泡花茶3g饮用。

山奈 Shannai

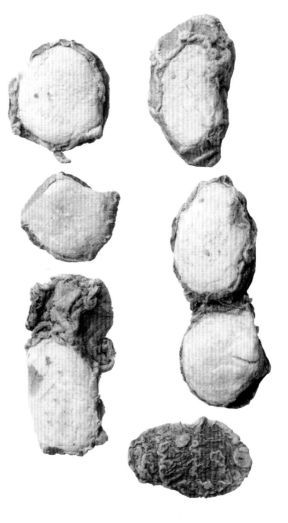

别名 沙姜、山辣。

来源 本品为姜科植物山奈的干燥根茎。

采集加工 冬季采挖，洗净，除去须根，切片，晒干。

植物识别 多年生宿根草本。无地上茎。叶2枚，几无柄，平卧地面上；圆形或阔卵形，先端急尖或近钝形，基部阔楔形或圆形，质薄，绿色。穗状花序自叶鞘中生出，具花4～12朵，芳香；花冠裂片狭披针形，白色，唇瓣阔大，中部深裂，2裂瓣顶端微凹白色，喉部紫红色；侧生的退化雄蕊花瓣状，倒卵形，白色。果实为蒴果。花期8～9月。分布于福建、台湾、广东、海南、广西、云南等地。

中药识别 本品多为圆形或近圆形的横切片。外皮浅褐色或黄褐色，皱缩；切面类白色，粉性，常鼓凸。气香特异，味辛辣。

选购贮藏 以色白、粉性足、气浓味辣者为佳。置阴凉干燥处。

现代研究 有抗抑郁等作用。

性味归经 辛，温。归胃经。

功能主治 行气温中，消食，止痛。用于胸膈胀满，脘腹冷痛，饮食不消。

用法用量 煎服，3～9g。

验方 1.骨鲠喉：山奈6g。水煎含漱。
2.头屑：山奈、甘松香、零陵香各3g，樟脑0.6g，滑石15g。研为末。夜擦旦蓖去。

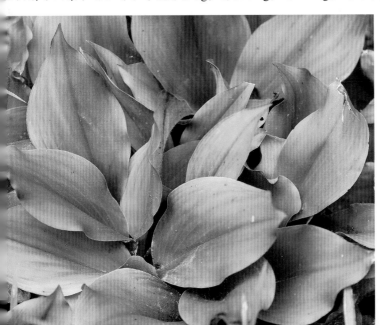

药茶 适用于感冒食滞，胸腹胀满，腹痛泄泻。山奈15g，山苍子根6g，南五味子根9g，乌药4.5g，陈茶叶3g。研末。每次15g，开水泡或煎数沸后取汁服。

药酒 适用于脱发。山奈、诃子、桂枝、青皮各10g，樟脑1.5g，白酒300ml。密封浸泡7日，去渣留液。每日2～3次，每次用消毒棉球蘸本酒外擦患处至头皮发红。

山楂 Shanzha

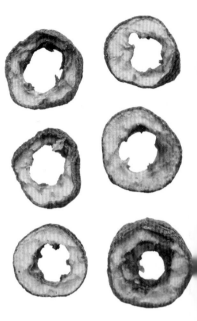

别名 焦山楂、山楂炭。

来源 本品为蔷薇科植物山里红或山楂的干燥成熟果实。

采集加工 秋季果实成熟时采收，切片，干燥。

植物识别 ①山里红：落叶乔木。单叶互生，叶片有2～4对羽状裂片，边缘有不规则重锯齿。伞房花序，花冠白色，花瓣5。梨果近球形。分布于华北及山东、江苏、安徽、河南等地。②山楂：果形较小，叶片亦较小，且分裂较深。

中药识别 本品为圆形片，外皮红色，具皱纹，有灰白色小斑点。果肉深黄色至浅棕色。气微清香，味酸、微甜。

选购贮藏 以片大、皮红、肉厚、核少者为佳。置通风干燥处，防蛀。

现代研究 有调脂、抗心肌缺血、抗菌、改善血液流变学、调节免疫等作用。

性味归经 酸、甘，微温。归脾、胃、肝经。

功能主治 消食健胃，行气散瘀，化浊降脂。用于肉食积滞，胃脘胀满，泻痢腹痛，瘀血经闭，产后瘀阻，心腹刺痛，胸痹心痛，疝气疼痛，高脂血症。焦山楂消食导滞作用增强。用于肉食积滞，泻痢不爽。

用法用量 煎服，10～15g，大剂量30g。

用药禁忌 脾胃虚弱而无积滞者或胃酸分泌过多者均慎用。

饮食禁忌 忌同时食用荠菜、猪肝、海产品、黄瓜、南瓜、胡萝卜、莲子。

验方 ①食欲不振，消化不良：炒山楂10g，炒麦芽15g，炒神曲10g。水煎服。②食肉不消，食积泄泻：山楂10g，神曲（炒）10g，鸡内金5g。水煎服。③高脂血症：山楂15g，荷叶半张。水煎服。

药茶 适用于高血压，高血脂症，冠心病，胆囊炎。脂肪肝。山楂5g、决明子3g、花茶3g。开水冲泡后饮用。

药酒 适用于高脂蛋白血症。山楂150g，麦芽150g，白酒1000ml。密封浸泡15天。每次服15～20ml，每日3次。

药膳 适用于食积停滞、内积不消、小儿乳食不消以及高血脂等。山楂40g入砂锅煎取浓汁，去楂，加入粳米100g、砂糖10g煮粥。佐餐食用。

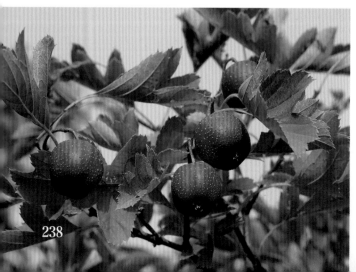

麦芽 Maiya

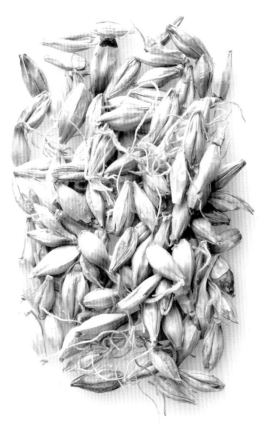

别名 生麦芽、炒麦芽、焦麦芽。

来源 本品为禾本科植物大麦的成熟果实经发芽干燥的炮制加工品。

加工 将麦粒用水浸泡后，保持适宜温、湿度，待幼芽长至约5mm时，晒干或低温干燥。

采购贮藏 以色黄、粒大、饱满、芽完整者为佳。置通风干燥处，防蛀。

现代研究 有促性激素分泌、调节肠道菌群作用。

性味归经 甘，平。归脾、胃经。

功能主治 行气消食，健脾开胃，回乳消胀。用于食积不消，脘腹胀痛，脾虚食少，乳汁郁积，乳房胀痛，妇女断乳，肝郁胁痛，肝胃气痛。生麦芽用于脾虚食少，乳汁郁积。炒麦芽用于食积不消，妇女断乳。焦麦芽用于食积不消，脘腹胀痛。

用法用量 煎服，10～15g，大剂量30～120g。回乳炒用60g。生麦芽功偏消食健胃；炒麦芽多用于回乳消胀。

用药禁忌 哺乳期妇女不宜使用。

验方 断乳，乳房肿痛：炒麦芽100g，淡豆豉15g，神曲15g，苦地丁20g，蝉蜕10g。每日1剂，水煎，分2次服。

药茶 ①消食和中，下气。适用于食积不消，脘腹胀满、食欲不振、呕吐泄泻；乳胀不消。用250ml水煎煮麦芽5g至水沸后泡茶饮用。②消食化积。适用于饮食积滞。麦芽5g、神曲3g、白术3g、陈皮3g、花茶3g。开水冲泡后饮用。

药酒 消食降脂。适用于高脂血症。山楂150g、麦芽150g、白酒1000ml。密封浸泡15天，去渣留液。每次服15～20ml，每日3次。

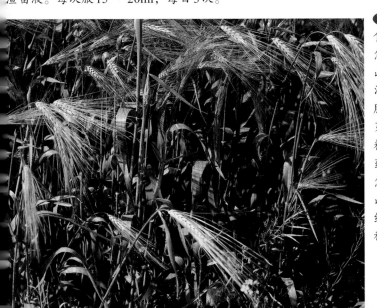

药膳 ①健脾开胃，化滞消食。炒麦芽、红糖各10g，焦山楂6g。将炒麦芽、焦山楂共入锅中，加水煎取汁，加入红糖调味。分2次服用。②健脾开胃。炒麦芽、炒谷芽、焦山楂、红糖各10g，莲子肉15g，山药20g。将炒麦芽、炒谷芽、焦山楂研成细末。莲子肉、山药煮熟，调入上述细末及红糖，继续用小火烧至羹成稠糊状即成。佐餐食用。

稻芽 Daoya

别名 谷芽。

来源 本品为禾本科植物稻的成熟果实经发芽干燥的炮制加工品。

加工 将稻谷用水浸泡后，保持适宜的温、湿度，待须根长至约1cm时，干燥。

选购贮藏 以芽完整、色黄者为佳。置通风干燥处，防蛀。

性味归经 甘，温。归脾、胃经。

功能主治 消食和中，健脾开胃。用于食积不消，腹胀口臭，脾胃虚弱，不饥食少。炒稻芽偏于消食，用于不饥食少。焦稻芽善化积滞，用于积滞不消。

用法用量 煎服，9～15g。生用长于和中；炒用偏于消食。

验方 ①小儿消化不良，面黄肌瘦：稻芽9g，甘草3g，砂仁3g，白术6g。水煎服。②饮食停滞，胸闷胀痛：稻芽12g，山楂6g，陈皮9g，红曲6g。水煎服。

药茶 ①适用于宿食不化，胀满泄泻、不思饮食。用250ml水煎煮稻芽5g至水沸后，冲泡花茶3g饮用。②适用于病后体弱，食纳欠佳。焦曲3g、稻芽3g、茯苓3g、山楂3g、花茶3g。开水冲泡后饮用。

谷芽 为禾本科植物粟的成熟果实经发芽干燥的炮制加工品。将粟谷用水浸泡后，保持适宜的温、湿度，待须根长至约6mm时，晒干或低温干燥。谷芽的性能、功效、应用、用法用量均与稻芽相似。

神曲 Shenqu

别名 六神曲、焦神曲。

来源 本品为鲜辣蓼、鲜青蒿、苦杏仁等加入面粉或麸皮混合，经发酵的炮制加工品。

加工 将苦杏仁粉碎成粗粉，赤小豆煮烂，再将鲜青蒿、鲜苍耳、鲜辣蓼加水适量打汁，与面粉或麸皮混匀，使干湿适宜，放入筐内，覆以麻叶或楮叶。保温发酵一周，长出黄曲丝时取出，切成小块，晒干即成。以色黄棕，具香气者为佳。

选购贮藏 以身干、陈旧、无虫蛀、杂质少者为佳。置通风干燥处，防蛀。

现代研究 有调节肠道菌群作用。

性味归经 甘、辛，温。归脾、胃经。

功能主治 消食化积，健脾和胃。用于食积不化，脘腹胀满，食少泄泻。

用法用量 煎服，6～15g。消食宜用焦神曲。健脾和胃宜用麸炒神曲。

验方 食积不消，胃腹饱胀：神曲10g，莱菔子10g，山楂10g。水煎服。

药茶 健脾和胃，消食调中。适用于饮食停滞，胸腹痞胀、呕吐泻痢。神曲5g、花茶3g。用200ml开水冲泡后饮用。

药酒 温中消食。用于脾胃虚寒，消化不良，食少腹胀。神曲100g、炒麦芽50g、吴茱萸25g、干姜25g，用白酒1500ml浸泡14日，去渣留液。每次服10～20ml，每日2次，饭前空腹服用。

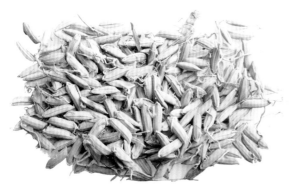

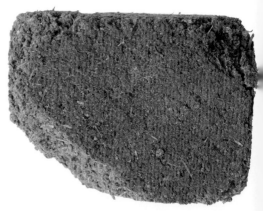

鸡矢藤 Jishiteng

别名 臭藤、臭藤根。

来源 为茜草科植物鸡矢藤的地上部分及根。

采集加工 夏季采收地上部分，秋冬挖掘根部。洗净，地上部分切段，根部切片，鲜用或晒干。

植物识别 多年生草质藤本，全株均被灰色柔毛，揉碎后有恶臭。叶对生，有长柄，卵形或狭卵形，基部圆形或心形，全缘。伞状圆锥花序；花冠筒钟形，外面灰白色，内面紫色，5裂。果球形，淡黄色。花期8月，果期10月。主产于我国南方各省。

选购贮藏 以叶多、气味浓者为佳。置通风干燥处。

现代研究 有镇痛、抗炎、降血糖、降血脂及抗肝损伤等作用。

性味归经 甘、苦，微寒。归脾、胃、肝、肺经。

功能主治 消食，止痛，解毒，祛湿。用于食积不化，胁肋脘腹疼痛，湿疹，疮痈肿痛。

用法用量 煎服，10～30g。外用适量，捣散或煎水洗。

验方 1.食积腹泻：鸡矢藤30g，水煎服。
2.带状疱疹：鸡矢藤根适量，磨雄黄酒搽患处。
3.蜂蜇伤：鲜鸡矢藤叶适量。捣烂擦患处约2分钟至疼痛消失为止。

药膳 适用于风湿腰痛、关节痛。鸡矢藤根100g，猪脚1只，同煮食。

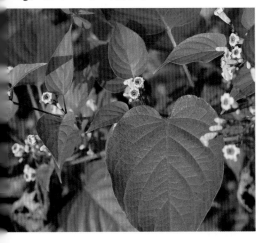

鸡内金 Jineijin

别名 鸡腱子、鸡肫胵。

来源 本品为雉科动物家鸡的干燥沙囊内壁。

采集加工 杀鸡后，取出鸡肫，立即剥下内壁，洗净，干燥。

中药识别 本品为不规则卷片，表面黄色、黄绿色或黄褐色，薄而半透明，具明显的条状皱纹。质脆，易碎，断面角质样，有光泽。气微腥，味微苦。

选购贮藏 以色黄、完整不破碎者为佳。置干燥处，防蛀。

现代研究 有调节胃肠运动、促进胃液分泌、抗凝血、降血脂及降血糖等作用。

性味归经 甘，平。归脾、胃、小肠、膀胱经。

功能主治 健胃消食，涩精止遗，通淋化石。用于食积不消，呕吐泻痢，小儿疳积，遗尿，遗精，石淋涩痛，胆胀胁痛。

用法用量 煎服，3～10g；研末服，每次1.5～3g。

用药禁忌 脾虚无积滞者慎用。

验方 ①食积不化，腹胀反胃：鸡内金、焦山楂各等量，共研细粉，每次服10g，日服2次，温开水送服。②食欲不振，食积腹胀：鸡内金10g，神曲10g，麦芽10g，山楂10g。水煎服。③遗精，遗尿：鸡内金10g，桑螵蛸10g。水煎服。

药茶 适用于慢性肝炎，肝硬化。三七5g，鸡内金3g，花茶3g。用前二味药的煎煮液300ml泡茶饮用。

药膳 补益脾胃，化生精血。鸡内金15g，生山药60g，糯米50g。鸡内金先煎取汁，入山药、糯米共煮成粥。佐餐食用。

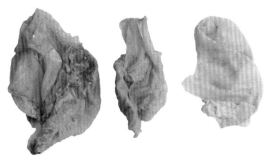

莱菔子 Laifuzi

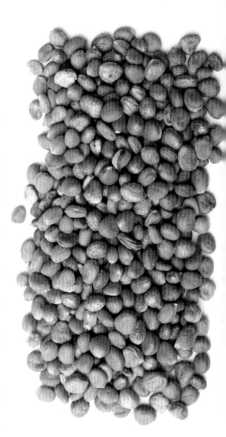

别名 萝卜子。

来源 本品为十字花科植物萝卜的干燥成熟种子。

采集加工 夏季果实成熟时采割植株，晒干，搓出种子，除去杂质，再晒干。

植物识别 一年生草本。直根，肉质，长圆形。基生叶和下部茎生叶大头羽状半裂，顶裂片卵形，侧裂片4～6对，长圆形，有钝齿，疏生粗毛；上部叶长圆形，有锯齿或近全缘。总状花序顶生或腋生；花瓣4，白色、紫色或粉红色，倒卵形。长角果圆柱形。花期4～5月，果期5～6月。全国各地均有栽培。

中药识别 本品呈类卵圆形或椭圆形。表面黄棕色、红棕色或灰棕色。气微，味淡、微苦辛。

选购贮藏 以粒大、饱满、色红棕者为佳。置通风干燥处，防蛀。

现代研究 有镇咳、祛痰、调节胃肠道运动、降压等作用。

性味归经 辛、甘，平。归肺、脾、胃经。

功能主治 消食除胀，降气化痰。用于饮食停滞，脘腹胀痛，大便秘结，积滞泻痢，痰壅喘咳。

用法用量 煎服，5～12g。生用吐风痰，炒用消食下气化痰。

用药禁忌 气虚及无食积、痰滞者慎用。不宜与人参同用。

验方 ①食积泄泻，腹胀嗳气：莱菔子10g，炒山楂10g，水煎服。②食积气滞：莱菔子10g，炒山楂10g，炒谷芽10g，炒麦芽10g，炒神曲10g。水煎服。③老年习惯性便秘：莱菔子适量炒黄研细粉，每次服6g，每日服2次，糖开水冲服。④咳嗽痰喘：莱菔子10g，紫苏子10g，白芥子5g，川贝母6g，甘草6g。水煎服。

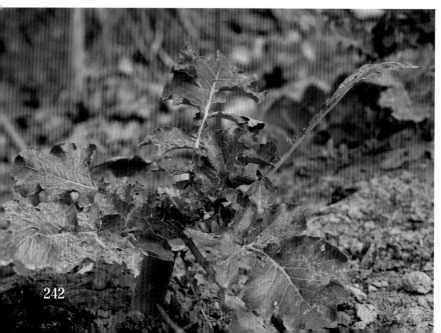

药膳 ①化痰浊，平喘息。莱菔子10g炒后研成末，与陈皮6g，粳米60g一起入砂锅中，加适量水煮成粥。佐餐食用。②适用于食滞引起的腹痛、里急后重、痢疾或食滞胃脘饱闷嘈杂不思饮食等症。莱菔子约15g，白粳米50g，煮粥至粥熟。粥成加入白糖或盐少许均可佐餐食用。

第十二章 驱虫药

使君子 Shijunzi

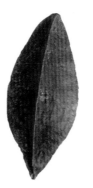 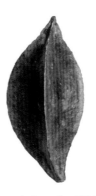 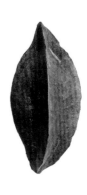

别名 使君肉、留求子。

来源 本品为使君子科植物使君子的干燥成熟果实。

采集加工 秋季果皮变紫黑色时采收，除去杂质，干燥。

植物识别 落叶攀援状灌木。叶对生，卵形或椭圆形，全缘。顶生穗状花序组成伞房状花序，花瓣5，初为白色，后转淡红色。果卵形，具明显的锐棱角5条。花期5～9月，果期秋末。分布于西南及江西、福建、台湾、湖南、广东、广西等地。

中药识别 本品呈椭圆形或卵圆形，具5条纵棱。表面黑褐色至紫黑色，平滑，微具光泽。气微香，味微甜。

选购贮藏 以个大、仁饱满、色黄白者为佳。置通风干燥处，防霉，防蛀。

现代研究 有驱虫、改善学习记忆等作用。

性味归经 甘，温。归脾、胃经。

功能主治 杀虫消积。用于蛔虫病，蛲虫病，虫积腹痛，小儿疳积。

用法用量 煎服，9～12g，捣碎；取仁炒香嚼服，6～9g。小儿每岁1～1.5粒，一日总量不超过20粒。空腹服用，每日1次，连用3天。炒使君子仁用于小儿疳积、乳食停滞等。

用药禁忌 大量服用可致呃逆、眩晕、呕吐、腹泻等反应。

饮食禁忌 若与热茶同服，亦能引起呃逆、腹泻，故服用时当忌饮茶。

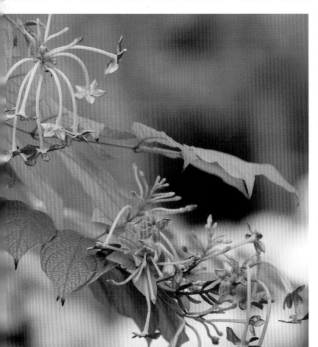

验方 ①蛔虫病：使君子10g，苦楝皮10g，槟榔10g，乌梅10g。水煎服。②小儿蛔虫：使君子6g，槟榔5g，水煎服。③小儿疳积：使君子5g，党参10g，白术（炒）10g，炙甘草5g。水煎服。

药酒 驱虫通便。适用于蛔虫性肠梗阻。大黄9g，槟榔8g，使君子、苦楝皮各15g，黄酒500ml。密封浸泡7日，去渣留液。空腹温饮，每日2次，每次20～30ml。

药膳 散血消积，清热明目。使君子肉、夜明砂各10g，羊肝60g。一起隔水蒸熟，加调料调味。佐餐食用。

苦楝皮 Kulianpi

别名 苦楝根皮。

来源 本品为楝科植物川楝或苦楝的干燥树皮和根皮。

采集加工 春、秋季剥取，晒干，或除去粗皮，晒干。

植物识别 苦楝：落叶乔木，高达10余米；树皮灰褐色，纵裂。叶为2～3回奇数羽状复叶，小叶对生，卵形、椭圆形至披针形，边缘有钝锯齿，幼时被星状毛，后两面均无毛。圆锥花序，花萼5深裂，裂片卵形或长圆状卵形；花瓣淡紫色，倒卵状匙形。核果球形至椭圆形，内果皮木质，4～5室，每室有种子1颗；种子椭圆形。花期4～5月，果期10～12月。生于低海拔旷野、路旁或疏林中，广泛栽培。分布于我国黄河以南各省区。

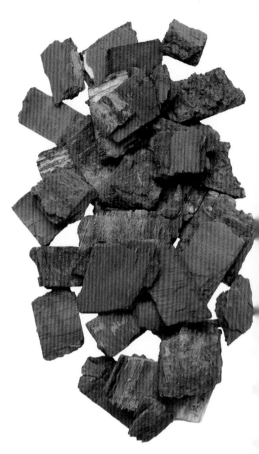

中药识别 外表面灰棕色或灰褐色，除去粗皮者呈淡黄色。内表面类白色或淡黄色。切面纤维性，略呈层片状，易剥离。气微，味苦。

选购贮藏 以皮厚、无粗皮者为佳。置通风干燥处，防潮。

现代研究 有驱虫、镇痛，抗炎、抗血栓、抗肿瘤及抗菌等作用。

性味归经 苦，寒；有毒。归肝、脾、胃经。

功能主治 杀虫，疗癣。用于蛔虫病，蛲虫病，虫积腹痛；外治疥癣瘙痒。

用法用量 煎服，3～6g。外用适量，研末，用猪脂调敷患处。

用药禁忌 本品有毒，不宜过量或持续久服。有效成分难溶于水，需文火久煎。孕妇及肝肾功能不全者慎用。

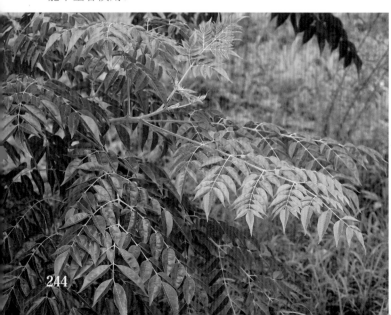

验方 ①驱蛔虫：苦楝皮15g，乌梅6g，使君子15g，水煎服。②蛲虫病：苦楝皮75g，百部150g，乌梅10g，加水2大碗煎成1大碗，每晚用50ml药液灌肠1次，连续2～4次。

药酒 杀虫止痒。适用于疥疮。将鲜苦楝皮150g切碎用50度白酒500ml密封浸泡5天，过滤取药液，加入薄荷脑20g，待溶解后再加50度白酒至1000ml。每日搽患处2～3次。

槟榔 Binglang

别名 大腹子。

来源 本品为棕榈科植物槟榔的干燥成熟种子。

采集加工 春末至秋初采收成熟果实，用水煮后，干燥，除去果皮，取出种子，干燥。

中药识别 本品呈类圆形的薄片。切面可见棕色种皮与白色胚乳相间的大理石样花纹。气微，味涩、微苦。

选购贮藏 以切面大理石花纹明显、无虫蛀者为佳。置通风干燥处，防蛀。

现代研究 有驱虫、调节肠胃运动功能、改善脑功能、抗血栓形成等作用。

性味归经 苦、辛，温。归胃、大肠经。

功能主治 杀虫，消积，行气，利水，截疟。用于绦虫病，蛔虫病，姜片虫病，虫积腹痛，积滞泻痢，里急后重，水肿脚气，疟疾。

用法用量 煎服，3～10g。驱绦虫、姜片虫用30～60g。生用力佳，炒用力缓；鲜者优于陈久者。

用药禁忌 脾虚便溏或气虚下陷者忌用；孕妇慎用。

饮食禁忌 忌同时饮茶。

验方 诸虫在脏，久不瘥者：槟榔（炮）15g为末。每服6g，以葱、蜜煎汤调服。

药酒 行气活血通络。适用于气滞血瘀，面色晦暗，黄褐斑。槟榔30g，桃花250g，白酒500ml。密封浸泡30日，去渣留液。每日2次，每次服20ml。

药膳 适用于食积气滞，脘腹胀痛，水肿脚气，虫积腹痛。将槟榔10g捣碎，装入纱布袋内，煎取药汁，再以药汁煮粳米50g，加白糖适量。佐餐食用

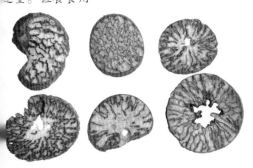

雷丸 Leiwan

别名 雷实、白雷丸、竹苓。

来源 本品为白蘑科真菌雷丸的干燥菌核。

采集加工 秋季采挖，洗净，晒干。粉碎。

中药识别 表面黑褐色或灰褐色，有略隆起的不规则网状细纹。切面白色或浅灰黄色，常有黄白色大理石样纹理。气微，味微苦。

选购贮藏 以个大、质坚、断面色白者为佳。断面色褐呈角质样者，不可供药用。置阴凉干燥处。

现代研究 有驱虫及抗肿瘤作用。

性味归经 微苦，寒。归胃、大肠经。

功能主治 杀虫消积。用于绦虫病、钩虫病、蛔虫病，虫积腹痛，小儿疳积。

用法用量 15～21g，不宜入煎剂，一般研粉服，一次5～7g，饭后用温开水调服，一日3次，连服3天。

用药禁忌 不宜入煎剂。因本品含蛋白酶，加热60℃左右即易于破坏而失效。有虫积而脾胃虚寒者慎服。

验方 绦虫病：雷丸15g，黑丑6g，槟榔6g。先将后二味水煎2次兑匀，然后加入雷丸粉末，早晨1次服下，小儿酌减。

药膳 蛔虫、蛲虫病：雷丸、苍术各等分，温火焙干后，研末。用香油煎鸡蛋一个，取以上药粉3～6g放入鸡蛋中心，食用。成人每次吃2～3个，小儿每次吃1～2个，连续食用3天。

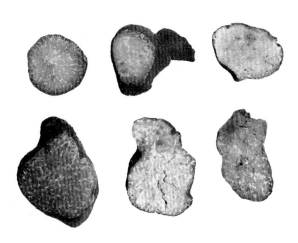

南瓜子 Nanguazi

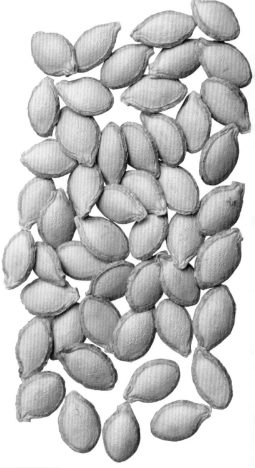

别名　南瓜仁、白瓜子。

来源　本品为葫芦科植物南瓜的种子。

采集加工　夏、秋果实成熟时采收，取子，晒干。研粉生用，以新鲜者良。

植物识别　一年蔓生草本。单叶互生；叶柄粗壮，被刚毛；叶片宽卵形或卵圆形，有5角或5浅裂，边缘有小而密的细齿。雄花单生，花冠黄色，钟状，5中裂，裂片边缘反卷。瓠果形状多样，外面常有纵沟。种子长卵形或长圆形，灰白色。花期6～7月，果期8～9月。全国大部分地区均产。

中药识别　干燥成熟的种子，呈扁椭圆形，一端略尖，外表黄白色，边缘稍有棱，表面带有毛茸，边缘较多。种皮较厚，种脐位于尖的一端。气香，味微甘。

选购贮藏　以干燥、粒饱满、外壳黄白色者为佳。置阴凉干燥处，防潮，防蛀。

现代研究　有驱虫、抗高血压、抗氧化、降血糖等作用。

性味归经　甘，平。归胃、大肠经。

功能主治　杀虫。用于绦虫病，蛔虫病及血吸虫病。

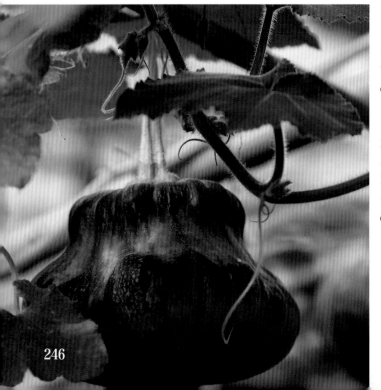

用法用量　研粉，60～120g。冷开水调服。

饮食禁忌　忌同时食用羊肉。

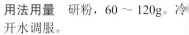 1. 小儿蛔虫：南瓜子30g，韭菜叶30g，竹沥60g。开水冲服。

2. 产后缺奶：南瓜子60g。研末，加红糖适量，开水冲服。

3. 产后手脚水肿，糖尿病：南瓜子30g。炒熟，水煎服。

药膳　利湿去浊。南瓜子50g。剥壳。每日食用。

鹤虱 Heshi

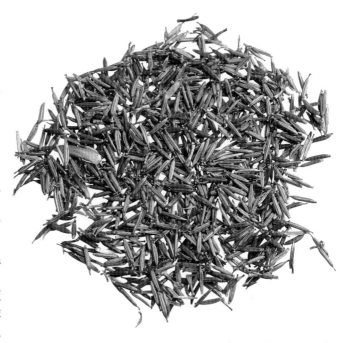

别名 鹄虱、鬼虱。

来源 本品为菊科植物天名精的干燥成熟果实。

采集加工 秋季果实成熟时采收，晒干，除去杂质。

植物识别 多年生草本。茎直立，上部多分枝，密生短柔毛。叶互生；下部叶片宽椭圆形或长圆形，先端尖或钝，基部狭成具翅的叶柄，边缘有不规则的锯齿或全缘，上面有贴生短毛，下面有短柔毛和腺点，上部叶片渐小，长圆形，无柄。头状花序多数，沿茎枝腋生，平立或梢下垂；总苞钟状球形；花黄色，外围的雌花花冠丝状。花期6～8月，果期9～10月。分布于河南、湖南、湖北、四川、云南、江苏、浙江、福建、江西、贵州、广西、陕西等地。

中药识别 本品呈圆柱状，细小。表面黄褐色或暗褐色，具多数纵棱。顶端收缩呈细喙状，先端扩展成灰白色圆环；基部稍尖，有着生痕迹。气特异，味微苦。

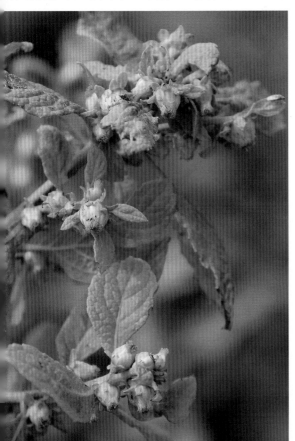

采购贮藏 以粒匀、充实、尝之有黏性者为佳。置阴凉干燥处

现代研究 有驱虫、抗菌、抗炎、镇痛、抗腹泻等作用。

性味归经 苦、辛，平；有小毒。归脾、胃经。

功能主治 杀虫消积。用于蛔虫病，蛲虫病，绦虫病，虫积腹痛，小儿疳积。

用法用量 煎服，3～9g，或入丸、散。外用适量。

用药禁忌 本品有小毒，服后可有头晕、恶心、耳鸣、腹痛等反应，故孕妇、腹泻者忌用。

验方 1.蛔虫病，绦虫病，绕虫病：鹤虱6g。研末水调服。

2.虫积腹痛：鹤虱9g，南瓜子、槟榔各15g。水煎服。

3.虫病肛痒：鹤虱、花椒、白鲜皮各15g，苦楝皮9g。水煎，趁热熏洗或坐浴。

4.阴痒：鹤虱6g。煎水熏洗阴部。

榧子 Feizi

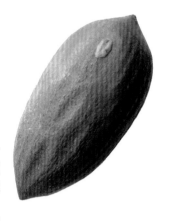

别名　彼子、榧实、香榧子。

来源　本品为红豆杉科植物榧的干燥成熟种子。

采集加工　秋季种子成熟时采收，除去肉质假种皮，洗净，晒干。用时捣碎。

植物识别　常绿乔木，高达25m。小枝近对生或轮生。叶呈假二列状排列，线状披针形，先端突刺尖，基部几成圆形，全缘，质坚硬，中肋明显。雄球花单生叶腋，雌球花成对生于叶腋。种子核果状，矩状椭圆形或倒卵状长圆形，先端有小短尖，有白粉，红褐色，有不规则的纵沟。花期4月。种子成熟期为次年10月。分布于安徽、江苏、浙江、福建、江西、湖南、湖北等地。

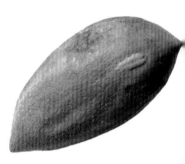

中药识别　本品呈卵圆形或长卵圆形，表面灰黄色或淡黄棕色，有纵皱纹，一端钝圆，可见椭圆形的种脐，另端稍尖。种皮质硬，厚约1mm。种仁表面皱缩，外胚乳灰褐色，膜质；内胚乳黄白色，肥大，富油性。气微，味微甜而涩。

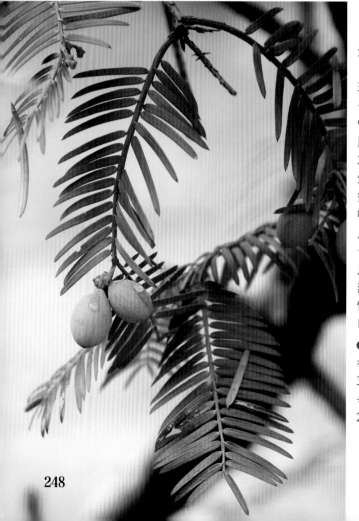

选购贮藏　以完整、饱满、种仁色黄白者为佳。置阴凉干燥处，防蛀。

现代研究　有驱虫、调脂、抗肿瘤等作用。

性味归经　甘，平。归肺、胃、大肠经。

功能主治　杀虫消积，润肺止咳，润燥通便。用于钩虫病、蛔虫病、绦虫病，虫积腹痛，小儿疳积，肺燥咳嗽，大便秘结。

用法用量　煎服，9～15g。炒熟嚼服，一次用15g。

用药禁忌　入煎服宜生用。大便溏薄、肺热咳嗽者不宜用。

饮食禁忌　服榧子时，不宜食绿豆，以免影响疗效。

验方　1.钩虫病，蛔虫病，蛲虫病：榧子（切碎）30g，使君子仁（切细）30g，大蒜瓣（切细）30g。水煎去渣，每日3次，食前空腹时服。
2.寸白虫：榧子日食七颗，满七日。

第十三章 止血药

一、凉血止血药

小蓟 Xiaoji

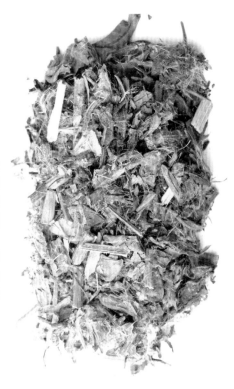

别名 猫蓟、刺蓟菜、刺儿菜、千针草。

来源 本品为菊科植物刺儿菜的干燥地上部分。

采集加工 夏、秋季花开时采割，除去杂质，晒干。

植物识别 多年生草本。茎直立，高30～80cm。茎生叶互生，长椭圆形或长圆状披针形，两面均被蛛丝状绵毛，叶缘有细密的针刺或刺齿。头状花序单生于茎顶或枝端，花冠紫红色。瘦果长椭圆形，冠毛羽毛状。花期5～7月，果期8～9月。全国大部分地区均产。

中药识别 本品呈不规则的段。茎呈圆柱形，表面灰绿色或带紫色，具纵棱和白色柔毛。切面中空。叶片多皱缩或破碎，叶齿尖具针刺；两面均具白色柔毛。头状花序，总苞钟状，花紫红色。气微，味苦。

选购贮藏 以叶多、色绿者为佳。置通风干燥处。

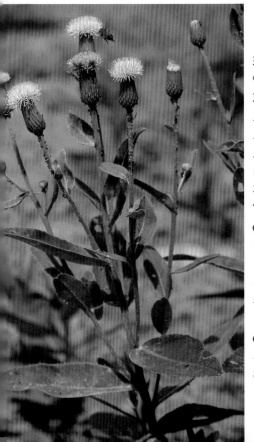

现代研究 有止血、抗菌、抗肿瘤等作用。

性味归经 甘、苦，凉。归心、肝经。

功能主治 凉血止血，散瘀解毒消痈。用于衄血，吐血，尿血，血淋，便血，崩漏，外伤出血，痈肿疮毒。

用法用量 煎服，5～12g，鲜品加倍。外用鲜品适量，捣敷患处。小蓟炒炭收敛止血作用增强。

饮食禁忌 忌同时食用藕。

验方 ①衄血、咯血、吐血、尿血：小蓟30g，白茅根15g。水煎服。②功能性子宫出血：鲜小蓟60g，水煎服。③尿路感染，尿血：小蓟30g，车前草30g，水煎服。④乳痈：鲜小蓟适量，蜜糖少许共捣烂，敷患处。⑤痈毒红肿，疔疮：鲜小蓟60g，明矾6g，共捣烂，敷患处。

药茶 适用于肝火上炎所致脑出血、眼底出血、鼻血、尿血、痔疮出血等。小蓟3g、夏枯草5g、槐花3g、绿茶3g。开水冲泡5～10分钟后饮用。

大蓟 Daji

别名　虎蓟、马蓟。

来源　本品为菊科植物蓟的干燥地上部分。

采集加工　夏、秋季花开时采割地上部分，除去杂质，晒干。

植物识别　多年生宿根草本。茎高100～150cm，有纵条纹，密被白软毛。叶互生，羽状分裂，裂片5～6对，先端尖，边缘具不等长浅裂和斜刺，基部渐狭，形成两侧有翼的扁叶柄，茎生叶向上逐渐变小。头状花序，单生在枝端；总苞球形，苞片6～7列，披针形，锐头，有刺；全部为管状花，紫红色。瘦果扁椭圆形。花期5～6月，果期6～8月。全国大部分地区有分布。

中药识别　茎短圆柱形，表面绿褐色，有数条纵棱，被丝状毛；切面灰白色，髓部疏松或中空。叶皱缩，多破碎，边缘具不等长的针刺；两面均具灰白色丝状毛。头状花序多破碎。气微，味淡。

选购贮藏　以叶多、色灰绿者为佳。置通风干燥处。

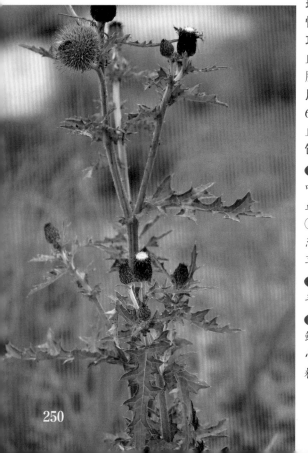

现代研究　有止血、降血压、抗菌等作用。

性味归经　甘、苦，凉。归心、肝经。

功能主治　凉血止血，散瘀解毒消痈。用于衄血，吐血，尿血，便血，崩漏，外伤出血，痈肿疮毒。

用法用量　煎服，9～15g，鲜品可用30～60g。外用鲜品适量，捣敷患处。大蓟炭收敛止血作用增强

饮食禁忌　忌同时食用藕。

（验方）①鼻衄：大蓟10g，鸡冠花15g，侧柏叶15g，水煎服。②吐血，咯血，便血，衄血，尿血：鲜大蓟100g（干品25g），水煎服。③痈疮红肿：鲜大蓟适量，明矾6g，共捣烂敷患处。④各种出血：大蓟15g，小蓟15g，仙鹤草15g。水煎服。

（药酒）适用于乳腺炎。鲜大蓟根60g，酒、水各半煎服；另取鲜大蓟根适量酌加酒糟捣敷患处。

（药膳）适用于血分有热的吐衄崩下等血症。将鲜大蓟2500g洗净切碎，加水适量，中火煮1小时，去渣，以文火浓缩。停火，待温，入白糖500g吸净药液，冷却晾干，轧粉装瓶食用。

地榆 Diyu

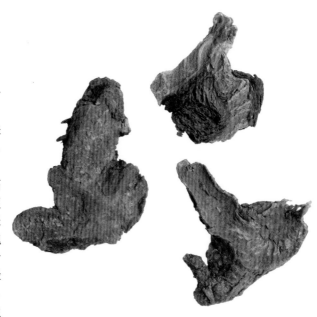

别名　玉豉、酸赭。

来源　本品为蔷薇科植物地榆或长叶地榆的干燥根。

采集加工　春季将发芽时或秋季植株枯萎后采挖，除去须根，洗净，干燥，或趁鲜切片，干燥。

植物识别　①地榆：多年生草本，高1～2m。茎直立，有棱。单数羽状复叶，互生；根生叶较茎生叶大，具长柄，茎生叶近于无柄，有半圆形环抱状托叶，托叶边缘具三角状齿；小叶5～19片，椭圆形至长卵圆形，边缘具尖圆锯齿。花小，密集成倒卵形、短圆柱形或近球形的穗状花序，疏生于茎顶；花暗紫色，花被4裂，裂片椭圆形或广卵形。瘦果椭圆形或卵形，有4纵棱，呈狭翅状。花、果期6～9月。全国大部地区均有分布。②长叶地榆：小叶带状长圆形至带状披针形。

中药识别　外表皮灰褐色至深褐色。切面较平坦，粉红色、淡黄色或黄棕色，木部略呈放射状排列；或皮部有多数黄棕色绵状纤维。气微，味微苦涩。

选购贮藏　以皮部有绵状纤维，切面黄棕色者为佳。置通风干燥处，防蛀。

现代研究　有止血、抗烫伤、抗菌、抗炎、促进造血等作用。

性味归经　苦、酸、涩，微寒。归肝、大肠经。

功能主治　凉血止血，解毒敛疮。用于便血，痔血，血痢，崩漏，水火烫伤，痈肿疮毒。

用法用量　煎服，9～15g，大剂量可用至30g；或入丸、散。外用适量。止血多炒炭用，解毒敛疮多生用。

用药禁忌　虚寒性便血、下痢、崩漏及出血有瘀者慎用。对于大面积烧伤病人，不宜使用地榆制剂外涂。

验方　1.血痢：地榆15g，马齿苋30g，诃子炭10g，水煎服。
2.胃溃疡出血：地榆10g，乌贼骨15g，木香6g。水煎服。

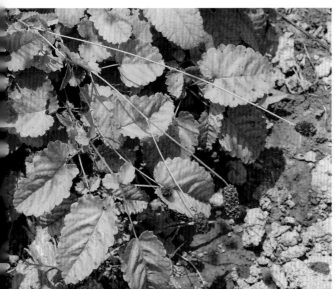

3.内痔便血：地榆、卷柏各等量。研末，每次服10g，日服2次。

药茶　清利湿热。适用于小便尿血、下痢。地榆3g、香附5g、花茶3g。开水冲泡后饮用。

药酒　凉血止血。适用于月经过多，或过期不止。将地榆60g研成细末，用果酒煎煮。每次服含6g地榆的量，每日2次。

药膳　适用于月经过多。地榆10g，月季花10g，同鸡蛋1～2个煲服。

槐花 Huaihua。

别名 槐米、槐蕊、槐花米。

来源 本品为豆科植物槐的干燥花及花蕾。

采集加工 夏季花开放或花蕾形成时采收，即使干燥，除去枝、梗及杂质。前者习称"槐花"，后者习称"槐米"。

植物识别 落叶乔木，高达25m。树皮灰色或深灰色，粗糙纵裂。单数羽状复叶互生，叶柄基部膨大；小叶7～15，卵状长圆形或卵状披针形，全缘。圆锥花序顶生；花乳白色，花冠蝶形，旗瓣同心形，有短爪。荚果有节，呈连珠状。花期7～8月，果期10～11月。我国大部地区有分布。

选购贮藏 槐花以花整齐不碎、色黄者为佳。槐米以花蕾多、色黄绿者为佳。置干燥处，防潮，防蛀。

现代研究 有止血、抗炎、抗病原微生物等作用。

性味归经 苦，微寒。归肝、大肠经。

功能主治 凉血止血，清肝泻火。用于便血，痔血，血痢，崩漏，吐血，衄血，肝热目赤，头痛眩晕。

用法用量 煎服，5～10g。外用适量。止血多炒炭用，清热泻火宜生用。

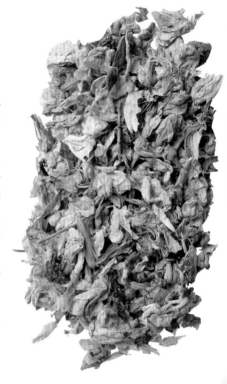

用药禁忌 脾胃虚寒及阴虚发热而无实火者慎用。

饮食禁忌 忌同时食用丁香。

验方 1.吐血，鼻衄，尿血，便血，子宫出血：槐花12g，白茅根30g，仙鹤草15g。水煎服。

2.大便出血，痔疮出血：槐花10g，荆芥10g，侧柏炭10g，枳壳5g。水煎服。

3.出血性紫癜：槐花12g，侧柏叶10g，大枣60g。水煎服。

药茶 清泄肝热、凉血止血。适用于肝火上炎所致脑出血、眼底出血、鼻血、尿血、痔疮出血等。槐花3g、夏枯草5g、小蓟3g、绿茶3g。开水冲泡5～10分钟后饮用。

药酒 清热解毒，祛风凉血，止血调经。适用于疮毒已成、未成，红肿热痛；各种出血证；高血压；乳癌硬如石。槐花90g炒黄为末，置容器中，添加黄酒500ml，文火煮30～40沸，去渣留液，每日1～2次，每次服10～15ml。

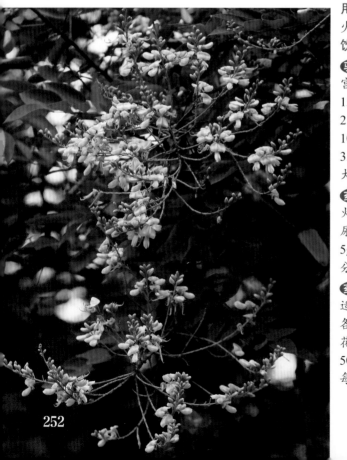

槐角 Huaijiao

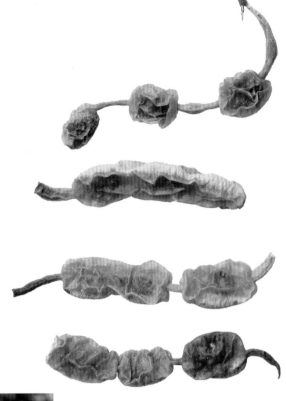

来源 本品为豆科植物槐的干燥成熟果实。

采集加工 冬季采收，除去杂质，干燥。

植物识别 参见槐花项。

中药识别 本品呈连珠状。表面黄绿色或黄褐色，皱缩而粗糙，背缝线一侧呈黄色。果肉气微，味苦，种子嚼之有豆腥气。

选购贮藏 以角长、饱满、色黄绿、质柔润者为佳。置通风干燥处，防蛀。

现代研究 有止血作用。

性味归经 苦，寒。归肝、大肠经。

功能主治 清热泻火，凉血止血。用于肠热便血，痔肿出血，肝热头痛，眩晕目赤。

用法用量 煎服，6～9g，或入丸、散。蜜槐角宜用于便血、痔血兼有便秘者。

用药禁忌 孕妇慎用。

(验方) 1.痔疮肿痛：槐角15g，苦参15g，白矾6g，煎汤熏洗患处。

2.大便出血，痔疮出血：槐角10g，地榆10g，黄芩10g，当归10g，防风5g。共研细粉，吞服。

(药酒) 凉血祛风，补肾养血。适用于须发早白。槐角12g，墨旱莲、生地黄各15g，白酒500ml。密封浸泡20日，去渣留液。不拘时候，随量饮用。

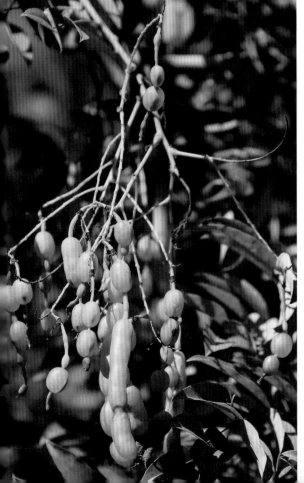

侧柏叶 Cebaiye

别名 侧柏、柏叶、扁柏。

来源 本品为柏科植物侧柏的干燥枝梢和叶。

采集加工 多在夏、秋季采收，阴干。

植物识别 常绿乔木，高达20m。树冠圆锥形，树皮红褐色，呈鳞片状剥落。小枝扁平，呈羽状排列。叶十字对生，细小鳞片状，紧贴于小枝上，亮绿色，端尖。雄球花呈卵圆形，具短柄；雌球花球形，无柄。球果卵圆形，肉质，浅蓝色，后变为木质，深褐色而硬，裂开，果鳞的顶端有一钩状刺，向外方卷曲。花期4月，果期9～10月。全国大部分地区有分布。

中药识别 本品多分枝，小枝扁平。叶细小鳞片状，交互对生，贴伏于枝上，深绿色或黄绿色。质脆，易折断。气清香，味苦涩、微辛。

选购贮藏 以枝嫩、色深绿者为佳。置干燥处。

现代研究 有止血、抗炎、抗菌等作用。

性味归经 苦、涩，寒。归肺、肝、脾经。

功能主治 凉血止血，化痰止咳，生发乌发。用于吐血，衄血，咯血，便血，崩漏下血，肺热咳嗽，血热脱发，须发早白。

用法用量 煎服，6～12g。外用适量。止血多炒炭用，化痰止咳宜生用。

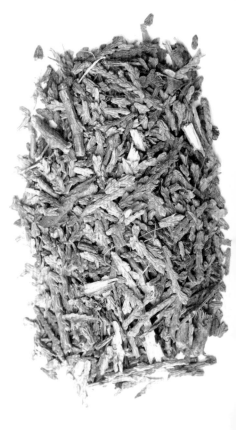

验方 1.吐血，咯血：侧柏叶30g，墨旱莲30g，蒲黄10g。水煎服。

2.鼻衄：侧柏叶30g，白茅根30g，水煎服。

3.便血：侧柏叶30g，地榆30g，槐花30g。水煎服。

4.慢性气管炎：侧柏叶50g，水煎服。

药茶 益气止血。适用于精神情志及酒色内伤，气血妄行所致吐血、下血、鼻血。侧柏叶3g、人参3g、花茶3g。开水冲泡后饮用。

药酒 凉血生发。适用于斑秃、全秃、脂溢性脱发，证属血热风燥者。鲜侧柏叶150g用高度白酒500ml浸泡7日，去渣留液。每次用药棉蘸药酒反复涂擦患处皮肤，每日3～4次。

药膳 适用于呕血、便血、下痢烦满等症。取粳米适量煮粥，将侧柏叶500g洗净捣汁，拌入粳米粥，加红糖即成。佐餐食用。

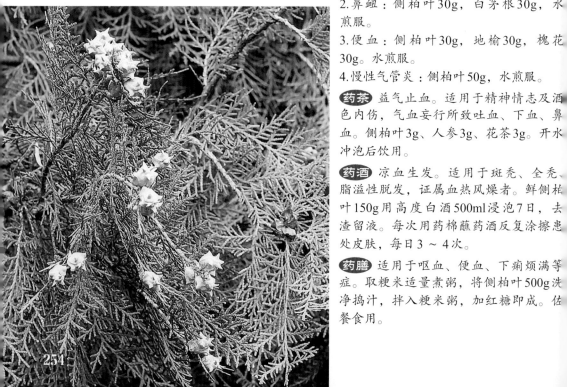

白茅根 Baimaogen

别名 茅根、茹根、茅草根。

来源 本品为禾本科植物白茅的干燥根茎。

采集加工 春、秋季采挖，洗净，晒干，除去须根和膜质叶鞘，捆成小把。

植物识别 多年生草本。根茎白色，匍匐横走。秆丛生，直立，圆柱形。叶多丛集基部，叶片线形或线状披针形，根生叶长，几与植株相等，茎生叶较短。圆锥花序柱状，分枝短缩密集；小穗披针形或长圆形，每小穗具1花，基部被白色丝状柔毛。颖果椭圆形，暗褐色。花期5～6月，果期6～7月。分布于东北、华北、华东、中南、西南及陕西、甘肃等地。

中药识别 本品呈圆柱形的段。外表皮黄白色或淡黄色，微有光泽，具纵皱纹，有的可见稍隆起的节。切面皮部白色，多有裂隙，放射状排列，中柱淡黄色或中空，易与皮部剥离。气微，味微甜。

选购贮藏 以色白、味甜者为佳。置干燥处。

现代研究 有止血、利尿、抗炎等作用。

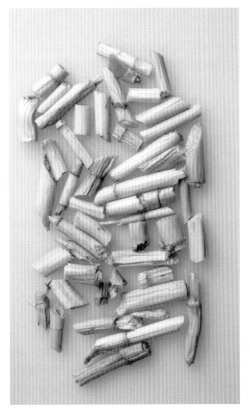

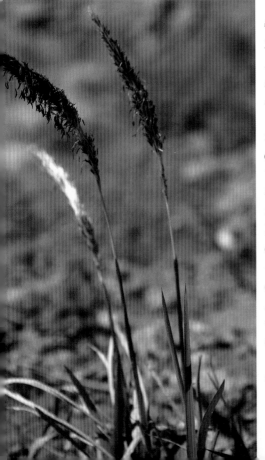

性味归经 甘，寒。归肺、胃、膀胱经。

功能主治 凉血止血，清热利尿。用于血热吐血，衄血，尿血，热病烦渴，湿热黄疸，水肿尿少，热淋涩痛。

用法用量 煎服，9～30g，鲜品30～60g，以鲜品为佳，可捣汁服。多生用，止血亦可炒炭用。

验方 ①吐血，鼻衄：白茅根15g，侧柏叶15g，玄参10g。水煎服。②泌尿系感染：白茅根30g，车前草30g，一点红30g，野菊花30g。水煎服。③湿热黄疸：鲜白茅根120g，水煎服。

药茶 清泻肺热。适用于肺热咳喘。白茅根5g、桑白皮3g、绿茶3g。开水冲泡10分钟后饮用。

药膳 清肝凉血，健中退黄。用于急性黄疸型肝炎属湿热者，症见面目俱黄，色泽鲜明，小便不利，色如浓茶，饮食不振，便溏者。白茅根100g、猪肉150g放入锅内，加清水适量，武火煮沸后改文火炖1个半小时，调入食油、味精、盐。食肉喝汤。

二、化瘀止血药

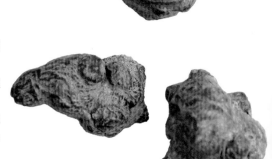

三七 Sanqi

别名　山漆、金不换、参三七、田七、滇七。

来源　本品为五加科植物三七的干燥根和根茎。

采集加工　秋季花开前采挖，洗净，分开主根、支根及根茎，干燥。

植物识别　多年生草本，高达30～60cm。掌状复叶，3～4枚轮生于茎端；叶柄细长，小叶3～7枚；小叶片椭圆形至长圆状倒卵形，中央数片较大，最下2片最小，边缘有细锯齿，表面沿脉有细刺毛。总花梗从茎端叶柄中央抽出，直立，伞形花序单独顶生；花瓣5，长圆状卵形，黄绿色。核果浆果状肾形。花期6～8月，果期8～10月。分布于江西、湖北、广东、广西、四川、云南等地。

中药识别　主根呈类圆锥形或圆柱形，表面灰褐色或灰黄色，有断续的纵皱纹和支根痕。顶端有茎痕，周围有瘤状突起。体重，质坚实，断面灰绿色、黄绿色或灰白色，木部微呈放射状排列。气微，味苦回甜。

选购贮藏　以个大、体重、质坚实、断面灰绿色者为佳。置阴凉干燥处，防蛀。

现代研究　有抗血栓形成、抗脑缺血、抗心肌损伤、抗心律失常、抗炎、降血脂、调节免疫、保护肝肾、改善学习记忆、抗疲劳及延缓衰老等作用。

性味归经　甘、微苦，温。归肝、胃经。

功能主治　散瘀止血，消肿定痛。用于咯血，吐血，衄血，便血，崩漏，外伤出血，胸腹刺痛，跌扑肿痛。

用法用量　研末吞服，一次1～3g；煎服，3～9g。外用适量，研末外掺或调敷。

用药禁忌　孕妇慎用。

（验方）①吐血，衄血，便血，子宫出血：三七研粉。每次服1.5g，每日服2次。②外伤出血：三七研粉，外敷伤处。③跌打瘀肿，痈肿疮毒：三七适量，用陈醋磨浓汁涂患处；同时取三七10g，水煎服。

（药茶）散瘀止血，消肿定痛。适用于跌打损伤瘀血肿块，吐血、咯血、衄血、便血、崩漏。

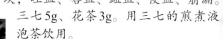

三七5g、花茶3g。用三七的煎煮液泡茶饮用。

（药酒）化瘀止痛。适用于冠心病。取三七30g，打碎，用低度白酒1000ml浸泡10天后即可饮用。每次服10ml，每日3次。

（药膳）止血活血，凉血化瘀。取鲜藕汁400ml加水适量煮沸，将三七粉5g与生鸡蛋1个调匀入沸汤中，加少量油盐即成。饮用。

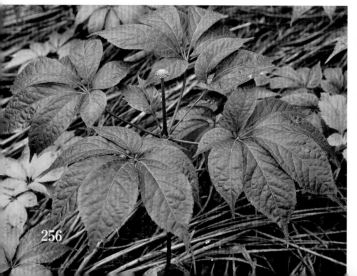

茜草 Qiancao

别名 茜根、芦茹、血见愁、过山龙、红龙须根、地苏木。

来源 本品为茜草科植物茜草的干燥根和根茎。

采集加工 春、秋季采挖，除去泥沙，干燥。

植物识别 多年生攀援草本。茎四棱形，棱上生多数倒生的小刺。叶四片轮生，具长柄；叶片形状变化较大，下面沿中脉及叶柄均有倒刺，全缘，基出脉5。聚伞花序圆锥状，腋生及顶生；花小，黄白色；花冠辐状，5裂，裂片卵状三角形。浆果球形。花期6～9月，果期8～10月。分布于全国大部分地区。

中药识别 根呈圆柱形，外表皮红棕色或暗棕色，具细纵纹；皮部脱落处呈黄红色。切面皮部狭，紫红色，木部宽广，浅黄红色，导管孔多数。气微，味微苦，久嚼刺舌。

选购贮藏 以切面色黄红者为佳。置干燥处。

现代研究 有止血、抗炎、抗肿瘤及抗氧化等作用。

性味归经 苦，寒。归肝经。

功能主治 凉血，祛瘀，止血，通经。用于吐血，衄血，崩漏，外伤出血，瘀阻经闭，关节痹痛，跌扑肿痛。

用法用量 煎服，6～10g。亦入丸、散。止血炒炭用，活血通经生用或酒炒用。

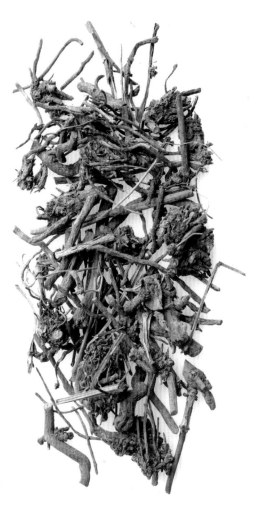

验方 ①吐血，咯血，衄血，月经过多：茜草15g，艾叶10g，侧柏叶10g，生地黄10g。水煎服。②闭经：茜草10g，当归10g，牛膝10g，黄酒冲服。③跌打损伤：茜草10g，当归10g，桃仁10g，红花10g。水煎服。

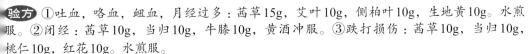

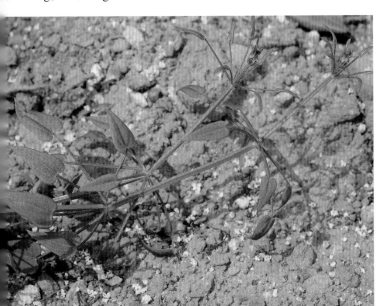

药酒 ①适用于血瘀型闭经。茜草根30g切碎，置容器中，添加黄酒300ml，文火煮沸2～3分钟，去渣留液。每日2次，每次服50ml。②适用于跌打损伤。茜草120g、白酒750ml。浸泡7日。每次服30ml，每日服2次。③适用于风湿关节痛。茜草250g、白酒500ml，浸泡10日后，分10日服完。

257

蒲黄 Puhuang

别名 蒲黄花粉、蒲花、蒲棒花粉、蒲草黄。

来源 本品为香蒲科植物东方香蒲或同属植物的干燥花粉。

采集加工 夏季采收蒲棒上部的黄色雄花序，晒干后碾轧，筛取花粉。剪取雄花后，晒干，成为带有雄花的花粉，即为草蒲黄。

植物识别 多年生水生或沼生草本。叶片条形，光滑无毛，上部扁平，下部腹面微凹，背面逐渐隆起呈凸形；叶鞘抱茎。雌雄花序紧密连接；雄花序长2.7～9.2cm，花序轴具白色弯曲柔毛；雌花序长4.5～15.2cm。小坚果椭圆形至长椭圆形。花果期5～8月。各地广泛分布。

中药识别 本品为黄色粉末。体轻，放水中则飘浮水面。手捻有滑腻感，易附着手指上。气微，味淡。

选购贮藏 以粉细、体轻、色鲜黄、滑腻感强者为佳。置干燥处。

现代研究 有抗血栓形成、止血、抗心肌缺血、抗脑缺血、降血脂、镇痛及抗炎等作用。

性味归经 甘、平。归肝、心包经。

功能主治 止血，化瘀，通淋。用于吐血，衄血，咯血，崩漏，外伤出血，经闭痛经，胸腹刺痛，跌扑肿痛，血淋涩痛。

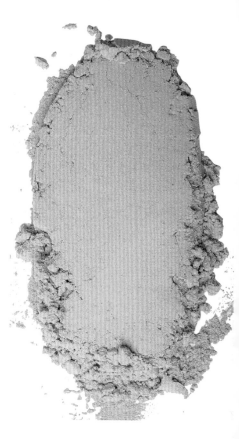

用法用量 煎服，6～10g，包煎。外用适量，研末外掺或调敷。止血多炒用，化瘀、利尿多生用。

用药禁忌 孕妇慎用。

验方 ①恶露不绝：生蒲黄12g，马齿苋30g，水煎，日1剂，连服5天。②湿疹。生蒲黄细粉撒布患处。③血崩：蒲黄、黄芩各30g，荷叶灰15g。研为末。每次服9g，空腹用酒送下。④咯血，吐血：生蒲黄、干荷叶等分。研为末，每次服9g，食后用浓煎桑白皮汤送下。

药茶 适用于肺热衄血，吐血泻血，经量过多。蒲黄5g、青黛3g、花茶3g。开水冲泡后饮用。

药酒 疏肝健脾，理气调经。适用于肝郁或肝气犯脾，月经先后无定期。月季花30g，蒲黄12g，米酒300ml。置容器中，文火煎沸30分钟，去渣留液。月经前3日开始，每日2次，每次服1/2剂。

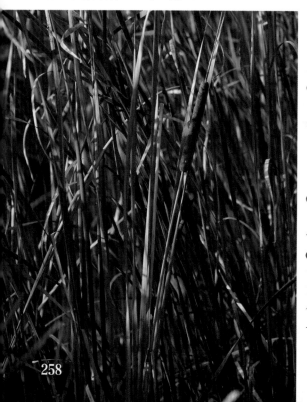

降香 Jiangxiang

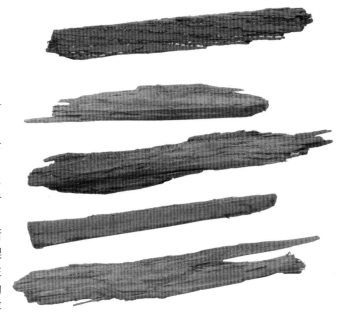

别名 降真香、紫藤香、降真、花梨母。

来源 本品为豆科植物降香檀树干和根的干燥心材。

采集加工 全年均可采收，除去边材，阴干。

植物识别 乔木，高10～15m。小枝有苍白色、密集的皮孔。奇数羽状复叶互生，小叶9～13片，近革质，卵形或椭圆形，先端渐尖或急尖，钝头，基部圆或阔楔形，复叶顶端的1枚小叶最大，往下渐小，基部1对长仅为顶小叶的1/3。圆锥花序腋生，花小，花萼钟状，裂齿5，下面1齿较长；花冠淡黄色或乳白色，旗瓣近倒心形，先端微凹，翼瓣长椭圆形，龙骨瓣半月形，各瓣均具爪。荚果舌状长椭圆形。花期3～4月，果期10～11月。主产于海南、广东、广西、云南等地。

中药识别 本品呈类圆柱形或不规则块状。表面紫红色或红褐色，切面有致密的纹理。质硬，有油性。气微香，味微苦。

选购贮藏 以色紫红、坚实、富油性、香气浓者为佳。置阴凉干燥处。

现代研究 有抗血栓形成、抗凝血等作用。

性味归经 辛，温。归肝、脾经。

功能主治 化瘀止血，理气止痛。用于吐血，衄血，外伤出血，肝郁胁痛，胸痹刺痛，跌扑伤痛，呕吐腹痛。

用法用量 煎服，9～15g，后下。外用适量，研细末敷患处。

验方 ①气滞血瘀所导致胸痹刺痛：降香、蒲黄、川芎、五灵脂、桃仁各10g。水煎服。②跌打损伤：降香、续断、补骨脂各15g，当归15g，紫荆皮、桃仁各10g。水煎服。③外伤性吐血：降香3g、花蕊石3g、没药1.5g、乳香1.5g。共研极细末。每服0.3g，黄酒送服。

药茶 升清降浊，宣化痰瘀。适用于心胸痹痛。葛根5g、降香3g、石菖蒲3g、绿茶3g。用250ml开水冲泡后饮用。

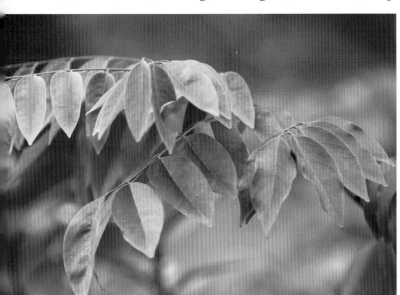

三、收敛止血药

白及 Baiji

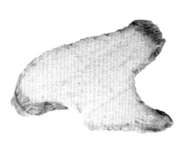

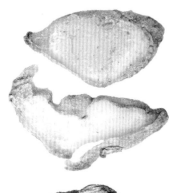

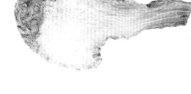

别名 甘根、连及草、白根、白给、冰球子、羊角七、君求子。

来源 本品为兰科植物白及的干燥块茎。

采集加工 夏、秋季采挖，除去须根，洗净，置沸水中煮或蒸至无白心，晒至半干，除去外皮，晒干。

植物识别 多年生草本。茎直立。叶片披针形或宽披针形，全缘。总状花序顶生，花紫色或淡红色，唇瓣倒卵形，白色或具紫纹，上部3裂，中裂片边缘有波状齿，先端内凹。蒴果圆柱形，具6纵肋。花期4～5月，果期7～9月。分布华东、中南、西南及河北、山西、陕西、甘肃、台湾等地。

中药识别 本品呈不规则的薄片。外表皮灰白色或黄白色。切面类白色，角质样，半透明，维管束小点状，散生。质脆。气微，味苦，嚼之有黏性。

选购贮藏 以切面色白、角质样者为佳。置通风干燥处。

现代研究 有止血、促进伤口愈合、抗胃溃疡、抗肿瘤及抗菌等作用。

性味归经 苦、甘、涩，微寒。归肺、肝、胃经。

功能主治 收敛止血，消肿生肌。用于咯血，吐血，外伤出血，疮疡肿毒，皮肤皲裂。

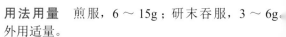

用法用量 煎服，6～15g；研末吞服，3～6g。外用适量。

用药禁忌 不宜与川乌、制川乌、草乌、制草乌、附子同用。

验方 ①消化道出血：白及3g，三七3g。研末每日1剂，分3次开水冲服。②肺结核咯血：白及60g，三七15g，贝母10g，侧柏叶10g。共研细粉每次服6g，日服3次，开水送服。③疮疡痛肿，疔疮：白及15g，金银花12g，连翘12g，天花粉10g，制半夏6g。水煎服。④手足皲裂：白及粉10g，凡士林90g，共调匀成膏，擦患处，每日擦1～3次连用3～5日。

药膳 适用于肺痨咳嗽、咯血、吐血等。白及30～45g，猪肺1具切成小块，把猪肺小块同白及片一同放入砂锅内，加水煮沸，改用文火炖烂最后加入黄酒50ml、细盐，煎取浓汤。每日早晚各炖热一小碗，空腹时喝汤吃肺。5～7天为1疗程。

仙鹤草 Xianhecao

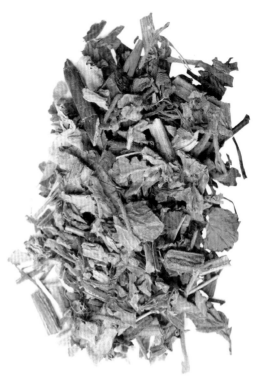

别名 狼牙草、龙牙草、石打穿、地蜈蚣、子母草、龙头草。

来源 本品为蔷薇科植物龙芽草的干燥地上部分。

采集加工 夏、秋季茎叶茂盛时采割，除去杂质，干燥。

植物识别 多年生草本。茎直立，全体被白色长柔毛。单数羽状复叶互生，小叶片3～9，长椭圆形或椭圆形，边缘锐锯齿；顶端及中部的叶较大，其间夹杂数对小叶片。总状花序顶生和腋生，长10～20厘米；花瓣5，黄色，倒卵形，先端微凹。瘦果，包于具钩的宿存花萼内。花期7～9月，果期9～10月。我国大部分地区均有分布。

中药识别 本品为不规则的段，茎多数方柱形，有纵沟和棱线。切面中空。叶多破碎，暗绿色，边缘有锯齿。有时可见黄色花或带钩刺的果实。气微，味微苦。

选购贮藏 以茎红棕色、质嫩、叶多者为佳。置通风干燥处。

现代研究 有抗炎、镇痛、抗肿瘤、降血糖及降血压等作用。

性味归经 苦、涩，平。归心、肝经。

功能主治 收敛止血，截疟，止痢，解毒，补虚。用于咯血，吐血，崩漏下血，疟疾，血痢，痈肿疮毒，阴痒带下，脱力劳伤。

用法用量 煎服，6～12g。外用适量。

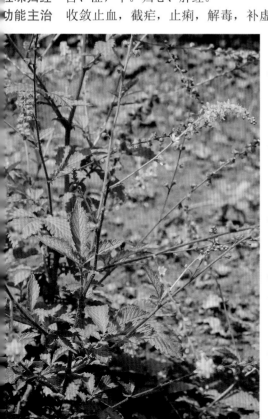

验方 ①咯血：仙鹤草15g，白及粉10g，阿胶10g，水煎仙鹤草冲白及粉和阿胶服。②尿血：仙鹤草15g，大蓟根15g，白茅根30g。水煎服。③鼻衄，齿龈出血：仙鹤草15g，白茅根15g，栀子（炒黑）10g。水煎服。④肠炎，菌痢：仙鹤草15g，凤尾草15g，苍耳草15g。水煎服。⑤胃溃疡出血：仙鹤草30g，生地黄30g，海螵蛸10g（先煎）。水煎服。

药茶 宣肺理肠，止咳止痢。适用于慢性痢疾、脓血便；咳嗽咯血痰。桔梗5g、仙鹤草3g、绿茶3g。开水冲泡后饮用。

药酒 泻肺补肾，止咳杀虫。适用于肺结核。桑白皮100g，仙鹤草300g，吴茱萸根皮150g，黄酒1.5L。文火煎至减半，再密封浸泡1～2日，去渣留液。每日1次，每次空腹口服50～70ml。

紫珠叶 Zizhuye

别名 紫荆、紫珠草。

来源 本品为马鞭草科植物杜虹花的干燥叶。

采集加工 夏、秋季枝叶茂盛时采摘，干燥。

植物识别 灌木，小枝、叶柄和花序均密被灰黄色星状毛和分枝毛。叶片卵状椭圆形或椭圆形，边缘有细锯齿。聚伞花序；花冠紫色或淡紫色。果实近球形，紫色。花期5～7月，果期8～11月。分布我国南部。

选购贮藏 以叶片完整、质嫩者为佳。置通风干燥处。

现代研究 有止血、促进组织愈合、抗菌、镇痛及抗炎等作用。

性味归经 苦、涩，凉。归肝、肺、胃经。

功能主治 凉血收敛止血，散瘀解毒消肿。用于衄血，咯血，吐血，便血，崩漏，外伤出血，热毒疮疡，水火烫伤。

用法与用量 3～15g；研末吞服1.5～3g。外用适量，敷于患处。

验方 ①咯血：紫珠叶末1.5～2g。调鸡蛋清，每4小时服1次；继用紫珠叶末6g，水煎，代茶常饮。②胃、十二指肠溃疡出血：紫珠叶、白及各3g。共研细粉。每日3次。③扭伤肿痛：紫珠叶30g，鹅不食草30g，威灵仙15g。水煎服。

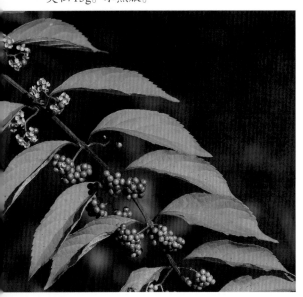

藕节 Oujie

别名 光藕节、藕节巴。

来源 本品为睡莲科植物莲的干燥根茎节部。

采集加工 秋、冬季采挖根茎（藕），切取节部，洗净，晒干，除去须根。

中药识别 本品呈短圆柱形，中部稍膨大。表面灰黄色至灰棕色，有残存的须根及须根痕。两端有残留的藕。断面有多数类圆形的孔。气微，味微甘、涩。

选购贮藏 以表面色灰黄、断面类白色者为佳。置干燥处，防潮，防蛀。

现代研究 有缩短凝血时间的作用。

性味归经 甘、涩，平。归肝、肺、胃经。

功能主治 收敛止血，化瘀。用于吐血，咯血，衄血，尿血，崩漏。

用法用量 煎服，9～15g，大剂量可用至30g；鲜品30～60g，捣汁饮用。亦可入丸、散。

验方 ①痔疮出血：藕节9g，白果15g，水煎服，1日2次。②卒暴吐血：鲜藕节60g，荷蒂30g，每日1剂，水煎，分2次冷服。③咯血：藕节6个，白茅根30g。水煎服。④便血：藕节（研末）15g，人参12g，白蜜18g，煎汤，分2～3次服用，以愈为度。

药膳 适用于因血虚生热引起的鼻衄、齿衄。鲜荠菜60g，鲜藕节20g，蜜枣5个。放入两碗水同煎，待煎至一碗水后吃枣喝汤。

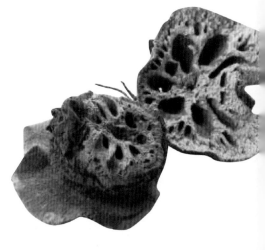

四、温经止血药

艾叶 Aiye

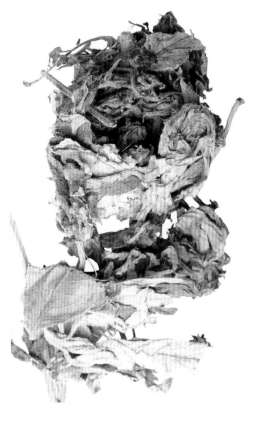

别名 艾蒿、艾、白艾、陈艾。

来源 本品为菊科植物艾的干燥叶。

采集加工 夏季花未开时采摘，除去杂质，晒干。

植物识别 多年生草本，高45～120cm。茎直立，圆形，被灰白色软毛，从中部以上分枝。单叶互生，叶片卵状椭圆形，羽状深裂，边缘具粗锯齿，上面暗绿色，并密布腺点，下面灰绿色，密被灰白色绒毛。头状花序多数，排列成复总状；花红色，多数。瘦果长圆形。花期7～10月。分布于全国大部分地区。

中药识别 叶片展平后呈卵状椭圆形，羽状深裂，边缘有不规则的粗锯齿；上表面灰绿色或深黄绿色，下表面密生灰白色绒毛。质柔软。气清香，味苦。

选购贮藏 以叶片大、叶背灰白色、绒毛多、香气浓者为佳。置阴凉干燥处。

现代研究 有止血、镇咳、平喘、镇痛、抗炎等作用。

性味归经 辛、苦，温；有小毒。归肝、脾、肾经。

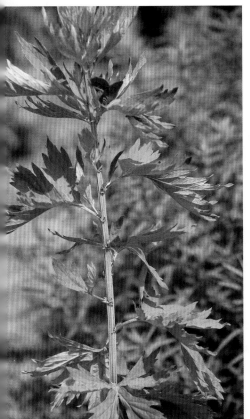

功能主治 温经止血，散寒止痛；外用祛湿止痒。用于吐血，衄血，崩漏，月经过多，胎漏下血，少腹冷痛，经寒不调，宫冷不孕；外治皮肤瘙痒。醋艾炭温经止血，用于虚寒性出血。

用法用量 煎服，3～10g。外用适量，供灸治或熏洗用。温经止血宜炒炭用，余生用。

用药禁忌 阴虚血热者慎用。

验方 ①胎动不安：艾叶10g，紫苏叶10g，水煎服。②风湿性关节炎：艾叶适量，搓烂做成艾条，点燃熏痛处。③痛经（寒性痛经）：艾叶15g，生姜10g，黄糖30g。水煎服。

药茶 适用于妇女崩中，连日不止。艾叶5g、阿胶3g、干姜3g、花茶3g。用前三味药的煎煮液泡茶饮用。

药酒 适用于带状疱疹。艾叶50g用50度白酒250ml浸泡3天，过滤去渣。用时将药酒与等量饱和石灰水混合后涂搽患处，每天6～8次。

药膳 适用于妇女白带。艾叶15g。水煎汤去渣，加入鸡蛋2只煮熟，吃蛋喝汤，每日1剂，连服5～7日。

第十四章　活血化瘀药

一、活血止痛药

川芎 Chuanxiong

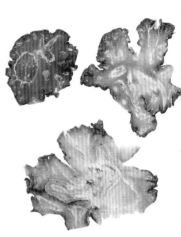

别名　芎䓖。

来源　本品为伞形科植物川芎的干燥根茎。

采集加工　夏季当茎上的节盘显著突出，并略带紫色时采挖。除去泥沙，晒后烘干，再去须根。

植物识别　多年生草本。全株有浓烈香气。茎直立，圆柱形，中空，表面有纵直沟纹。茎下部的节膨大成盘状，中部以上的节不膨大。茎下部叶具柄，基部扩大成鞘；叶三至四回三出式羽状全裂，茎上部叶渐简化。复伞形花序顶生或侧生，花瓣白色。幼果两侧扁压。花期7～8月，幼果期9～10月。分布四川、贵州、云南一带，多为栽培。

中药识别　本品为不规则厚片，外表皮黄褐色，有皱缩纹。切面黄白色或灰黄色，具有明显波状环纹或多角形纹理，散生黄棕色油点。气浓香，味苦、辛，微甜。

选购贮藏　以切面色黄白、香气浓、油性大者为佳。置阴凉干燥处，防蛀。

现代研究　有抗心肌缺血、改善血液流变性、抗脑缺血、解热、镇静、抗胃溃疡及保护肾脏等作用。

性味归经　辛，温。归肝、胆、心包经。

功能主治　活血行气，祛风止痛。用于胸痹心痛，胸胁刺痛，跌扑肿痛，月经不调，经闭痛经，癥瘕腹痛，头痛，风湿痹痛。

用法用量　煎服，3～10g。

用药禁忌　阴虚火旺、多汗、热盛及无瘀之出血证和孕妇慎用。

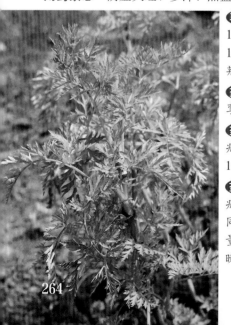

验方　①心绞痛：川芎10g，红花10g，水煎服，连服30日为1疗程。②月经不调：川芎6g，丹参15g，生地黄12g，香附12g，当归10g，赤芍10g。水煎服。③偏头痛：川芎10g，蔓荆子10g，荆芥穗10g，白芷10g，细辛3g。水煎服。

药茶　适用于瘀阻块痛，胁肋腹痛；产后瘀块阻痛；寒痹筋挛；心绞痛。川芎5g、花茶3g。用川芎的煎煮液泡茶饮用。

药酒　适用于神经性头痛、脑动脉硬化引起的头痛、外感头痛。川芎30g用白酒500ml浸泡7天，去渣留液，加入白糖100g搅匀。每次服15～20ml，每日1～2次。

药膳　适用于风寒头风；头痛、鼻渊患者前额痛、牙龈肿痛；风湿痹痛见四肢拘挛痹痛、瘀血疼痛。鳙鱼头500g，连同川芎9g、白芷9g、葱、胡椒、生姜放入砂锅内，加水适量，武火烧沸，再以文火炖半小时，入盐调味即成。分早晚两次吃鱼喝汤。

延胡索 Yanhusuo

别名 元胡、玄胡索。

来源 本品为罂粟科植物延胡索的干燥块茎。

采集加工 夏初茎叶枯萎时采挖，除去须根，洗净，置沸水中煮至恰无白心时，取出，晒干。切厚片或用时捣碎。

植物识别 多年生草本，高10～20cm。基生叶和茎生叶同形，有柄；茎生叶为互生，2回3出复叶，小叶片长椭圆形、长卵圆形或线形，全缘。总状花序，顶生或对叶生；花红紫色，横生于纤细的小花梗上，花瓣4，外轮2片稍大，边缘粉红色，中央青紫色。蒴果条形，熟时2瓣裂。花期3～4月，果期4～5月。分布河北、山东、江苏、浙江等地。

中药识别 本品呈不规则的圆形厚片。外表皮黄色或黄褐色，有不规则细皱纹。切面黄色，角质样，具蜡样光泽。气微，味苦。

选购贮藏 以断面金黄色、有蜡样光泽者为佳。置干燥处，防蛀。

现代研究 有镇痛、改善血流动力学、抗心肌缺血、抗心律失常、抗脑缺血、抗肝损伤等作用。

性味归经 辛、苦，温。归肝、脾经。

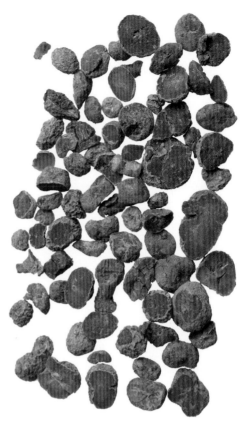

功能主治 活血，行气，止痛。用于胸胁、脘腹疼痛，胸痹心痛，经闭痛经，产后瘀阻，跌扑肿痛。

用法用量 煎服，3～10g。研粉吞服，每次1.5～3g。

验方 ①心腹冷痛，肠鸣气走，身寒自汗，大便滑泄：延胡索、附子各30g，木香15g。每服12g，加生姜七片煎服。②疝气：延胡索、胡椒等分。每服6g，酒、水各半盏，煎服。③经来小腹有块痛：延胡索8g，血余炭4g，研末。分上下午2次用黄酒调服。连服7天。

药茶 适用于心腹腰膝四肢疼痛；痛经；跌打损伤。延胡索10g、花茶3g。开水冲泡后饮用。

药酒 适用于冠心病，心绞痛。延胡索30g，山楂30g，丹参30g。用米酒1000ml浸泡10天，去渣留液。每次服10～15ml，每日3次。

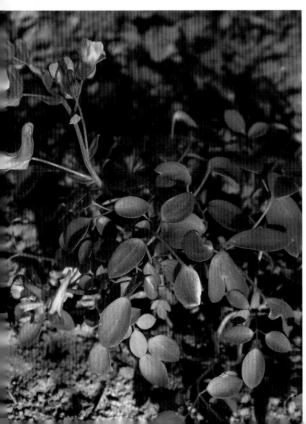

郁金 Yujin

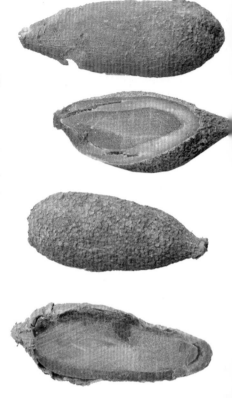

别名　马蓬、玉金。

来源　本品为姜科植物温郁金、姜黄、广西莪术、蓬莪术的干燥块根。

采集加工　冬季茎叶枯萎后采挖，除去泥沙和细根，蒸或煮至透心，干燥。

植物识别　温郁金：多年生草本。叶基生，叶片宽椭圆形。穗状花序圆柱状，先叶于根茎处抽出，上部无花的苞片长椭圆形，蔷薇红色，中下部有花的苞片长椭圆形，绿白色；花萼筒白色；花冠管漏斗状，白色。花期4～6月。分布江苏、浙江、福建、广东、广西、江西、四川、云南等地。

中药识别　外表皮灰黄色、灰褐色至灰棕色，具不规则的纵皱纹。切面灰棕色、橙黄色至灰黑色。角质样，内皮层环明显。

选购贮藏　以切面角质样者为佳。置干燥处，防蛀。

现代研究　有抗肝损伤、抗肿瘤、调节胃肠动力、调脂、抗抑郁等作用。

性味归经　辛、苦，寒。归肝、心、肺经。

功能主治　活血止痛，行气解郁，清心凉血，利胆退黄。用于胸胁刺痛，胸痹心痛，经闭痛经，乳房胀痛，热病神昏，癫痫发狂，血热吐衄，黄疸尿赤。

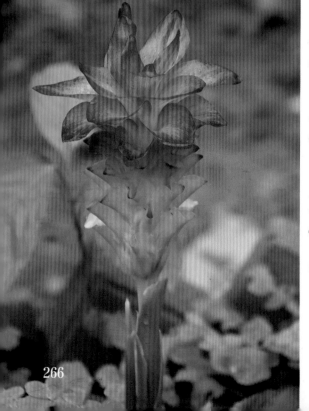

用法用量　煎服，3～10g。

用药禁忌　不宜与丁香、母丁香同用。

饮食禁忌　忌同时食用丁香。

验方　①衄血，吐血：郁金适量研为末，用水送服6g。甚者再服。②呕血：郁金（锉）、甘草（炙）各30g。上二味，捣罗为散。每服6g，井华水调下，不拘时。

药茶　①适用于妇女情志所伤胁肋胀满，月经不调。郁金5g、木香3g、莪术3g、牡丹皮3g、花茶3g。开水冲泡后饮用。②适用于妇女产后血气上冲心痛、心悸、乏力、面无血色。郁金5g、当归3g、红茶3g。开水冲泡后饮用。

药膳　适用于气滞血瘀，恶露不下。将郁金10g，合欢花（干品）12g放碟中，加清水少许浸泡5小时左右，再将猪肝150g切片，同入碟中，加食盐少许调味，隔水蒸熟。食猪肝。

姜黄 Jianghuang

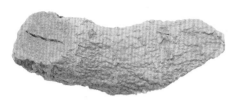

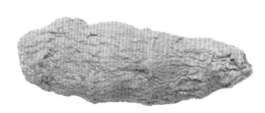

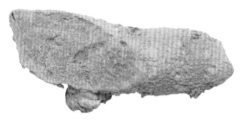

别名 宝鼎香。

来源 本品为姜科植物姜黄的干燥根茎。

采集加工 冬季茎叶枯萎时采挖，洗净，煮或蒸至透心，晒干，除去须根。

植物识别 多年生草本。叶基生5～7片，叶片长圆形或窄椭圆形。花葶由叶鞘中抽出，穗状花序圆柱状，上部无花的苞片粉红色或淡红紫色，中下部有花的苞片嫩绿色或绿白色；花萼筒绿白色；花冠管漏斗形，淡黄色，喉部密生柔毛。蒴果球形，3瓣裂。花期8月。分布福建、广东、广西、云南、四川、湖北、陕西、江西、台湾等地。

中药识别 本品为不规则或类圆形的厚片。外表皮深黄色。切面棕黄色至金黄色，角质样，内皮层环纹明显，纤维束呈点状散在。气香特异，味微苦、辛。

选购贮藏 以切面色金黄、有蜡样光泽者为佳。置阴凉干燥处。

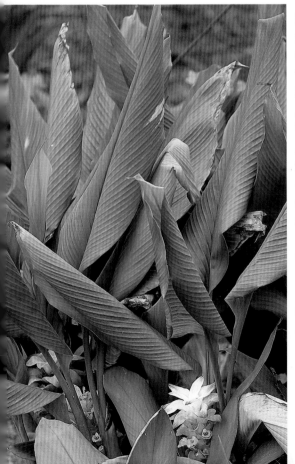

现代研究 有抗心肌缺血、调脂、抗肿瘤、改善学习记忆、抗肺纤维化、抗肝肾损伤、调节免疫等作用。

性味归经 辛、苦，温。归脾、肝经。

功能主治 破血行气，通经止痛。用于胸胁刺痛，胸痹心痛，痛经经闭，癥瘕，风湿肩臂疼痛，跌扑肿痛。

用法用量 煎服，3～10g。外用适量。

用药禁忌 血虚无气滞血瘀者慎用，孕妇忌用。

验方 ①黄疸尿赤：郁金10g，茵陈10g，栀子10g，枳壳10g。水煎服。②消化不良：姜黄10g，大风艾6g，布渣叶30g，甘草3g。水煎服。③风湿痹痛：姜黄10g，当归10g，羌活10g，白术10g，赤芍10g，海桐皮10g，甘草6g。水煎服。④心痛：姜黄30g，桂枝（去粗皮）90g。捣罗为细散。每服6g，醋汤调下。⑤臂背痛：姜黄、甘草、羌活各30g，白术60g。每次取上药30g，水煎服。

乳香 Ruxiang

别名 熏陆香、塌香、天泽香、滴乳香。

来源 本品为橄榄科植物乳香树及同属植物树皮渗出的树脂。主产于非洲索马里、埃塞俄比亚等地。

中药识别 本品呈长卵形滴乳状、类圆形颗粒或粘合成大小不等的不规则块状物。表面黄白色，半透明，被有黄白色粉末，久存则颜色加深。质脆，遇热软化。破碎面有玻璃样或蜡样光泽。具特异香气，味微苦。

采购贮藏 以淡黄白色、断面半透明、香气浓者为佳。置阴凉干燥处。

现代研究 有镇痛、消炎、升高白细胞、促进伤口愈合、抗胃溃疡等作用。

性味归经 辛、苦，温。归心、肝、脾经。

功能主治 活血定痛，消肿生肌。用于胸痹心痛，胃脘疼痛，痛经经闭，产后瘀阻，癥瘕腹痛，风湿痹痛，筋脉拘挛，跌打损伤，痈肿疮疡。

用法用量 煎服，3～5g，宜炒去油用。外用适量，生用或炒用，研末外敷。

用药禁忌 胃弱者慎用，孕妇及无瘀滞者忌用。

验方 ①急性腰腿扭伤：乳香、没药各6g，研细末，30%乙醇调为糊状，涂布于双层纱布上，受伤当日冷敷，次日可在其上置热水袋以增强疗效。每日上、下午各1次，每次30分钟，连用3～5天。②急心痛：胡椒49粒，乳香3g。研为末。男用姜汤下，女用当归汤下。

药茶 适用于痈疽。瓜蒌5g、当归3g、乳香2g、没药2g。取上药的煎煮液350ml冲泡绿茶饮用。

没药 Moyao

别名 末药。

来源 本品为橄榄科植物地丁树或哈地丁树的干燥树脂。主产于索马里、埃塞俄比亚及印度等地。

中药识别 本品呈不规则小块状或类圆形颗粒状，表面棕褐色或黑褐色，有光泽。具特异香气，略有醋香气，味苦而微辛。

选购贮藏 以黄棕色、断面微透明、显油润、香气浓、味苦者为佳。置阴凉干燥处。

现代研究 有降脂、抗动脉粥样硬化及抑制真菌等作用。

性味归经 辛、苦，平。归心、肝、脾经。

功能主治 散瘀定痛，消肿生肌。用于胸痹心痛，胃脘疼痛，痛经经闭，产后瘀阻，癥瘕腹痛，风湿痹痛，跌打损伤，痈肿疮疡。

用法用量 3～5g，炮制去油，多入丸、散用。

用药禁忌 胃弱者慎用，孕妇及无瘀滞者忌用。

验方 ①筋骨损伤：米粉120g（炒黄），入没药、乳香末各15g，酒调成膏。摊贴患处。②小儿吐：没药3g，樟脑3g。上药研为末。以药点其舌上。

药茶 适用于各种化脓性感染。用300ml水煎煮蒲公英5g、乳香3g、没药3g至水沸后，冲泡甘草3g、绿茶3g。

药酒 适用于跌打损伤，筋骨疼痛。制没药75g碾碎，与生鸡子黄3枚置容器中，添加白酒1L，文火煮沸，去渣留液。不拘时候，随量温饮。

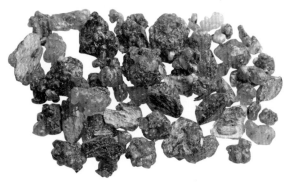

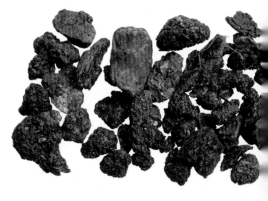

五灵脂 Wulingzhi

别名 药本、寒号虫粪、寒雀粪。

来源 为鼯鼠科动物复齿鼯鼠的粪便。主产于河北、山西、甘肃。

采集加工 全年均可采收，除去杂质，晒干。许多粪粒凝结成块状的称"灵脂块"。

中药识别 呈长椭圆状圆柱状，两端钝圆。表面黑棕色，较平滑，微粗糙，常可见浅色的斑点，有的具有光泽。体轻而松，易折断，断面黄色、黄绿色或黑棕色，呈纤维性。气微弱，味微苦、咸。

选购贮藏 以表面粗糙、外黑棕色、内黄绿色、体轻无杂质者为佳。置通风干燥处。

现代研究 有抑制血小板聚集、降低血浆黏度、提高耐缺氧、耐寒和耐高温能力等作用。

性味归经 苦、甘，温。归肝、脾经。

功能主治 活血止痛，化瘀止血，消积解毒。用于心腹血气诸痛，妇女闭经，产后瘀滞腹痛，崩漏下血，小儿疳积，蛇、蝎、蜈蚣咬伤。

用法用量 煎服，3～10g，宜包煎。

用药禁忌 血虚无瘀及孕妇慎用。不宜与人参同用。

验方 急心痛，胃脘疼痛：五灵脂、延胡索、莪术、当归、高良姜等分。上药研为细末。每次用淡醋汤调6g，食前服。

药茶 活血化瘀，散结止痛。适用于月经不调、痛经；产后恶露不尽；心绞痛；胃痛。五灵脂3g、蒲黄5g、花茶3g。用前二味药的煎煮液300ml泡茶饮用。

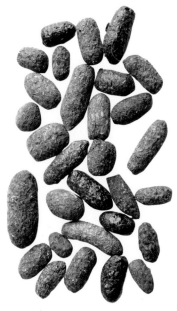

银杏叶 Yinxingye

别名 飞蛾叶、鸭脚子。

来源 本品为银杏科植物银杏的干燥叶。

采集加工 秋季叶尚绿时采收，及时干燥。

植物识别 参见白果项下。

中药识别 本品多皱折或破碎，完整者呈扇形。黄绿色或浅棕黄色，上缘呈不规则的波状弯曲，有的中间凹入。气微，味微苦。

选购贮藏 以叶完整、色黄绿者为佳。置通风干燥处。

现代研究 有抗心肌损伤、扩血管、降血压、降血糖、抗动脉粥样硬化、抗脑损伤、抗肝肾损伤等作用。

性味归经 甘、苦、涩，平。归心、肺经。

功能主治 活血化瘀，通络止痛，敛肺平喘。用于瘀血阻络，胸痹心痛，中风偏瘫，肺虚咳喘，高血脂。

用法用量 煎服，9～12g。

用药禁忌 有实邪者忌用。

验方 ①雀斑：取鲜银杏叶适量，捣烂，搽雀斑处。②灰指甲：银杏叶煎水洗。③鸡眼：鲜银杏叶10片，捣烂，包贴患处，2天后呈白腐状，用小刀将硬丁剔出。

药酒 活血化瘀。适用于防治心脑血管疾病。银杏叶（干品）500g、39度白酒500ml，浸泡1周。去渣留液。每次服用20ml，每日2次，连续服用30日。

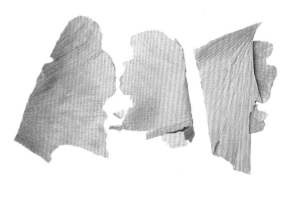

二、活血调经药

丹参 Danshen

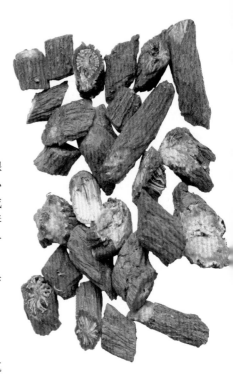

别名 赤参，紫丹参。

来源 本品为唇形科植物丹参的干燥根和根茎。

采集加工 春、秋季采挖，除去泥沙，干燥。

植物识别 多年生草本。全株密被淡黄色柔毛及腺毛。茎四棱形。奇数羽状复叶对生，小叶通常5，小叶片卵圆形至宽卵圆形，边具圆锯齿。轮伞花序组成顶生或腋生的总状花序，花冠二唇形，蓝紫色，上唇直立，呈镰刀状。花期5～9月。分布于我国大部分地区。

中药识别 本品外表皮棕红色或暗棕红色，粗糙，具纵皱纹。切面有裂隙或略平整而致密，皮部棕红色，木部灰黄色或紫褐色，有黄白色放射状纹理。气微，味微苦涩。

选购贮藏 以外表皮红色者为佳。置干燥处。

现代研究 有抗凝血、抗血栓形成、抗心肌缺血、抗脑缺血、抗胃溃疡、抗肿瘤等作用。

性味归经 苦，微寒。归心、肝经。

功能主治 活血祛瘀，通经止痛，清心除烦，凉血消痈。用于胸痹心痛，脘腹胁痛，癥瘕积聚，热痹疼痛，心烦不眠，月经不调，痛经经闭，疮疡肿痛。

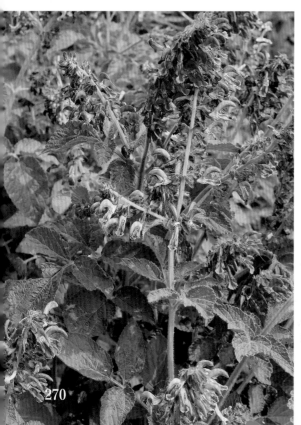

用法用量 煎服，10～15g。活血化瘀宜酒炙用。

用药禁忌 反藜芦。孕妇慎用。

验方 ①月经不调：丹参30g，益母草30g，水煎服。②产妇乳汁不足：丹参60g，煎浓汁去渣，冲鸡蛋服。③关节扭伤，关节痛：丹参15g，鸡血藤15g，赤芍15g，牛膝12g。水煎服。

药茶 ①适用于神经衰弱。丹参5g、五味子3g、花茶3g。用丹参、五味子的煎煮液泡茶饮用。②适用于经血涩少；产后瘀血腹痛；闭经腹痛；经血有暗红血块。丹参5g、益母草2g、香附2g、花茶3g。用300ml开水冲泡后饮用。

药酒 适用于神经衰弱，失眠：丹参800g，五味子600g，用白酒适量浸过药面，浸泡14日，每次服5ml，日服3次。

药膳 适用于月经不调：鲜丹参60g，墨鱼1只（约重60g）连骨，共炖，取汁服。

红花 Honghua

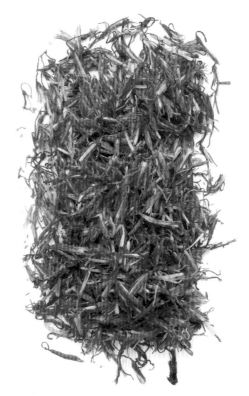

别名 红蓝花。

来源 本品为菊科植物红花的干燥花。

采集加工 夏季花由黄变红时采摘，阴干或晒干。

植物识别 一年生草本。茎直立，上部分枝。叶互生，无柄，革质；中下部茎生叶边缘具大锯齿、重锯齿、小锯齿或全缘，齿顶有针刺，向上的叶渐小，披针形，边缘有锯齿，齿顶针刺较长。头状花序多数；总苞片多列，外面2～3列呈叶状，披针形，边缘有针刺；管状花多数，橘红色，先端5裂，裂片线形。瘦果椭圆形或倒卵形。花期6～7月，果期8～9月。全国各地多有栽培。

中药识别 本品为不带子房的管状花。花冠筒细长，先端5裂，裂片呈狭条形；花药聚合成筒状，黄白色；柱头长圆柱形，顶端微分叉。质柔软。气微香，味微苦。

选购贮藏 以色红黄、鲜艳、质柔软者为佳。置阴凉干燥处，防潮，防蛀。

现代研究 有抗血栓形成、抗凝血、改善微循环、抗心肌缺血、降血脂等作用。

性味归经 辛，温。归心、肝经。

功能主治 活血通经，散瘀止痛。用于经闭，痛经，恶露不行，癥瘕痞块，胸痹心痛，瘀滞腹痛，胸胁刺痛，跌扑损伤，疮疡肿痛。

用法用量 煎服，3～10g。外用适量。

用药禁忌 孕妇忌用。有出血倾向者慎用。

验方 ①血瘀月经不调，痛经：红花10g，当归30g，共研细粉，每次服3g，黄酒送下，日服2次。②跌打损伤，局部血肿疼痛：红花10g，当归10g，桃仁10g，柴胡5g，大黄6g。水、酒各半煎服。③痛经，经闭：红花10g，桃仁10g，熟地黄12g，当归10g，白芍10g，川芎6g。水煎服。④关节痛：红花10g，香附10g，水煎服。

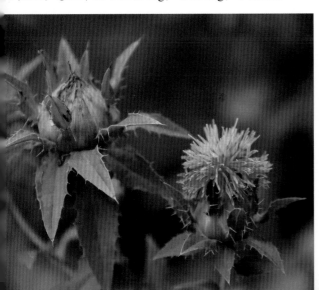

药茶 活血通经，祛瘀止痛。适用于瘀血作痛，跌打损伤皮下充血胀肿，闭经，冠心病。红花3g、花茶3g。开水冲泡后饮用。

药酒 行血润燥，消肿止痛。红花20g，白酒200ml。一起放入锅中，煎减至半，去渣留液。每次服50ml，不止再服。孕妇忌服此酒。

药膳 适用于月经不调而属血虚、血瘀者。丹参15g，红花10g，当归10g，糯米100g。先煎诸药，去渣取汁。后入米煮作粥。空腹食用。

桃仁 Taoren

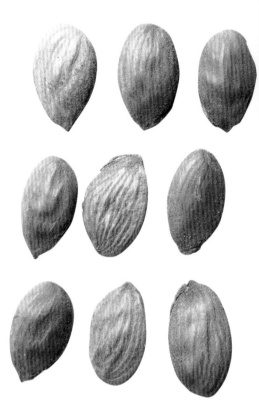

别名 桃核仁。

来源 本品为蔷薇科植物桃或山桃的干燥成熟种子。

采集加工 果实成熟后采收，除去果肉和核壳，取出种子，晒干。

植物识别 ①桃：落叶小乔木。叶互生，叶片椭圆状披针形至倒卵状披针形，边缘具细锯齿。花单生，先于叶开放，花瓣5，倒卵形，粉红色。核果近球形，表面有短绒毛。花期3～4月，果期6～7月。全国各地普遍栽培。②山桃：落叶小乔木。叶互生，叶片卵状披针形。花单生，花瓣5，阔倒卵形，粉红色至白色。核果近圆形，表面被黄褐色柔毛。果肉离核。花期3～4月，果期6～7月。分布于河北、山西、陕西、甘肃、山东、河南、四川、云南等地。

中药识别 桃仁呈扁长卵形。表面黄棕色至红棕色，密布颗粒状突起。气微，味微苦。

选购贮藏 以颗粒均匀、饱满、不破者为佳。置阴凉干燥处，防蛀。

现代研究 有抗血栓形成、抗凝血、抗心肌缺血、抗氧化等作用。

性味归经 苦、甘，平。归心、肝、大肠经。

功能主治 活血祛瘀，润肠通便，止咳平喘。用于经闭痛经，癥瘕痞块，肺痈肠痈，跌扑损伤，肠燥便秘，咳嗽气喘。

用法用量 煎服，5～10g，捣碎用；桃仁霜入汤剂宜包煎。

用药禁忌 孕妇忌用。便溏者慎用。本品有毒，不可过量。

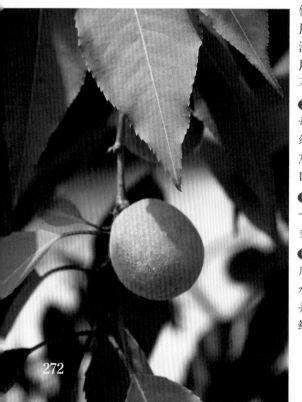

（验方）①血瘀经闭：桃仁10g，鸡血藤30g，益母草15g，佩兰15g。水煎服。②大便燥结，淤结便秘：桃仁10g，火麻仁30g，当归10g。水煎服。③跌打损伤：桃仁10g，柴胡10g，红花10g，地鳖虫10g。水煎服。

（药茶）行滞化瘀，生肌。适用于胃脘痛，胃及十二指肠溃疡，慢性结肠炎。桃仁5g、杏仁3g、当归3g的煎煮液泡花茶饮用。

（药膳）适用于脾胃虚弱、老年体弱、便秘者食用。先将鲜蘑菇500g用开水烫一下捞出，用冷水洗净；鲜桃仁200g去皮洗净，用冷水泡上，并上屉蒸熟。用鸡汤加调料，上火烧开，再加鲜蘑和桃仁，烧沸后用淀粉勾芡。佐餐食用。

益母草 Yimucao

别名　茺蔚、益母蒿。

来源　本品为唇形科植物益母草的新鲜或干燥地上部分。

采集加工　鲜品春季幼苗期至初夏花前期采割；干品夏季茎叶茂盛、花未开或初开时采割，晒干。

植物识别　一年生草本。茎直立，四棱形。根生叶有长柄，叶片5～9浅裂；茎中部叶3全裂，裂片近披针形，中央裂片常再3裂，两侧裂片再1～2裂；最上部叶不分裂，线形，近无柄。轮伞花序腋生，花冠唇形，淡红色或紫红色。花期6～9月，果期7～10月。我国大部分地区有分布。

中药识别　干益母草：茎方形，四面凹下成纵沟，灰绿色或黄绿色。切面中部有白髓。叶片灰绿色，多皱缩、破碎。轮伞花序腋生，花黄棕色。气微，味微苦。

选购贮藏　以茎细、质嫩、色绿、无杂质者为佳。益母草置干燥处；鲜益母草置阴凉潮湿处。

现代研究　有改善微循环、改善血液流变性、抗心肌缺血、抗脑缺血、调节子宫、利尿及保护生殖细胞等作用。

性味归经　苦、辛，微寒。归肝、心包、膀胱经。

功能主治　活血调经，利尿消肿，清热解毒。用于月经不调，痛经经闭，恶露不尽，水肿尿少，疮疡肿毒。

用法用量　10～30g，鲜品12～40g，煎服或熬膏，入丸剂。外用适量捣敷或煎汤外洗。

用药禁忌　无瘀滞及阴虚血少者忌用。孕妇慎服。

验方 ①月经不调，闭经，痛经，产后恶露不净：益母草30g，红糖30g，水煎服。②赤白带下：益母草10g，白果10g，莲须3g。水煎服。③因慢性附件炎、下腹部有包块等引起不孕：益母草15g，当归10g，赤芍10g，木香5g，水煎服。

药茶 适用于月经不调，痛经。益母草5g、延胡索2g、花茶3g。开水冲泡后饮用。

药酒 活血调经。适用于妇女经闭。益母草300g用白酒1000ml浸泡14日，过滤去渣，滤液中放红糖100g，搅匀。每次服15ml，每日早、晚各1次。1个月为1个疗程。

药膳 活血祛瘀，调经止痛，利尿消肿。益母草60g，加清水煎取汁，下粳米50g煮为稀粥，粥成加红糖。每日1剂，分2次热食。经前3天食用。

273

泽兰 Zelan

别名 地瓜儿苗、地笋、甘露子。

来源 本品为唇形科植物毛叶地瓜儿苗的干燥地上部分。

采集加工 夏、秋季茎叶茂盛时采割，晒干。

植物识别 多年生草本，高40～100cm。茎直立，方形。叶交互对生；狭披针形至广披针形，边缘有粗锐锯齿，叶柄短或几无柄。轮伞花序腋生，花小，花冠白色，钟形，上唇直立，下唇3裂，裂片几相等。小坚果扁平，暗褐色。花期7～9月，果期9～10月。分布东北、河北、陕西、贵州、云南、四川等地。

中药识别 茎方柱形，四面均有浅纵沟，表面黄绿色或带紫色，节处紫色明显，有白色茸毛。切面黄白色，中空。叶多破碎。有时可见轮伞花序。气微，味淡。

选购贮藏 以叶多、色绿、质嫩者为佳。置通风干燥处。

现代研究 有抗凝血、改善微循环、镇痛、降低血液黏度等作用。

性味归经 苦、辛，微温。归肝、脾经。

功能主治 活血调经，祛瘀消痈，利水消肿。用于月经不调，经闭，痛经，产后瘀血腹痛，疮痈肿毒，水肿腹水。

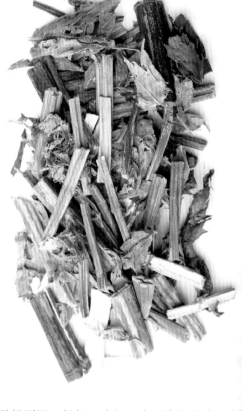

用法用量 煎服，6～12g。外用适量。

用药禁忌 血虚及无瘀滞者慎用。

验方 ①产后瘀血腹痛，月经不调，痛经：泽兰10g，益母草12g，香附12g。水煎服。②产后水肿，小便淋漓：泽兰10g，防己10g。水煎服。③疮痈肿块不消：泽兰12g，当归12g，赤芍12g，忍冬藤12g，甘草6g。水煎服。④跌打损伤：泽兰10g，当归12g，桃仁10g。水煎，温酒送服。⑤身面水肿：泽兰15g，白茅根30g，西瓜皮30g，车前子12g，泽泻10g。水煎服。

药茶 化瘀通痹，利水消肿。适用于瘀血阻滞腰膝痛，慢性前列腺炎，输卵管积水，闭经、痛经。牛膝5g、泽兰3g、花茶3g。开水冲泡后饮用。

药酒 活血止痛。适用于产后腹痛，孕妇腹中绞痛、心下急痛。当归90g，白芍120g，茯苓、泽兰各30g，川芎、炙甘草各60g，白酒1L。置容器中，隔水文火煮45分钟，去渣留液。每日2次，每次空腹服20～30ml。

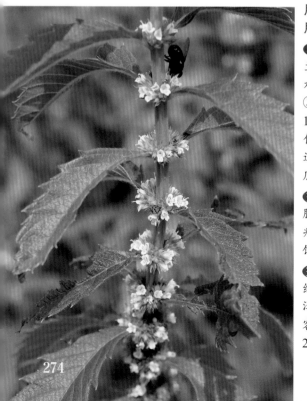

牛膝 Niuxi

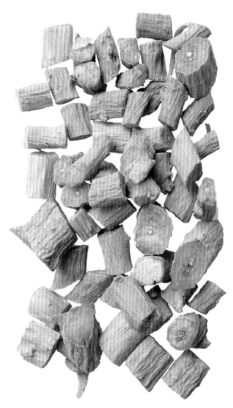

别名 怀牛膝。

来源 本品为苋科植物牛膝的干燥根。

采集加工 冬季茎叶枯萎时采挖，除去须根和泥沙，捆成小把，晒至干皱后，将顶端切齐，晒干。

植物识别 多年生草本。茎直立，四棱形，具条纹，节略膨大，节上对生分枝。叶对生，叶片椭圆形或椭圆状披针形，全缘，两面被柔毛。穗状花序腋生及顶生，花皆下折贴近花梗；小苞片刺状；花被绿色，5片，披针形。胞果长圆形。花期7～9月，果期9～10月。分布于除东北以外的全国广大地区。

中药识别 外表皮灰黄色或淡棕色，有微细的纵皱纹及横长皮孔。切面淡棕色或棕色，略呈角质样而油润，中心维管束木部较大，黄白色。气微，味微甜而稍苦涩。

选购贮藏 以切面淡棕色、略呈角质样者为佳。置阴凉干燥处，防潮。

现代研究 有抗凝血、延缓衰老、调脂、增强免疫及抗肿瘤等作用。

性味归经 苦、甘、酸，平。归肝、肾经。

功能主治 逐瘀通经，补肝肾，强筋骨，利尿通淋，引血下行。用于经闭，痛经，腰膝酸痛，筋骨无力，淋证，水肿，头痛，眩晕，牙痛，口疮，吐血，衄血。

用法用量 煎服，5～12g。

用药禁忌 孕妇及月经过多者忌服。多梦、遗精者慎用。

次食禁忌 忌同时食用牛肉。

验方 ①肝肾虚，腰膝关节酸痛：牛膝10g，熟地黄15g，补骨脂10g，菟丝子10g，续断10g，水煎服。②月经不调，痛经：鲜牛膝60g，月季花根60g，小蓟根30g。水煎冲红糖服。③腰腿痛，关节痛：牛膝15g，威灵仙60g，防风15g。煎水趁热熏洗患处。

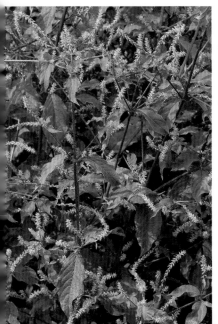

药茶 适用于瘀血阻滞腰膝痛，慢性前列腺炎，输卵管积水，闭经、痛经。牛膝5g，泽兰3g、花茶3g。开水冲泡后饮用。

药酒 适用于肾虚风痹，腰膝筋骨冷痛，关节不利，体倦乏力。牛膝40g，石斛、杜仲、丹参、生地黄各20g，白酒500ml。置容器中，密封浸泡7日，去渣留液。每日3次，每次服10～15ml。

药膳 适用于肝肾不足，腰膝酸软。黄犍牛骨（带骨髓者）500～1000g，牛膝20g。大锅熬煮，煮沸后加黄酒150ml，煎至水耗至半，去牛骨、牛膝不用，放入容器中，待其凝固。凝后去除表面浮油，只取清汤。然后上火熬化，煮沸后用小火煮30分钟，入姜、葱、精盐少许调味。随量饮用。

鸡血藤 Jixueteng

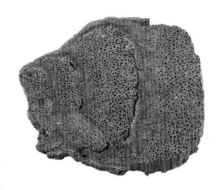

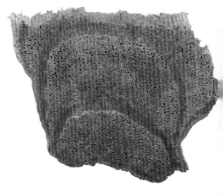

别名　血风藤、猪血藤、马鹿藤。

来源　本品为豆科植物密花豆的干燥藤茎。

采集加工　秋、冬季采收，除去枝叶，切片，晒干。

植物识别　木质藤本。老茎砍断时可见数圈偏心环，鸡血状汁液从环处渗出。三出复叶互生，顶生小叶阔椭圆形，侧生小叶基部偏斜。圆锥花序腋生，花多而密，花序轴、花梗被黄色柔毛；花冠白色，肉质，旗瓣近圆形。荚果舌形。花期6～7月，果期8～12月。分布于福建、广东、广西、云南。

中药识别　本品为椭圆形、长矩圆形或不规则的斜切片。栓皮灰棕色，栓皮脱落处显红棕色。切面木部红棕色或棕色，导管孔多数；韧皮部有树脂状分泌物呈红棕色至黑棕色，与木部相间排列呈数个同心性椭圆形环或偏心半圆形环。气微，味涩。

选购贮藏　以树脂状分泌物多者为佳。置通风干燥处，防霉，防蛀。

现代研究　抗血栓形成、促进造血、镇痛、降血脂、抗病毒等作用。

性味归经　苦、甘，温。归肝、肾经。

功能主治　活血补血，调经止痛，舒筋活络。用于月经不调，痛经，经闭，风湿痹痛，麻木瘫痪，血虚萎黄。

用法用量　煎服，9～15g。或浸酒服，或熬膏服。

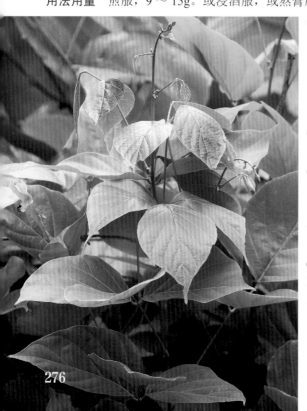

验方　①月经不调，月经过多，痛经，产后及刮宫后子宫复旧不全：鸡血藤60g，鲜益母草120g，水煎，加红糖适量调服。②腰痛：鸡血藤30g，加猪骨适量煎服。③贫血：鸡血藤60g，水煎，加酒适量冲服。④手脚酸麻：鸡血藤50g，水煎冲红糖、黄酒早晚空腹服。

药茶　适用于腰膝酸痛，麻木瘫痪，月经不调。鸡血藤10g，花茶3g。开水冲泡后饮用。

药酒　适用于白细胞减少症，筋骨不舒疼痛、风寒湿痹以及妇女经血不调。鸡血藤250g，加水1000ml，文火煎煮2小时，先过滤去渣，再将药液浓缩至250ml，最后加高度白酒1000ml。密封3日。每日2次，每次空腹服10～15ml。

药膳　适用于月经不调，痛经，闭经。鸡血藤30g，鸡蛋2个，加水同煮至蛋熟，去渣，取出鸡蛋去壳后放回锅内煮片刻，加白糖调味。饮汤食蛋。每日2次。

王不留行 Wangbuliuxing

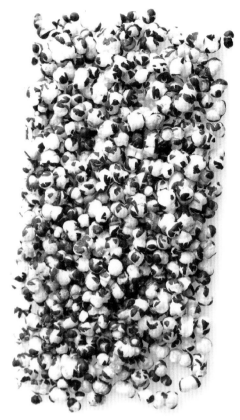

别名 留行子、王不留。

来源 本品为石竹科植物麦蓝菜的干燥成熟种子。

采集加工 夏季果实成熟、果皮尚未开裂时采割植株，晒干，打下种子，除去杂质，再晒干。

植物识别 一年或二年生草本，高30～70cm。茎直立，上部呈二叉状分枝。单叶对生；无柄；叶片卵状椭圆形至卵状披针形，全缘，两面均呈粉绿色。疏生聚伞花序着生于枝顶，花梗细长，花瓣5，粉红色，倒卵形，先端有不整齐小齿。蒴果包于宿存花萼内，成熟后先端呈4齿状开裂。花期4～6月，果期5～7月。除华南地区外，我国其余各地都有分布。

中药识别 炒王不留行：呈类球形爆米花状，表面白色，质松脆。

选购贮藏 王不留行以颗粒均匀、饱满、色乌黑者为佳。置干燥处。

炮制 炒王不留行：取净王不留行，炒至大多数爆开白花。

现代研究 有抗着床、抗早孕、兴奋子宫、促进乳汁分泌、抗肿瘤作用。

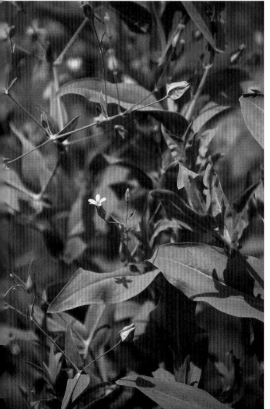

性味归经 苦，平。归肝、胃经。

功能主治 活血通经，下乳消肿，利尿通淋。用于经闭，痛经，乳汁不下，乳痈肿痛，淋证涩痛。

用法用量 煎服，5～10g。外用适量。

用药禁忌 孕妇慎用。

验方 ①乳痈初起：王不留行30g，蒲公英、瓜蒌仁各9g，当归梢9g。酒煎服。②血淋不止：王不留行30g，当归身、川续断、白芍、丹参各6g。分作二剂，水煎服。

药酒 通乳散结。适用于乳痈初起。炒王不留行50g，蒲公英25g，瓜蒌仁25g，当归尾15g。置瓦罐中，倒入黄酒250ml，煎煮至100ml，去渣留液。每次服30ml，早、中、晚3次温服。

月季花 Yuejihua

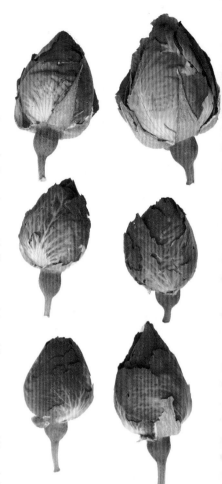

别名 月月红。

来源 本品为蔷薇科植物月季的干燥花。

采集加工 全年均可采收，花微开时采摘，阴干或低温干燥。

植物识别 矮小直立灌木。小枝粗壮而略带钩状的皮刺或无刺。羽状复叶，小叶3～5，宽卵形或卵状长圆形，边缘有锐锯齿。花单生或数朵聚生成伞房状；花瓣红色或玫瑰色，重瓣。果卵圆形或梨形。花期4～9月，果期6～11月。我国各地普遍栽培。

中药识别 本品呈类球形，直径1.5～2.5cm。花托长圆形，萼片5，暗绿色，先端尾尖；花瓣呈覆瓦状排列，有的散落，长圆形，紫红色或淡紫红色；雄蕊多数，黄色。体轻，质脆。气清香，味淡、微苦。

选购贮藏 以完整、色紫红、气清香者为佳。置阴凉干燥处，防压、防蛀。

现代研究 有抗凝血、镇痛、抗氧化、抗肿瘤等作用。

性味归经 甘，温。归肝经。

功能主治 活血调经，疏肝解郁。用于气滞血瘀，月经不调，痛经，闭经，胸胁胀痛。

用法用量 煎服，3～6g，不宜久煎。亦可泡服，或研末服。外用适量。

用药禁忌 用量不宜过大，多服久服可引起腹痛及便溏腹泻。孕妇慎用。

验方 ①月经不调，痛经：月季花10g，益母草10g。水煎服。②产后子宫脱垂：取鲜月季花30g，与红酒炖服。③筋骨疼痛及轻微跌打损伤：取月季花，焙干，研末，每次3g与黄酒调服。

药茶 清热明目。月季花1g、菊花3g、绿茶3g、冰糖10g。用开水冲泡后饮用。

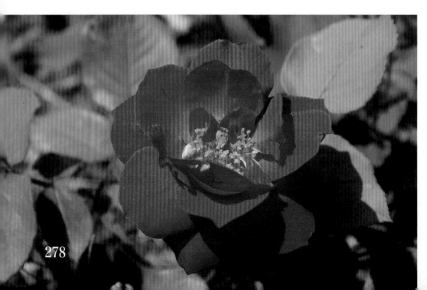

药酒 活血化瘀，调经止痛。适用于血瘀型月经不调、痛经、闭经等。月季花30g，当归40g丹参40g，黄酒1000ml密封浸泡1周，去渣留液，入冰糖50g。每次服15～30ml，每日2～3次。

药膳 适用于月经过多月季花10g，地榆10g同鸡蛋1～2个煲服。

凌霄花 Lingxiaohua

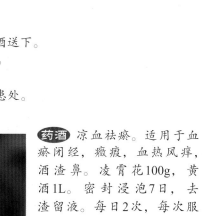

别名 紫葳花。

来源 本品为紫葳科植物凌霄或美洲凌霄的干燥花。

采集加工 夏、秋季花盛开时采摘，干燥。

植物识别 ①凌霄：木质藤本，借气根攀附于其他物上。茎黄褐色具棱状网裂。叶对生，奇数羽状复叶，小叶7~9，卵形至卵状披针形，边缘有粗锯齿。花序顶生，圆锥状，花冠漏斗状钟形，裂片5，圆形，橘红色，开展。蒴果长如豆荚。花期7~9月，果期8~10月。②美洲凌霄：小叶9~11枚，花序密集。

中药识别 凌霄多皱缩卷曲，黄褐色或棕褐色。萼筒钟状。花冠先端5裂，裂片半圆形，下部联合呈漏斗状，表面可见细脉纹。气清香，味微苦、酸。

选购贮藏 以完整、色黄褐者为佳。置通风干燥处，防潮。

现代研究 有改善微循环、抗炎、镇痛等作用。

性味归经 甘、酸，寒。归肝、心包经。

功能主治 活血通经，凉血祛风。用于月经不调，经闭癥瘕，产后乳肿，风疹发红，皮肤瘙痒，痤疮。

用法用量 煎服，5~9g。外用适量。

用药禁忌 孕妇忌用。

验方 1.女经不行：凌霄花研为末，每次服6g，食前用温酒送下。
2.崩中漏下血：凌霄花研为末，用温酒送服2g，每日三次。
3.通身痒：凌霄花研为末，用黄酒调服3g。
4.皮肤湿癣：凌霄花、羊蹄根各等量，酌加枯矾，研末搽患处。
5.多年癣：凌霄花研为末，用羊蹄根蘸药，搽患处。

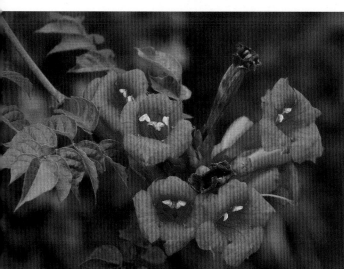

药酒 凉血祛瘀。适用于血瘀闭经，癥瘕，血热风痒，酒渣鼻。凌霄花100g，黄酒1L。密封浸泡7日，去渣留液。每日2次，每次服20~30ml。

药膳 行气化瘀，凉血止痒。适用于荨麻疹。槐花、凌霄花各30g，红花10g。共入锅中，加适量水煎取汁，入粳米100g煮成粥。佐餐食用。

279

川牛膝 Chuanniuxi

别名 牛膝、拐牛膝、龙牛膝。

来源 本品为苋科植物川牛膝的干燥根。

采集加工 秋、冬季采挖，除去芦头、须根及泥沙，烘或晒至半干，堆放圆润后，再烘干或晒干。切薄片。

植物识别 多年生草本，高50～100cm。主根圆柱状，皮近白色。茎略四棱，多分枝，疏生长糙毛。叶对生；叶柄长5～15mm；叶片椭圆形或狭椭圆形，全缘，上面贴生长糙毛。复聚伞花序密集成花球团；花球团多数，淡绿色，平时近白色，在枝端花序轴上交互对生。胞果椭圆形或倒卵形，淡黄色，包裹在宿存花被内。种子椭圆形，带红色，光亮。花期6～7月，果期8～9月。分布于四川、贵州、云南等地。

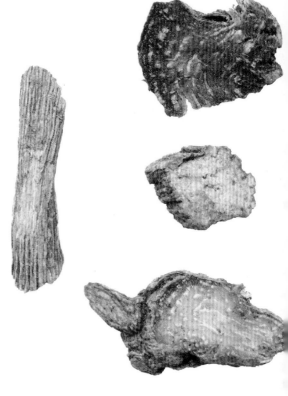

中药识别 外表皮黄棕色或灰褐色。切面浅黄色至棕黄色。可见多数排列成数轮同心环的黄色点状维管束。气微，味甜。

选购贮藏 以切面色淡黄者为佳。置阴凉干燥处，防潮。

现代研究 有改善微循环、降血压、增强免疫等作用。

性味归经 甘、微苦，平。归肝、肾经。

功能主治 逐瘀通经，通利关节，利尿通淋。用于经闭癥瘕，胞衣不下，跌扑损伤，风湿痹痛，足痿筋挛，尿血血淋。

用法用量 煎服，5～10g。

用药禁忌 本品逐瘀通经，性善下行，孕妇慎用。

验方 1.痛经和瘀滞经闭：川牛膝10g，当归12g，红花6g，香附10g，益母草30g。水煎服。

2.大骨节病：川牛膝、制草乌、制川乌各250g，红花500g。混合制成散剂，每服1g，每日3次，40天为1疗程。

3.小儿麻痹后遗症：川牛膝9g，土鳖虫7个，马钱子（油炸黄）1g。共研细末，分为7包。每晚临睡前服1包，黄酒送下。

4.热淋：川牛膝12g，当归、黄芩、栀子仁各9g。水煎服。

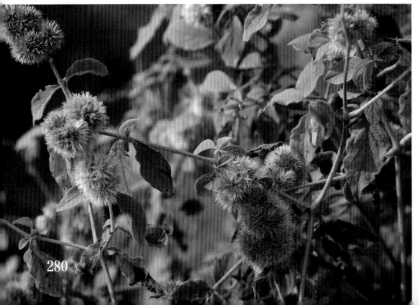

马鞭草 Mabiancao

别名 马鞭、狗牙草、铁马莲。

来源 本品为马鞭草科植物马鞭草的干燥地上部分。

采集加工 6～8月花开时采割，除去杂质，晒干。切段。

植物识别 多年生草本。茎四方形，节及枝上有硬毛。基生叶的边缘通常有粗锯齿及缺刻；茎生叶对生，多为3深裂，裂片边缘有不整齐锯齿，两面均被硬毛。穗状花序顶生及腋生，细弱，长可达25cm；花小，花冠淡紫色至蓝色，花冠管直或弯，先端5裂，裂片长圆形。果长圆形，包于宿萼内，成熟后4瓣裂。花期6～8月，果期7～9月。分布于中南、西南及山西、陕西、甘肃、新疆、江苏、安徽、浙江、江西、福建。

中药识别 茎方柱形，四面有纵沟，表面绿褐色，粗糙。切面有髓或中空。叶多破碎，绿褐色。穗状花序。气微，味苦。

选购贮藏 以色绿褐、带花穗者为佳。置干燥处。

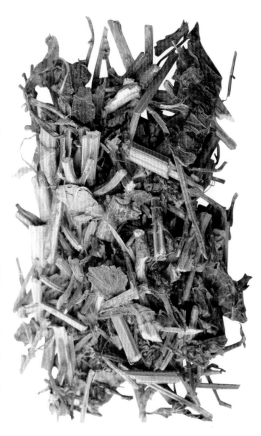

现代研究 有抗早孕、抗肿瘤等作用。

性味归经 苦，凉。归肝、脾经。

功能主治 活血散瘀，解毒，利尿，退黄，截疟。用于癥瘕积聚，痛经经闭，喉痹，痈肿，水肿，黄疸，疟疾。

用法用量 煎服，5～10g。

验方 1.闭经：鲜马鞭草60g，红糖15g，黄酒120ml。水煎服。
2.月经不调：鲜马鞭草60g，老母鸭500g，煲水服。
3.痛经：马鞭草20g，水煎，加酒适量，饭前服。

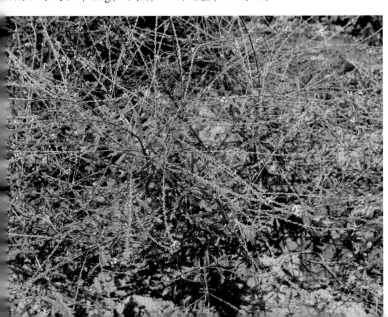

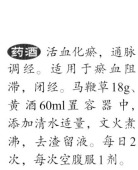

药酒 活血化瘀，通脉调经。适用于瘀血阻滞，闭经。马鞭草18g、黄酒60ml置容器中，添加清水适量，文火煮沸，去渣留液。每日2次，每次空腹服1剂。

药膳 清热利湿解毒。先将马鞭草30g、车前草50g煎取汁，再入绿豆20g、粳米60g以文火熬粥，至绿豆熟透粥黏稠时，加入冰糖煮化。佐餐食用。

三、活血疗伤药

土鳖虫 Tubiechong

别名 地鳖虫、上元、土虫。

来源 本品为鳖蠊科昆虫地鳖或冀地鳖的雌虫干燥体。全国均有，主产于湖南、湖北、江苏、河南。

采集加工 野生者，夏季捕捉；饲养者全年可捕捉。捕捉后，置沸水中烫死，晒干或烘干。

中药识别 ①地鳖：呈扁平卵形，背部紫褐色。腹面红棕色。气腥臭，味微咸。②冀地鳖：背部黑棕色，腹面红棕色，通常在边缘带有淡黄褐色斑块及黑色小点。

选购贮藏 以完整、色红褐、质轻者为佳。置通风干燥处，防蛀。

现代研究 有抗凝血、改善血液流变性、抗心肌缺血、促进骨愈合、调血脂、抗肿瘤等作用。

性味归经 咸，寒；有小毒。归肝经。

功能主治 破血逐瘀，续筋接骨。用于跌打损伤，筋伤骨折，血瘀经闭，产后瘀阻腹痛，癥瘕痞块。

用法用量 煎服，3～10g；研末服，1～1.5g，黄酒送服。外用适量。

用药禁忌 孕妇忌服。

验方 ①闭经，痛经：土鳖虫9g，香附15g，益母草30g，桃仁6g，白豆蔻5g。水煎服。②跌打损伤：土鳖虫10g，大黄10g，当归10g。水煎服。

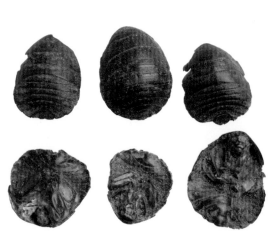

自然铜 Zirantong

别名 方块铜、石髓铅。

来源 本品为硫化物类矿物黄铁矿族黄铁矿。主产于四川、云南、广东、湖南。

采集加工 采挖后，除去杂石。用时砸碎。

中药识别 表面亮淡黄色，有金属光泽，断面黄白色，有金属光泽；或断面棕褐色，可见银白色亮星。

选购贮藏 以色黄亮、断面有金属光泽者为佳。置干燥处。

现代研究 有抑制免疫、抗肿瘤等作用。

性味归经 辛，平。归肝经。

功能主治 散瘀止痛，续筋接骨。用于跌打损伤，筋骨折伤，瘀肿疼痛。

用法用量 煎服，3～9g。入丸、散，醋淬研末服，每次0.3g。外用适量。

用药禁忌 不宜久服。凡阴虚火旺，血虚无瘀者慎用。孕妇慎用。

验方 ①骨折：土鳖虫（酒炙）10只，蚯蚓（瓦上焙干去土）10g，骨碎补10g，自然铜10g，乳香10g。研末，每次服10g，每日服3次，用苏木适量煎汤送服。②杖疮：自然铜15g（醋淬七次），乳香、没药各9g，茴香12g，当归15g。上为细末。每服15g，温酒调下。

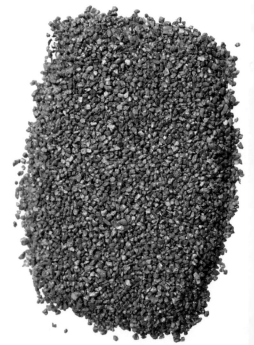

苏木 Sumu

别名 苏方木。

来源 本品为豆科植物苏木的干燥心材。

采集加工 多于秋季采伐，除去白色边材，干燥。

植物识别 灌木或小乔木。树干有刺。小枝灰绿色，具圆形突出的皮孔。二回羽状复叶，羽片对生，9～13对；小叶9～17对，对生，长圆形至长圆状菱形，先端钝形微凹，基部歪斜，全缘，具锥刺状托叶。圆锥花序顶生或腋生；花瓣黄色，阔倒卵形。荚果木质、稍压扁，近长圆形至长圆状倒卵形，基部稍狭，先端斜向平截。花期5～10月，果期7月至翌年3月。分布广西、广东、台湾、贵州、云南、四川等地。

中药识别 表面黄红色至棕红色。断面略具光泽，年轮明显。气微，味微涩。

选购贮藏 以粗大、坚实、色红黄者为佳。置干燥处。

现代研究 有增加冠脉流量、促进微循环、镇静、催眠、抑菌、消炎、抗癌等作用。

性味与归经 甘、咸，平。归心、肝、脾经。

功能主治 活血祛瘀，消肿止痛。用于跌打损伤，骨折筋伤，瘀滞肿痛，经闭痛经，产后瘀阻，胸腹刺痛，痈疽肿痛。

用法用量 煎服，3～9g。外用适量，研末撒敷。

用药禁忌 月经过多和孕妇忌用。

验方 1.风湿性关节炎：苏木10g。水煎服。
2.偏坠肿痛：苏木90g，好酒一壶。煮熟频饮。

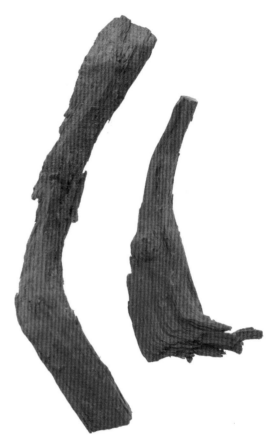

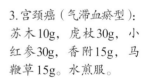

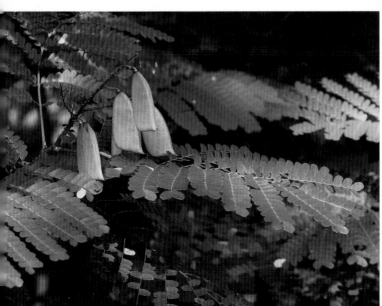

3.宫颈癌（气滞血瘀型）：苏木10g，虎杖30g，小红参30g，香附15g，马鞭草15g。水煎服。

药酒 行血祛瘀，止痛消肿。苏木70g捣成碎末，放入锅内；倒入水、酒各500ml，煎煮至500ml；去渣留液。每日3次，将酒温热空腹服用。每次服1/3份。孕妇忌饮此酒。

骨碎补 Gusuibu

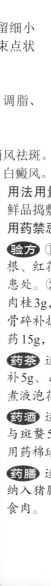

别名 猴姜、石良姜、搜山虎、毛姜、岩姜。

来源 本品为水龙骨科植物槲蕨的干燥根茎。

采集加工 全年均可采挖，除去泥沙，干燥，或再燎去茸毛（鳞片）。

植物识别 附生草本，高20～40cm。叶二型，营养叶厚革质，红棕色或灰褐色，卵形，无柄，边缘羽状浅裂；孢子叶绿色，具短柄，柄有翅，叶片矩圆形或长椭圆形，羽状深裂，羽片6～15对，边缘常有不规则的浅波状齿，基部2～3对羽片缩成耳状。孢子囊群圆形，黄褐色，在中脉两侧各排列成2～4行。分布浙江、福建、台湾、广东、广西、江西、湖北、四川、贵州、云南等地。

中药识别 表面深棕色至棕褐色，常残留细小棕色的鳞片。切面红棕色，黄色的维管束点状排列成环。气微，味淡、微涩。

选购贮藏 以色棕者为佳。置干燥处。

现代研究 有抗骨损伤、抗骨质疏松、调脂、抗肾损伤、抗炎等作用。

性味归经 苦，温。归肝、肾经。

功能主治 疗伤止痛，补肾强骨。外用消风祛斑。用于跌扑闪挫，筋骨折伤，肾虚腰痛，筋骨痿软，耳鸣耳聋，牙齿松动；外治斑秃，白癜风。

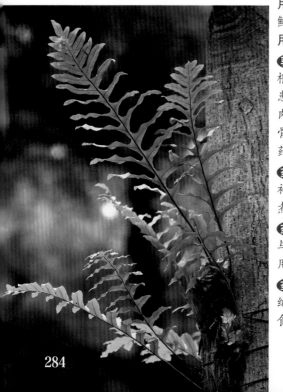

用法用量 煎服，3～9g。外用适量，研末调敷或鲜品捣敷，亦可浸酒擦患处。

用药禁忌 阴虚火旺、血虚风燥者慎用。

验方 ①跌打损伤：骨碎补、栀子、韭菜根、朱砂根、红花酢浆各适量（均取鲜品），共捣烂，酒炒敷患处。②腰扭伤，腰肌劳损：骨碎补10g，当归6g，肉桂3g，细辛1g。共研细粉，水送服。③癣疮：鲜骨碎补折断，搽患处。④肾虚久泻：骨碎补15g，山药15g，补骨脂10g，五味子6g。水煎服。

药茶 适用于肾虚耳聋耳鸣、牙齿松动疼痛。骨碎补5g、山茱萸3g、茯苓3g、熟地黄3g、丹皮3g煎煮液泡花茶饮用。

药酒 适用于斑秃、病后脱发。鲜骨碎补30g打碎，与斑蝥5只一起用烧酒150ml浸泡12日，去渣留液用药棉球蘸本酒擦患处，每日2～3次。

药膳 适用于肾虚腰痛，久泻。取骨碎补6g，碾细，纳入猪腰子内，用线扎紧，加清水适量煮熟。饮汤食肉。

儿茶 Ercha

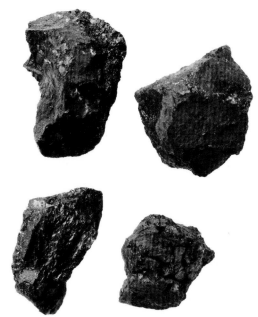

别名 孩儿茶。

来源 本品为豆科植物儿茶的去皮枝、干的干燥煎膏。

采集加工 冬季采收枝、干，除去外皮，砍成大块，加水煎煮，浓缩，干燥。

植物识别 落叶乔木。小枝细，有棘刺。二回双数羽状复叶互生；叶轴基部有棘针双生，扁平状；叶轴上着生羽片10～20对；每羽片上具小叶30～50对，小叶条形。总状花序腋生，花瓣5，长披针形，黄色或白色。荚果扁而薄。3～9月开花。主产于云南、广西等地。

中药识别 本品呈方形或不规则块状。表面棕褐色或黑褐色，光滑而稍有光泽。质硬，易碎，断面不整齐，具光泽，有细孔，遇潮有黏性。气微，味涩、苦，略回甜。

选购贮藏 以表面黑褐色或棕褐色、有光泽、味苦涩者为佳。置干燥处，防潮。

现代研究 有抗血栓形成、调脂、抑菌等作用。

性味归经 苦、涩，微寒。归肺、心经。

功能主治 活血止痛，止血生肌，收湿敛疮，清肺化痰。用于跌扑伤痛，外伤出血，吐血衄血，疮疡不敛，湿疹、湿疮，肺热咳嗽。

用法用量 内服：1～3g，多入丸、散；入煎剂可适当加量，宜布包。外用适量，研末撒或调敷。

验方 ①痔疮：轻粉、冰片、儿茶各等量，以10倍量之香油调配，成乳剂。以脱脂棉棒浸蘸药物，置肛管内。②皮肤湿疹，溃疡，分泌物多：儿茶9g，轻粉6g，冰片0.9g，龙骨9g。研末水调外敷。③肺结核咯血：儿茶30g，明矾24g，共研细末，每次服0.1～0.2g，每日3次。

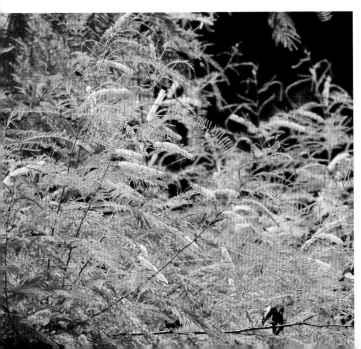

药酒 清热解毒，收敛止痛。适用于烧伤。儿茶、黄芩、黄柏各100g，冰片30g，80%乙醇1L。置容器中，密封浸泡3日，去渣留液。先用0.1%新洁尔灭液清洗创面，用生理盐水冲洗干净，再用消毒纱布拭干创面水分，创面外涂1%达克罗宁液，总量不超过1g，以减轻疼痛，2～3分钟后喷酒或涂擦本酒。早期，每隔2～4小时喷涂本酒3次，并用电吹风将创面吹干，促进药痂形成。成痂后，每日喷涂本酒1～2次。

刘寄奴 *Liujinu*

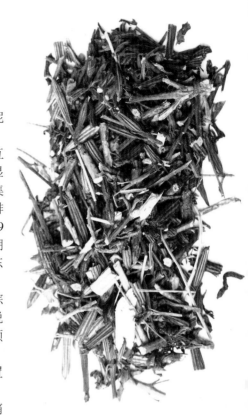

别名 化食丹。

来源 为菊科植物奇蒿的全草。

采集加工 8～9月开花时割取地上部分，除去泥土，晒干，切段入药。

植物识别 多年生直立草本，高60～100cm。叶互生；长椭圆形或披针形，边缘具锐尖锯齿，中脉显著；上部叶小，披针形。头状花序，钟状，密集成穗状圆锥花丛；总苞片4轮，淡黄色，覆瓦状排列；外层花雌性，管状。瘦果矩圆形。花期7～9月，果期8～10月。分布江苏、浙江、江西、湖南、湖北、云南、四川、贵州、福建、广西、广东等地。

中药识别 茎圆柱形，有棱，表面棕褐色或黑棕色；断面黄白色，中空或有白色髓。叶对生，多脱落破碎，完整者羽状深裂，黑绿色。总状花序顶生，黄棕色至黑棕色。种子细小。气微，味淡。

选购贮藏 以叶绿、花穗黄、香气浓郁者为佳。置干燥处。

现代研究 有抗血栓形成、抗凝血、抗缺氧及镇痛等作用。

性味归经 苦，温。归心、肝、脾经。

功能主治 散瘀止痛，疗伤止血，破血通经，消食化积。用于跌打损伤，肿痛出血；血瘀经闭、产后瘀滞腹痛；食积腹痛、赤白痢疾。

用法用量 煎服，6～9g。外用适量，研末撒或调敷，亦可鲜品捣烂外敷。

用药禁忌 孕妇慎用。

验方 1.跌打肿痛：鲜刘寄奴60g，鲜韭菜30g，鲜鹅不食草30g。共捣烂，酒炒热，取汁服，药渣热敷患处。

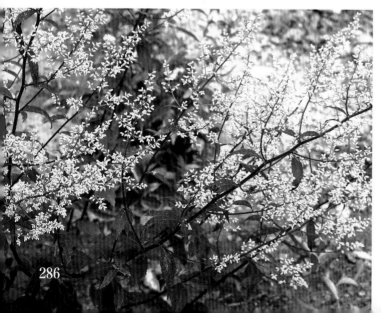

2.闭经，产后淤血腹痛：刘寄奴15g，当归15g，延胡索10g。水煎服。

3.慢性肝炎：刘寄奴15g，地耳草15g。水煎服。

4.白带：刘寄奴15g，白背叶根30g。水煎服。

5.跌打损伤：鲜刘寄奴60g，鲜韭菜60g。水煎服。

药酒 破血通经，散瘀止痛。刘寄奴10g，甘草10g，白酒100ml。放入锅中，加水100ml，煎至100ml，去渣备用。1次温服。孕妇忌饮用此酒。

四、破血消癥药

莪术 Erzhu

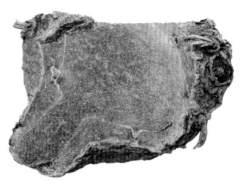

别名 蒁药、蓬莪术。

来源 本品为姜科植物蓬莪术、广西莪术的干燥根茎。

采集加工 冬季茎叶枯萎后采挖，洗净，蒸或煮至透心，晒干或低温干燥后除去须根和杂质。

植物识别 ①蓬莪术：多年生草本。叶基生，4～7片，叶片长圆状椭圆形，上面沿中脉两侧有1～2cm宽的紫色晕。穗状花序圆柱状，从根茎中抽出，上部苞片长椭圆形，粉红色；中下部苞片近圆形，淡绿色至白色。花冠黄色。花期4～6月。分布于广东、广西、四川、云南等地。②广西莪术：叶片长椭圆形，两面密被粗柔毛。花序下的苞片淡绿色，上部的苞片淡红色；花萼白色，花冠近漏斗状，粉红色。分布于广西。

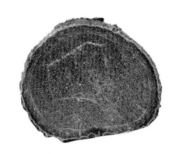

中药识别 本品呈类圆形或椭圆形的厚片。外表皮灰黄色或灰棕色，有时可见环节或须根痕。切面黄绿色、黄棕色或棕褐色，内皮层环纹明显，散在"筋脉"小点。气微香，味微苦而辛。

选购贮藏 以质坚实、香气浓者为佳。置干燥处，防蛀。

现代研究 有抗血小板聚集、抗凝血、改善血液流变性、抗肿瘤、抗组织纤维化、镇痛等作用。

性味归经 辛、苦，温。归肝、脾经。

功能主治 行气破血，消积止痛。用于癥瘕痞块，瘀血经闭，胸痹心痛，食积胀痛。

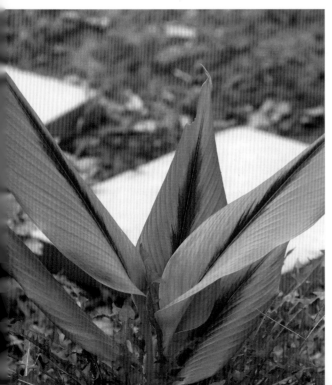

用法用量 煎服，6～9g。醋制后可加强祛瘀止痛作用。外用适量。

用药禁忌 孕妇及月经过多者忌用。本品易伤气耗血，不宜久服。

验方 ①血瘀闭经：莪术10g，三棱10g，香附10g，马鞭草10g。水煎服。②腹胀，积块：莪术10g，三棱10g，青皮10g，麦芽15g。水煎服。③胸胁胀痛：莪术10g，三七10g，香附10g。水煎服。

药茶 理气解郁。适用于妇女情志所伤胁肋胀满、月经不调，肝癌，胃癌，食道癌。郁金5g，木香3g，莪术3g，丹皮3g，花茶3g。用300ml开水冲泡后饮用。

三棱 Sanleng

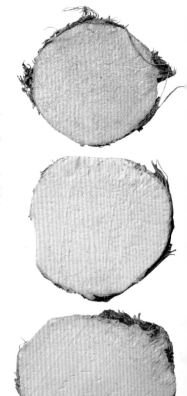

别名 荆三棱、京三棱。

来源 本品为黑三棱科植物黑三棱的干燥块茎。

采集加工 冬季至次年春采挖，洗净，削去外皮，晒干。

植物识别 多年生草本。茎直立，圆柱形，光滑，高50～100cm。叶丛生，2列；叶片线形，叶背具1条纵棱，基部抱茎。花茎由叶丛抽出，单一；头状花序，有叶状苞片；雄花序位于雌花序的上部，通常2～10个；雌花序通常1～3个；雄花花被3～4，倒披针形。果呈核果状，倒卵状圆锥形，先端有锐尖头。花期6～7月，果期7～8月。生于池沼或水沟等处。分布东北、河北、河南、安徽、江苏、浙江、江西、湖南、湖北、四川、山西、陕西、甘肃、宁夏等地。

中药识别 本品呈类圆形的薄片。外表皮灰棕色。切面灰白色或黄白色，粗糙，有多数明显的细筋脉点。气微，味淡，嚼之微有麻辣感。

选购贮藏 以色黄白者为佳。置通风干燥处，防蛀。

现代研究 有抗血栓形成、抗凝血、改善血液流变性、镇痛、抗纤维化、抗动脉粥样硬化等作用。

性味归经 辛、苦，平。归肝、脾经。

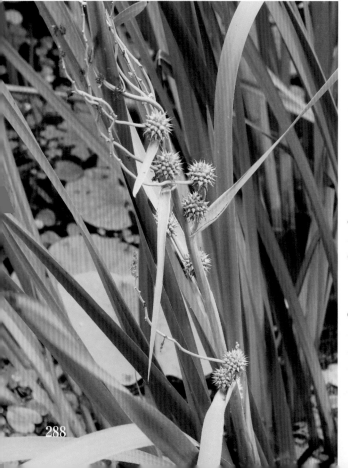

功能主治 破血行气，消积止痛。用于癥瘕痞块，痛经，瘀血经闭，胸痹心痛，食积胀痛。

用法用量 煎服，5～10g。生三棱常用于食积腹胀。醋制后常用于血瘀经闭、癥瘕积聚。

用药禁忌 孕妇及月经过多忌用。不宜与芒硝、玄明粉同用。

验方 ①肝脾肿大：三棱9g，红花9g莪术6g，赤芍12g，香附12g。水煎服。②慢性肝炎或迁延性肝炎：三棱、莪术、当归各7g，赤芍12g，丹参24g白茅根30g，青皮9g。水煎服。

药酒 行气破瘀，消积止痛。适用于瘀血阻滞，子宫内膜异位症，痛经。三棱、莪术各12g，蒲黄、五灵脂各10g香附35g，黄酒200ml。置容器中，加水200ml，文火煎至液体减半，去渣留液。每日2次，每次温饮15～30ml。

水蛭 Shuizhi

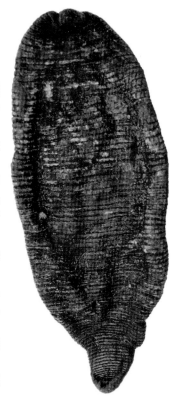
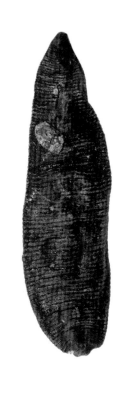

别名 蚂蟥。

来源 本品为水蛭科动物蚂蟥、水蛭或柳叶蚂蟥的干燥全体。全国大部分地区均有出产。

采集加工 夏、秋季捕捉，用沸水烫死，晒干或低温干燥。

中药识别 本品呈扁平纺锤形，有多数环节。背部黑褐色或黑棕色，稍隆起；腹面平坦，棕黄色。质脆，易折断，断面胶质状。气微腥。

选购贮藏 以色黑褐者为佳。置干燥处，防蛀。

现代研究 有抗凝血、抗血栓形成、改善血液流变性、抗脑缺血、抗炎、抗组织纤维化等作用。

性味归经 咸、苦，平；有小毒。归肝经。

功能主治 破血通经，逐瘀消癥。用于血瘀经闭，癥瘕痞块，中风偏瘫，跌扑损伤。

用法用量 煎服，1.5～3g；研末服，0.3～0.5g。以入丸、散或研末服为宜。

用药禁忌 孕妇及月经过多者忌用。

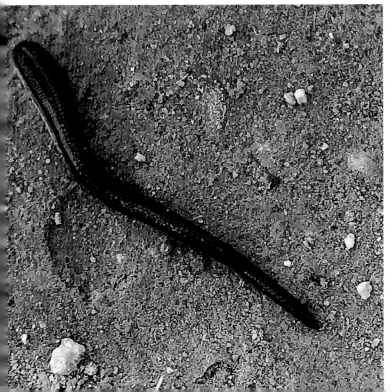

验方 前列腺增生：水蛭适量，研细末。每次1g，每日2次，温开水送服。20天为1疗程。停药一周后再服第二个疗程，一般需4～6个疗程。

药酒 祛风，活血，通络。适用于肩关节周围炎。水蛭60g切片，置瓷器或瓶中，用黄酒500ml浸泡1周。每次服5ml，每日3次，20日为1个疗程，可连用1～3个疗程。

水红花子 Shuihonghuazi

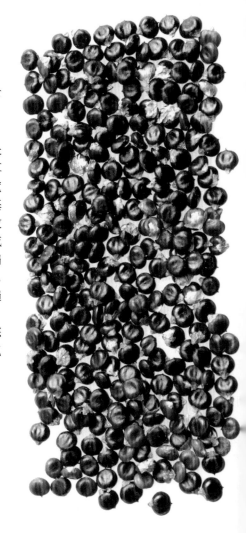

来源 本品为蓼科植物红蓼的干燥成熟果实。

采集加工 秋季果实成熟时割取果穗，晒干，打下果实，除去杂质。

植物识别 一年生草本，高1～3m。茎直立，中空，多分枝，密生长毛。叶互生；叶柄长3～8cm；托叶鞘筒状，下部膜质，褐色，上部草质，被长毛，上部常展开成环状翅；叶片卵形或宽卵形，长10～20cm，宽6～12cm，先端渐尖，基部近圆形，全缘，两面疏生软毛。总状花序由多数小花穗组成，顶生或腋生；苞片宽卵形；花淡红或白色；花被5深裂，裂片椭圆形。瘦果近圆形，扁平，黑色，有光泽。花期7～8月，果期8～10月。生于路旁和水边湿地。除西藏自治区外，分布几遍全国。

中药识别 本品呈扁圆形。表面棕黑色，有的红棕色，有光泽，两面微凹，中部略有纵向隆起。气微，味淡。

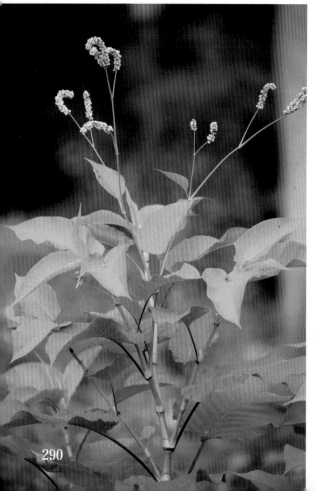

选购贮藏 以粒大、饱满、色棕黑者为佳。置干燥处。

现代研究 有镇痛、抗氧化、利尿等作用。

性味归经 咸，微寒。归肝、胃经。

功能主治 散血消癥，消积止痛，利水消肿。用于癥瘕痞块，瘿瘤，食积不消，胃脘胀痛，水肿腹水。

用法用量 煎服，15～30g。外用适量，熬膏敷患处。

验方 1.胃痛：水红花子或全草9～15g，水煎服。

2.肝硬化腹水：水红花子15g，大腹皮12g，黑丑9g。水煎服。

急性子 Jixingzi

别名　凤仙子、金凤花子。

来源　本品为凤仙花科植物凤仙花的干燥成熟种子。

采集加工　夏、秋季果实即将成熟时采收，晒干，除去果皮及杂质。

植物识别　一年生草本。茎肉质，直立，粗壮。叶互生；叶片披针形，边缘有锐锯齿。花梗短，单生或数枚簇生叶腋，密生短柔毛；花大，通常粉红色或杂色，单瓣或重瓣。蒴果纺锤形，熟时一触即裂，密生茸毛。种子多数，球形，黑色。各地均有栽培。

中药识别　本品呈椭圆形、扁圆形或卵圆形。表面棕褐色或灰褐色，粗糙，有稀疏的白色或浅黄棕色小点。无臭，味淡、微苦。

选购贮藏　以颗粒饱满、色棕褐者为佳。置干燥处，防蛀。

现代研究　有抗氧化等作用。

性味归经　微苦、辛，温；有小毒。归肺、肝经。

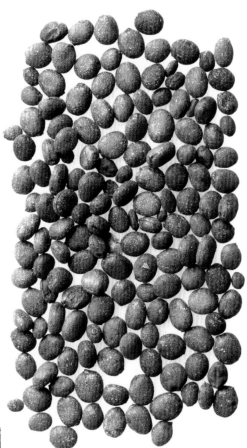

功能主治　破血，软坚，消积。用于癥瘕痞块，经闭，噎膈。

用法用量　煎服，3 ～ 4.5g。

用药禁忌　孕妇禁用。

验方　闭经：急性子6g，水煎服。

药酒　破血，消积，软坚。主治瘿瘤，噎食不下。急性子50g，白酒500ml。置容器中，密封浸泡3日，去渣留液。每日3次，每次服10 ～ 15ml。

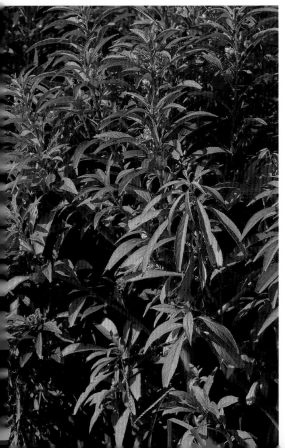

291

第十五章　化痰止咳平喘药

一、温化寒痰药

半夏 Banxia

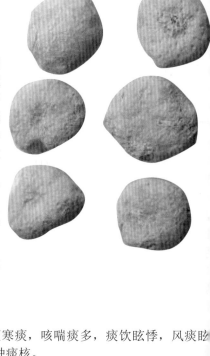

别名　水玉、老鸹头、守田、地巴豆。
来源　本品为天南星科植物半夏的干燥块茎。
采集加工　夏、秋季采挖，洗净，除去外皮和须根，晒干。
植物识别　多年生小草本。叶出自块茎顶端；一年生的叶为单叶；2～3年后，叶为3小叶的复叶，中间小叶较大，两侧的较小，全缘。花序梗常较叶柄长，肉穗花序顶生，佛焰苞绿色；雄花着生在花序上部，白色，雄蕊密集成圆筒形，雌花着生于雄花的下部，绿色；花序中轴先端附属物延伸呈鼠尾状，伸出在佛焰苞外。我国大部分地区有分布。
中药识别　本品呈类球形。表面白色或浅黄色，顶端有凹陷的茎痕，周围密布麻点状根痕；下面钝圆，较光滑。质坚实，断面洁白，富粉性。气微，味辛辣、麻舌而刺喉。
选购贮藏　以皮净、色白、质坚实、粉性足者为佳。置通风干燥处，防蛀。
现代研究　有镇咳、祛痰、抗肿瘤、镇吐等作用。
性味归经　辛、温；有毒。归脾、胃、肺经。
功能主治　燥湿化痰，降逆止呕，消痞散结。用于湿痰寒痰，咳喘痰多，痰饮眩悸，风痰眩晕，痰厥头痛，呕吐反胃，胸脘痞闷，梅核气；外治痈肿痰核。

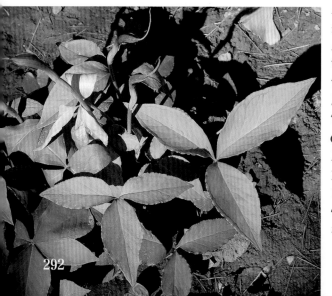

用法用量　内服一般炮制后使用，3～9g。外用适量，磨汁涂或研末以酒调敷患处。
用药禁忌　不宜与川乌、制川乌、草乌、制草乌、附子同用；生品内服宜慎。其性温燥，阴虚燥咳，血证，热痰，燥痰应慎用。
饮食禁忌　忌同时食用羊肉。

验方　①慢性气管炎，咳嗽痰多：制半夏10g，茯苓10g，陈皮10g，甘草6g。水煎服。②胃寒呕吐：制半夏10g，紫苏梗10g，党参10g，生姜5g。水煎服。③神经性呕吐：制半夏10g，茯苓10g，生姜10g。水煎服。

天南星 Tiannanxing

别名 虎掌。

来源 本品为天南星科植物天南星的干燥块茎。

采集加工 秋、冬季茎叶枯萎时采挖，除去须根及外皮，干燥。

植物识别 多年生草本。叶1片，基生；叶柄圆柱形，直立；叶片放射状分裂，裂片7～23片，披针形至长披针形。花序柄自叶柄中部分出，短于叶柄；肉穗花序，佛焰苞绿色，先端芒状；花序轴肥厚，先端附属物棍棒状。浆果红色。花期5～6月，果期8月。分布河北，河南、广西、陕西、湖北、四川、贵州、云南、山西等地。

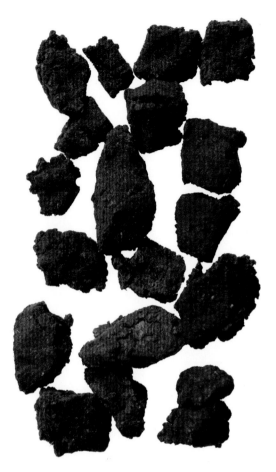

中药识别 表面类白色或淡棕色，较光滑，顶端有凹陷的茎痕，周围有麻点状根痕。质坚硬，不易破碎，断面不平坦，白色，粉性。气微辛，味麻辣。

选购贮藏 以个大、色白、粉性足者为佳。置通风干燥处，防霉、防蛀。

现代研究 有祛痰、镇静、抗惊厥、抗心律失常、抗肿瘤等作用。

性味归经 苦、辛，温；有毒。归肺、肝、脾经。

功能主治 燥湿化痰，祛风止痉，散结消肿。用于顽痰咳嗽，风痰眩晕，中风痰壅，口眼歪斜，半身不遂，癫痫，惊风，破伤风。生用外治痈肿，蛇虫咬伤。

用法用量 一般炮制后用。制天南星：煎服，3～9g。

用药禁忌 阴虚燥痰及孕妇忌用。生品一般不内服。

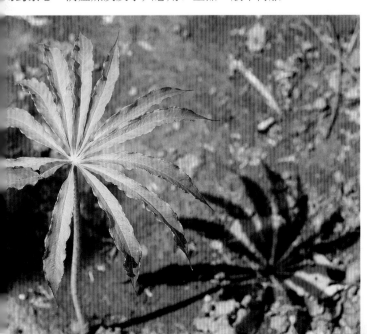

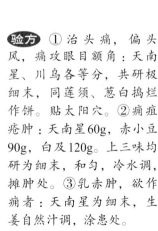

验方 ①治头痛，偏头风，痛攻眼目额角：天南星、川乌各等分，共研极细末，同莲须、葱白捣烂作饼。贴太阳穴。②痈疽疮肿：天南星60g，赤小豆90g，白及120g。上三味均研为细末，和匀，冷水调，摊肿处。③乳赤肿，欲作痈者：天南星为细末，生姜自然汁调，涂患处。

白附子 Baifuzi

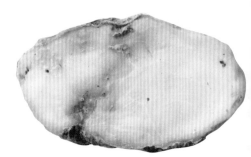

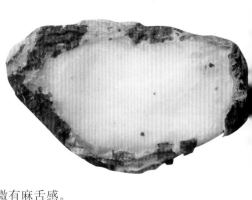

别名　禹白附、野半夏、麻芋子。

来源　本品为天南星科植物独角莲的块茎。

采集加工　秋季采挖，除去残茎、须根、外皮。

植物识别　多年生草本。叶1～7，块茎生；叶柄肥大肉质，下部常呈淡粉红色或具紫色条斑；叶片三角状卵形、戟状箭形或卵状宽椭圆形，先端渐尖。花梗自块茎抽出，佛焰苞紫红色，管部圆筒形或长圆状卵形，顶端渐尖而弯曲；肉穗花序位于佛焰苞内，附属器圆柱形，紫色，不伸出佛焰苞外。浆果熟时红色。花期6～8月，果期7～10月。分布河北、河南、山东、山西、陕西、甘肃、江西、福建等地。

选购贮藏　以个大、质坚实、色白、粉性足者为佳。置通风干燥处，防蛀。

中药识别　制白附子：本品为类圆形或椭圆形厚片，外表皮淡棕色，切面黄色，角质。味淡，微有麻舌感。

现代研究　有祛痰、镇静、镇痛、抗惊厥、抗炎及抗肿瘤等作用。

性味归经　辛，温；有毒。归胃、肝经。

功能主治　祛风痰，定惊搐，解毒散结，止痛。用于中风痰壅，口眼歪斜，语言謇涩，惊风癫痫，破伤风，痰厥头痛，偏正头痛，瘰疬痰核，毒蛇咬伤。

用法用量　3～6g。一般炮制后用，外用生品适量捣烂，熬膏或研末以酒调敷患处。

用药禁忌　本品辛温燥烈，阴虚血虚动风或热盛动风者、孕妇均不宜用。生品一般不内服。

验方 1.口眼歪斜：制白附子12g，僵蚕、全蝎各9g。共研为细末，分9包。每次1包，每日3次，黄酒送下。

2.偏正头痛，三叉神经痛：制白附子、白芷、猪牙皂各30g。共研为细末，每次3g，每日2次，开水送服。

3.疗肿痈疽：白附子根研末，用醋、酒调涂。

药酒 祛风解毒散结。适用于黄褐斑。制白附子20g碾碎，白酒100ml。置容器中，文火煮沸，去渣留液。每日2次，每次取酒许置手上，合掌擦热，然后涂于面部患处，5分钟后用清水洗净。

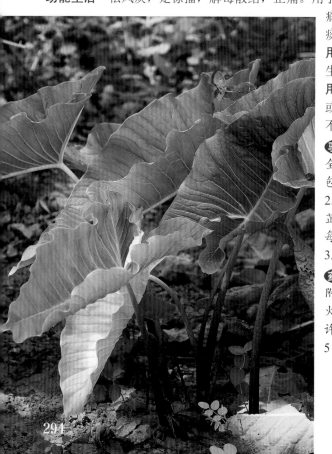

白芥子 Baijiezi

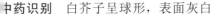

别名 辣菜子。

来源 本品为十字花科植物白芥的干燥成熟种子。

采集加工 夏末秋初果实成熟时采割植株，晒干，打下种子，除去杂质。

植物识别 一年生或二年生草本。叶互生，茎基部叶片大头状裂或近全裂，顶裂片大，有侧裂片1～3对，边缘具疏齿；茎生叶较小，具短柄，向上裂片数渐少。总状花序顶生，花冠黄色。长角果广线形，密被粗白毛。花期4～6月，果期6～8月。全国各地多有栽培。

中药识别 白芥子呈球形，表面灰白色至淡黄色，具细微的网纹，有明显的点状种脐。气微，味辛辣。

选购贮藏 以粒大、饱满者为佳。置通风干燥处，防潮。

现代研究 有镇咳、祛痰、平喘、抗炎、镇痛、抗前列腺增生等作用。

性味归经 辛，温。归肺经。

功能主治 温肺豁痰利气，散结通络止痛。用于寒痰咳嗽，胸胁胀痛，痰滞经络，关节麻木、冬痛，痰湿流注，阴疽肿毒。

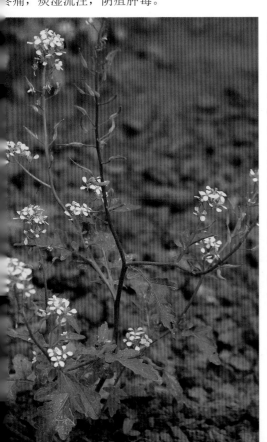

用法用量 煎服，3～9g。外用适量，研末调敷，或作发泡用。

用药禁忌 本品辛温走散，耗气伤阴，久咳肺虚及阴虚火旺者忌用；消化道溃疡、出血者及皮肤过敏者忌用。用量不宜过大。

验方 1.咽喉闭塞，不通甚者：白芥子60g，捣细罗为散，以水蜜调为膏，涂于外喉下。干即易之。

2.身体麻木：白芥子研为末，用醋调，涂患处。

3.痈肿：白芥子研为末，用汤和，敷纸上，贴患处。

药茶 祛痰湿，通经络。适用于痰湿阻遏，经络不利所致肢体屈伸不利、麻木。白芥子3g、苍术5g、绿茶3g。开水冲泡后饮用。

药酒 温中散寒，利气豁痰。适用于痰饮咳喘，胸胁胀满，疼痛。白芥子250g、白酒1000ml浸泡3日，再入黄酒2000ml浸泡3日，去渣留液。每次将酒温热空腹服10～15ml，每日3次。

皂荚 Zaojia

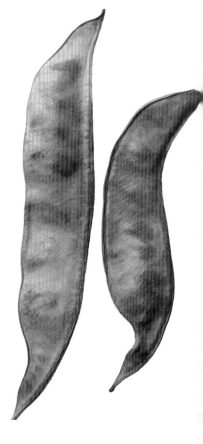

别名 皂角。

来源 本品为豆科植物皂荚的干燥成熟果实。

采集加工 秋季果实成熟时采摘，晒干。

植物识别 落叶乔木，高达15m。棘刺粗壮，红褐色。双数羽状复叶，小叶4～7对，小叶片卵形、卵状披针形或长椭圆状卵形，边缘有细锯齿。总状花序腋生及顶生，花瓣4，淡黄白色，卵形或长椭圆形。荚果直而扁平，被白色粉霜。花期5月，果期10月。全国大部分地区有分布。

中药识别 本品呈扁长的剑鞘状。表面棕褐色或紫褐色，被灰色粉霜，擦去后有光泽，种子所在处隆起。基部渐窄而弯曲，有短果柄或果柄痕，两侧有明显的纵棱线，质硬，摇之有声，易折断，断面黄色，纤维性。种子多数，扁椭圆形，黄棕色至棕褐色，光滑。气特异，有刺激性，味辛辣。

选购贮藏 以肥厚、饱满、质坚者为佳。置干燥处，防蛀。

现代研究 有祛痰、兴奋子宫等作用。

性味归经 辛、咸，温；有小毒。归肺、大肠经。

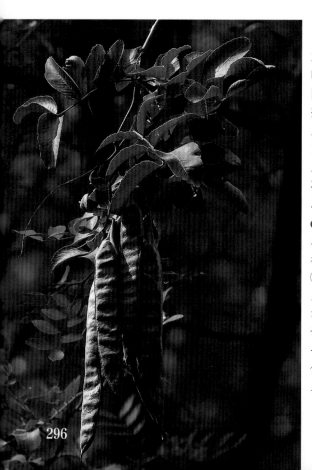

功能主治 祛痰开窍，散结消肿。用于中风口噤，昏迷不醒，癫痫痰盛，关窍不通，喉痹痰阻，顽痰喘咳，咳痰不爽，大便燥结；外治痈肿。

用法用量 研末服，1～1.5g；亦可入汤剂1.5～5g。外用适量。

用药禁忌 内服剂量不宜过大。非顽疾证实体壮者慎用。孕妇、气虚阴亏及有出血倾向者忌用。

验方 ①咳逆上气，时时唾浊，但坐不得眠：皂角240g（刮去皮，用酥炙）末之，蜜丸梧桐子大，以枣青和汤服三丸，日三夜一服。②小儿毒气攻腮赤肿：皂角60g（去核），天南星6g（生用），糯米100g为末。上为细末，姜汁调涂。③食诸鱼骨鲠，久不出：以皂荚末少许吹鼻中，使得嚏，鲠出。④便毒痈疽：皂荚一条，捶碎，醋煮烂。研成膏敷之。⑤大小便不通，关格不利：烧皂荚细研。粥饮下9g立通。

旋覆花 Xuanfuhua

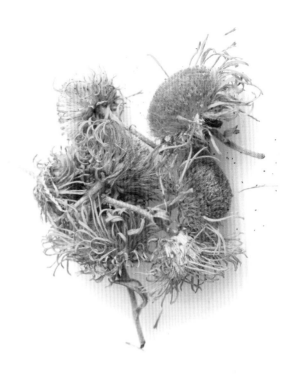

别名 金沸花。

来源 本品为菊科植物旋覆花的干燥头状花序。

采集加工 夏、秋季花开放时采收，除去杂质，阴干或晒干。

植物识别 多年生草本，高30～80cm。茎被长伏毛。中部叶长圆形或长圆状披针形，常有圆形半抱茎的小耳，无柄，全缘或有疏齿；上部叶渐小，线状披针形。头状花序，舌状花黄色，舌片线形。瘦果圆柱形。花期6～10月，果期9～11月。广布于东北、华北、华东、华中及广西等地。

中药识别 本品呈扁球形或类球形。总苞由多数苞片组成，呈覆瓦状排列，苞片披针形或条形，灰黄色；苞片及花梗表面被白色茸毛，舌状花1列，黄色；管状花多数，棕黄色。体轻，易散碎。气微，味微苦。

选购贮藏 以朵大、色浅黄者为佳。置干燥处。

现代研究 有镇咳、祛痰、保护血管内皮等作用。

性味归经 苦、辛、咸，微温。归肺、脾、胃、大肠经。

功能主治 降气，消痰，行水，止呕。用于风寒咳嗽，痰饮蓄结，胸膈痞闷，喘咳痰多，呕吐噫气，心下痞硬。

用法用量 煎服，5～10g；因本品有绒毛，故须布包入煎。

用药禁忌 阴虚劳嗽、津伤燥咳者忌用。

验方 ①慢性气管炎，咳嗽气喘痰多：旋覆花12g，桑白皮15g，桔梗10g，盐肤木10g。水煎服。②脾胃虚寒，嗳气呕逆：旋覆花10g，党参10g，制半夏10g，陈皮10g，代赭石15g。水煎服。③咳嗽痰多，胸闷气急：旋覆花10g，杏仁6g，桑白皮10g，紫苏子10g。水煎服。

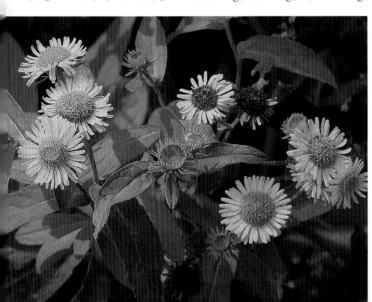

药茶 消痰行水，下气软坚。适用于痰结胸中、胁下胀满、咳喘、呃逆、噫气不除。旋覆花10g、花茶3g。开水冲泡后饮用。

药酒 温肾散寒，祛风化痰，止咳平喘。适用于肾虚耳鸣，咳逆喘急，头目昏痛。花椒、白芷、旋覆花各60g，肉桂25g，白酒1L。密封浸泡7日，去渣留液。每日2次，每次温饮10～20ml。

白前 Baiqian

别名 鹅管白前。

来源 本品为萝藦科植物柳叶白前或芫花叶白前的干燥根茎和根。

采集加工 秋季采挖，洗净，晒干。

植物识别 ①柳叶白前：多年生草本。茎圆柱形，表面灰绿色。单叶对生，具短柄；叶片披针形或线状披针形，全缘。伞形聚伞花序腋生，花冠辐状，5深裂，裂片线形，紫红色。蓇葖果单生，窄长披针形。种子披针形，先端具白色丝状绢毛。花期5～8月，果期9～10月。分布浙江、江苏、安徽、江西、湖南、湖北、广西、广东、贵州、云南、四川等地。②芫花叶白前：茎具2列柔毛。叶片长椭圆形或长圆状披针形，先端略钝，状如芫花叶，近于无柄。花较大，花冠黄白色。生长环境及分布与柳叶白前同。

中药识别 柳叶白前：根茎呈细长圆柱形。表面黄白色或黄棕色，节明显。质脆，断面中空。气微，味微甜。

选购贮藏 以色黄白者为佳。置通风干燥处。

现代研究 有镇咳、祛痰、平喘、镇痛、抗炎等作用。

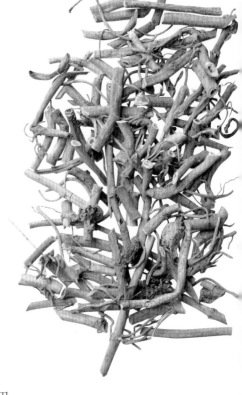

芫花叶白前

性味归经 辛、苦，微温。归肺经。

功能主治 降气，消痰，止咳。用于肺气壅实，咳嗽痰多，胸满喘急。

用法用量 煎服，3～10g；或入丸、散。蜜前能缓和对胃的刺激性，偏于润肺降气，止咳作用增强。

验方 ①肝炎：白前鲜根30g，白英30g，阴行草15g。水煎服。②麻疹：白前、葛根各15g。水煎服。

药茶 ①泻肺祛痰，降气止咳。适用于肺实喘满、咳嗽多痰。白前10g、花茶3g。开水冲泡后饮用。②祛痰止咳。适用于久咳、痰浓稠。白前5g、桑白皮3g、桔梗3g、甘草3g、绿茶3g。开水冲泡后饮用。③宣肺降气，祛痰止咳。适用于慢性支气管炎，支气管哮喘，外感咳嗽痰多。白前5g、前胡3g、花茶3g。开水冲泡后饮用。

药酒 泻肺降气，下痰止咳。白前100g碾碎，白酒500ml。浸泡7日，去渣留液。每次将酒温热空腹服用10～15ml，每日3次。

二、清化热痰药

川贝母 Chuanbeimu

别名 贝母、京川贝、药实。

来源 本品为百合科植物川贝母的干燥鳞茎。

采集加工 夏、秋季或积雪融化后采挖，除去须根、粗皮及泥沙，晒干或低温干燥。

植物识别 多年生草本。叶通常对生，少数在中部散生或轮生。叶片条形或条状披针形，先端卷曲呈卷须状。花单生于茎顶，下垂，钟状；花被6片，菱状椭圆形，紫色至黄绿色，通常有小方格。每花有三枚叶状苞片，苞片狭长。蒴果六角矩形。花期6月，果熟期8月。分布四川、西藏、云南、甘肃、青海等地。

中药识别 松贝呈类圆锥形或近球形，表面类白色。质硬而脆，断面白色，富粉性。气微，味微苦。

选购贮藏 以整齐、色白、粉性足者为佳。置通风干燥处，防蛀。

现代研究 有祛痰、镇咳、平喘等作用。

性味归经 苦、甘，微寒。归肺、心经。

功能主治 清热润肺，化痰止咳，散结消痈。用于肺热燥咳，干咳少痰，阴虚劳嗽，痰中带血，瘰疬，乳痈，肺痈。

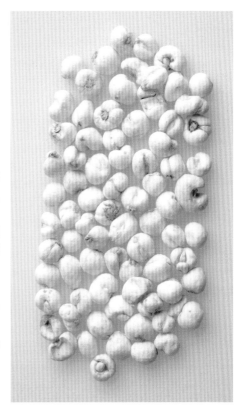

用法用量 煎服，3～10g；研末服1～2g。

用药禁忌 不宜与川乌、制川乌、草乌、制草乌、附子同用。脾胃虚寒及有湿痰者不宜用。

验方 ①慢性气管炎，咳嗽，咳痰不利：川贝母10g，前胡10g，杏仁10g，桔梗10g，甘草6g。水煎服。②慢性咳嗽，干咳无痰或少痰：川贝母10g，沙参10g，麦冬10g，杏仁10g，水煎服。

药茶 ①适用于咳嗽痰多，肺痿，肺痈。用200ml水煎煮川贝母5g至水沸后，冲泡绿茶3g饮用。②适用于肺热咳嗽多痰、咽干。用350ml水煎煮川贝母3g、杏仁3g、甘草3g至水沸后，冲泡花茶饮用。

药膳 适用于肺结核咳嗽，咯血，老年热咳。川贝母15g，雪梨2个切成小方块，猪肺40g切块，共置锅内，加入冰糖、水适量，置武火上烧沸，用文火炖3小时。分顿食用。

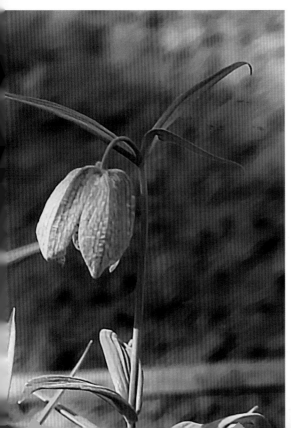

浙贝母 Zhebeimu

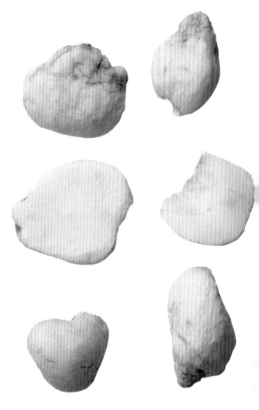

别名 象贝母、大贝母。

来源 本品为百合科植物浙贝母的干燥鳞茎。

采集加工 初夏植株枯萎时采挖，洗净。大小分开，大者除去芯芽，习称"大贝"；小者不去芯芽，习称"珠贝"。分别撞擦，除去外皮，拌煅过的贝壳粉，吸去擦出的浆汁，干燥；或取鳞茎，大小分开，洗净，除去芯芽，趁鲜切成厚片，洗净，干燥，习称"浙贝片"。

植物识别 多年生草本，高50～80cm。鳞茎半球形。叶无柄；茎下部的叶对生，狭披针形至线形；中上部叶常3～5片轮生，叶片较短，先端卷须状。花单生于茎顶或叶腋，花钟形，俯垂；花被6片，2轮排列，长椭圆形，淡黄色或黄绿色，具细微平行脉，内面并有淡紫色方格状斑纹。蒴果卵圆形，有6条较宽的纵翅。花期3～4月，果期4～5月。分布浙江、江苏、安徽、湖南等地。

中药识别 浙贝片：椭圆形或类圆形，边缘表面淡黄色，切面平坦，粉白色。质脆，易折断，断面粉白色，富粉性。

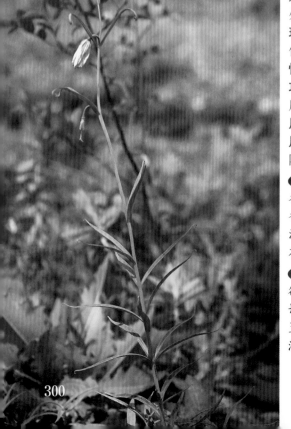

选购贮藏 以切面白色、粉性足者为佳。置干燥处，防蛀。

现代研究 有镇咳、祛痰、平喘、抗炎、抑菌等作用。

性味归经 苦，寒。归肺、心经。

功能主治 清热化痰止咳，解毒散结消痈。用于风热咳嗽，痰火咳嗽，肺痈，乳痈，瘰疬，疮毒。

用法用量 煎服，5～10g。

用药禁忌 不宜与川乌、制川乌、草乌、制草乌、附子同用。脾胃虚寒及有湿痰者不宜用。

验方 ①感冒咳嗽：浙贝母、知母、桑叶、杏仁各9g，紫苏叶6g。水煎服。②乳痈：炒白芷、乳香、没药、浙贝母、当归身等分为末。每服15g，酒送服。③疮毒肿痛：浙贝母、连翘各9g，金银花18g，蒲公英24g。水煎服。

药酒 理气开胃。适用于吞咽时如有物梗塞，食欲不振，脘满。浙贝母、砂仁、木香、陈皮各6g切成薄片或捣碎，与白酒500ml、白砂糖300g同置容器中，密封，隔水文火蒸30分钟，候冷，去渣留液。每日1次，每次清晨口服20～30ml。

瓜蒌 Gualou

别名 栝楼。

来源 本品为葫芦科植物栝楼或双边栝楼的干燥成熟果实。

采集加工 秋季果实成熟时，连果梗剪下，置通风处阴干。

植物识别 参见天花粉项下。

中药识别 本品呈类球形或宽椭圆形。表面橙红色或橙黄色，皱缩或较光滑。内表面黄白色，有红黄色丝络，果瓤橙黄色。具焦糖气，味微酸、甜。

选购贮藏 以皮厚、皱缩、糖性足者为佳。置阴凉干燥处，防霉，防蛀。

现代研究 有镇咳、祛痰、抗心肌缺血、抗溃疡等作用。

性味归经 甘、微苦，寒。归肺、胃、大肠经。

功能主治 清热涤痰，宽胸散结，润燥滑肠。用于肺热咳嗽，痰黄浊稠，胸痹心痛，结胸痞满，乳痈，肺痈，肠痈肿痛，大便秘结。

用法用量 煎服，9～15g。

用药禁忌 本品甘寒而滑，脾虚便溏者及寒痰、湿痰证忌用。不宜与乌头类药材同用。

验方 ①肺热咳嗽，痰黄稠：瓜蒌15g，杏仁12g，桔梗6g，水煎服。②乳腺炎：瓜蒌15g，蒲公英15g，金银花15g。水煎服。

药茶 生津润肺，宣肺止咳。适用于肺燥咳嗽、咳干痰。石斛5g、瓜蒌3g、绿茶3g。开水冲泡后饮用。

药酒 用于产后乳汁不下或过少。瓜蒌1枚捣烂，白酒500ml。置容器中，文火煎至减半，去渣留液。温饮，不拘时候，随量饮用。

药膳 适用于热痰咳嗽，痰多色黄，黏稠难咯，胸中痞闷，舌苔黄腻。瓜蒌瓤（去子）250g剁碎，加白糖100g拌匀为馅。发酵面团1000g擀皮后加入上馅，制成烙饼或馍，烙或蒸令熟。空腹食用，每日1～2次作主食。

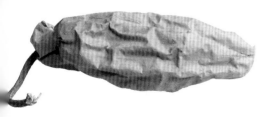

瓜蒌子 Gualouzi

来源 本品为葫芦科植物栝楼或双边栝楼的干燥成熟种子。

采集加工 秋季采摘成熟果实，剖开，取出种子，洗净，晒干。打碎用。

植物识别 参见天花粉项下。

中药识别 本品呈扁平椭圆形。表面浅棕色至棕褐色，平滑，沿边缘有1圈沟纹。顶端较尖，有种脐，基部钝圆或较狭。种皮坚硬；内种皮膜质，灰绿色，子叶2，黄白色，富油性。气微，味淡。

收购贮藏 以完整、饱满者为佳。置阴凉干燥处，防霉，防蛀。

性味与归经 甘，寒。归肺、胃、大肠经。

功能主治 润肺化痰，滑肠通便。用于燥咳痰黏，肠燥便秘。

用法与用量 煎服，9～15g。

用药禁忌 不宜与川乌、制川乌、草乌、制草乌、附子同用。

验方 大便燥结不通：瓜蒌子12g，火麻仁12g，水煎服。

药茶 润肠通便。适用于肺燥咳、大便干燥难解。用350ml水煎煮杏仁5g、桃仁3g、瓜蒌子3g至水沸后，冲泡花茶3g后饮用。

药酒 温通阳气，行气祛痰。适用于胸痹。瓜蒌子24g，薤白12g，米酒250ml。同煮，煮沸后转小火再煮片刻，浓缩至100ml左右，去渣留液。分成2份，每日2次，温服。

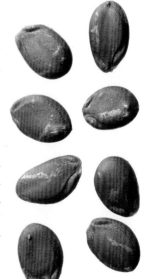

药膳 宣肺，祛痰，平喘。瓜蒌子10g，莱菔子10g，冬瓜子30g。将上三味用清水淘洗净，把冬瓜子、瓜蒌子打碎，共煎取汁。每日分2～3次饮用。

前胡 Qianhu

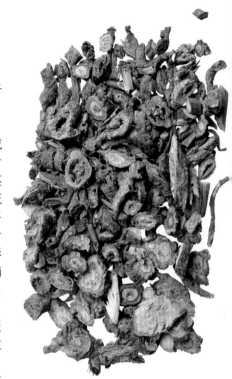

别名 岩风、信前胡。

来源 本品为伞形科植物白花前胡、紫花前胡的干燥根。

采集加工 冬季至次春茎叶枯萎或未抽花茎时采挖。

植物识别 ①白花前胡：多年生草本。基生叶三出或二至三回羽状分裂，第一回羽片2～3对，末回裂片菱状倒卵形，边缘具不整齐的3～4粗或圆锯齿；茎生叶和基生叶相似；茎上部叶三出分裂。复伞形花序，花瓣5，白色。双悬果卵圆形。②紫花前胡：多年生草本，高1～2m。茎直立，圆柱形，紫色。叶片1～2回羽状全裂；茎上部叶简化成叶鞘。复伞形花序顶生，总苞卵形，紫色；花瓣深紫色。双悬果椭圆形。分布山东、河南、安徽、江苏、浙江、广西、江西、湖南、湖北、四川、台湾等地。

中药识别 外表皮黑褐色或灰黄色。切面黄白色至淡黄色，皮部散有多数棕黄色油点，可见一棕色环及放射状纹理。气芳香，味微苦、辛。

选购贮藏 以切面淡黄白色、香气浓者为佳。置阴凉干燥处，防霉，防蛀。

现代研究 有祛痰、平喘、镇咳、抗炎、镇痛、抗心肌缺血及抗血小板聚集等作用。

性味归经 苦、辛，微寒。归肺经。

功能主治 降气化痰，散风清热。用于痰热喘满，咳痰黄稠，风热咳嗽痰多。

用法用量 煎服，3～10g；或入丸、散。

验方 ①感冒咳嗽：前胡10g，杏仁10g，桔梗6g。水煎服。②支气管炎：前胡10g，桔梗10g，川贝母10g，桑白皮10g，甘草6g。水煎服。③肺热咳嗽，痰稠黏腻：前胡12g，杏仁10g，桑白皮10g，麦冬10g，川贝母10g，甘草6g，生姜6g。水煎服。

药茶 适用于肺气失宣咳嗽气喘。前胡3g、桔梗5g、绿茶3g。开水冲泡后饮用。

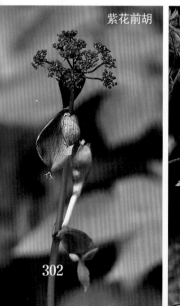

紫花前胡

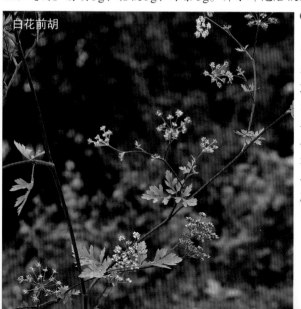

白花前胡

药酒 发散风寒，降气化痰，鼻塞流涕。前胡30g，旋覆花30g，麻黄30g，荆芥穗40g，法半夏30g，甘草20g。上述药物碾成粗末，用米酒750ml浸泡7日去渣留液。每次服15～20ml，每日3次。

桔梗 Jiegeng

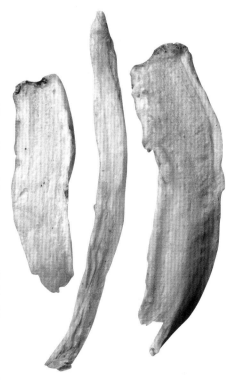

别名　苦桔梗、白桔梗、玉桔梗。

来源　本品为桔梗科植物桔梗的干燥根。

采集加工　春、秋季采挖，洗净，除去须根，趁鲜剥去外皮或不去外皮，干燥。

植物识别　多年生草本，高30～120cm。茎通常不分枝或上部稍分枝。叶3～4片轮生、对生或互生，叶片卵形至披针形，边缘有尖锯齿，下面被白粉。花1朵至数朵单生茎顶或集成疏总状花序；花萼钟状，裂片5；花冠阔钟状，蓝色或蓝紫色，裂片5，三角形。蒴果倒卵圆形。花期7～9月，果期8～10月。分布于全国各地区。

中药识别　本品呈椭圆形或不规则厚片。外皮多已除去或偶有残留。切面皮部类白色，较窄；形成层环纹明显，棕色；木部宽，有较多裂隙。气微，味微甜后苦。

选购贮藏　以色白、味苦者为佳。置通风干燥处，防蛀。

现代研究　有祛痰、镇咳、抗炎、降血脂、保肝、利胆等作用。

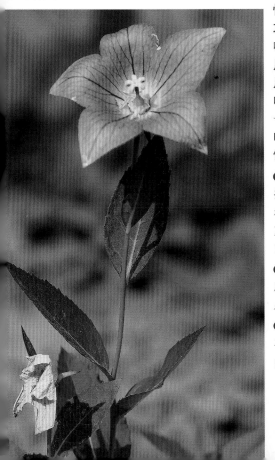

性味归经　苦、辛，平。归肺经。

功能主治　宣肺，利咽，祛痰，排脓。用于咳嗽痰多，胸闷不畅，咽痛音哑，肺痈吐脓。

用法用量　煎服，3～10g；或入丸、散。

用药禁忌　本品性升散，凡气机上逆，呕吐、呛咳、眩晕、阴虚火旺咯血等不宜用，胃、十二指肠溃疡者慎服。用量过大易致恶心、呕吐。

饮食禁忌　忌同时食用猪肉。

验方　①感冒咳嗽痰多：桔梗10g，白前10g，荆芥10g，甘草5g。水煎服。②咽喉肿痛：桔梗6g，牛蒡子10g，薄荷10g，甘草6g。水煎服。③肺痈：桔梗12g，蒲公英12g，连翘12g，紫花地丁12g。水煎服。

药茶　适用于外感咳嗽、咽喉肿痛，肺痈吐脓，胸满胁痛。桔梗10g、绿茶3g。开水冲泡后饮用。

药膳　解表宣肺利咽。荆芥9g，桔梗12g，甘草6g，粳米60g。前三味布包煎取汁，加粳米煮粥。佐餐食用。

胖大海 Pangdahai

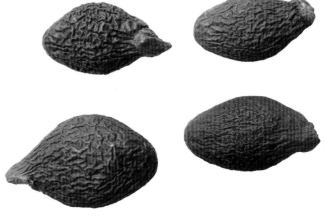

别名 安南子、大洞果、胡大发。

来源 本品为梧桐科植物胖大海的干燥成熟种子。

采集加工 4～6月果实成熟开裂时，采收种子，晒干。

植物识别 落叶乔木。树皮粗糙，有细条纹。叶互生；叶柄长5～15cm；叶片革质，长卵圆形或略呈三角状，全缘或具3个缺刻。圆锥花序顶生或腋生，花萼钟状，裂片披针形；花瓣星状伸张。蓇葖果船形。分布越南、印度、马来西亚、泰国、印度尼西亚的苏门答腊等地。我国广东、海南、云南有引种。

中药识别 本品呈纺锤形或椭圆形。表面棕色或暗棕色，微有光泽，具不规则的干缩皱纹。外层种皮极薄，质脆，易脱落。中层种皮较厚，黑褐色，质松易碎，遇水膨胀成海绵状。断面可见散在的树脂状小点。气微，味淡，嚼之有黏性。

选购贮藏 以个大、棕色、表面有细皱纹及光泽、无破皮者为佳。置干燥处，防霉，防蛀。

性味归经 甘，寒。归肺、大肠经。

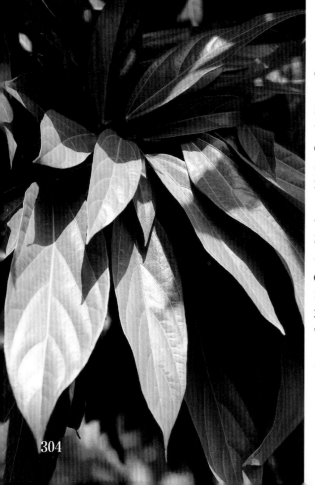

功能主治 清热润肺，利咽开音，润肠通便。用于肺热声哑，干咳无痰，咽喉干痛，热结便闭，头痛目赤。

用法用量 2～3枚，沸水泡服或煎服。

验方 1.肺热声哑：胖大海3枚，金银花、麦冬各6g，蝉蜕3g。水煎服。

2.慢性咽炎：胖大海3g，杭菊花、生甘草各9g。水煎服。

药茶 1.清热润肺，利咽，解毒。胖大海2枚、绿茶3g、冰糖12g。用开水冲泡后饮用。

2.生津润肺，利咽。胖大海2枚、银耳2g、麦冬2g、薄荷2g、冰糖12g。用开水冲泡后饮用。

3.清热生津，利咽喉。胖大海2枚、玉竹3g、冰糖10g。用开水冲泡后饮用。

药膳 1.适用于喉痛音哑，干咳无痰。胖大海10g，枇杷叶6g，沸水冲服，代茶饮。

2.适用于因肺热而引起的喉干肿痛、声音嘶哑、咳嗽不爽、大便干燥等症。胖大海3枚，白糖适量。用滚开水泡沏胖大海，饮时澄清汁加入白糖少许，再饮再沏，一日量（不隔夜）。

海藻 Haizao

别名 大叶藻、大蒿子、海根菜、海草。

来源 为马尾藻科植物海蒿子或羊栖菜的藻体。前者习称"大叶海藻",后者习称"小叶海藻"。主产于辽宁、山东、福建、浙江、广东等沿海地区。

中药识别 大叶海藻:皱缩卷曲,黑褐色,有的被白霜。主干呈圆柱状,具圆锥形突起,主枝自主干两侧生出,侧枝自主枝叶腋生出,具短小的刺状突起。质脆,潮润时柔软;水浸后膨胀,肉质,黏滑。气腥,味微咸。

采集加工 夏、秋季采捞,除去杂质,淡水洗净,切段晒干用。

选购贮藏 以色黑褐、白霜少者为佳。置干燥处。

现代研究 有抗肿瘤、增强免疫、降血糖、降血脂、抗氧化等作用。

性味归经 苦、咸,寒。归肝、胃、肾经。

功能主治 消痰,软坚散结,利水消肿。用于瘿瘤,瘰疬,睾丸肿痛,痰饮水肿。

用法用量 煎服,6～12g。

用药禁忌 不宜与甘草同用。

验方 疝气:海藻、昆布各15g,小茴香30g。水煎服。

药酒 适用于缺碘引起的单纯性甲状腺肿。海藻500g,洗净切细,用黄酒1500ml浸泡,春夏浸2天,秋冬浸5天,过滤后备用。每次饭后服30ml,每日2～3次。酒尽将海藻曝末,每次3g,酒调服,每日3次。

药膳 适用于早期肝硬化属痰湿郁结、咳痰不出者,烦躁咽痛,咳痰黏稠,伴胸闷胁痛者;以及甲状腺肿大,瘿瘤痰结等。黄豆100g,昆布30g,海藻30g。洗净黄豆,放入瓦煲内,加清水适量,文火煮至半熟;再将洗净切碎的昆布、海藻,与黄豆同煮至黄豆熟烂,调入油、盐、味精后可食用。

昆布 Kunbu

别名 纶布、海昆布。

来源 为海带科植物海带或翅藻科植物昆布的叶状体。主产于山东、辽宁、浙江等地。

采集加工 夏、秋季采捞,除去杂质,漂净,切宽丝,晒干。

中药识别 ①海带:卷曲折叠成团状,或缠结成把。全体呈黑褐色或绿褐色,表面附有白霜。用水浸软则膨胀成扁平长带状。类革质,残存柄部扁圆柱状。气腥,味咸。②昆布:卷曲皱缩成不规则团状。全体呈黑色,较薄。用水浸软则膨胀呈扁平的叶状;两侧呈羽状深裂,裂片呈长舌状,边缘有小齿或全缘。质柔滑。

选购贮藏 以色黑褐、体厚者为佳。置干燥处。

现代研究 有降血脂、降血糖、抗肿瘤、抗氧化、抗凝血等作用。

性味归经 咸,寒。归肝、胃、肾经。

功能主治 消痰,软坚散结,利水消肿。用于瘿瘤,瘰疬,睾丸肿痛,痰饮水肿。

用法用量 煎服,6～12g。

验方 ①甲状腺肿:昆布、海蜇、牡蛎各30g,夏枯草15g。水煎服。②高血压:海带30g,决明子15g。水煎服。

药酒 祛痰消瘿。适用于甲状腺增大。昆布、海藻各500g,入白酒5L浸7日。量酒力服用。

药膳 化痰利湿,软坚散结。昆布30g、海藻30g用清水泡胀,洗净,切碎;菱角30g去外壳,洗净;黄豆200g洗净。用清水1500ml共炖至黄豆熟软,加入精盐调味即成,可作汤菜佐餐,或作饮料常服。

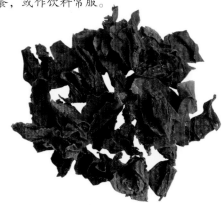

海蛤壳 Haigeqiao

别名 海蛤。

来源 本品为帘蛤科动物文蛤和青蛤等的贝壳。产各地沿海地区。

采集加工 夏、秋季自海滩泥沙中淘取，去肉，洗净。生用或煅用。捣末或水飞用。

中药识别 文蛤扇形或类圆形。背缘略呈三角形，腹缘呈圆弧形。壳外面光滑，黄褐色，同心生长纹清晰。壳内面白色，边缘无齿纹，前后壳缘有时略带紫色。气微，味淡。

选购贮藏 以光滑、断面有层纹者为佳。置干燥处。

现代研究 有抗衰老、抗炎等作用。

性味归经 苦、咸，寒。归肺、肾、胃经。

功能主治 清热化痰，软坚散结，制酸止痛，外用收湿敛疮。用于痰火咳嗽，胸胁疼痛，痰中带血，瘰疬瘿瘤，胃痛吞酸；外治湿疹，烫伤。

用法用量 6～15g，先煎，蛤粉包煎，外用适量，研极细粉撒布或酒调后敷患处。

验方 ①痰火咳嗽，面鼻发红者：青黛（水飞净）、蛤粉（新瓦煅）各9g。用蜂蜜糊丸如指头大。临睡前含化3丸。②阴汗：蛤粉、牡蛎粉等分，研为细末。用绢袋盛，扑出汗部位。

药膳 清热解毒，化痰软坚。丝瓜150g，文蛤200g，调料适量。将丝瓜洗净，切成片，与文蛤共煮，加入调料调味即可。随意食用。

瓦楞子 Walengzi

别名 蚶壳、花蚬壳、血蛤皮。

来源 本品为蚶科动物毛蚶、泥蚶或魁蚶的贝壳。

采集加工 秋、冬至次年春捕捞，洗净，置沸水中略煮，去肉，干燥。

中药识别 毛蚶略呈三角形或扇形，壳外面隆起，有棕褐色茸毛或已脱落；壳顶突出，向内卷曲；自壳顶至腹面有延伸的放射肋30～34条。壳内面平滑，白色，壳缘有与壳外面直楞相对应的凹陷，铰合部具小齿1列。质坚。气微，味淡。

选购贮藏 以放射肋线明显者为佳。置干燥处。

性味归经 咸，平。归肺、胃、肝经。

功能主治 消痰化瘀，软坚散结，制酸止痛。用于顽痰胶结，黏稠难咯，瘿瘤，瘰疬，癥瘕痞块，胃痛泛酸。

用法用量 煎服，9～15g，宜打碎先煎。研末服，每次1～3g。生用消痰散结；煅用制酸止痛。

验方 ①急性胃炎：煅瓦楞子9g，姜3g，香附6g，甘草6g。共研末。每服6g，日服2次。②烧烫伤：煅瓦楞子研成细末，加冰片少许，用香油调匀，涂患处。③皮肤刀伤及冻疮溃疡：瓦楞子30g，冰片15g。共研末外敷。

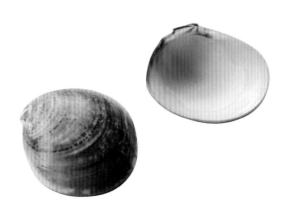

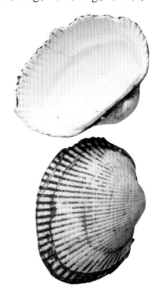

青礞石 Qingmengshi

来源 为变质岩类黑云母片岩或绿泥石化云母碳酸盐片岩。主产于江苏、湖南、湖北、四川。

采集加工 采挖后除去杂石和泥沙。砸成小块。

中药识别 ①黑云母片岩：褐黑色或绿黑色，具玻璃样光泽。断面呈较明显的层片状。碎粉为绿黑色鳞片（黑云母），有似星点样的闪光。气微，味淡。②绿泥石化云母碳酸盐片岩：呈灰色或绿灰色，夹有银色或淡黄色鳞片，具光泽。粉末为灰绿色鳞片（绿泥石化云母片）和颗粒（主要为碳酸盐），片状者具星点样闪光。气微，味淡。

选购贮藏 以色黑绿、断面有星点者为佳。置干燥处。

性味归经 甘、咸，平。归肺、心、肝经。

功能主治 坠痰下气，平肝镇惊。用于顽痰胶结，咳逆喘急，癫痫发狂，烦躁胸闷，惊风抽搐。

用法用量 煎服，10～15g，宜打碎布包先煎。入丸、散3～6g。

用药禁忌 本品重坠性猛，非痰热内结不化之实证不宜使用。脾虚胃弱、小儿慢惊及孕妇忌用。

验方 一切痰症：礞石60g（煅，乳淬），大黄60g（九蒸），沉香30g，半夏60g（姜、矾制），陈皮60g，黄芩60g（酒制）。研为末，用陈米糊为绿豆大丸。每服9g。

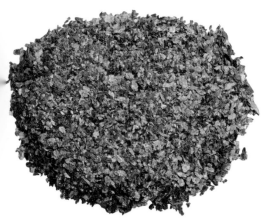

竹茹 Zhuru

别名 竹二青、淡竹茹。

来源 本品为禾本科植物青秆竹、淡竹的茎秆的干燥中间层。

采集加工 全年均可采制，取新鲜茎，除去外皮，将稍带绿色的中间层刮成丝条，或削成薄片，捆扎成束，阴干。

植物识别 参见竹叶项下。

中药识别 本品为卷曲成团的不规则丝条或呈长条形薄片状。宽窄厚薄不等，浅绿色、黄绿色或黄白色。气微，味淡。

选购贮藏 以色绿、丝细均匀、质柔软、有弹性者为佳。置干燥处，防霉，防蛀。

现代研究 抑菌和抗氧化等作用。

性味归经 甘，微寒。归肺、胃、心、胆经。

功能主治 清热化痰，除烦，止呕。用于痰热咳嗽，胆火挟痰，惊悸不宁，心烦失眠，中风痰迷，舌强不语，胃热呕吐，妊娠恶阻，胎动不安。

用法用量 煎服，5～10g。生用清化痰热，姜汁炙用止呕。

验方 肺热痰咳：竹茹、枇杷叶、杏仁各9g，黄芩4.5g，桑白皮12g。水煎服。

药茶 ①适用于烦热呕吐、吐血，痰黄稠。竹茹5g、绿茶3g。开水冲泡5～10分钟饮用。②适用于伤暑烦渴不止。竹茹5g、乌梅3g、绿茶3g。开水冲泡后饮用。

药膳 适用于胃热呃逆及热病后期哕逆不止。竹茹30g，芦根30g，生姜3片。上药水煎，代茶饮用。

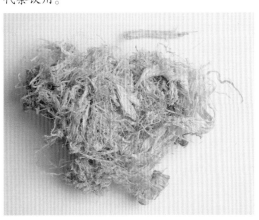

黄药子 Huangyaozi

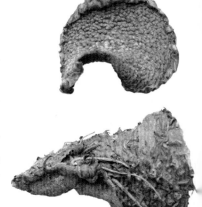

别名 黄药脂、凌余薯。

来源 本品为薯蓣科植物黄独的块茎。主产于湖北、湖南、江苏等地。

采集加工 秋冬两季采挖。除去根叶及须根，洗净，切片晒干生用。

植物识别 多年生草质缠绕藤本。茎圆柱形；叶腋内有紫棕色的球形或卵形的珠芽。叶互生；叶片广心状卵形，先端尾状，基部宽心形，全缘，基出脉7～9条。穗状花序腋生，小花黄白色，花被6片，披针形。蒴果反折下垂，三棱状长圆形，表面密生紫色小斑点。花期8～9月，果期9～10月。分布于华东、中南、西南及陕西、甘肃、台湾等地。

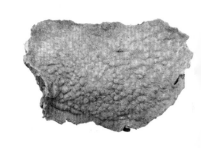

中药识别 表面棕黑色，有皱纹，密布短小的支根及黄白色圆形的支根痕，一部分栓皮脱落，脱落后显露淡黄色而光滑的中心柱。切面淡黄色至黄棕色，平滑或呈颗粒状的凹凸不平。气微，味苦。

选购贮藏 以片大、外皮色棕褐、切面色黄者为佳。置通风干燥处，防蛀，防潮。

现代研究 有抗肿瘤等作用。

性味归经 苦，寒。有毒。归肺、肝经。

功能主治 化痰散结消瘿，清热凉血解毒。用于瘿瘤痰核，癥瘕痞块，疮痈肿毒，咽喉肿痛，蛇虫咬伤。

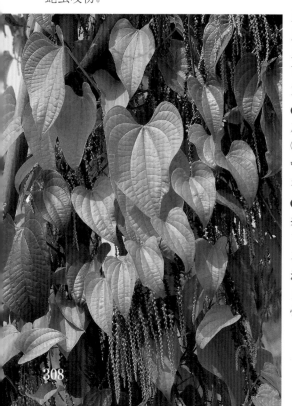

用法用量 煎服，5～15g；研末服，1～2g。外用，适量鲜品捣敷，或研末调敷，或磨汁涂。

用药禁忌 本品有毒，不宜过量。如多服、久服可引起吐泻、腹痛等消化道反应，并对肝肾有一定损害，故脾胃虚弱及肝肾功能损害者慎用。

验方 ①咯血：黄药子、汉防己各30g。为末，每服3g，水一盏，小麦二十粒，同煎，食前温服。②腹泻：黄药子研末，每次3g，开水吞服。③咳嗽气喘：黄药子、胡颓子叶各9g，甘蔗节2个，水煎服。

药酒 软坚散结，清热解毒，凉血止血。适用于瘿瘤，咳嗽，咯血，子宫颈癌，食管癌，胃癌，甲状腺肿瘤。黄药子500g捣碎，白酒1.5L。置容器中，糠火煨2小时，候冷，密封浸泡7日，去渣留液。每日2次，每次服20～30ml。本酒不宜多服、久服，脾胃虚弱者、孕妇及肝功能损害者慎服。

三、止咳平喘药

苦杏仁 Kuxingren

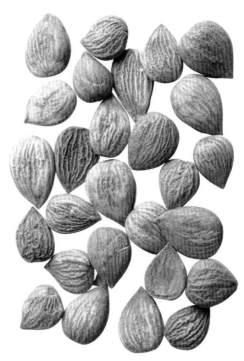

别名 北杏仁、杏仁、光杏仁。

来源 本品为蔷薇科植物杏的干燥成熟种子。

采集加工 夏季采收成熟果实，除去果肉和核壳，取出种子，晒干。

植物识别 落叶小乔木；树皮暗红棕色，纵裂。单叶互生；叶片圆卵形或宽卵形，边缘有细锯齿或不明显的重锯齿。先叶开花，花单生枝端，花瓣5，白色或浅粉红色，圆形至宽倒卵形。核果黄红色，心脏卵圆形，侧面具一浅凹槽，微被绒毛。花期3～4月，果期4～6月。产全国各地，多数为栽培。

中药识别 本品呈扁心形，表面黄棕色至深棕色，一端尖，另端钝圆，肥厚，左右不对称。气微，味苦。

选购贮藏 以颗粒均匀、饱满、完整、味苦者为佳。置阴凉干燥处，防蛀。

现代研究 有镇咳、平喘、抗炎、镇痛、抗肿瘤等作用。

性味归经 苦，微温；有小毒。归肺、大肠经。

功能主治 降气止咳平喘，润肠通便。用于咳嗽气喘，胸满痰多，肠燥便秘。

用法用量 煎服，5～10g，宜打碎入煎，或入丸、散。生品入煎剂后下。

用药禁忌 阴虚咳喘及大便溏泻者忌用。本品有小毒，内服不宜过量，以免中毒。婴儿慎用。

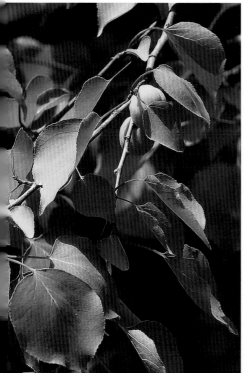

饮食禁忌 忌同时食用猪肉、狗肉、小米、栗子。

验方 ①习惯性便秘：苦杏仁、紫菀、当归、肉苁蓉各9g。水煎服。②咳嗽：杏仁、沙参各5g，川贝母3g，梨皮15g，冰糖10g。水煎代茶饮。

药茶 降气祛痰，活血。适用于咳喘，顽固性咳嗽伴有瘀血证。用杏仁5g、桃仁3g的煎煮液泡茶饮用。

药酒 润肤祛斑。适用于面色暗黑、粗糙，皮厚状丑。杏仁、白酒各适量。杏仁置容器中，添加白酒，浸至皮脱，捣烂，入布袋。每日1次，晚上取药袋拭面，5分钟后再用清水洗面。

药膳 止咳平喘。适用于咳嗽气喘，久咳不止，咳痰多及肠燥津枯，大便秘结等。杏仁（不论苦甜）20g，粳米100g，食盐或冰糖适量。将杏仁去皮尖，放入锅中加水煮汁至杏仁软烂，去渣留汁，用药汁煮粳米成粥，调入盐或冰糖温热食，每日2次。

百部 Baibu

别名 肥百部、野天冬。

来源 本品为百部科植物直立百部、蔓生百部或对叶百部的干燥块根。

采集加工 春、秋季采挖，除去须根，洗净，置沸水中略烫或蒸至无白心，取出，晒干。

植物识别 ①蔓生百部：多年生草本，茎上部蔓状，叶4片轮生；花被4片，淡绿色。分布山东、安徽、江苏、浙江、福建、江西、湖南、湖北、四川、陕西等地。②直立百部：茎直立，不分枝。叶常3～4片轮生；花腋生。分布山东、河南、安徽、江苏、浙江、福建、江西等地。③对叶百部：多年生攀援草本。叶对生，广卵形；花腋生，花被4片，黄绿色，有紫色脉纹。分布台湾、福建、广东、广西、湖南、湖北、四川、贵州、云南等地。

中药识别 本品呈不规则厚片或不规则条形斜片；表面灰白色、棕黄色，有深纵皱纹；切面灰白色、淡黄棕色或黄白色，角质样；皮部较厚，中柱扁缩。质韧软。气微、味甘、苦。

选购贮藏 以质坚实、断面角质样者为佳。置通风干燥处，防潮。

现代研究 有抑菌、杀虫等作用。

性味归经 甘、苦，微温。归肺经。

功能主治 润肺下气止咳，杀虫灭虱。用于新久咳嗽，肺痨咳嗽，顿咳；外用于头虱，体虱，蛲虫病，阴痒。蜜百部润肺止咳，用于阴虚劳嗽。

用法用量 煎服，3～9g。外用适量。久咳虚嗽宜蜜炙用。杀虫灭虱宜生百部。

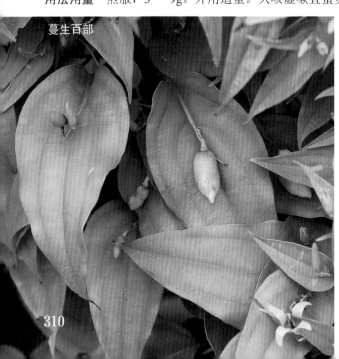

蔓生百部

验方 ①汗斑，红癣：鲜百部适量，切片搽患部。②阴囊湿疹：百部15g，黑面神60g，水煎洗患处。③风寒咳嗽：百部10g，麻黄6g，杏仁6g，甘草6g，水煎服。④支气管炎：百部15g，杏仁10g，紫菀10g，川贝母6g。水煎服。

药茶 适用于咳嗽日久，肺肾不足，老年慢性支气管炎体虚久咳。百部3g、五味子3g、花茶3g。开水冲泡后饮用。

药酒 适用于皮肤瘙痒症，癣症。百部20g研粗末，加95%乙醇100ml，浸泡7天，去渣留液。每晚用棉球蘸药液涂擦瘙痒处，以愈为度。

紫菀 Ziwan

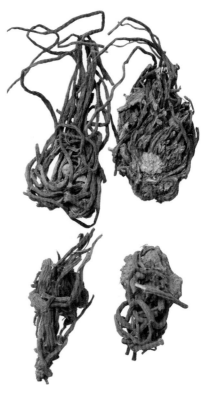

别名 夜牵牛、关公须、紫菀茸。

来源 本品为菊科植物紫菀的干燥根及根茎。

采集加工 春、秋季采挖，除去有节的根茎（习称"母根"）和泥沙，编成辫状晒干，或直接晒干。

植物识别 多年生草本，高1～1.5m。基生叶花期枯萎、脱落，长圆状或椭圆状匙形；茎生叶互生，叶片狭长椭圆形或披针形。头状花序伞房状排列，总苞半球形；花序边缘为舌状花，蓝紫色；中央有多数筒状花，黄色。瘦果倒卵状长圆形，紫褐色，冠毛污白色或带红色。花期7～9月，果期9～10月。分布黑龙江、吉林、辽宁、河北等地。

中药识别 本品根茎呈不规则块状，大小不一，顶端有茎、叶的残基；质稍硬。根茎簇生多数细根；表面紫红色或灰红色，有纵皱纹；质较柔韧。气微香，味甜、微苦。

选购贮藏 以色紫、质柔韧者为佳。置阴凉干燥处，防潮。

现代研究 有祛痰、镇咳、平喘等作用。

性味归经 辛、苦，温。归肺经。

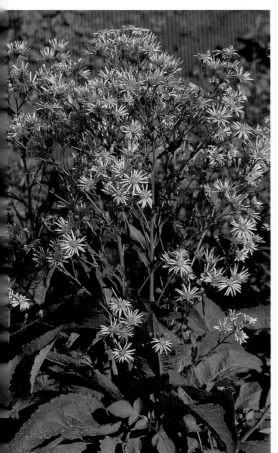

功能主治 润肺下气，消痰止咳。用于痰多喘咳，新久咳嗽，劳嗽咯血。

用法用量 煎服，5～10g。外感暴咳生用，肺虚久咳蜜炙用。

验方 ①肺虚久咳：紫菀、款冬花各30g，百部15g。水煎服，每日2次。②小便不利：紫菀、车前子（布包）各12g。水煎服。

药茶 止咳祛痰。适用于外感咳嗽久不愈，急慢性支气管炎咳喘不息。紫菀5g、款冬花3g、百部3g、花茶3g。开水冲泡后饮用。

药酒 清肺降火，润肺止咳。适用于肺痿咳嗽，吐涎沫，咽燥而不渴者。天冬200g，紫菀30g。捣碎，置容器中，加饴糖100g，用白酒1000ml浸泡7～10天，去渣留液。每次服10～30ml，每日2次。

药膳 适用于咳嗽气逆，咳痰不爽，以及肺虚久咳，痰中带血等。取紫菀10g，水煎取汁，加大米100g煮粥，待熟时入白糖适量，再煮一二沸即成，每日1剂，连食3～5天。

款冬花 Kuandonghua

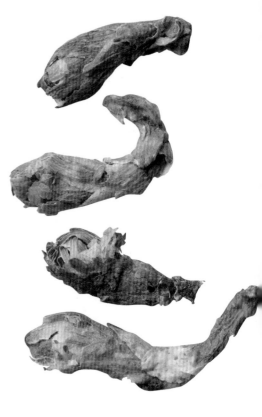

别名 冬花、款花、九九花。

来源 本品为菊科植物款冬的干燥花蕾。

采集加工 12月或地冻前当花尚未出土时采挖，除去花梗和泥沙，阴干。

植物识别 多年生草本。基生叶广心脏形或卵形，长7～15cm，宽8～10cm，边缘呈波状，边缘有顶端增厚的黑褐色疏齿。掌状网脉，主脉5～9条；叶柄长8～20cm；近基部的叶脉和叶柄带红色。冬春之间抽出花葶数条。头状花序顶生；舌状花在周围一轮，鲜黄色，花冠先端凹。花期2～3月，果期4月。分布于华北、西北及江西、湖北、湖南等地。

中药识别 本品呈长圆棒状。上端较粗，下端渐细或带有短梗，外面被有多数鱼鳞状苞片。苞片外表面紫红色或淡红色，内表面密被白色絮状茸毛。体轻，撕开后可见白色茸毛。气香，味微苦而辛。

选购贮藏 以朵大、色紫红、无花梗者为佳。置干燥处，防潮，防蛀。

现代研究 有镇咳、祛痰、平喘及抗炎等作用。

性味归经 辛、微苦，温。归肺经。

功能主治 润肺下气，止咳化痰。用于新久咳嗽，喘咳痰多，劳嗽咯血。

用法用量 煎服，5～10g。外感暴咳宜生用，内伤久咳宜炙用。

验方 ①肺热喘：款冬花10g，地骨皮15g，桑白皮15g，甘草6g。水煎服。②慢性气管炎，痰喘咳嗽：款冬花6g，白果12g，桑白皮10g，麻黄6g，杏仁10g，制半夏10g。水煎服。

药茶 润肺下气，止咳化痰。适用于咳嗽喘息，慢性支气管炎。款冬花5g，花茶3g。开水冲泡后饮用。

药膳 润肺养阴，止咳化痰。适用于肺热燥咳、肺虚久咳、肺虚劳咳痰不出。将款冬花、百合、麦冬、川贝母各30g入煲加水煎成浓汁，去渣留汁，再将削皮去核切成块状的秋梨100g以及冰糖50g、蜂蜜100g一同放入药汁内，文火慢煎成膏。冷却取出装瓶备用。每次取膏15g，日服2次，温开水冲服。

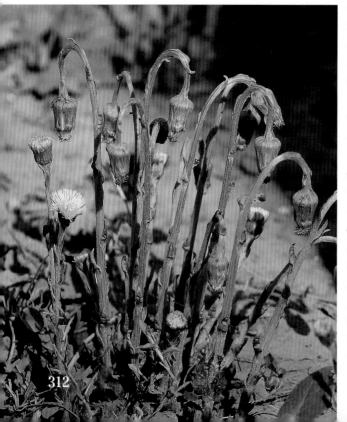

马兜铃 Madouling

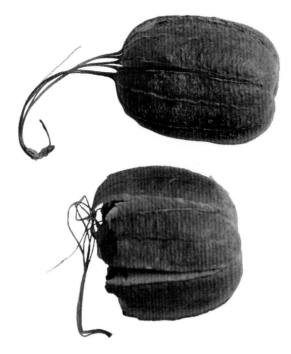

别名 兜铃、葫芦罐、臭铃铛、蛇参果。

来源 本品为马兜铃科植物北马兜铃或马兜铃的干燥成熟果实。

采集加工 秋季果实由绿变黄时采收，干燥。

植物识别 多年生缠绕草本。叶互生，叶片三角状狭卵形，基部心脏形，两侧圆耳形，基出脉5～7条。花单生于叶腋间，花被暗紫色。蒴果近圆形。花期7～8月，果期9月。分布河南、山东、安徽、江苏、浙江、广西、江西、湖南、湖北、四川、贵州等地。

中药识别 本品呈卵圆形，表面黄绿色、灰绿色或棕褐色，有纵棱线12条，由棱线分出多数横向平行的细脉纹。顶端平钝，基部有细长果梗。果皮轻而脆，易裂为6瓣，果梗也分裂为6条。气特异，味微苦。

选购贮藏 以色黄绿、种子充实者为佳。置干燥处。

现代研究 有镇咳、平喘等作用。

性味归经 苦，微寒。归肺、大肠经。

功能主治 清肺降气，止咳平喘，清肠消痔。用于肺热咳喘，痰中带血，肠热痔血，痔疮肿痛。

用法用量 煎服，3～9g。外用适量，煎汤熏洗。

用药禁忌 本品含马兜铃酸，可引起肾脏损害等不良反应。儿童及老年人慎用；孕妇、婴幼儿及肾功能不全者禁用。用量不宜过大，以免引起呕吐。虚寒喘咳及脾虚便溏者禁服，胃弱者慎服。

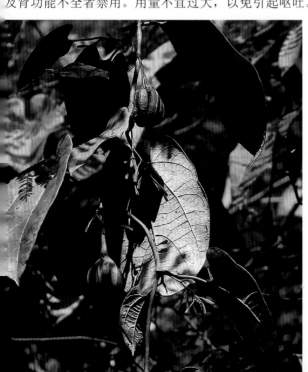

验方 1.久咳不愈：马兜铃15g，瓜蒌仁霜6g，五味子3g，炒后共研为细末，每服3g，早晚餐后开水送服。
2.痔疮：马兜铃15g，地榆20g，槐角、甘草各12g。水煎，熏洗患处，每次15～30分钟，早晚各一次。
3.降血压：马兜铃、菊花、夏枯草、钩藤各10g，石决明30g。水煎，每日一剂。

药酒 适用于风湿关节痛。马兜铃12g，威灵仙10g，白芍20g，木瓜12g，甘草15g，白酒1000ml。浸泡14天。每次服25ml，每日2次。

枇杷叶 Pipaye

别名　巴叶、芦橘叶。

来源　本品为蔷薇科植物枇杷的干燥叶。

采集加工　全年均可采收，晒至七、八成干时，扎成小把，再晒干。

植物识别　常绿小乔木。小枝黄褐色，密生锈色或灰棕色绒毛。叶片革质，有灰棕色绒毛，上部边缘有疏锯齿。圆锥花序顶生，总花梗和花梗密生锈色绒毛；花瓣白色，长圆形或卵形。果实球形或长圆形。花期10～12月，果期翌年5～6月，分布于中南及陕西、甘肃、江苏、安徽、浙江、江西、福建、台湾、四川、贵州、云南等地。

中药识别　表面灰绿色、黄棕色或红棕色，较光滑。下表面可见绒毛，主脉突出。革质而脆。气微，味微苦。

选购贮藏　以色灰绿者为佳。置干燥处。

现代研究　有镇咳、祛痰、平喘、抗炎等作用。

性味归经　苦，微寒。归肺、胃经。

功能主治　清肺止咳，降逆止呕。用于肺热咳嗽，气逆喘急，胃热呕逆，烦热口渴。

用法用量　煎服，6～10g，止咳宜炙用，止呕宜生用。

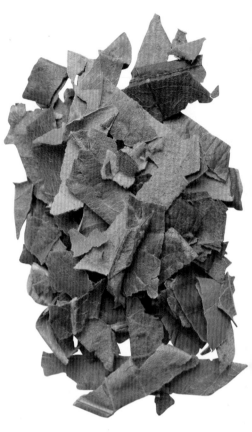

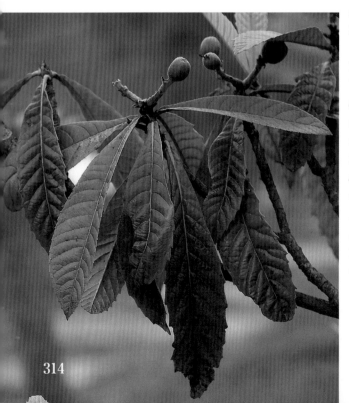

验方 1.咳嗽，痰黏不爽：枇杷叶12g，加水浓煎，用蜜糖冲服。

2.急性支气管炎：枇杷叶10g，桑叶10g，栀子30g，车前草30g。水煎服。

3.胃热呕吐或呃逆：枇杷叶12g，竹茹10g，白茅根10g，生姜6g。水煎服。

药茶 运脾祛湿，化痰。适用于风痰呕逆、饮食不下、头目昏闷。枇杷叶3g、旋覆花5g、川芎2g、细辛0.5g、前胡2g、花茶5g。开水冲泡后饮用。

药膳 清肺、化痰止咳。适用于肺热咳嗽，咳吐黄色脓性痰或咯血、衄血以及胃热呕吐呃逆等。先将枇杷叶15g用布包入煎，取浓汁后去渣，入粳米100g煮粥，粥成后入冰糖成稀薄粥。佐餐食用。

桑白皮 Sangbaipi

别名　白桑皮、桑皮、桑根皮。

来源　本品为桑科植物桑的干燥根皮。

采集加工　秋末叶落时至次春发芽前采挖根部，刮去黄棕色粗皮，纵向剖开，剥取根皮，晒干。

植物识别　参见桑叶项下。

形状　本品呈扭曲的卷筒状、槽状或板片状。外表面白色或淡黄白色，较平坦，有的残留橙黄色或棕黄色鳞片状粗皮；内表面黄白色或灰黄色，有细纵纹。气微，味微甘。

选购贮藏　以色白、皮厚、质柔韧、粉性足者为佳。置通风干燥处，防潮，防蛀。

现代研究　有镇咳、祛痰、平喘、降血糖、抗炎、镇痛、利尿等作用。

性味归经　甘，寒。归肺经。

功能主治　泻肺平喘，利水消肿。用于肺热喘咳，水肿胀满尿少，面目肌肤水肿。

用法用量　煎服，6～12g。泻肺利水、平肝清火宜生用；肺虚咳嗽宜蜜炙用。

（**验方**）①肺炎，气管炎：桑白皮6g，鱼腥草15g，一点红6g。水煎服。②阴虚咳嗽：桑白皮10g，石斛10g，天冬10g，桔梗6g，甘草3g。水煎服。

（**药茶**）适用于肺热咳喘。白茅根5g、桑白皮3g、绿茶3g。开水冲泡10分钟后饮用。

（**药酒**）适用于肺热咳喘，痰多、黏稠、色黄、身热口渴，高血压。桑白皮200g切碎，米酒1L。密封浸泡7日，去渣留液。每日3次，每次服15～20ml。

紫苏子 Zisuzi

别名　黑苏子、杜苏子。

来源　本品为唇形科植物紫苏的干燥成熟果实。

采集加工　秋季果实成熟时采收，除去杂质，晒干。

中药识别　本品呈卵圆形或类球形，表面灰棕色或灰褐色，有微隆起的暗紫色网纹。压碎有香气，味微辛。

选购贮藏　以粒饱满、色灰棕、油性足者为佳。置通风干燥处，防蛀。

现代研究　有祛痰、镇咳、平喘、降血脂、抗炎及抗过敏等作用。

性味归经　辛，温。归肺经。

功能主治　降气化痰，止咳平喘，润肠通便。用于痰壅气逆，咳嗽气喘，肠燥便秘。

用法用量　煎服，3～10g；煮粥食或入丸、散。

用药禁忌　阴虚喘咳及脾虚便溏者慎用。

饮食禁忌　忌同时食用鲤鱼、鲢鱼。

（**验方**）①哮喘：紫苏子10g，枇杷叶10g，柠檬叶3g。水煎服。②支气管炎，咳喘多痰：紫苏子6g，葶苈子6g，莱菔子6g。水煎服。

（**药酒**）适用于慢性支气管哮喘，咳嗽痰多。将紫苏子50g、陈皮30g放炒锅中，文火慢炒至香，候冷后研成细末，再置容器中，添加白酒750ml，密封浸泡30日，去渣留液。每日2次，每次服10～20ml。

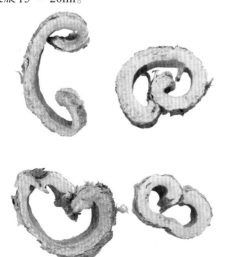

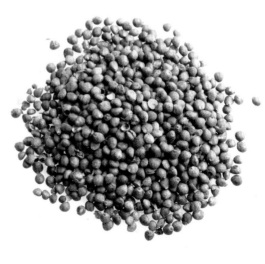

葶苈子 Tinglizi

别名 大适、大室。

来源 本品为十字花科植物播娘蒿或独行菜的干燥成熟种子。

采集加工 夏季果实成熟时采割植株，晒干，搓出种子，除去杂质。

植物识别 ①独行菜：一年生草本。叶互生；茎下部叶狭长椭圆形，边缘浅裂或深裂；茎上部叶线形。总状花序顶生；花小。短角果卵状椭圆形，扁平，顶端微凹。分布东北、河北、内蒙古、山东、山西、甘肃、青海、云南、四川等地。②播娘蒿：一年生草本，全体灰白色而被柔毛。叶互生；2～3回羽状分裂，最终的裂片狭线形。总状花序顶生。花瓣4，黄色。长角果线形。分布于东北、华北、西北、华东、西南等地。

中药识别 南葶苈子呈长圆形略扁，北葶苈子呈扁卵形。表面棕色或红棕色，微有光泽，具纵沟2条。

选购贮藏 以粒充实、棕色者为佳。置干燥处。

现代研究 有镇咳、平喘、抗抑郁、抗血小板聚集、抑菌等作用

性味归经 辛、苦，大寒。归肺、膀胱经。

功能主治 泻肺平喘，行水消肿。用于痰涎壅肺，喘咳痰多，胸胁胀满，不得平卧，胸腹水肿，小便不利。

用法用量 3～10g，包煎。

（验方）久咳痰喘，咳嗽气急多痰：葶苈子3g，莱菔子10g，紫苏子10g。水煎服。

（药茶）泻肺祛痰。适用于肺失宣降所致痰壅咳嗽。葶苈子3g、川贝母1g、花茶3g。开水冲泡后饮用。

（药酒）适用于咳嗽气喘，痰多，胸胁痞满，遍身水肿，小便不利。葶苈子100g，白酒500ml。密封浸泡3日，去渣留液。每日2次，每次服20ml。

（药膳）清热祛痰，下气平喘。将葶苈子10g用纱布包好，放入砂锅内煎取汁，放入红枣20枚（去核）、粳米50g，共煮成粥，调入冰糖，稍煮即可。温热服，每日2次。身体虚弱者慎用。

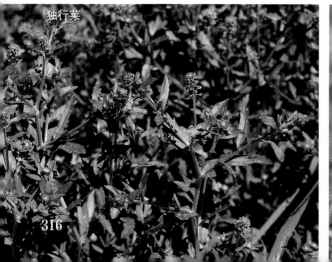
独行菜

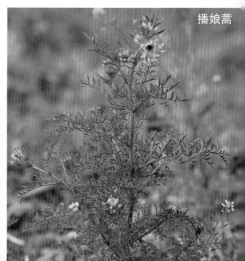
播娘蒿

316

白果 Baiguo

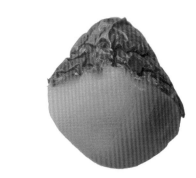

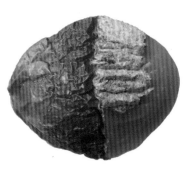

别名　银杏。

来源　本品为银杏科植物银杏的干燥成熟种子。

采集加工　秋季种子成熟时采收，除去肉质外种皮，洗净，稍蒸或略煮后，烘干。

植物识别　落叶乔木。叶片扇形，淡绿色，有多数2叉状并列的细脉。种子核果状，椭圆形至近球形，外种皮肉质，有白粉，熟时淡黄色或橙黄色；中种皮骨质，白色，具2～3棱。种子成熟期9～10月。全国各地均有栽培。

中药识别　本品略呈椭圆形，表面黄白色或淡棕黄色，平滑。内种皮膜质。气微，味甘、微苦。

选购贮藏　以粒大、种仁饱满、断面色淡黄者为佳。置通风干燥处。

现代研究　有平喘、抗寄生虫、抗炎、延缓衰老等作用。

性味归经　甘、苦、涩，平；有毒。归肺、肾经。

功能主治　敛肺定喘，止带缩尿。用于痰多喘咳，带下白浊，遗尿尿频。

用法用量　煎服，5～10g，捣碎。

用药禁忌　本品有毒，不可多用，小儿尤当注意。过食白果可致中毒，出现腹痛、吐泻、发热、紫绀以及昏迷、抽搐，严重者可呼吸麻痹而死亡。

次食禁忌　忌同时食用鳝鱼、鳗鱼。

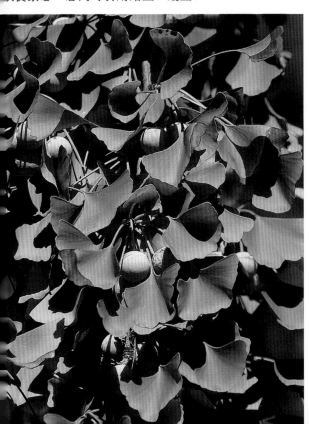

验方　①慢性气管炎，痰喘咳嗽：白果10g，麻黄10g，炙甘草3g，水煎服。②小便频数，遗尿：陈白果5粒，蜗牛3只（焙干），研细粉开水冲服。③妇女白带：白果10g，莲子15g，海螵蛸15g，水煎服。④支气管哮喘：白果10g，紫苏子10g，麻黄6g，甘草6g。水煎服。

药茶　适用于哮喘痰嗽，白带，遗尿。白果5g、花茶3g。用250ml水煎煮白果至水沸后，冲泡花茶饮用。

药膳　适用于慢性支气管炎、哮喘属肺虚者，症见咳嗽气喘日久不愈，动则尤甚，体倦气短，饮食不佳等。白果10g，豆腐皮30g切碎，粳米50g。放入煲内，加水适量，文火煮成粥，加入调味品调味。每日一料，分2次食用，连用两周。

胡颓子叶 Hutuiziye

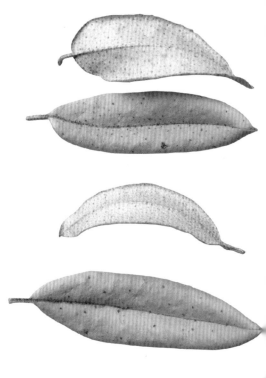

别名　蒲颓叶。

来源　本品为胡颓子科植物胡颓子的叶。

采集加工　全年均可采收，鲜用或晒干。

植物识别　常绿直立灌木，高3～4m。具刺，刺长20～40mm，深褐色；小枝密被锈色鳞片，老枝鳞片脱落后显黑色，具光泽。叶互生，叶片革质，椭圆形或阔椭圆形，边缘微反卷或微波状，上面绿色，有光泽，下面银白色，密被银白色和少数褐色鳞片。花白色或银白色，被鳞片，花被筒圆形或漏斗形，先端4裂。果实椭圆形，幼时被褐色鳞片，成熟时红色。花期9～12月，果期翌年4～6月。分布于江苏、安徽、浙江、江西、福建、湖北、湖南、广东、广西、四川、贵州等地。

中药识别　叶椭圆形或长圆形，先端钝尖，基部圆形，全缘或微波状缘，革质，上表面浅绿色或黄绿色，具光泽，散生少数黑褐色鳞片；叶背面被银白色星状毛，并散生多数黑褐色或浅棕色鳞片，主脉在叶背面突出，密生黑褐色鳞片，叶片常向背面反卷，有时成筒状。质稍硬脆，气微，味微涩。

选购贮藏　以叶大、色黄绿、上表面具光泽者为佳。置干燥处。

现代研究　有增强免疫等作用。

性味归经　酸，微温。归肺经。

功能主治　平喘止咳，止血，解毒。用于肺虚咳嗽，气喘，咯血，吐血，痈疽。

用法用量　煎汤，9～15g；或研末。外用适量捣敷或煎水熏洗。

验方 1.肺虚喘咳气短：胡颓子叶焙干碾细末，每次6g，米汤调和加饴糖适量温服。

2.支气管哮喘：胡颓子叶15g，紫菀6g，百部9g。水煎服。

3.肺痨咯血：鲜胡颓子叶24g（或干品15g），冰糖15g。开水冲炖饭后服，每日2次，连服1星期。

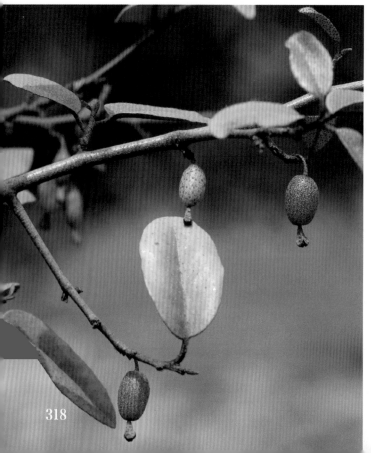

罗汉果 Luohanguo

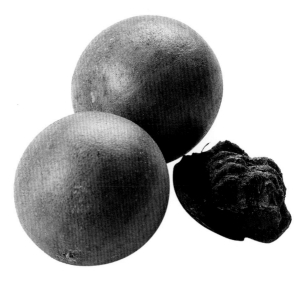

别名 拉汉果、假苦瓜、光果木鳖。

来源 本品为葫芦科植物罗汉果的干燥果实。

采集加工 秋季果实由嫩绿色变深绿色时采收，晾数天后，低温干燥。

植物识别 多年生攀援藤本。嫩茎被白色柔毛和红色腺毛，茎暗紫色，具纵棱。叶互生，卵形或长卵形，全缘。雄花腋生，5～7朵排列成总状；花瓣5，淡黄色，微带红色。瓠果圆形、长圆形或倒卵形。花期6～8月，果期8～10月。广西有大量栽培。

中药识别 本品呈卵形、椭圆形或球形。表面褐色、黄褐色或绿褐色，有深色斑块和黄色柔毛。体轻，质脆，果皮薄，易破。果瓤（中、内果皮）海绵状，浅棕色。种子扁圆形，多数。气微，味甜。

选购贮藏 以个大、色黄褐、味甜者为佳。置干燥处，防霉，防蛀。

现代研究 有镇咳、祛痰及治便秘等作用。

性味归经 甘，凉。归肺、大肠经。

功能主治 清热润肺，利咽开音，滑肠通便。用于肺热燥咳，咽痛失音，肠燥便秘。

用法用量 煎服，9～15g；或开水泡服。

验方 1.气管炎，咽喉炎：罗汉果30g，开水冲泡当茶饮。

2.肠燥热所致的大便秘结带血：罗汉果1只，火麻仁15g，墨旱莲30g。水煎服。

3.肺虚咳嗽：罗汉果1只，百合15g，水煎，调蜜糖适量服。

药茶 1.生津止渴，止咳。罗汉果10g、绿茶3g、冰糖12g。用开水冲泡后饮用。

2.生津利咽。罗汉果12g、胖大海2枚、冰糖12g。用开水冲泡后饮用。

药膳 1.清热润肺，生津利咽。罗汉果250g打碎，加水适量，煎煮，每30分钟取煎液1次，加水再煎，共煎3次，最后去渣，合并煎液，再继续以小火煎熬浓缩到稠黏将要干锅时，停火，待冷后，拌入干燥的白糖粉500g把汁液吸净，混匀，晒干，压碎，装瓶备用。每次10g，以沸水冲化，饮用。次数不限。

2.止咳。罗汉果半只，鲤鱼500g，同煮，喝汤吃鱼。

朱砂 Zhusha

别名　镜面砂、豆瓣砂、朱宝砂、辰砂。
来源　为硫化物类矿物辰砂族辰砂，主含硫化汞。主产于贵州、湖南、四川。
采集加工　采挖后，选取纯净者，用磁铁吸净含铁的杂质，再用水淘去杂石和泥沙。
中药识别　本品为粒状或块状。鲜红色或暗红色，具光泽。体重，质脆，片状者易破碎，粉末状者有闪烁的光泽。气微，味淡。
选购贮藏　以色鲜红、有光泽、无杂石者为佳。置干燥处。
现代研究　有镇静、抗惊厥、抗心律失常等作用。
性味归经　甘，微寒；有毒。归心经。
功能主治　清心镇惊，安神，明目，解毒。用于心悸易惊，失眠多梦，癫痫发狂，小儿惊风，视物昏花，口疮，喉痹，疮痈肿毒。
用法用量　0.1～0.5g，多入丸散服，不宜入煎剂。外用适量。
用药禁忌　本品有毒，内服不可过量或持续服用，孕妇及肝肾功能不全者禁服。入药只宜生用，忌火煅。
饮食禁忌　忌同时食用猪血、鲤鱼、鲢鱼。

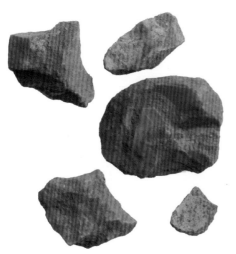

磁石 Cishi

别名　慈石、生磁石、灵磁石。
来源　为氧化物类矿物尖晶石族磁铁矿，主含四氧化三铁。主产于辽宁、河北、山东、江苏。
采集加工　采挖后，除去杂石。砸碎。
中药识别　本品为块状集合体，呈不规则块状。灰黑色或棕褐色，具金属光泽。有土腥气，无味。
中药识别　本品为不规则的碎块。灰黑色或褐色，条痕黑色，具金属光泽。质坚硬。具磁性。有土腥气，味淡。
选购贮藏　以色灰黑、有光泽、能吸铁者为佳。置干燥处。
现代研究　有镇静、镇痛、抗惊厥、抗炎、止血等作用。
性味归经　咸，寒。归肝、心、肾经。
功能主治　镇惊安神，平肝潜阳，聪耳明目，纳气平喘。用于惊悸失眠，头晕目眩，视物昏花，耳鸣耳聋，肾虚气喘。
用法用量　煎服，9～30g；宜打碎先煎。入丸、散，每次1～3g。
用药禁忌　因吞服后不易消化，如入丸、散，不可多服，脾胃虚弱者慎用。

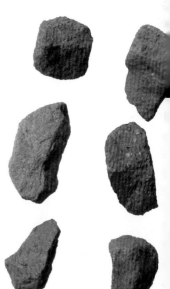

柏子仁 Baiziren

别名 柏实、柏子、侧柏子。

来源 本品为柏科植物侧柏的干燥成熟种仁。

采集加工 秋、冬季采收成熟种子，晒干，除去种皮，收集种仁。

中药识别 本品呈长卵形或长椭圆形。表面黄白色或淡黄棕色，外包膜质内种皮。质软，富油性。气微香，味淡。

选购贮藏 以粒饱满、色黄白、油性大者为佳。置阴凉干燥处，防热，防蛀。

现代研究 有镇静作用。

性味归经 甘，平。归心、肾、大肠经。

功能主治 养心安神，润肠通便，止汗。用于阴血不足，虚烦失眠，心悸怔忡，肠燥便秘，阴虚盗汗。

用法用量 煎服，3～10g。

用药禁忌 便溏及多痰者慎用。

验方 ①肠燥便秘：柏子仁15g，火麻仁15g。水煎服或研末吞服。②心悸怔忡，虚烦失眠：柏子仁30g，夜交藤30g。水煎服。③自汗盗汗：柏子仁10g，浮小麦15g，糯稻根15g，红枣5个。水煎服。

药茶 润肠通便，清热解渴。鲜香蕉（去皮）2根、柏子仁5g、红茶3g。用香蕉、柏子仁的煎煮液泡茶饮用。可加适量蜂蜜。

药酒 益气养血，补养五脏。适用于气血不足，面色少华，心慌气短。柏子仁、何首乌、肉苁蓉、牛膝各15g，白酒500ml。密封浸泡20日，去渣留液。每日2次，每次服10～20ml。

药膳 养心安神，润肠通便。柏子仁15g，粳米100g，一起放入锅内，加水适量，用慢火煮至粥稠时，加入适量蜂蜜，搅拌均匀即可食用。宜热服。

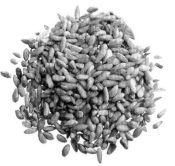

灵芝 Lingzhi

别名 赤芝、丹芝、木芝、木灵芝、紫灵芝。

来源 本品为多孔菌科真菌赤芝或紫芝的干燥子实体。主产于四川、浙江、江西、湖南等地。

采集加工 全年采收，除去杂质，剪除附有朽木、泥沙或培养基质的下端菌柄，阴干或在40～50℃烘干。

中药识别 赤芝外形呈伞状，菌盖肾形、半圆形或近圆形，皮壳坚硬，黄褐色至红褐色，有光泽，具环状棱纹和辐射状皱纹。菌肉白色至淡棕色。气微香，味苦涩。

选购贮藏 以子实体粗壮、肥厚、皮壳具光泽者为佳。置干燥处，防霉，防蛀。

现代研究 有增强免疫、抗肿瘤、保肝、降血糖及治疗糖尿病、抗衰老、抗氧化、降血脂、抗动脉粥样硬化等作用。

性味归经 甘，平。归心、肺、肝、肾经。

功能主治 补气安神，止咳平喘。用于心神不宁，失眠心悸，肺虚咳喘，虚劳短气，不思饮食。

用法用量 煎服，6～12g；研末吞服1.5～3g。

验方 ①神经衰弱，病后体弱：灵芝研细粉，每次服1.5g，日服2次，开水冲泡服，也可浸酒服。②气血两虚，神经衰弱，失眠，盗汗，惊悸：灵芝10g，龙眼肉30g，龙齿（先煎）15g，夜交藤15g。水煎服。

药酒 益气安神。用于气虚乏力，心悸健忘，失眠，神经衰弱。灵芝50g，人参15g。用白酒1000ml浸泡14日。每次服20ml，每日2次。

药膳 适用于肺肾虚咳喘：粳米100g，灵芝、核桃仁各20g。小火煮至米烂汤稠，表面浮有粥油时，放入精盐调味。佐餐食用

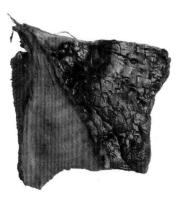

酸枣仁 Suanzaoren

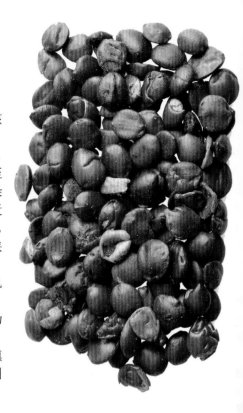

别名 枣仁、酸枣核。

来源 本品为鼠李科植物酸枣的干燥成熟种子。

采集加工 秋末冬初采收成熟果实，除去果肉和核壳，收集种子，晒干。

植物识别 落叶灌木，高1～3m。枝上有两种刺，一为针形刺，一为反曲刺。叶互生，叶片椭圆形至卵状披针形，边缘有细锯齿，主脉3条。花2～3朵簇生叶腋，小形，黄绿色；花瓣小，5片。核果近球形，熟时暗红色。花期4～5月，果期9～10月。分布辽宁、内蒙古、河北、河南、山东、山西、陕西、甘肃、安徽、江苏等地。

中药识别 本品呈扁圆形或扁椭圆形，表面紫红色或紫褐色，平滑有光泽。气微，味淡。

选购贮藏 以粒大饱满、外皮紫红色、无核壳者为佳。置阴凉干燥处，防蛀。

现代研究 有镇静催眠、抗心律失常、抗惊厥、镇痛、解热、降压、降血脂、抗缺氧、抗肿瘤、抑制血小板聚集等作用。

性味归经 甘、酸，平。归肝、胆、心经。

功能主治 养心补肝，宁心安神，敛汗，生津。用于虚烦不眠，惊悸多梦，体虚多汗，津伤口渴。

用法用量 煎服，10～15g。研末吞服，每次1.5～2g。本品炒后质脆易碎，便于煎出有效成分，可增强疗效。

验方 ①神经衰弱，心烦，心悸，失眠：酸枣仁100g，研细粉，临睡前服10g，开水送服。②阴虚潮热，盗汗：酸枣仁15g，生地黄15g，生白芍12g，牡蛎30g，水煎服。③睡中盗汗：酸枣仁、人参、茯苓各等量，研细粉，每次服6g，日服2次，用米汤水送服。

药茶 清心安神。适用于睡卧不安、心多惊悸。用酸枣仁5g的煎煮液200ml，冲泡竹叶3g、花茶1g饮用。

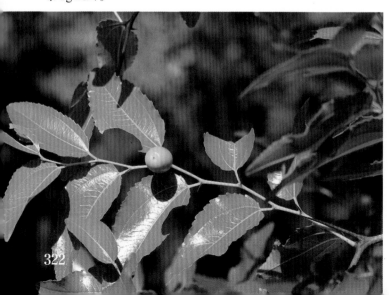

药酒 养心安神。适用于健忘、失眠、神经衰弱、更年期综合征。酸枣仁150g，丹参100g，五味子50g。上述诸药碾碎，用米酒1000ml浸泡14日，去渣留液。每晚临睡前饮20～30ml。

药膳 滋阴清热，养血安神。凡因虚劳体弱而致骨蒸烦热、羸瘦乏力、失眠多梦者可辅食此粥。先煮酸枣仁30g、生地黄30g取汁，入粳米50g煮米粥佐餐食用。

合欢皮 Hehuanpi

别名 合昏皮、夜合皮、青裳皮。

来源 本品为豆科植物合欢的干燥树皮。

采集加工 夏、秋季剥取，晒干。

植物识别 落叶乔木。二回羽状复叶，互生，总花柄近基部及最顶1对羽片着生处各有一枚腺体；羽片4～12对，小叶10～30对，线形至长圆形。头状花序生于枝端，花淡红色。荚果扁平。花期6～8月，果期8～10月。分布于东北、华东、中南及西南各地。

中药识别 外表面灰棕色至灰褐色，稍有纵皱纹，密生明显的椭圆形横向皮孔。内表面淡黄棕色或黄白色，平滑，具细密纵纹。

选购贮藏 以皮细嫩、皮孔明显者为佳。置通风干燥处。

现代研究 有镇静、增强免疫、抗肿瘤、抗炎等作用。

性味归经 甘，平。归心、肝、肺经。

功能主治 解郁安神，活血消肿。用于心神不安，忧郁失眠，肺痈，疮肿，跌扑伤痛。

用法用量 煎服，6～12g。外用适量。

用药禁忌 孕妇慎用

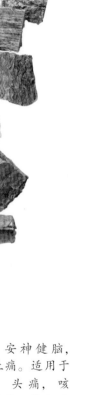

验方 心烦失眠：合欢皮9g，夜交藤15g。水煎服。

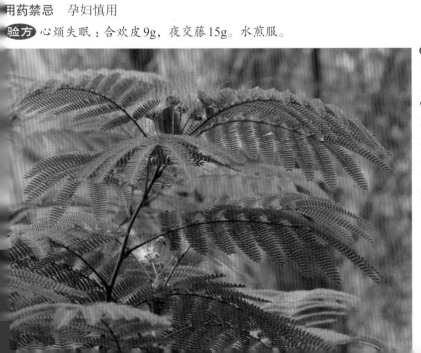

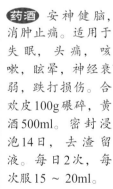

药酒 安神健脑，消肿止痛。适用于失眠，头痛，咳嗽，眩晕，神经衰弱，跌打损伤。合欢皮100g碾碎，黄酒500ml。密封浸泡14日，去渣留液。每日2次，每次服15～20ml。

合欢花 Hehuanhua

来源 本品为豆科植物合欢的干燥花序。

采集加工 夏季花开放时择晴天采收，及时晒干。

中药识别 头状花序，皱缩成团。花全体密被毛茸，细长而弯曲，淡黄色或黄褐色。气微香，味淡。

采购贮藏 置通风干燥处。

性味与归经 甘，平。归心、肝经。

功能主治 解郁安神。用于心神不安，忧郁失眠。

用法与用量 煎服，5～10g。

验方 神烦不宁，抑郁失眠：合欢花、柏子仁各9g，白芍6g，龙齿15g，琥珀粉3g（分2次冲服）。水煎服。

药茶 开郁化痰安神。适用于痰郁生热燥咳、烦乱不宁。合欢花5g、川贝母2g、花茶3g。开水冲泡后饮用。

药膳 安神解郁。合欢花30g，粳米50g，同放入锅内，用文火煮粥稠。每晚睡前1小时空腹温热顿服。

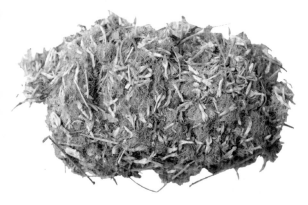

首乌藤 Shouwuteng

别名 夜交藤、棋藤。

来源 本品为蓼科植物何首乌的干燥藤茎。

采集加工 秋、冬季采割，除去残叶，捆成把或趁鲜切段，干燥。

植物识别 参见何首乌项下。

选购贮藏 以外皮紫褐色者为佳。置干燥处。

现代研究 有镇静催眠作用，与戊巴比妥钠合用有明显的协同作用。

性味归经 甘，平。归心、肝经。

功能主治 养血安神，祛风通络。用于失眠多梦，血虚身痛，风湿痹痛，皮肤瘙痒。

用法用量 煎服，9～15g。外用适量，煎水洗患处。

验方 1.虚烦失眠多梦：夜交藤30g，水煎服。
2.皮肤瘙痒：夜交藤、苍耳子各适量，煎水外洗。
3.心悸怔忡，虚烦失眠：夜交藤15g，柏子仁15g，炒酸枣仁10g，远志10g，茯苓10g。水煎服。

药酒 养血安神。适用于失眠。夜交藤30g、合欢皮30g、桑椹30g、徐长卿30g、丹参15g、五味子10g、甘草10g，用白酒1000ml浸泡2周，去渣留液。每次服15～20ml，早晚各1次。

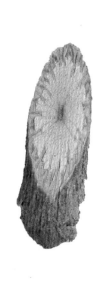
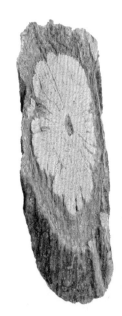

远志 Yuanzhi

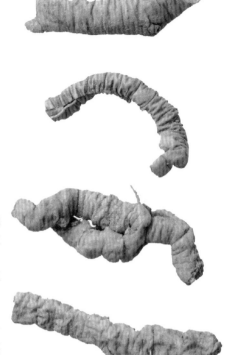

别名 远志筒、远志肉、远志棍、关远志。

来源 本品为远志科植物远志的干燥根。

采集加工 春、秋季采挖，除去须根和泥沙，晒干。

植物识别 多年生草本，高25～40cm。茎基部丛生，细柱形。单叶互生，叶柄短或近于无柄；叶片线形，全缘。总状花序顶生，花小，稀疏；花瓣3，淡紫色，其中1枚较大，呈龙骨瓣状，先端着生流苏状附属物。蒴果扁平，圆状倒心形，边缘狭翅状。花期5～7月，果期6～8月。分布东北、华北、西北及山东、安徽、江西、江苏等地。

中药识别 本品呈圆柱形的段。外表皮灰黄色至灰棕色，有横皱纹。切面棕黄色，中空。气微，味苦、微辛，嚼之有刺喉感。

选购贮藏 以色灰黄、肉厚、去净木心者为佳。置通风干燥处。

性味归经 苦、辛，温。归心、肾、肺经。

功能主治 安神益智，交通心肾，祛痰，消肿。用于心肾不交引起的失眠多梦、健忘惊悸、神志恍惚，咳痰不爽，疮疡肿毒，乳房肿痛。

用法用量 煎服，3～10g。外用适量。化痰止咳宜炙用。制远志以安神益智为主。

用药禁忌 凡实热或痰火内盛者，以及有胃溃疡或胃炎者慎用。

验方 ①神经衰弱，心悸不眠，健忘：远志10g，五味子6g。水煎服。②咳嗽痰多：远志6g，紫菀10g，杏仁10g，桔梗6g，甘草6g。水煎服。

药茶 适用于心气不足，忧愁悲伤、神志不宁。远志5g，石菖蒲1g，茯苓2g，人参2g。开水冲泡后饮用。

药酒 适用于一切痈疽、发背、疖毒；惊悸失眠，健忘。远志10g研末，白酒500ml。密封浸泡7日，去渣留液。每日1次，每次服10～20ml。

药膳 适用于心肝血虚引起的心悸、怔忡、失眠等症。取猪心1具，将猪心剖开，洗净，置砂锅内，再将打破的枣仁15g及茯神15g、远志6g一起放入锅内，加清水适量，先用武火烧沸，打去浮沫后，改用文火，炖至猪心熟透，加精盐少许调味。食猪心及汤。

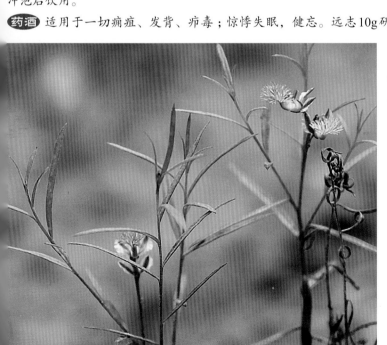

第十七章 平肝息风药

一、平抑肝阳药

石决明 Shijueming

别名 九孔石决。

来源 本品为鲍科动物杂色鲍、皱纹盘鲍、羊鲍、澳洲鲍、耳鲍的贝壳。

采集加工 夏、秋季捕捞，去肉，洗净，干燥。

中药识别 杂色鲍呈长卵圆形。表面暗红色，有多数不规则的螺肋和细密生长线。内面光滑，具珍珠样彩色光泽。气微，味微咸。

选购贮藏 以内面具珍珠样光彩者为佳。置干燥处。

现代研究 有抑菌、保肝、抗凝血等作用。

性味归经 咸，寒。归肝经。

功能主治 平肝潜阳，清肝明目。用于头痛眩晕，目赤翳障，视物昏花，青盲雀目。

用法用量 煎服，6 ~ 20g；应打碎先煎。平肝、清肝宜生用，外用点眼宜煅用、水飞。

用药禁忌 本品咸寒易伤脾胃，故脾胃虚寒，食少便溏者慎用。

验方 ①眩晕：石决明20g，菊花12g，枸杞子12g，桑叶12g。水煎服。②高血压（适用于老年高血压头痛）：石决明30g，钩藤24g，僵蚕9g，菊花9g，夏枯草15g。水煎服。

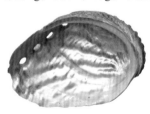
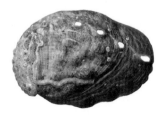

牡蛎 Muli

别名 左牡蛎。

来源 本品为牡蛎科动物长牡蛎、大连湾牡蛎或近江牡蛎的贝壳。

采集加工 全年均可捕捞，去肉，洗净，晒干。

中药识别 长牡蛎：呈长片状。右壳较小，鳞片坚厚，层状或层纹状排列。壳外面平坦或具数个凹陷，淡紫色、灰白色或黄褐色；内面瓷白色，壳顶二侧无小齿。左壳凹陷深，鳞片较右壳粗大，壳顶附着面小。质硬，断面层状，洁白。气微，味微咸。

选购贮藏 以内面光洁、色白者为佳。置干燥处。

现代研究 有镇静、抗惊厥、镇痛等作用。

性味归经 咸，微寒。归肝、胆、肾经。

功能主治 重镇安神，潜阳补阴，软坚散结。用于惊悸失眠，眩晕耳鸣，瘰疬痰核，癥瘕痞块。煅牡蛎用于自汗盗汗，遗精滑精，崩漏带下，胃痛吞酸。

用法用量 煎服，9 ~ 30g；宜打碎先煎。外用适量。收敛固涩宜煅用，其他宜生用。

用药禁忌 脾胃虚寒者慎用。

验方 ①自汗或盗汗：煅牡蛎15g，浮小麦15g，黄芪10g，麻黄根6g。水煎服。②遗精：煅牡蛎15g，金樱子10g。水煎服。③胃酸过多：煅牡蛎15g，海螵蛸15g，浙贝母15g，共研细粉，每次服10g，日服3次，开水送服。

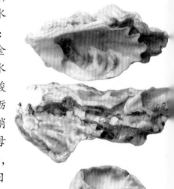
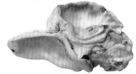

蒺藜 Jili

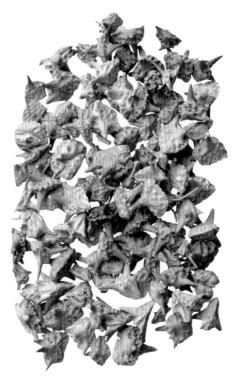

别名　白蒺藜、刺蒺藜。

来源　为蒺藜科植物蒺藜的果实。

采集加工　秋季果实成熟时采收。割下全株，晒干，打下果实，碾去硬刺，除去杂质。炒黄或盐炙用。

植物识别　一年生草本。茎由基部分枝，平卧地面。偶数羽状复叶对生，一长一短；长叶具6～8对小叶；短叶具3～5对小叶；小叶对生，长圆形。花小，单生于短叶的叶腋；花瓣5，淡黄色，倒卵形。果实为离果，五角形或球形，由5个呈星状排列的果瓣组成，每个果瓣具长短棘刺各1对。花期5～8月，果期6～9月。分布于全国各地。

中药识别　炒蒺藜：为单一的分果瓣，分果瓣呈斧状；背部棕黄色，隆起，有纵棱，两侧面粗糙，有网纹。气微香，味苦、辛。

选购贮藏　以颗粒均匀、饱满坚实、色灰白者为佳。置干燥处，防霉。

现代研究　有抗过敏、降血糖等作用。

性味归经　辛、苦，微温。有小毒。归肝经。

功能主治　平肝解郁，活血祛风，明目，止痒。用于头痛眩晕，胸胁胀痛，乳闭乳痈，目赤翳障，风疹瘙痒。

用法用量　煎服，6～10g；或入丸、散剂。外用适量。炒蒺藜常用于头痛眩晕，胸胁胀痛，乳汁不通。

用药禁忌　孕妇慎用。

验方　①肝郁胸胁胀痛，肝阳眩晕头痛：炒蒺藜10g，菊花10g，蔓荆子10g，钩藤10g。水煎服。②急性结膜炎：蒺藜10g，决明子10g，龙胆草10g。水煎服。③白癜风：蒺藜研细粉，取适量，醋调搽患处，连用1个月。④皮肤风疹，荨麻疹，皮肤瘙痒症：蒺藜15g，浮萍10g。苍耳子（炒）10g，水煎服。

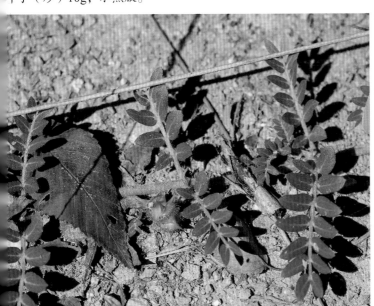

药茶　适用于妇女浊白带下。用车前子3g、白蒺藜3g的煎煮液300ml，冲泡绿茶饮用。

药膳　适用于肝肾不足所致视物昏暗。枸杞子30g，蒺藜子12g，女贞子12g，车前子15g，菟丝子15g，白菊花15g。研为粗末，混合均匀，装入瓶中备用。每用取药末15g煎取汤液，猪肝90g切为薄片，加盐少许调味，煮汤服或蒸服。

罗布麻叶 Luobumaye

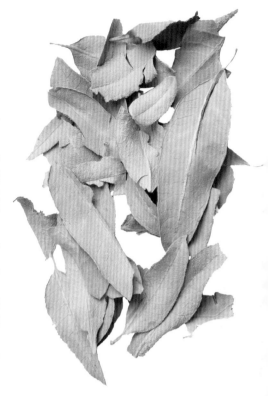

别名 吉吉麻、野茶叶、红柳子。

来源 本品为夹竹桃科植物罗布麻的干燥叶。

采集加工 夏季采收，除去杂质，干燥。

植物识别 多年生草本，高1～2m，全株含有乳汁。茎直立，紫红色或淡红色。叶对生，椭圆形或长圆状披针形，叶缘具细牙齿。聚伞花序生于茎端或分枝上，花冠粉红色或浅紫色，钟形，下部筒状，上端5裂。蓇葖果长角状，熟时黄褐色，带紫晕，成熟后沿粗脉开裂。种子顶端簇生白色细长毛。花期6～7月，果期8～9月。分布辽宁、吉林、内蒙古、甘肃、新疆、陕西、山西、山东、河南、河北、江苏及安徽北部等地。

中药识别 本品多皱缩卷曲，有的破碎，完整叶片展平后呈椭圆状披针形或卵圆状披针形。淡绿色或灰绿色，边缘具细齿。气微，味淡。

选购贮藏 以完整、色绿者为佳。置阴凉干燥处。

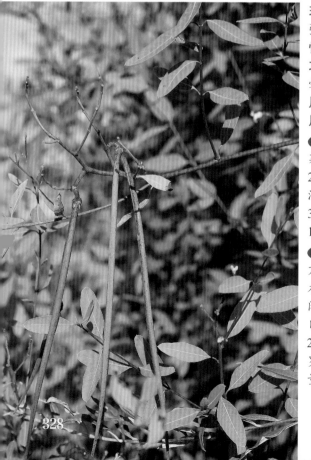

现代研究 有镇静、抗抑郁、降血脂、抗动脉粥样硬化等作用。

性味归经 甘、苦，凉。归肝经。

功能主治 平肝安神，清热利水。用于肝阳眩晕，心悸失眠，水肿尿少。

用法用量 煎服或开水泡服，6～12g。

用药禁忌 不宜过量或长期服用，以免中毒。

验方 1.肝阳上亢，头晕目眩：罗布麻15g，菊花15g，枸杞子10g，开水冲泡作茶常饮。

2.神经衰弱，失眠，心悸：罗布麻15g，开水浸泡，随时饮。

3.高血压：罗布麻6g，每天泡茶喝，疗程1～2个月。

药膳 1.平肝清热，利尿安神。适用于肝阳上亢所致的头痛眩晕，脑涨烦躁，失眠，肢体麻木，小便不利等症。取罗布麻10g，以沸水密闭浸泡5～10分钟，不拘时间，代茶频饮，每日数次。

2.久服可降低血脂、血压，还可防治冠心病。罗布麻叶6g，山楂15g，五味子5g，冰糖适量。用开水冲泡代茶饮用。

二、息风止痉药

天麻 Tianma

别名 明天麻、赤箭、定风草。

来源 本品为兰科植物天麻的干燥块茎。

采集加工 立冬后至次年清明前采挖，立即洗净，蒸透，敞开低温干燥。

植物识别 多年生寄生草本，高60～100cm。茎直立，圆柱形，黄赤色。叶呈鳞片状，膜质。花序为穗状的总状花序，花黄赤色。分布吉林、辽宁、河北、河南、安徽、湖北、四川、贵州、云南、陕西、西藏等地。

中药识别 本品呈椭圆形或长条形，略扁，皱缩而稍弯曲。表面黄白色至淡黄棕色，有纵皱纹及由潜伏芽排列而成的横环纹多轮。断面较平坦，黄白色至淡棕色，角质样。气微，味甘。

选购贮藏 以色黄、切面半透明者为佳。置通风干燥处，防蛀。

现代研究 有抗惊厥、抗癫痫、抗抑郁、镇静、镇痛、降血压、抗炎、增强免疫等作用。

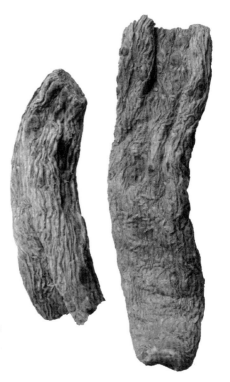

性味归经 甘，平。归肝经。

功能主治 息风止痉，平抑肝阳，祛风通络。用于小儿惊风，癫痫抽搐，破伤风，头痛眩晕，手足不遂，肢体麻木，风湿痹痛。

用法用量 煎服，3～10g。研末冲服，每次1～1.5g。

验方 ①高血压病，眩晕，失眠：天麻10g，杜仲10g、野菊花10g，钩藤10g，桑寄生10g。水煎服。②老年性头晕：天麻30g，乌鸡肉适量，共炖食。③血虚头痛，眩晕：天麻10g，猪瘦肉适量，炖食。

药茶 祛风痰，利头目。适用于风湿痰饮上攻、头目眩胀晕旋。旋覆花5g、天麻2g、菊花3g、绿茶3g。开水冲泡后饮用。

药酒 适用于风湿麻木，瘫痪。天麻30g，桑寄生30g，羌活6g，独活6g，用米酒500ml浸泡30～60日。早晚服15～30ml。

药膳 息风、行气、活血。适用于身体虚弱、产后血虚头昏等症。鸡1只（500g），天麻10g，调料适量。天麻洗净、切片，放入鸡腹内，鸡入锅加水清炖至熟烂，加调料入味后食用。

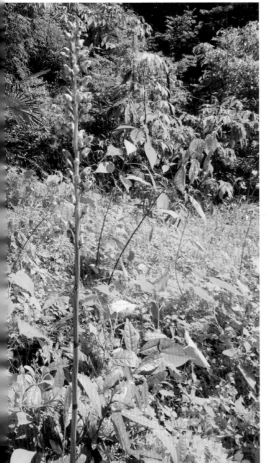

钩藤 Gouteng

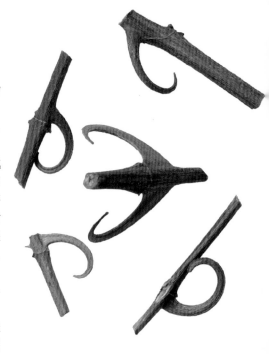

别名 嫩钩藤、双钩藤、双钩钩。

来源 本品为茜草科植物钩藤的干燥带钩茎枝。

采集加工 秋、冬季采收，去叶，切段，晒干。

植物识别 ①钩藤：常绿木质藤本。叶腋有成对或单生的钩，向下弯曲。叶对生，叶片卵形、卵状长圆形或椭圆形，全缘。头状花序单个腋生或为顶生的总状花序式排列，花黄色。蒴果倒卵形或椭圆形。花期6～7月，果期10～11月。分布浙江、福建、广东、广西、江西、湖南、四川、贵州等地。②大叶钩藤：叶片大，革质；花萼裂片线状长圆形；花和小蒴果具柄，花间小苞片无。

中药识别 本品茎枝呈圆柱形或类方柱形。表面红棕色至紫红色者具细纵纹；黄绿色至灰褐色者有的可见白色点状皮孔。多数枝节上对生两个向下弯曲的钩或仅一侧有钩。断面黄棕色，皮部纤维性，髓部黄白色或中空。气微，味淡。

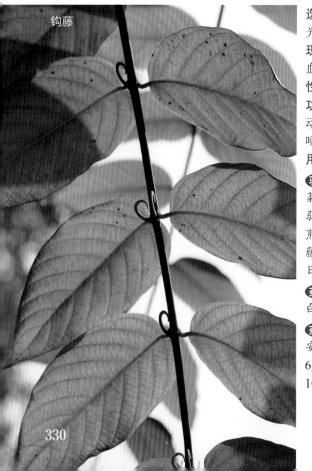

钩藤

选购贮藏 以双钩形如锚状、茎细、钩结实、光滑、色红褐或紫褐者为佳。置干燥处。

现代研究 有镇静、抗癫痫、降血压、抗脑缺血等作用。

性味归经 甘，凉。归肝、心包经。

功能主治 息风定惊，清热平肝。用于肝风内动，惊痫抽搐，高热惊厥，感冒夹惊，小儿惊啼，妊娠子痫，头痛眩晕。

用法用量 煎服，3～12g；入煎剂宜后下。

(验方) ①小儿发热惊风（高热抽搐）：钩藤6g，菊花6g，地龙6g，薄荷2g。水煎服。②神经衰弱失眠：钩藤30g，豨莶草30g，苍耳子6g。水煎服。③高血压病，动脉硬化引起的头痛：钩藤10g，全蝎10g，红参6g。研末，每次服6g，日服2次，开水送服。

(药茶) 适用于肝阳偏亢之眩晕、高血压、目赤。白芍5g、钩藤3g、绿茶3g。开水冲泡后饮用。

(药膳) 适用于小儿惊骇夜啼，睡中时时惊惕不安，阵发性啼哭，但饮食二便正常等症。钩藤6g，水煎15分钟，取汁30ml，兑入煮沸的乳汁100ml。每服20～30ml。

地龙 Dilong

别名 蚯蚓。

来源 本品为钜蚓科动物参环毛蚓、通俗环毛蚓、威廉环毛蚓或栉盲环毛蚓的干燥体。

采集加工 广地龙春季至秋季捕捉，沪地龙夏季捕捉，及时剖开腹部，除去内脏和泥沙，洗净，晒干或低温干燥。

中药识别 ①广地龙：呈长条状薄片，全体具环节，背部棕褐色至紫灰色，腹部浅黄棕色。气腥，味微咸。②沪地龙：全体具环节，背部棕褐色至黄褐色，腹部浅黄棕色。

贮藏 置通风干燥处，防霉，防蛀。

现代研究 有解热、镇静、抗惊厥、抗血栓、降血压、镇痛等作用。

性味归经 咸，寒。归肝、脾、膀胱经。

功能主治 清热定惊，通络，平喘，利尿。用于高热神昏，惊痫抽搐，关节痹痛，肢体麻木，半身不遂，肺热喘咳，水肿尿少。

用法用量 煎服，5～10g，鲜品10～20g。研末吞服，每次1～2g。外用适量。

用药禁忌 脾胃虚寒者慎用。

验方 ①高热抽搐：地龙6g，金银花15g，钩藤15g，连翘10g，全蝎3g。水煎服。②风湿关节痛：地龙10g，防己10g，五加皮10g。水煎服。

药茶 适用于高血压头晕头痛、项强、肢体麻木，脑血管硬化。葛根5g、地龙3g、花茶3g。用300ml水煎煮葛根、地龙至水沸后，冲泡花茶饮用。

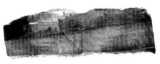
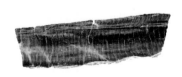
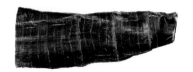

全蝎 Quanxie

别名 全虫、蝎尾。

来源 本品为钳蝎科动物东亚钳蝎的干燥体。

采集加工 春末至秋初捕捉，除去泥沙，置沸水或沸盐水中，煮至全身僵硬，捞出，置通风处，阴干。

中药识别 本品头胸部与前腹部呈扁平长椭圆形，后腹部呈尾状，皱缩弯曲。头胸部呈绿褐色，前面有1对短小的螯肢和1对较长大的钳状脚须，形似蟹螯，背面覆有梯形背甲，腹面有足4对。背面绿褐色，后腹部棕黄色，6节，节上均有纵沟，末节有锐钩状毒刺，毒刺下方无距。气微腥，味咸。

贮藏 置干燥处，防蛀。

现代研究 有抗癫痫、抗惊厥、镇痛、抗肿瘤、抗血栓、增强免疫等作用。

性味归经 辛，平；有毒。归肝经。

功能主治 息风镇痉，通络止痛，攻毒散结。用于肝风内动，痉挛抽搐，小儿惊风，中风口歪，半身不遂，破伤风，风湿顽痹，偏正头痛，疮疡，瘰疬。

用法用量 煎服，3～6g。研末吞服，每次0.6～1g。外用适量。

用药禁忌 本品有毒，用量不宜过大。孕妇禁用。血虚生风者慎用。

验方 牛皮癣：清香油30g，入全蝎7枚、巴豆20枚、斑蝥10枚同熬，候先焦者先去之，去了入黄蜡3g，候熔收起。朝搽暮愈，不损皮肉。

药酒 适用于心脑血管病、风湿病、半身不遂。全蝎25g，灵芝50g，枸杞子50g，黄酒1000ml。浸泡7～10天。每次服20ml，每日2次。

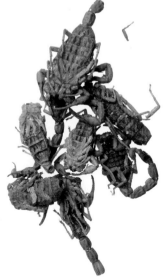

蜈蚣 Wugong

别名　天龙、赤足蜈蚣。

来源　本品为蜈蚣科动物少棘巨蜈蚣的干燥体。

采集加工　春、夏季捕捉，用竹片插入头尾，绷直，干燥。

中药识别　本品呈扁平长条形，全体共22个环节。头部暗红色或红褐色，略有光泽，有头板覆盖。气微腥，有特殊刺鼻的臭气，味辛、微咸。

贮藏　置干燥处，防霉，防蛀。

现代研究　有抗惊厥、调节免疫、抗肿瘤、抗炎、抗心肌缺血等作用。

性味归经　辛，温；有毒。归肝经。

功能主治　息风镇痉，通络止痛，攻毒散结。用于肝风内动，痉挛抽搐，小儿惊风，中风口㖞，半身不遂，破伤风，风湿顽痹，偏正头痛，疮疡，瘰疬，蛇虫咬伤。

用法用量　煎服，3～5g。研末冲服，每次0.6～1g。外用适量。

用药禁忌　本品有毒，用量不宜过大。孕妇忌用。

验方　①毒虫咬伤：蜈蚣5条，用酒或醋150ml浸泡，浸泡10～15日，取浸液涂患处。②疔疮：鲜蜈蚣2条，浸茶油100ml，浸泡15日，取浸液搽患处。③胃癌：蜈蚣5条，黄连15g，共研细粉，每次服3g，日服2次，开水送服。

僵蚕 Jiangcan

别名　天虫。

来源　本品为蚕蛾科昆虫家蚕4～5龄的幼虫感染白僵菌而致死的干燥体。

采集加工　多于春、秋季生产，将感染白僵菌病死的蚕干燥。

中药识别　本品略呈圆柱形，多弯曲皱缩。表面灰黄色，被有白色粉霜状的气生菌丝和分生孢子。气微腥。味微咸。

贮藏　置干燥处，防蛀。

现代研究　有镇静、抗惊厥、抗肿瘤、抗血栓等作用。

性味归经　咸、辛，平。归肝、肺、胃经。

功能主治　息风止痉，祛风止痛，化痰散结。用于肝风夹痰，惊痫抽搐，小儿急惊，破伤风，中风口㖞，风热头痛，目赤咽痛，风疹瘙痒，发颐疔腮。

用法用量　煎服，5～10g。研末吞服，每次1～1.5g；散风热宜生用，其他多制用。

验方　①小儿惊痫夜啼：僵蚕1条，蝉蜕7只（去头足），薄荷0.3g。水煎服。②口眼㖞斜：僵蚕10g，钩藤15g，川芎10g，全蝎10g，白附子6g，防风3g。水煎服。③男子阴痒：僵蚕适量，研细粉，麻油调涂患处。④风热头痛，迎风流泪：僵蚕10g，桑叶10g，木贼6g，荆芥，6g，甘草3g。水煎服。⑤头痛：僵蚕10g，蔓荆子10g，川芎10g。水煎服。

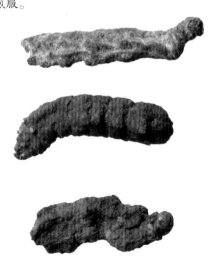

第十八章 开窍药

冰片 Bingpian

别名 梅花冰片、龙脑香、片脑、梅花脑、梅片。

来源 本品为以松节油、樟脑等为原料加工合成的龙脑。

中药识别 本品为无色透明或白色半透明的片状松脆结晶；气清香，味辛、凉；具挥发性，点燃发生浓烟，并有带光的火焰。

选购贮藏 以片大、色洁白、气清香纯正者为佳。密封，置阴凉处。

现代研究 对中枢神经系统具有兴奋和抑制双重作用，同时有抗脑损伤、抗心肌缺血、抗炎、镇痛、抗菌等作用。

性味归经 辛、苦，微寒。归心、脾、肺经。

功能主治 开窍醒神，清热止痛。用于热病神昏，惊厥，中风痰厥，气郁暴厥，中恶昏迷，胸痹心痛，目赤，口疮，咽喉肿痛，耳道流脓。

用法与用量 0.15～0.3g，入丸、散用。外用研粉点敷患处。

用药禁忌 孕妇慎用。

验方 ①瘫疮：龙脑0.3g（研），黄柏15g（末），白面60g，腊茶30g（末）。上拌匀，每以新绵蘸药扑上，破者敷之。②内外痔疮：龙脑0.3g。用葱汁调，搽痔疮。

药酒 消炎止痛，止痒。适用于稻田性皮炎。樟脑3g，冰片10g，95%乙醇100ml。前2味碾碎，置容器中，添加乙醇，密封浸泡2日，去渣留液。每日2～3次，每次用纱布蘸本酒涂擦患部10～20分钟。

苏合香 Suhexiang

别名 帝膏、帝油流。

来源 本品为金缕梅科植物苏合香树的树干渗出的香树脂经加工精制而成。主产于非洲、印度及土耳其等地。

中药识别 本品为半流动性的浓稠液体。棕黄色或暗棕色，半透明。质黏稠。气芳香。

选购贮藏 以棕黄色或暗棕色、半透明、香气浓者为佳。密闭，置阴凉干燥处。

现代研究 有抗心肌缺氧、改善心功能、抗血栓形成等作用。

性味归经 辛，温。归心、脾经。

功能主治 开窍，辟秽，止痛。用于中风痰厥，猝然昏倒，胸痹心痛，胸腹冷痛，惊痫。

用法用量 入丸、散，0.3～1g。外用适量，不入煎剂。

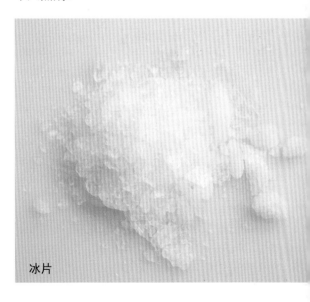

冰片

333

石菖蒲 Shichangpu

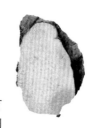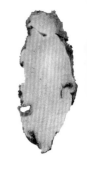

别名 菖蒲、九节菖蒲。

来源 本品为天南星科植物石菖蒲的干燥根茎。

采集加工 秋、冬季采挖，除去须根和泥沙，晒干。

植物识别 多年生草本。叶根生，剑状线形，暗绿色，有光泽，叶脉平行，无中脉。花茎三棱形；佛焰苞叶状，肉穗花序自佛焰苞中部旁侧裸露而出，呈狭圆柱形。浆果肉质，倒卵形。花期6～7月，果期8月。生长于山涧泉流附近或泉流的水石间。分布长江流域及其以南各地。

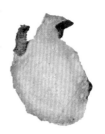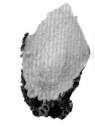

中药识别 本品呈扁圆形或长条形的厚片。外表皮棕褐色或灰棕色。切面纤维性，类白色或微红色，有明显环纹及油点。气芳香，味苦、微辛。

选购贮藏 以切面色类白、香气浓者为佳。置干燥处，防霉。

现代研究 有抗惊厥、镇静、抗抑郁、改善学习记忆等作用。

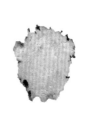

性味归经 辛、苦，温。归心、胃经。

功能主治 开窍豁痰，醒神益智，化湿开胃。用于神昏癫痫，健忘失眠，耳鸣耳聋，脘痞不饥，噤口下痢。

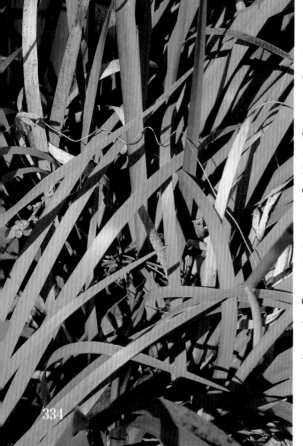

用法用量 煎服，3～10g。鲜品加倍。

饮食禁忌 忌同时食用羊肉。

（验方）①痰迷心窍：石菖蒲，生姜。共捣汁灌下。②跌打损伤：石菖蒲鲜根适量，甜酒糟少许，捣烂外敷。

（药茶）补心宁神。适用于心气不足，忧愁悲伤、神志不宁。远志5g，石菖蒲1g，茯苓2g，人参2g。开水冲泡后饮用。

（药酒）理气活血，聪耳明目，安神益智。适用于老年人五脏不足，精神恍惚，耳聋耳鸣，少寐多梦，食欲不振。石菖蒲、补骨脂、熟地黄、远志、地骨皮、牛膝各30g，白酒1L。密封浸泡24日，去渣留液。每日2次，每次空腹温饮10ml。

（药膳）化浊开窍，宁心安神。适用于神经衰弱属痰浊内扰者。猪心半个切成小块；石菖蒲10g、陈皮2g同猪心放入炖盅内，加开水适量，加料酒、盐、味精、姜片等，炖盅加盖，置于大锅中，用文火炖4小时，即可食用。

第十九章　收涩药

一、固表止汗药

麻黄根 Mahuanggen

别名　苦椿菜。

来源　本品为麻黄科植物草麻黄或中麻黄的干燥根和根茎。

采集加工　秋末采挖，除去残茎、须根和泥沙，干燥。

植物识别　参见麻黄项下。

中药识别　外表面红棕色或灰棕色，有纵皱纹及支根痕。切面皮部黄白色，木部淡黄色或黄色，纤维性，具放射状纹，有的中心有髓。气微，味微苦。

选购贮藏　以质硬、外皮色红棕、切面色黄白者为佳。置干燥处。

性味归经　甘、涩，平。归心、肺经。

功能主治　固表止汗。用于自汗、盗汗。

用法用量　煎服，3～9g。外用适量。

用药禁忌　有表邪者忌用。

验方　①自汗或盗汗：麻黄根6g，煅牡蛎15g，浮小麦15g，黄芪10g。水煎服。②脚汗：麻黄根30%，牡蛎30%，乌洛托品15%。上药共研末，用适量撒在脚上即可。一般能保持10～15天脚不出汗。

药酒　适用于酒渣鼻。麻黄根80g，生麻黄节80g。用白酒1500ml浸泡30min后，再用火煎煮30min，置于阴凉处3小时。每次服25ml，每日2次。

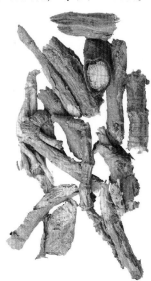

浮小麦 Fuxiaomai

别名　浮水麦、浮麦。

来源　本品为禾本科植物小麦未成熟的颖果。各地均产。

采集加工　收获时，扬起其轻浮干瘪者，或以水淘之，浮起者为佳，晒干。生用或炒用。

选购贮藏　以粒匀、轻浮，表面有光泽者为佳。

性味归经　甘，凉。归心经。

功能主治　固表止汗，益气，除热。用于自汗、盗汗，骨蒸劳热。

用法用量　煎服，15～30g；研末服，3～5g。

用药禁忌　表邪汗出者忌用。

验方　①自汗、盗汗：浮小麦15g，柏子仁10g，糯稻根15g，红枣5个。水煎服。②虚热盗汗：浮小麦15g，鳖甲30g，龟板15g，地骨皮10g。水煎服。

药膳　敛汗益心肾。用于因心肾不安而引起的心烦夜寐盗汗、神疲乏力、记忆减退、健忘等症。浮小麦30g，黑豆30g，莲子7粒，黑枣7个。先煮黑豆、小麦取汁去渣，用豆、麦汁再煮莲子、黑枣至熟。亦可放入冰糖少许后服。

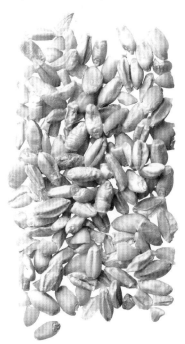

二、敛肺涩肠药

五味子 Wuweizi

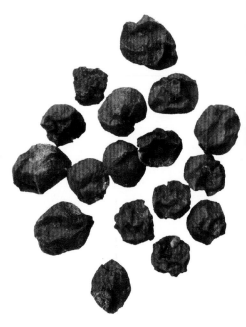

别名　会及、五梅子。

来源　本品为木兰科植物五味子的干燥成熟果实。习称"北五味子"。

采集加工　秋季果实成熟时采摘，晒干或蒸后晒干，除去果梗和杂质。

植物识别　落叶木质藤本。茎皮灰褐色，皮孔明显，小枝褐色。叶互生，柄细长；叶片卵形、阔倒卵形至阔椭圆形，边缘有小齿牙。花单生或丛生叶腋，乳白色或粉红色，花被6～7片。浆果球形，成熟时呈深红色。花期5～7月，果期8～9月。分布东北、华北、湖北、湖南、江西、四川等地。

中药识别　本品呈不规则的球形或扁球形，表面红色、紫红色或暗红色，皱缩，显油润。果肉气微，味酸。

选购贮藏　以粒大、色红、肉厚、有光泽、显油润者为佳。置通风干燥处，防霉。

现代研究　有保肝、镇静催眠、抗惊厥、抗抑郁、抗肿瘤、增强免疫等作用。

性味归经　酸、甘，温。归肺、心、肾经。

功能主治　收敛固涩，益气生津，补肾宁心。用于久咳虚喘，梦遗滑精，遗尿尿频，久泻不止，自汗盗汗，津伤口渴，内热消渴，心悸失眠。

用法用量　煎服，2～6g；研末服，1～3g。

用药禁忌　凡表邪未解、内有实热、咳嗽初起、麻疹初期均不宜用。

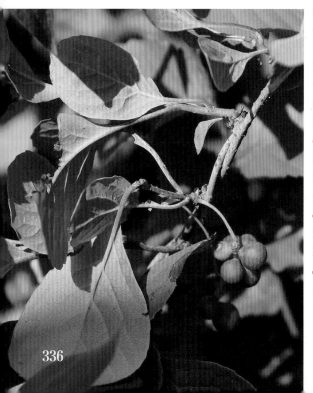

验方　①盗汗，遗精：五味子6g，牡蛎15g，金樱子10g，桑螵蛸10g。水煎服。②虚咳气喘：五味子6g，山药15g，地黄15g，山茱萸15g，茯苓10g。水煎服。③体虚多汗：五味子10g，牡蛎15g，麦冬10g。水煎服。④神经衰弱失眠，疲倦乏力，睡眠不好：五味子6g，珍珠母30g，石菖蒲5g。水煎服。

药茶　敛肺滋肾，生津，收汗涩精。适用于肺虚喘咳、口干、自汗盗汗，梦遗滑精，神经衰弱。五味子5g、绿茶3g。用五味子的煎煮液泡茶饮用。

药酒　适用于神经衰弱。五味子30g用米酒300ml浸泡10日。每次服15～30ml，每日2次。

药膳　适用于久痢不止，而无明显寒热偏盛者。先水煮五味子15g，水开后将2个鸡蛋破皮后入汤中，炖熟。食蛋饮汤。

乌梅 Wumei

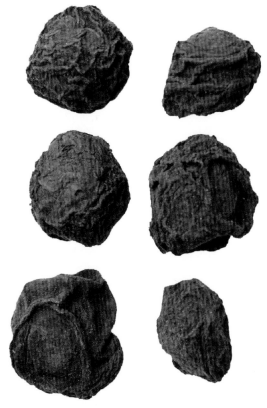

别名 梅、春梅、梅实。

来源 本品为蔷薇科植物梅的干燥近成熟果实。

采集加工 夏季果实近成熟时采收，低温烘干后闷至色变黑。

植物识别 落叶小乔木。单叶互生，叶片卵形至长圆状卵形，边缘具细锐锯齿。花单生或2朵簇生，白色或粉红色；花瓣单瓣或重瓣，通常5片，阔倒卵形。核果球形，一侧有浅槽，被毛，绿色，熟时黄色。花期1～2月，果期5月。全国各地均有栽培。

中药识别 本品呈类球形或扁球形，表面乌黑色或棕黑色，皱缩不平。气微，味极酸。

选购贮藏 以个大、肉厚、色黑、味极酸者为佳。置阴凉干燥处，防潮。

现代研究 有收缩平滑肌、镇咳、止泻、止血等作用。

性味归经 酸、涩，平。归肝、脾、肺、大肠经。

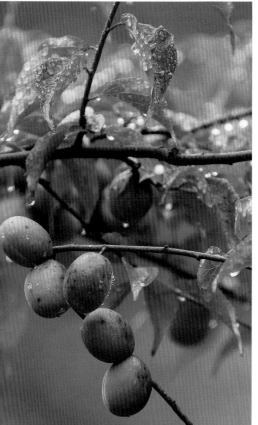

功能主治 敛肺，涩肠，生津，安蛔。用于肺虚久咳，久泻久痢，虚热消渴，蛔厥呕吐腹痛。

用法用量 煎服，6～12g，大剂量可用至30g。外用适量，捣烂或炒炭研末外敷。止泻止血宜炒炭用。

用药禁忌 外有表邪或内有实热积滞者均不宜服。

饮食禁忌 忌同时食用猪肉、红糖、白酒。

验方 咽喉肿痛：乌梅30g，金银花60g，雄黄12g。研为末，蜜糊为丸，每丸3g，每次含化1丸，徐徐咽下，每日3次。

药茶 清热养阴生津。适用于发热口渴唇干。石膏3g、乌梅2枚、绿茶3g。开水冲泡5～10分钟后饮用。

药膳 涩肠止泄，收敛止血，敛肺止咳，生津止渴。适用于脾虚久泻久痢、肺虚久咳不止、消渴或暑热汗出、口渴多饮等。乌梅10g、粳米60g煮粥，粥熟后加冰糖少许，稍煮即可。趁温热空腹服之，早晚各1次。

五倍子 Wubeizi

别名 文蛤、百蛇。

来源 本品为漆树科植物盐肤木、青麸杨或红麸杨叶上的虫瘿，主要由五倍子蚜寄生而形成。

采集加工 秋季采摘，置沸水中略煮或蒸至表面呈灰色，杀死蚜虫，取出，干燥。按外形不同，分为"肚倍"和"角倍"。

中药识别 ①肚倍：呈长圆形或纺锤形囊状，表面灰褐色或灰棕色。质硬而脆，易破碎，断面角质样，有光泽，内壁平滑。气特异，味涩。②角倍：呈菱形，具不规则的角状分枝，柔毛较明显，壁较薄。

选购贮藏 以个大、完整、壁厚、色灰褐色者为佳。置通风干燥处，防霉。

现代研究 有收敛、抗菌、抗突变作用。

性味归经 酸、涩、寒。归肺、大肠、肾经。

功能主治 敛肺降火，涩肠止泻，敛汗，止血，收湿敛疮。用于肺虚久咳，肺热痰嗽，久泻久痢，自汗盗汗，消渴，便血痔血，外伤出血，痈肿疮毒，皮肤湿烂。

用法用量 煎服，2～6g；入丸、散服，每次1～1.5g。外用适量。研末外敷或煎汤熏洗。

用药禁忌 外感风寒或肺有实热之咳嗽及积滞未清、湿热内蕴之泻痢不宜使用。

验方 ①滴虫性阴道炎：五倍子15g，水煎冲洗患部。②肺虚久咳：五倍子6g，五味子6g，粟壳6g。水煎服。

肉豆蔻 Roudoukou

别名 肉果、玉果。

来源 本品为肉豆蔻科植物肉豆蔻的干燥种仁。主产于马来西亚、印度尼西亚。

中药识别 本品呈卵圆形或椭圆形，表面灰棕色或灰黄色。全体有浅色纵行沟纹和不规则网状沟纹。质坚，断面显棕黄色相杂的大理石花纹。气香浓烈，味辛。

选购贮藏 以个大、体重、坚实、香气浓者为佳。置阴凉干燥处，防蛀。

现代研究 有止泻、镇静、抗惊厥等作用。

性味归经 辛，温。归脾、胃、大肠经。

功能主治 温中行气，涩肠止泻。用于脾胃虚寒，久泻不止，脘腹胀痛，食少呕吐。

用法用量 煎服，3～9g；入丸、散服，每次0.5～1g。内服须煨熟去油用。

用药禁忌 湿热泻痢及胃热疼痛者不宜使用。

验方 脾肾阳虚，五更泄泻：肉豆蔻6g，五味子10g，补骨脂10g，吴茱萸6g，研细粉拌匀，枣肉（将大枣、生姜煮烂，去姜取枣肉）和成丸，每服10g，每日服2次，淡盐水送服。

药酒 适用于脾肾阳虚，腹部畏寒，脐周疼痛，形寒肢冷，泻后痛减。肉豆蔻、九香虫、五味子各30g，党参20g，白酒1L。密封浸泡14日，去渣留液。每日2次，每次10～15ml。

药膳 适用于宿食不消、呕吐、虚泻冷痢、脘腹隐痛等症。肉豆蔻10g捣碎研为细末。粳米50g煮粥，待煮熟后加入豆蔻末及生姜，同煮成粥。佐餐食用。

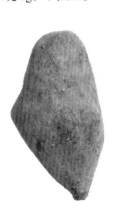
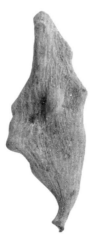
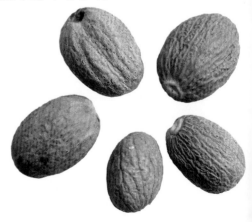

罂粟壳 Yingsuqiao

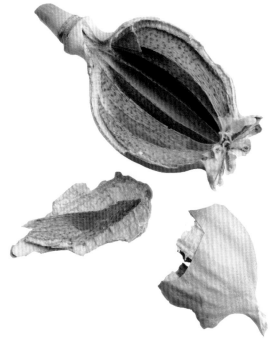

别名 米壳、御米壳。

来源 本品为罂粟科植物罂粟的干燥成熟果壳。

采集加工 秋季将成熟果实或已剖取浆汁后的成熟果实摘下，破开，除去种子及枝梗，干燥。

植物识别 一年生或两年生草本，茎直立。叶互生，茎下部的叶具短柄，上部叶无柄；叶片长卵形或狭长椭圆形，先端急尖，基部圆形或近心形而抱茎，边缘具不规则粗齿，或为羽状浅裂，两面均被白粉成灰绿色。花顶生，具长梗，花瓣4，有时为重瓣，圆形或广卵形，白色、粉红色或紫红色；雄蕊多数，花药长圆形，黄色。蒴果卵状球形或椭圆形，熟时黄褐色，孔裂。种子多数，略呈肾形，表面网纹明显，棕褐色。花期4～6月，果期6～8月。

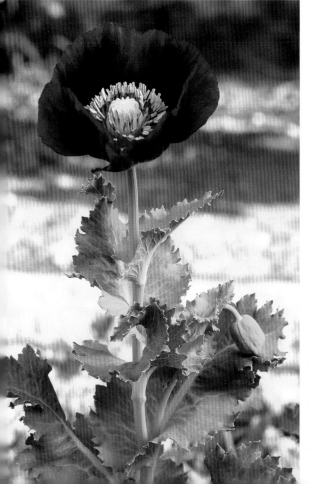

中药识别 本品呈椭圆形或瓶状卵形，多已破碎成片状，外表面黄白色、浅棕色至淡紫色；顶端6～14条放射状排列呈圆盘状的残留柱头。内表面淡黄色，有纵向排列的假隔膜，棕黄色，上面密布略突起的棕褐色小点。气微清香，味微苦。

选购贮藏 以色黄白、皮厚者为佳。置干燥处，防蛀。

现代研究 有止泻、镇咳、镇痛、镇静等作用。

性味归经 酸、涩，平；有毒。归肺、大肠、肾经。

功能主治 敛肺，涩肠，止痛。用于久咳，久泻，脱肛，脘腹疼痛。

用法用量 煎服，3～6g。止咳蜜炙用，止血止痛醋炒用。

用药禁忌 本品过量或持续服用易成瘾。咳嗽或泻痢初起邪实者忌用。孕妇禁用。儿童禁用，运动员慎用。

验方 1.水泄不止：罂粟壳1枚，乌梅、大枣各10枚。水煎服。
2.久嗽不止：取罂粟壳适量，蜜炙为末，每次服2g，蜜汤送下。

诃子 Hezi

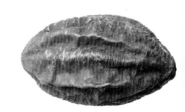

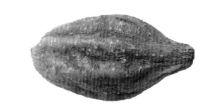

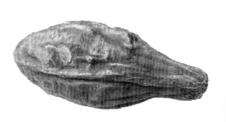

别名 诃黎勒、诃黎。

来源 本品为使君子科植物诃子的干燥成熟果实。

采集加工 秋、冬季果实成熟时采收，除去杂质，晒干。

植物识别 乔木。枝皮孔细长，白色或淡黄色，幼枝黄褐色，被绒毛。叶互生或近对生，卵形或椭圆形，全缘或微波状，两面密被细瘤点。穗状花序腋生或顶生。花萼管杯状，淡绿带黄色，三角形；花瓣缺。核果，卵形或椭圆形，青色，粗糙，无毛，有5条钝棱。花期5月，果期7～9月。分布于云南、广东、广西等地。

中药识别 本品为长圆形或卵圆形，表面黄棕色或暗棕色，略具光泽，有5～6条纵棱线和不规则的皱纹，基部有圆形果梗痕。质坚实。果肉黄棕色或黄褐色。气微，味酸涩后甜。

选购贮藏 以表面黄棕色、微皱、有光泽、肉厚者为佳。置干燥处。

现代研究 有抗菌、抑制气管平滑肌收缩等作用。

性味归经 苦、酸、涩，平。归肺、大肠经。

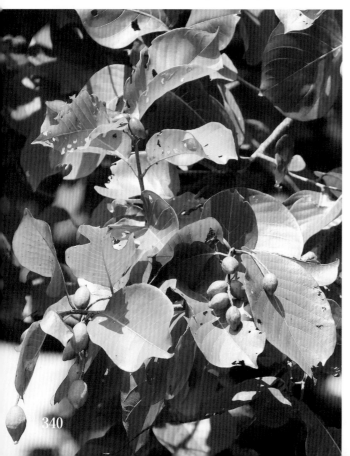

功能主治 涩肠止泻，敛肺止咳，降火利咽。用于久泻久痢，便血脱肛，肺虚喘咳，久咳不止，咽痛音哑。

用法用量 煎服，3～10g。涩肠止泻宜煨用，敛肺清热利咽开音宜生用。

用药禁忌 凡外有表邪、内有湿热积滞者忌用。

验方 ①久咳语声不出：诃子15g，杏仁15g，通草5g。水煎服。②咽喉炎：诃子适量，加入食盐浸渍30天，含于嘴内，慢咽口水。

药茶 消肿，抗肿瘤。适用于消化道癌症。用350ml水煎煮诃子3g、薏苡仁5g、菱角3g至水沸后，冲泡茉莉花茶5～10分即可。

药酒 生发。诃子、山柰、桂枝、青皮各10g，樟脑1.5g，白酒300ml。密封浸泡7日，去渣留液。每日2～3次，每次用消毒棉球蘸本酒外擦患处至头皮发红。

石榴皮 Shiliupi

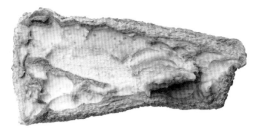
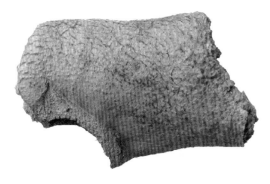

别名 石榴壳、酸榴皮、酸石榴皮。

来源 本品为石榴科植物石榴的干燥果皮。

采集加工 秋季果实成熟后收集果皮，晒干。

植物识别 落叶灌木或乔木。枝顶常成尖锐长刺。叶对生或簇生，叶片长圆状披针形，纸质，全缘，上面光亮。花1～5朵生枝顶，花瓣6，红色、黄色或白色，倒卵形。浆果近球形，果皮肥厚，先端有宿存花萼裂片。花期5～6月，果期7～8月。我国大部分地区均有分布。

中药识别 外表面红棕色、棕黄色或暗棕色，略有光泽，有多数疣状突起。内表面黄色或红棕色，有种子脱落后的小凹坑及隔瓤残迹。切面黄色或鲜黄色，略显颗粒状。气微，味苦涩。

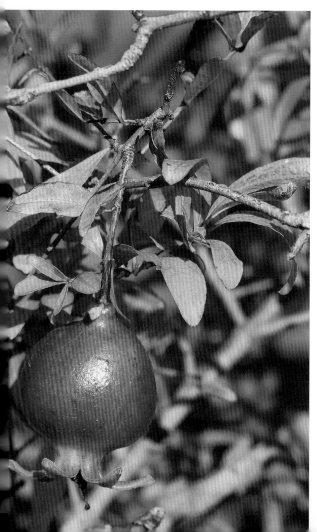

选购贮藏 以皮厚、色红棕者为佳。置阴凉干燥处。

现代研究 有抗菌、抗病毒、抗氧化等作用。

性味归经 酸、涩，温。归大肠经。

功能主治 涩肠止泻，止血，驱虫。用于久泻，久痢，便血，脱肛，崩漏，带下，虫积腹痛。

用法用量 煎服，3～9g。入汤剂生用，入丸、散多炒用，止血多炒炭用。

用药禁忌 泻痢初起、邪气壅盛者不宜使用。

（验方）①烫火伤：石榴皮研末，加冰片、麻油调匀外敷。②消化不良：石榴皮10g，乌药10g，香附3g。水煎服。

（药酒）健脾理气，安神敛肠。适用于肠易激综合征及以腹痛、腹泻为主症的神经性腹泻。石榴皮120g，厚朴20g，五味子20g，乌梅6枚，鸡内金6g，黄芪20g。上药碾成粗末，用白酒500ml浸泡14日。每次服20ml，每日2次。

三、固精缩尿止带药

山茱萸 Shanzhuyu

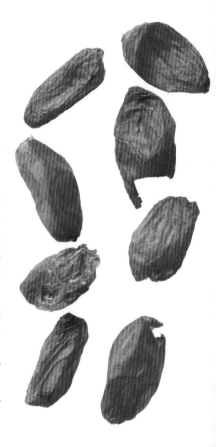

别名　枣皮。

来源　本品为山茱萸科植物山茱萸的干燥成熟果肉。

采集加工　秋末冬初果皮变红时采收果实，用文火烘或置沸水中略烫后，及时除去果核，干燥。

植物识别　落叶小乔木。枝皮灰棕色。单叶对生，叶片椭圆形或长椭圆形，先端窄，长锐尖形，基部圆形或阔楔形，全缘，脉腋有黄褐色毛丛，侧脉5～7对，弧形平行排列。花先叶开放，成伞形花序，簇生于小枝顶端；花小，花瓣4，黄色。核果长椭圆形，无毛，成熟后红色。花期5～6月，果期8～10月。分布陕西、河南、山西、山东、安徽、浙江、四川等地。

中药识别　本品呈不规则的片状或囊状，表面紫红色至紫黑色，皱缩，有光泽。质柔软。气微，味酸、涩、微苦。

选购贮藏　以肉肥厚、色紫红、油润柔软者为佳。置干燥处，防蛀。

现代研究　有调节免疫、抗氧化、降血糖、抗骨质疏松等作用。

性味归经　酸、涩，微温。归肝、肾经。

功能主治　补益肝肾，收涩固脱。用于眩晕耳鸣，腰膝酸痛，阳痿遗精，遗尿尿频，崩漏带下，大汗虚脱，内热消渴。

用法用量　煎服，5～10g，急救固脱20～30g。

用药禁忌　素有湿热而致小便淋涩者不宜应用。

验方　①老人尿频：山茱萸10g，益智仁6g，五味子5g。水煎服。②遗精、早泄：山茱萸15g，金樱子10g，女贞子10g。水煎服。③自汗：山茱萸15g，党参15g，五味子10g。水煎服。

药茶　适用于腰膝酸痛，眩晕耳鸣，阳痿，遗精，遗尿。山茱萸5g、花茶3g。开水冲泡后饮用。

药膳　适用于肝肾不足所致的腰膝酸软、头晕耳鸣、阳痿遗精、遗尿尿频等证。山茱萸15g粳米60g，同入砂锅煮粥。1日分2次食用。

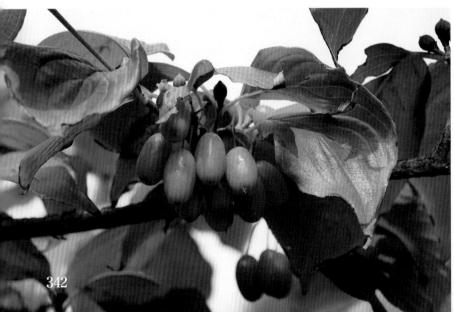

覆盆子 Fupenzi

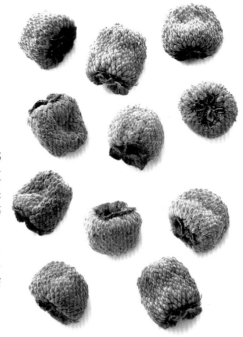

别名 覆盆。

来源 本品为蔷薇科植物华东覆盆子的干燥果实。

采集加工 夏初果实由绿变绿黄时采收，除去梗、叶，置沸水中略烫或略蒸，取出，干燥。

植物识别 落叶灌木。枝细圆，红棕色；幼枝绿色，有白粉，具稀疏、微弯曲的皮刺。单叶互生，掌状5裂，中央裂片大，裂片边缘具重锯齿。花单生于小枝顶端，花瓣5，卵圆形。聚合果近球形。花期4月，果期6～8月。分布安徽、江苏、浙江、江西、福建等地。

中药识别 本品为聚合果，由多数小核果聚合而成，呈圆锥形或扁圆锥形，表面黄绿色或淡棕色，小果易剥落，每个小果呈半月形，背面密被灰白色茸毛，两侧有明显的网纹，腹部有突起的棱线。体轻，质硬。气微，味微酸涩。

选购贮藏 以个大、饱满、色黄绿者为佳。置干燥处。

现代研究 有改善学习记忆力、延缓衰老等作用。

性味归经 甘、酸，温。归肝、肾、膀胱经。

功能主治 益肾固精缩尿，养肝明目。用于遗精滑精，遗尿尿频，阳痿早泄，目暗昏花。

用法用量 煎服，6～12g。

用药禁忌 肾虚有火，小便短涩者慎用。

验方 ①年老体虚小便失禁：覆盆子9g，山药、益智仁、乌梅各6g，炙甘草4.5g。煎服。②阳事不起：覆盆子，酒浸，焙研为末。每日酒服9g。

药茶 养生延年，益智健脑。适用于中老年体弱神衰健忘者。覆盆子2g、石斛2g、杜仲2g、续断2g、五味子2g。用500ml水煎煮上药至水沸后10～15分钟，泡红茶10g饮用。

药酒 添精补髓，疏利肾气。适用于肝肾亏虚，遗精早泄，腰膝酸软，未老先衰。覆盆子100g，枸杞子100g，菟丝子50g，五味子50g，车前子50g，白酒1000ml。浸泡30天，去渣留液。每次服10～20ml，每日1次，晨起即饮。

药膳 补肾固精缩尿。金樱子、覆盆子各30g，五味子15g，粳米50g。先煎前三味取汁，入粳米煮成粥。每晚睡前服食。

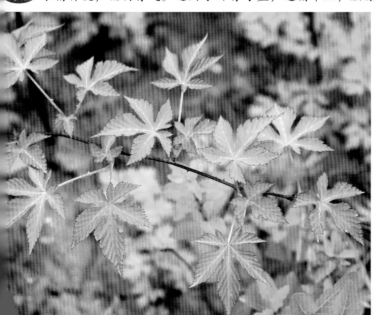

金樱子 Jinyingzi

别名 刺梨子、山鸡头子、糖罐、糖刺果。

来源 本品为蔷薇科植物金樱子的干燥成熟果实。

采集加工 10～11月果实成熟变红时采收，干燥，除去毛刺。以个大、色红黄者为佳。

植物识别 常绿攀援灌木。茎有钩状皮刺和刺毛。羽状复叶，叶柄和叶轴具小皮刺和刺毛。小叶革质，通常3，边缘具细齿状锯齿。花单生于侧枝顶端，花梗和萼筒外面均密被刺毛；花瓣5，白色。果实倒卵形，紫褐色，外面密被刺毛。花期4～6月，果期7～11月。分布华中、华南、华东及四川、贵州等地。

中药识别 本品呈倒卵形，表面红黄色或红棕色，有突起的棕色小点，顶端有盘状花萼残基，中央有黄色柱基，下部渐尖。气微，味甘、微涩。

选购贮藏 以个大、色红黄、去净毛刺者为佳。置通风干燥处，防蛀。

现代研究 有增强免疫、降脂、抗氧化等作用。

性味归经 酸、甘、涩，平。归肾、膀胱、大肠经。

功能主治 固精缩尿，固崩止带，涩肠止泻。用于遗精滑精，遗尿尿频，崩漏带下，久泻久痢。

用法用量 煎服，6～12g。

用药禁忌 有实火、邪实者不宜使用。

验方 ①肾虚遗精：金樱子30g，水煎服。②妇女肾虚白带：金樱子根30g，杜仲30g，鸡冠花15g，糖适量，水煎服。③脾虚久泻：金樱子15g，党参12g，茯苓12g，白术12g，莲子12g。水煎服。④小便频数、遗尿：金樱子20g，山药12g，莲须10g，桑螵蛸10g。水煎服。

药酒 补肾养血。适用于心血不足，肾虚遗精，须发早白，血脂、血糖过高。何首乌、金樱子、黄精各15g，黑大豆30g，白酒1L密封浸泡14日，去渣取液。每日2次，每次服20ml。

药膳 益肾固精。适用于遗精滑泄。先煮金樱子30g取汁去渣，用汁煮粳米50g做粥。每日1次，晚上睡前温服。

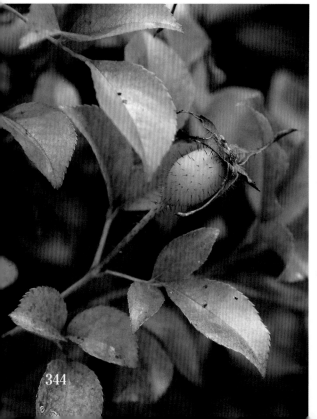

桑螵蛸 Sangpiaoxiao

别名　螵蛸、桑上螳螂窠、流尿狗、螳螂壳。

来源　本品为螳螂科昆虫大刀螂、小刀螂或巨斧螳螂的干燥卵鞘。全国大部分地区均产。

采集加工　深秋至次春收集，除去杂质，蒸至虫卵死后，干燥。用时剪碎。

中药识别　①团螵蛸：略呈圆柱形或半圆形，表面浅黄褐色，上面带状隆起不明显。气微腥，味淡或微咸。②长螵蛸：略呈长条形，一端较细，表面灰黄色，上面带状隆起明显，带的两侧各有一条暗棕色浅沟和斜向纹理。③黑螵蛸：略呈平行四边形，表面灰褐色，上面带状隆起明显，两侧有斜向纹理，近尾端微向上翘。

选购贮藏　以完整、色黄褐、卵未孵化者为佳。置通风干燥处，防蛀。

现代研究　有抗利尿、抗缺氧、抗氧化等作用。

性味归经　甘、咸，平。归肝、肾经。

功能主治　固精缩尿，补肾助阳。用于遗精滑精，遗尿尿频，小便白浊。

用法用量　煎服，5～10g。

用药禁忌　本品助阳固涩，故阴虚多火、膀胱有热而小便频数者忌用。

验方　①遗精，遗尿：鸡内金10g，桑螵蛸10g。水煎服。②遗尿，盗汗：山药15g，牡蛎15g，龙骨15g，桑螵蛸10g。水煎服。

药酒　补肾壮阳止遗。适用于遗尿，小腹不温，腰膝酸困。小茴香、桑螵蛸各30g，菟丝子20g，白酒500ml。密封浸泡7日，去渣留液。每日2次，每次空腹服10～20ml。

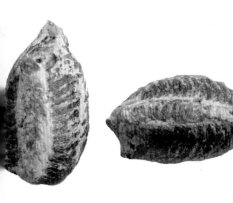

海螵蛸 Haipiaoxiao

别名　乌贼骨。

来源　为乌贼科动物无针乌贼或金乌贼的干燥内壳。主产于浙江、江苏、广东、福建。

采集加工　收集乌贼鱼的骨状内壳，洗净，干燥。砸成小块。

中药识别　①无针乌贼：呈扁长椭圆形，中间厚，边缘薄，背面有磁白色脊状隆起，两侧略显微红色，有不甚明显的细小疣点；腹面白色，自尾端到中部有细密波状横层纹。气微腥，味微咸。②金乌贼：背面疣点明显，略呈层状排列；腹面的细密波状横层纹占全体大部分，中间有纵向浅槽。

选购贮藏　以身干、体大、色白、完整者为佳。置干燥处。

现代研究　有抗胃溃疡作用。

性味归经　咸、涩，温。归脾、肾经。

功能主治　收敛止血，涩精止带，制酸，敛疮。用于胃痛吞酸，吐血衄血，崩漏便血，遗精滑精，赤白带下，溃疡病。外治损伤出血，疮多脓汁。

用法用量　煎服，5～10g。散剂酌减。外用适量。

验方　①胃痛，胃酸过多：海螵蛸研细粉，每次服10g，日服2～3次，开水送服或温酒送服。②赤白带：海螵蛸10g，茜草炭6g，白芷3g。研细粉吞服或水煎服。③黄水疮：海螵蛸5g，黄连5g。共研细粉，香油调涂患处。④外伤出血：海螵蛸适量研细粉，敷患处。

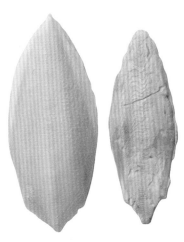

莲子 Lianzi

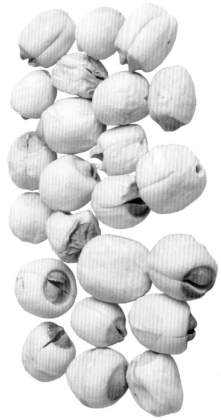

别名 藕实。

来源 本品为睡莲科植物莲的干燥成熟种子。

采集加工 秋季果实成熟时采割莲房，取出果实，除去果皮，干燥。

植物识别 参见藕节项下。

中药识别 本品略呈椭圆形或类球形，表面浅黄棕色至红棕色，有细纵纹和较宽的脉纹。气微，味甘、微涩；莲子心味苦。

选购贮藏 以个大、饱满者为佳。置干燥处，防蛀。

现代研究 有抗氧化、延缓衰老、增强免疫作用。

性味归经 甘、涩，平。归脾、肾、心经。

功能主治 补脾止泻，止带，益肾涩精，养心安神。用于脾虚泄泻，带下，遗精，心悸失眠。

用法用量 煎服，6～15g。去心打碎用。

用药禁忌 大便燥结者不宜使用。

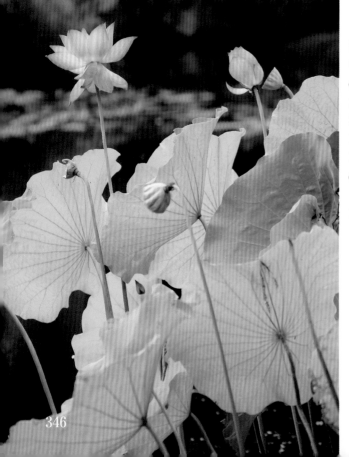

饮食禁忌 忌同时食用山楂、橘子、橙子。

（验方）1.失眠：莲子100g，龙眼肉25g，加水煮熟吃。
2.白带：荷花15g，白及15g，鱼腥草15g，泽泻15g，水煎服。3.遗精：莲须10g，金樱子10g，水煎服。

（药膳）腹泻：莲子12g，薏苡仁12g，白扁豆9g，大枣10个，煮粥吃，每日1～2次。

芡实 Qianshi

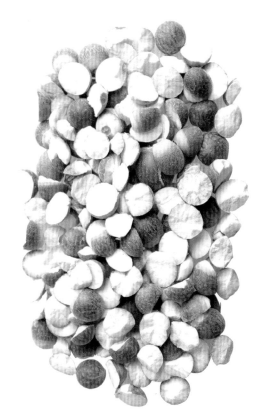

别名 鸡头实、鸡头、鸡头米。

来源 本品为睡莲科植物芡的干燥成熟种仁。

采集加工 秋末冬初采收成熟果实，除去果皮，取出种子，洗净，再除去硬壳（外种皮），晒干。

植物识别 一年生大型水生草本。初生叶沉水，箭形或椭圆肾形，两面无刺；后生叶浮于水面，革质，椭圆肾形至圆形，上面深绿色，多皱褶，下面深紫色，叶脉凸起，边缘向上折。花单生，昼开夜合，花瓣多数，长圆状披针形，紫红色，成数轮排列。浆果球形。花期7～8月，果期8～9月。生于池塘、湖沼及水田中。分布于东北、华北、华东、华中及西南等地。

中药识别 本品呈类球形，多为破粒，表面有棕红色内种皮，一端黄白色，有凹点状的种脐痕，除去内种皮显白色。质较硬，断面白色，粉性。气微，味淡。

选购贮藏 以颗粒饱满、断面色白、粉性足者为佳。置通风干燥处，防蛀。

性味归经 甘、涩，平。归脾、肾经。

功能主治 益肾固精，补脾止泻，除湿止带。用于遗精滑精，遗尿尿频，脾虚久泻，白浊，带下。

用法用量 煎服，9～15g。

用药禁忌 凡湿热为患所致之遗精白浊、尿频带下、泻痢及大小便不利者不宜使用。

验方 ①带下色黄：芡实、秦皮、黄柏各9g。水煎服。②肾虚阳痿，遗精，早泄：芡实12g，韭菜子10g，补骨脂12g，枸杞子12g，莲须6g。水煎服。

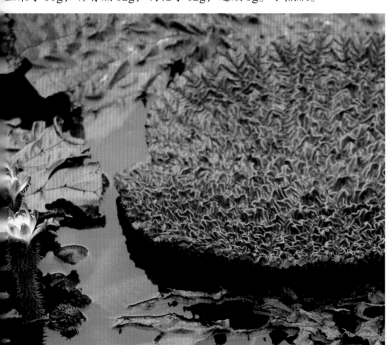

药膳 适用于精液异常者食用。芡实15g，茯苓10g，捣碎，加水适量，煎至软烂时，再加入大米适量，继续煮烂成粥。佐餐食用。

药膳 适用于脾肾虚损，肾不纳气的虚喘。对老年虚喘最宜。芡实100g（打碎），胡桃肉20g（连皮研碎），红枣20个（泡后去皮、去核），白糖适量。按常法煮粥，可适当加糖。佐餐食用。

椿皮 Chunpi

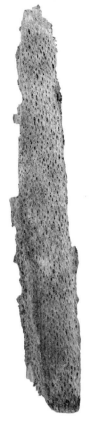

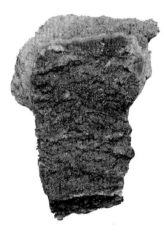

别名　臭椿皮、樗皮、樗白皮。

来源　本品为苦木科植物臭椿的干燥根皮或干皮。

采集加工　全年均可剥取，晒干，或刮去粗皮晒干。

植物识别　落叶乔木。树皮平滑，有直的浅裂纹，嫩枝赤褐色。奇数羽状复叶互生，小叶13～25，揉搓后有臭味，卵状披针形，全缘，仅在基部有1～2对粗锯齿。圆锥花序顶生，花小，绿色，花瓣5。翅果长圆状椭圆形。花期4～5月，果熟期8～9月。分布几遍及全国各地。

中药识别　本品呈段状。外表面灰黄色或黄褐色，粗糙，有多数纵向皮孔样突起和不规则纵、横裂纹。内表面淡黄色，密布梭形小孔或小点。气微，味苦。

选购贮藏　以皮厚、无粗皮、色黄白者为佳。置通风干燥处，防蛀。

现代研究　有抗菌、抗肿瘤作用。

性味归经　苦、涩，寒。归大肠、胃、肝经。

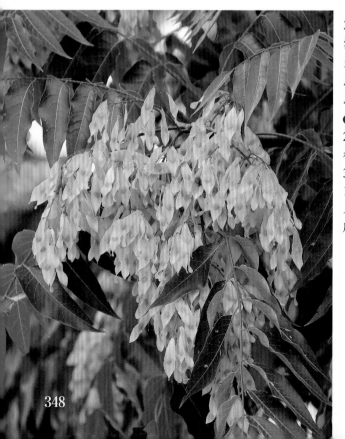

功能主治　清热燥湿，收敛止带，止泻，止血。用于赤白带下，湿热泻痢，久泻久痢，便血，崩漏。

用法用量　煎服，6～9g。外用适量。

用药禁忌　脾胃虚寒者慎用。

验方 1.吐血：椿皮15g。煎水服。

2.慢性细菌性痢疾：秦皮12g，生地榆、椿皮各9g。水煎服。

3.妇女白带：醋制香附100g，盐茴香120g，盐椿皮30g，棉花种子30g。研末，每次服10g，日服3次，饭前服，连服10日为1个疗程。

鸡冠花 Jiguanhua

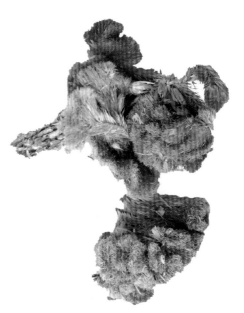

别名 鸡公花、鸡冠头、鸡骨子花。

来源 本品为苋科植物鸡冠花的干燥花序。

采集加工 秋季花盛开时采收，晒干。

植物识别 一年生直立草本。分枝少，近上部扁平。单叶互生，具柄，叶片长椭圆形至卵状披针形，全缘。穗状花序顶生，成扁平肉质鸡冠状、卷冠状或羽毛状，中部以下多花；花被片淡红色至紫红色、黄白或黄色。胞果卵形。种子肾形，黑色，有光泽。花期5～8月，果期8～11月。全国大部分地区均有栽培。

中药识别 本品扁平，有的呈鸡冠状。表面红色、紫红色或黄白色。可见黑色扁圆肾形的种子。气微，味淡。

选购贮藏 以朵大而扁、色泽鲜艳的白鸡冠花较佳，色红者次之。置通风干燥处。

性味归经 甘、涩，凉。归肝、大肠经。

功能主治 收敛止血，止带，止痢。用于吐血，崩漏，便血，痔血，赤白带下，久痢不止。

用法用量 煎服，6～12g。

用药禁忌 瘀血阻滞崩漏及湿热下痢初起兼有寒热表证者不宜使用。

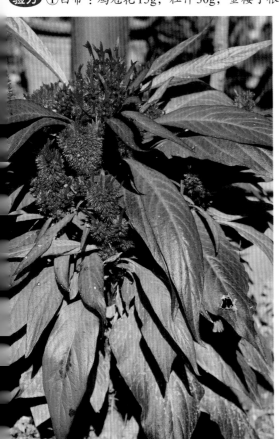

验方 ①白带：鸡冠花15g，杜仲30g，金樱子根30g。水煎冲糖适量服。②肺热咯血：鲜鸡冠花25g，鲜白茅根30g。水煎服。③血热漏下：鸡冠花25g，水煎服或调白糖服。④便血，痔疮出血：鸡冠花30g，水煎服。⑤细菌性痢疾：鸡冠花10g，马齿苋30g，白头翁15g。水煎服。

药酒 凉血止血。白鸡冠花180g，米酒1000ml。浸泡5～7日，去渣留液。每次服30～50ml，每日1次，清晨将酒温热服用。

药膳 ①清热利湿止带。鸡冠花20g，猪瘦肉100g，红枣10个。放入砂锅内，加入清水适量，大火煮沸，小火煮30分钟，调味即可。喝汤吃猪肉。②清热凉血，止血行瘀。适用于血热妄行引起的各种出血；或湿热下注，冲任失调所致的赤白带下、外阴瘙痒等。新鲜鸡冠花500g水煎两次，去渣取汁，再以文火煎，将成膏时加入鲜藕汁500ml，继续文火炖至膏状，离火，拌入白糖500g，吸收煎液中水分使之混合均匀，放阴凉干燥通风处阴干，再把药糖粉碎成颗粒状，装瓶备用。每次取10g，以温水融化，频频饮之，或每日3次顿服。

第二十章 涌吐药

常山 Changshan

别名 恒山、鸡骨常山。

来源 本品为虎耳草科植物常山的干燥根。

采集加工 秋季采挖，除去须根，洗净，晒干。

中药识别 本品呈不规则的薄片。外表皮淡黄色，无外皮。切面黄白色，有放射状纹理。质硬。气微，味苦。

选购贮藏 以切面黄白色、味苦者为佳。置通风干燥处。

现代研究 有抗疟、催吐作用。

性味归经 苦、辛，寒；有毒。归肺、肝、心经。

功能主治 涌吐痰涎，截疟。用于痰饮停聚，胸膈痞塞，疟疾。

用法用量 煎服，5～9g；入丸、散酌减。涌吐可生用，截疟宜酒制用。治疟宜在病发作前半天或2小时服用，并配伍陈皮、半夏等减轻其致吐的副作用。

用药禁忌 本品有毒，且能催吐，故用量不宜过大，体虚及孕妇不宜用。

饮食禁忌 忌同时食用大葱、生菜、莴苣。

瓜蒂 Guadi

别名 瓜丁、苦丁香。

来源 本品为葫芦科植物甜瓜的果蒂。全国各地均产。

采集加工 夏季果熟时切取果蒂。阴干，生用或炒黄用。

中药识别 果柄略弯曲，上有纵棱，微皱缩。连接果实的一端渐膨大。表面黄褐色，有时带有卷曲的果皮。味苦。

选购贮藏 以色黄褐、味苦者为佳。置通风干燥处，防蛀。

现代研究 有催吐作用。

性味归经 苦，寒，有毒。归心、胃、胆经。

功能主治 涌吐痰食，除湿退黄。用于风痰宿食停滞，食物中毒，痰热癫痫，湿热黄疸。

用法用量 煎服，2.5～5g；入丸、散服，每次0.6～1g。外用适量；研末吹鼻，待鼻中流出黄水即可停药。

用药禁忌 体虚、吐血、咯血、胃弱、孕妇及上部无实邪者忌用。

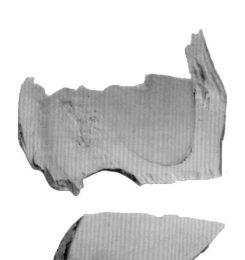

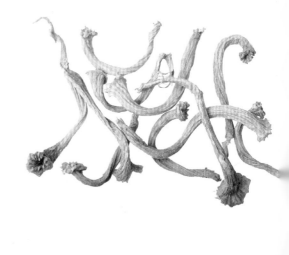

第二十一章 攻毒杀虫止痒药

雄黄 Xionghuang

别名 明雄黄、雄精、腰黄。

来源 为硫化物类矿物雄黄族雄黄。主产于湖南、湖北、贵州。

采集加工 采挖后，除去杂石。

中药识别 本品为块状或粒状，深红色或橙红色，条痕淡橘红色，晶面有金刚石样光泽。精矿粉为粉末状或粉末集合体，质松脆，手捏即成粉，橙黄色，无光泽。

选购贮藏 以色红、有光泽者为佳。置干燥处，密闭。

现代研究 有抗肿瘤、抗菌、抗炎等作用。

性味归经 辛，温；有毒。归肝、大肠经。

功能主治 解毒杀虫，燥湿祛痰，截疟。用于痈肿疔疮，蛇虫咬伤，虫积腹痛，惊痫，疟疾。

用法用量 0.05～0.1g，入丸、散用。外用适量，熏涂患处。

用药禁忌 内服宜慎，不可久用。孕妇禁用。切忌火煅。

验方 ①痛风：苎麻根250g，雄黄15g。共捣烂，敷患处。如痛不止，以莲叶包药，煨热，敷患处。②带状疱疹：蚕沙30g，雄黄12g。共研末，用香油调敷患处。

药酒 清热解毒，燥湿止痒。适用于带状疱疹。雄黄100g，白矾100g，黄连50g，黄柏50g，冰片12g。用75%乙醇1000ml浸泡7日。用药棉蘸取药液涂患处，每日6次。

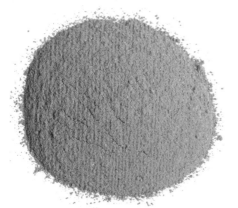

硫黄 Liuhuang

别名 石硫黄。

来源 为自然元素类矿物硫族自然硫。主产于山西、河南、山东、湖南。

采集加工 采挖后，加热熔化，除去杂质；或用含硫矿物经加工制得。敲成碎块。

中药识别 黄色或略呈绿黄色。表面不平坦，呈脂肪光泽，常有多数小孔。用手握紧置于耳旁，可闻轻微的爆裂声。体轻，质松。有特异的臭气，味淡。

选购贮藏 以色黄、光亮、质松脆者为佳。置干燥处，防火。

现代研究 有抗真菌、杀疥虫作用，内服可产生缓泻作用。

性味归经 酸，温；有毒。归肾、大肠经。

功能主治 外用解毒杀虫疗疮；内服补火助阳通便。外治用于疥癣，秃疮，阴疽恶疮；内服用于阳痿足冷，虚喘冷哮，虚寒便秘。

用法用量 外用适量，研末油调涂敷患处。内服1.5～3g。炮制后入丸、散服。

用药禁忌 阴虚阳亢者忌用。孕妇慎用。不宜与芒硝、玄明粉同用。

验方 疥、癣、疮、癞：硫黄15g，雄黄15g，明矾15g。研细粉，加猪油60g捣成膏，搽患处。

药酒 解毒杀虫，除湿止痒。适用于脂溢性皮炎，股癣，夏季皮炎。硫黄1.5g，白矾1.5g，冰片0.125g，75%乙醇100ml。密封浸泡1日，去渣留液。每日2～3次，每次用毛笔蘸液涂擦患处。

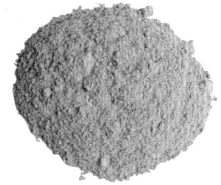

白矾 Baifan

别名　明矾。

来源　为硫酸盐类矿物明矾石经加工提炼制成。

中药识别　本品呈不规则的块状或粒状。无色或淡黄白色，透明或半透明。表面略平滑或凹凸不平，具细密纵棱，有玻璃样光泽。质硬而脆。气微，味酸、微甘而极涩。

选购贮藏　以块大、无色透明者为佳。置干燥处。

现代研究　有抗细菌、真菌作用。

性味归经　酸，涩，寒。归肺、脾、肝、大肠经。

功能主治　外用解毒杀虫，燥湿止痒；内服止血止泻，祛除风痰。外治用于湿疹，疥癣，脱肛，痔疮，聘耳流脓；内服用于久泻不止，便血，崩漏，癫痫发狂。

用法用量　0.6～1.5g。外用适量，研末敷或化水洗患处。

用药禁忌　脾胃虚弱者内服宜慎。

饮食禁忌　忌同时食用荞麦。

验方　①湿疹、皮炎（亚急性期）：五月艾、百部、白矾、毛麝香各15g。煎水外洗。②黄水疮：枯白矾、熟松香、黄丹等分，研细末，芝麻油调涂患处。

药酒　解毒止痛，收敛杀虫。适用于带状疱疹溃破流水、灼热疼痛。白矾20g，冰片3g，制雄黄、五倍子各30g，75%乙醇100ml。调成膏状。每日1～2次，每次用消毒棉球蘸本酒外搽患处。

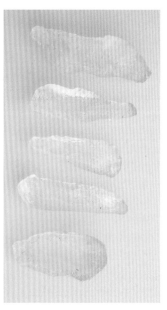

蜂房 Fengfang

别名　露蜂房。

来源　本品为胡蜂科昆虫果马蜂、日本长脚胡蜂或异腹胡蜂的巢。

采集加工　秋、冬季采收，晒干，或略蒸，除去死蜂、死蛹，晒干。

中药识别　本品呈圆盘状或不规则的扁块状，有的似莲房状，大小不一。表面灰白色或灰褐色。腹面有多数整齐的六角形房孔。

选购贮藏　以色灰白、体轻、稍有弹性者为佳。置通风干燥处，防压，防蛀。

现代研究　有抗肿瘤、免疫抑制等作用。

性味归经　甘，平。归胃经。

功能主治　攻毒杀虫，祛风止痛。用于疮疡肿毒，乳痈，瘰疬，皮肤顽癣，鹅掌风，牙痛，风湿痹痛。

用法用量　外用适量，研末用油调敷或煎水漱口，或熏洗患处。内服，3～5g。

验方　①蜂螫伤：露蜂房末，猪膏和，敷患处。②牙痛：露蜂房、天仙藤各等分。每用6g，水煎，去滓漱口。③顽癣，皮炎：露蜂房10g，蛇床子30g，苦参15g，明矾10g。水煎洗患处。

药酒　清热解毒，凉血消肿。适用于风痹，瘾疹瘙痒，疔毒，蜂叮肿痛。苦参80g，露蜂房15g，水煎煮，去渣留液。入糯米1200g蒸饭，待温，加酒曲100g拌匀，密封，置阴干燥处，常规酿酒，酒熟后去糟留液。每日3次，每次空腹温饮10～20ml。

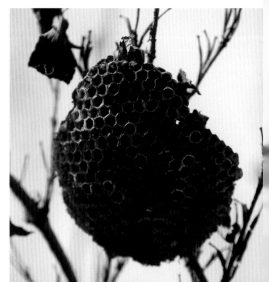

樟脑 Zhangnao

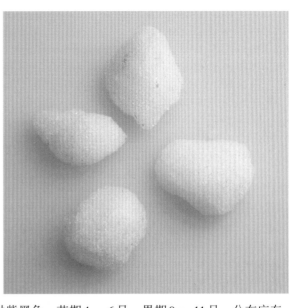

别名 潮脑、脑子。

来源 本品为樟科植物樟的枝、干、叶及根部，经提炼制得的颗粒状结晶。

采集加工 每年多在9～12月砍伐老树，锯劈成碎片，置蒸馏器中进行蒸馏，冷却后即得粗制樟脑，再经升华精制而得精制樟脑。

植物识别 常绿乔木。树皮灰褐色或黄褐色，纵裂；小枝淡褐色，光滑；枝和叶均有樟脑味。叶互生，革质，卵状椭圆形至卵形，全缘或呈波状，上面深绿色有光泽，幼叶淡红色，脉在基部以上3出。圆锥花序腋生；花小，绿白色或淡黄色，花被6裂，椭圆形。核果球形，熟时紫黑色。花期4～6月，果期8～11月。分布广东、广西、云南、贵州、江苏、浙江、安徽、福建、台湾、江西、湖北、湖南、四川等地。

中药识别 纯品为雪白的结晶性粉末，或无色透明的硬块。粗制品略带黄色，有光亮。在常温中容易挥发，点火能发出多烟而有光的火焰，气芳香浓烈刺鼻，味初辛辣，后清凉。

选购贮藏 以洁白、纯净、透明、干爽无杂质者为佳。因易挥发，应密封保存。

性能 辛，热。有毒。归心、脾经。

功能主治 除湿杀虫，温散止痛，开窍辟秽。用于疥癣瘙痒，湿疮溃烂。跌打伤痛，牙痛。痧胀腹痛，吐泻神昏。

用法用量 外用适量，研末撒布或调敷。内服0.1～0.2g，入散剂或用酒溶化服。

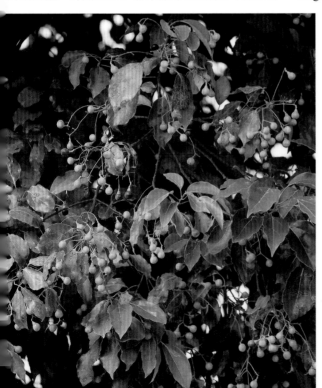

用药禁忌 气虚阴亏，有热及孕妇忌服。

验方 一切瘙痒、虫疥及一切顽癣有虫者：樟脑30g，大枫子肉60g（捣膏），大黄、硫黄、胡椒各15g微炒为细末，和入大枫子膏内，再入樟脑同捣匀，再入水银15g，再研匀，再捣三百下，为丸，如弹子大，临睡前，被内以药周身摸之，不过二三次愈。

药酒 温经通脉。适用于冻疮，局部干燥、皲裂。先将川椒50g、干辣椒3g用95%乙醇100ml浸泡7天，后过滤去药渣，再加樟脑10g、甘油适量，搅拌均匀，即成。先用温热水浸泡患处片刻，擦干皮肤，再用药棉蘸药酒涂擦患处，每日5～7次。

蛇床子 Shechuangzi

别名 蛇床实。

来源 本品为伞形科植物蛇床的干燥成熟果实。

采集加工 夏、秋季果实成熟时采收，除去杂质，晒干。

植物识别 一年生草本。茎圆柱形，中空，表面具深纵条纹。叶二至三回三出式羽状全裂；末回裂片线形至线状披针形。复伞形花序顶生或侧生，花瓣5，白色，倒卵形，先端凹。双悬果椭圆形，果棱成翅状。花期4～6月，果期5～7月。分布几遍全国各地。

中药识别 本品为双悬果，呈椭圆形，表面灰黄色或灰褐色。分果的背面有薄而突起的纵棱5条。气香，味辛凉，有麻舌感。

选购贮藏 以颗粒饱满、灰黄色、香气浓者为佳。置干燥处。

现代研究 有抗细菌、抗真菌、止痒、抗变态反应、抗炎、镇痛等作用。

性味归经 辛、苦，温；有小毒。归肾经。

功能主治 燥湿祛风，杀虫止痒，温肾壮阳。用于阴痒带下，湿疹瘙痒，湿痹腰痛，肾虚阳痿，宫冷不孕。

用法用量 外用适量，多煎汤熏洗或研末调敷。内服3～9g。

用药禁忌 阴虚火旺或下焦有湿热者不宜内服。

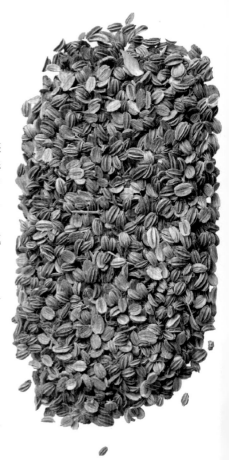

验方 1.滴虫性阴道炎：蛇床子15g，苦参10g，白矾10g，花椒6g。煎汤熏洗阴道1～2次。

2.肾虚阳痿、遗精，尿频：蛇床子9g，菟丝子15g，五味子10g，水煎服。

3.湿疹，外阴瘙痒：蛇床子30g，地肤子30g，苦参15g，花椒10g。水煎熏洗患处。

4.阴囊湿疹：蛇床子30g，煎水洗阴部。

药酒 燥湿止痒。适用于神经性皮炎。蛇床子按1：5比例用75%乙醇浸泡7日，去渣留液。每日涂搽3～4次，1个月为1个疗程。

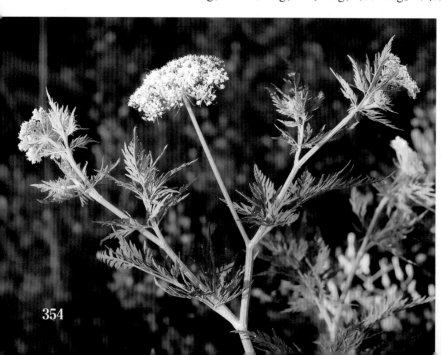

木鳖子 Mubiezi

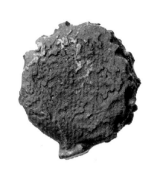

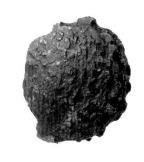

别名　土木鳖、漏苓子、木鳖瓜。

来源　本品为葫芦科植物木鳖的干燥成熟种子。

采集加工　冬季采收成熟果实，剖开，晒至半干，除去果肉，取出种子，干燥。

植物识别　多年生粗壮大藤本。卷须较粗壮，不分歧。叶柄粗壮，长5～10cm；叶卵状心形或宽卵状圆形，质较硬，3～5中裂至深裂或不分裂，叶脉掌状。雄花单生于叶腋，花萼筒漏斗状，裂片宽披针形或长圆形，花冠黄色，裂片卵状长圆形，密被长柔毛，基部有齿状黄色腺体，外面2枚稍大，内面3枚较小，基部有墨斑；雌花单生于叶腋，苞片兜状，花冠、花萼同雄花。果实卵球形，密生刺状突起。花期6～8月，果期8～10月。分布于安徽、浙江、江西、福建、台湾、广东、广西、湖南、四川、贵州、云南和西藏。

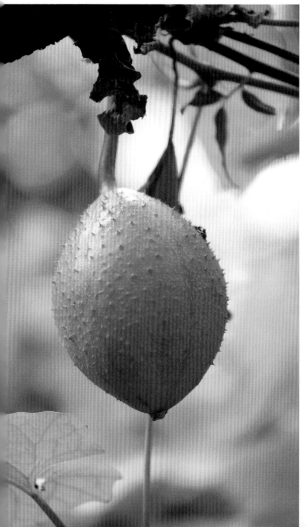

中药识别　本品呈扁平圆板状，中间稍隆起或微凹陷。表面灰棕色至黑褐色，有网状花纹，在边缘较大的一个齿状突起上有浅黄色种脐。外种皮质硬而脆，内种皮灰绿色，绒毛样。有特殊的油腻气，味苦。

选购贮藏　以籽粒饱满、外皮质硬、种仁黄白色、不泛油者为佳。置干燥处。

现代研究　有抗炎、抑菌及抗肿瘤等作用。

性味归经　苦、微甘，凉；有毒。归肝、脾、胃经。

功能主治　散结消肿，攻毒疗疮。用于疮疡肿毒，乳痈，瘰疬，痔瘘，干癣，秃疮。

用法用量　外用适量，研末，用油或醋调涂患处。内服0.9～1.2g，多入丸、散用。术鳖子霜毒性降低，可供内服。

用药禁忌　孕妇及体虚者忌服。

验方　①痔疮：荆芥、木鳖子、朴硝各等分。水煎，去渣取夜，入瓶内存。每次加热熏患处后，待药汤温时洗患处。②诸癣：川槿皮、剪草、木鳖子各等分。上为细末，用醋调，涂患处。

355

土荆皮 Tujingpi

别名 土槿皮、荆树皮、金钱松皮。

来源 本品为松科植物金钱松的干燥根皮或近根树皮。

采集加工 夏季剥取，晒干。

植物识别 乔木。树干直，树皮灰褐色，粗糙，不规则鳞片状开裂。一年生枝淡红褐色或淡红黄色，有光泽。叶线形，扁平，先端锐尖或尖，辐射状簇生于枝上。雄球花黄色，圆柱状，下垂；雌球花紫红色，直立，椭圆形。球果卵圆形或倒卵圆形，熟时淡红褐色。花期4～5月，果熟期10～11月上旬。分布于江苏、安徽、浙江、江西、福建、湖北、湖南、四川等地。

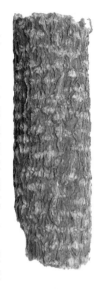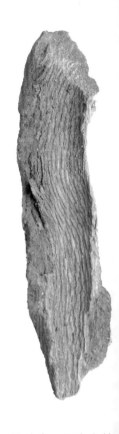

中药识别 本品呈条片状或卷筒状。外表面灰黄色，有时可见灰白色横向皮孔样突起。内表面黄棕色至红棕色，具细纵纹。切面淡红棕色至红棕色，有时可见有细小白色结晶，可层层剥离。气微，味苦而涩。

选购贮藏 以色红棕者为佳。置干燥处。

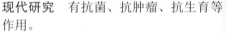

现代研究 有抗菌、抗肿瘤、抗生育等作用。

性味归经 辛，温；有毒。归肺、脾经。

功能主治 杀虫，疗癣，止痒。用于疥癣瘙痒。

用法用量 外用适量，酒或醋浸涂擦，或研末调涂患处。

用药禁忌 只供外用，不可内服。

验方 1.皮肤癣疮：土荆皮30g，白酒60ml，浸泡7天搽患处，搽前用老生姜片擦破癣痂。

2.干癣：土荆皮15g，樟脑3g，白酒60ml，浸3天后搽患处。

3.湿疹作痒：土荆皮，煎浓汁，温洗患处。

药酒 止痒杀虫。适用于阴囊湿疹，体癣，手足癣，头癣。土荆皮30g，白酒150ml。密封浸泡3日，去渣留液。每日2～3次，每次用消毒棉球蘸本酒涂擦患处。

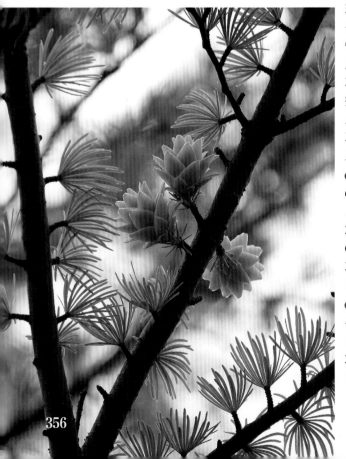

大蒜 Dasuan

别名 胡蒜、独头蒜、青蒜。

来源 本品为百合科植物大蒜的鳞茎。

采集加工 夏季叶枯时采挖，除去须根和泥沙，通风晾晒至外皮干燥。

植物识别 多年生草本，具强烈蒜臭气。鳞茎大形，球状至扁球状，通常由多数肉质、瓣状的小鳞茎紧密地排列而成，外面被数层白色至带紫色的膜质外皮。叶基生，叶片宽条形至条状披针形，扁平。花葶实心，圆柱状；伞形花序，花常为淡红色。全国各地均有栽培。

中药识别 本品呈类球形，表面被白色、淡紫色或紫红色的膜质鳞皮。剥去外皮，可见独头或6～16个瓣状小鳞茎。气特异，味辛辣，具刺激性。

贮藏 置阴凉干燥处。

现代研究 有广谱抗菌、降血脂、抗肿瘤等作用。

性味归经 辛，温。归脾、胃、肺经。

功能主治 解毒消肿，杀虫，止痢。用于痈肿疮疡，疥癣，肺痨，顿咳，泄泻，痢疾。

用法用量 外用适量，捣敷，切片擦或隔蒜灸。内服9～15g，或生食，或制成糖浆服。

用药禁忌 外敷可引起皮肤发红、灼热甚至起疱，故不可敷之过久。阴虚火旺及有目、舌、喉、口齿诸疾不宜服用。孕妇忌灌肠用。

(验方) ①乳腺炎初期：大蒜适量，酒槽适量。捣烂敷患处。②蜈蚣咬伤：大蒜适量，捣烂敷患处。③痈肿疮疡：大蒜适量，捣烂，麻油调和，厚敷疮上，干时再换。④牛皮癣：大蒜30g，鲜韭菜30g，捣烂成泥状，烘热搽患处，每日1次。⑤股癣，斑秃：大蒜瓣适量。切开，涂擦患处，每日3～5次。⑥咳嗽：大蒜8瓣，冰糖适量。捣烂，开水冲，分2次服，每日1剂。⑦痢疾：大蒜10～15g，捣烂取汁冲白糖水服。

(药酒) 补肾壮阳，活血舒筋。适用于初感腿脚软弱乏力。大蒜400g，桃仁、淡豆豉各250g，白酒2L。密封浸泡7日，去渣留液。每日3～4次，初服10ml，渐加至20ml。

(药膳) ①适用于脘腹冷痛，虚寒泻痢：陈年醋浸大蒜，食数瓣。②适用于小儿百日咳：大蒜15g，红糖6g，生姜少许，水煎服，每日数次，用量视年龄大小酌用。

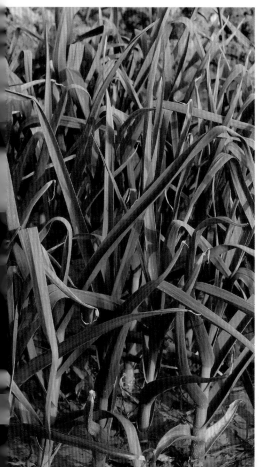

炉甘石 Luganshi

别名　甘石、白甘石。

来源　为碳酸盐类矿物方解石族菱锌矿。主产于广西、湖南、四川。

采集加工　采挖后，洗净，晒干，除去杂石。打碎。

选购贮藏　以块大、色白或色淡红、体轻浮者为佳。置干燥处。

中药识别　煅炉甘石：本品呈白色、淡黄色或粉红色的粉末；体轻，质松软而细腻光滑。气微，味微涩。

现代研究　外用能部分吸收创面的分泌液，有防腐、收敛、消炎、止痒及保护创面作用，并能抑制局部葡萄球菌的生长。

性味归经　甘，平。归肝、脾经。

功能主治　解毒明目退翳，收湿止痒敛疮。用于目赤肿痛，睑弦赤烂，翳膜遮睛，胬肉攀睛，溃疡不敛，脓水淋漓，湿疮瘙痒。

用法用量　外用适量。

用药禁忌　本品专作外用，不作内服。

验方 足癣：炉甘石、寒水石、滑石、煅石膏各20g。共研细末，涂抹全足，每天2次。

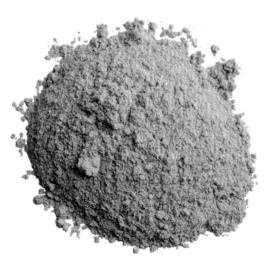

硼砂 Pengsha

来源　为单斜晶系硼砂的矿石，经精制而成的结晶。主产于青海、西藏、云南、四川。

采集加工　采挖后，将矿砂溶于沸水中，滤过，置容器中，冷却，析出结晶，取出，晾干。

中药识别　不整齐块状，无色透明或白色半透明，有玻璃样光泽。日久则风化成白色粉末，不透明，微有脂肪样光泽。体轻，质脆易碎。气无，味咸苦。

选购贮藏　以色白、透明者为佳。置干燥处。

现代研究　对皮肤和黏膜有收敛和保护作用。有抑菌作用。

性味归经　甘、咸，凉。归肺、胃经。

功能主治　清热解毒，清肺化痰。用于咽喉肿痛，口舌生疮，目赤翳障，痰热咳嗽。

用法用量　外用适量，研极细末干撒或调敷患处；或化水含漱。内服，1.5～3g，入丸、散用。

用药禁忌　本品以外用为主，内服宜慎。

验方 口疮：儿茶、硼砂等分，研为末，搽患处。

药酒 疏肝理气，化瘀止痛。适用于食管癌、胃癌、胰腺癌等癌瘤引起的疼痛。硼砂10g，白矾15g，冰片45g，95%乙醇500ml。置容器中，搅拌溶解，去渣留液。擦癌瘤引起疼痛的部位，每日应用次数视病情而定。

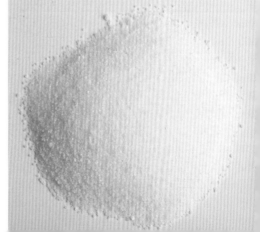

中药名索引

主治病症索引